Vertigo - Leitsymptom Schwindel

Springer Nature More Media App

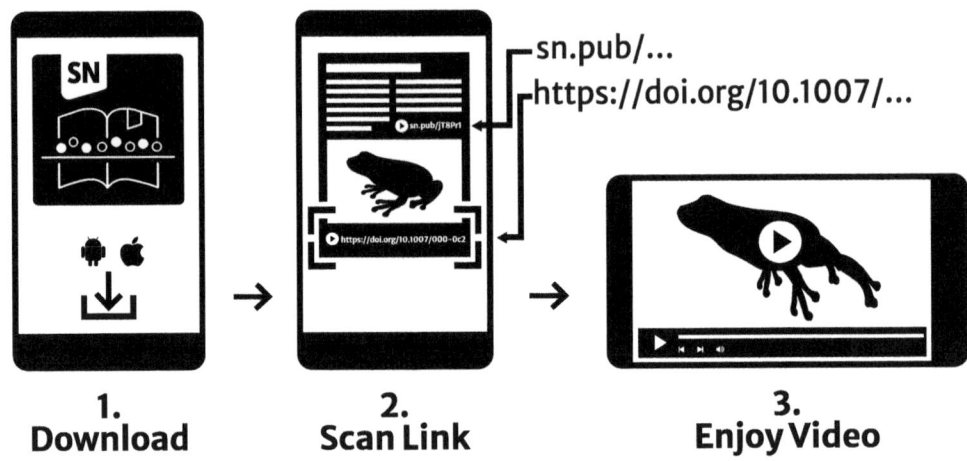

sn.pub/...
https://doi.org/10.1007/...

1.
Download

2.
Scan Link

3.
Enjoy Video

Support: customerservice@springernature.com

Michael Strupp · Thomas Brandt · Marianne Dieterich

Vertigo - Leitsymptom Schwindel

3. Auflage

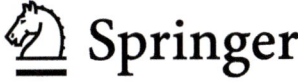 Springer

Michael Strupp
Neurologische Klinik und Poliklinik &
Deutsches Schwindel- und
Gleichgewichtszentrum (DSGZ)
Ludwig-Maximilians-Universität
München, Deutschland

Thomas Brandt
Deutsches Schwindel- und Gleichgewichts-
zentrum (DSGZ)
Ludwig-Maximilians-Universität München
München, Deutschland

Marianne Dieterich
Neurologische Klinik und Poliklinik &
Deutsches Schwindel- und
Gleichgewichtszentrum (DSGZ)
Ludwig-Maximilians-Universität
München, Deutschland

Die Online-Version des Buches enthält digitales Zusatzmaterial, das durch ein Play-Symbol gekennzeichnet ist. Die Dateien können von Lesern des gedruckten Buches mittels der kostenlosen Springer Nature „More Media" App angesehen werden. Die App ist in den relevanten App-Stores erhältlich und ermöglicht es, das entsprechend gekennzeichnete Zusatzmaterial mit einem mobilen Endgerät zu öffnen.

ISBN 978-3-662-61396-2   ISBN 978-3-662-61397-9   (eBook)
https://doi.org/10.1007/978-3-662-61397-9

Die Deutsche Nationalbibliothek verzeichnet diese Publikation in der Deutschen Nationalbibliografie; detaillierte bibliografische Daten sind im Internet über http://dnb.d-nb.de abrufbar.

Umschlaggestaltung: deblik Berlin Fotonachweis Umschlag: © Neurologische Klinik und Poliklinik & Deutsches Schwindel- und Gleichgewichtszentrum DSGZ Ludwig-Maximilians-Universität (vorne) / iStock.com/BlackJack3D (hinten)

Planung/Lektorat: Christine Lerche
Springer ist ein Imprint der eingetragenen Gesellschaft Springer-Verlag GmbH, DE und ist ein Teil von Springer Nature.
Die Anschrift der Gesellschaft ist: Heidelberger Platz 3, 14197 Berlin, Germany

Vorwort zur 1. Auflage

Es gibt drei überzeugende Argumente, sich fächerübergreifend mit Schwindel zu beschäftigen:

- Schwindel ist nach Kopfschmerz das zweithäufigste Leitsymptom, nicht nur in der Neurologie und HNO-Heilkunde,
- die meisten Schwindelsyndrome lassen sich nach sorgfältiger Anamnese und körperlicher Untersuchung auch ohne apparative Zusatzuntersuchungen diagnostisch korrekt einordnen und
- die meisten Schwindelsyndrome haben eine gutartige Ursache, einen günstigen Verlauf und lassen sich erfolgreich therapieren.

Schwindel ist keine Krankheitseinheit, sondern ein unspezifisches Symptom verschiedener Erkrankungen unterschiedlicher Ätiologien. Deshalb wendet sich dieses klinisch orientierte Buch an Ärzte der verschiedenen Fachrichtungen, die Patienten mit Schwindel versorgen, und an Studenten. Um die praktische Arbeit mit diesem Buch zu erleichtern, ist es unser Ziel, die wichtigsten Schwindelsyndrome in übersichtlicher Darstellung klinisch zu beschreiben und zu illustrieren. Das Buch enthält die gemeinsamen Erfahrungen aus einer langjährigen Tätigkeit in einer überregionalen Schwindelambulanz.

In einem allgemeinen Teil werden die Funktionsweise des vestibulären Systems und seine Störungen, die pathophysiologischen Mechanismen, die diagnostischen Merkmale, der Untersuchungsgang, die apparative Diagnostik und die therapeutischen Prinzipien beschrieben. Die Darstellung der wichtigsten Krankheitsbilder erfolgt in jedem Kapitel nach einem einheitlichen Schema: Anamnese, Klinik und Verlauf, Pathophysiologie und therapeutische Prinzipien, pragmatische Therapie, Wirksamkeit, Differenzialdiagnose und klinische Probleme. Besonderer Wert wird auf die Therapiemöglichkeiten (medikamentös, physikalisch, operativ oder psychotherapeutisch) gelegt. Viele Textbausteine, Tabellen und Abbildungen wurden der wesentlich ausführlicheren, klinisch-wissenschaftlichen Monographie von T. Brandt: *Vertigo, its Multisensory Syndromes*, 2nd ed, Springer London, 1999 entnommen. Das begleitende DVD-Video enthält typische Anamnesen und Untersuchungsbefunde zu den einzelnen Krankheitsbildern.

Der Bereich Schwindel, Gleichgewichts- und Augenbewegungsstörungen, der zwischen den Fächern angesiedelt ist und wegen seiner Vielfalt als sehr schwierig angesehen wird, soll durch klare anatomische Ordnungen und klinische Klassifizierungen verständlicher gemacht werden. Wir hoffen, dass dieses praktisch ausgerichtete Buch durch rasch auffindbare Informationen auch für den ärztlichen Alltag hilfreich ist.

Unser besonderer Dank gilt den Neuroorthoptistinnen Miriam Glaser, Cornelia Karch und Nicole Rettinger für die Zusammenstellung der Videos und die Erstellung des Sachregisters. Frau Sabine Eßer danken wir für ihre grafischen Arbeiten, Frau Dr. Maria Magdalene Nabbe vom Steinkopff-Verlag für die angenehme und effiziente Zusammenarbeit.

Thomas Brandt
Marianne Dieterich
Michael Strupp
München/Mainz
Sommer 2003

Vorwort zur 3. Auflage

Seit der letzten Auflage im Jahr 2012 hat sich unser Verständnis der Pathophysiologie und Ätiologie sowie der Diagnose, Terminologie und Therapie peripherer, zentraler und funktioneller vestibulärer Syndrome weiter verbessert. Dies ist auch für unsere tägliche klinische Arbeit relevant.

In der apparativen Diagnostik erlaubt der Videokopfimpulstest eine valide und rasche Quantifizierung der Funktion der Bogengänge. Die einfache Messung der subjektiven visuellen Vertikalen ist eine wichtige diagnostische Untersuchung, die inzwischen schon zur Routine gehört. Genetische Untersuchungen, u. a. mit Genomweiten Assoziationsstudien, haben das Verständnis der Ätiologie der akuten einseitigen Vestibulopathie/Neuritis vestibularis, des Morbus Menière, des Downbeat-Nystagmus und der familiären episodischen Ataxien verbessert. Bei Schwindel als Notfall liegen zur Differenzierung zwischen akuten peripheren und zentralen vestibulären Syndromen aktuelle Studien vor, die von unmittelbarer klinischer Relevanz sind. Zentraler Drehschwindel findet sich überwiegend bei einseitigen kaudalen Hirnstamm- oder vestibulären Kleinhirnläsionen. Mit Hilfe bildgebender Methoden, vor allem der strukturellen und funktionellen Kernspintomografie, konnte die bilaterale Organisation des zentralen vestibulären Netzwerks im Hirnstamm, Kleinhirn, Thalamus und Kortex weiter entschlüsselt und mit wichtigen zentralen Schwindel-, Gleichgewichts- und Orientierungsstörungen korreliert werden. Die Manifestation von Störungen höherer vestibulärer Funktionen, z. B. der Raumorientierung oder multisensorischen Aufmerksamkeit (Neglekt), weist auf rechtshemisphärische Läsionen hin, passend zur thalamo-kortikalen Dominanz des vestibulären Systems.

Das internationale Klassifikationskomitee der Bárány-Gesellschaft hat inzwischen weltweit akzeptierte und klinisch orientierte Kriterien erarbeitet, die stetig weiter aktualisiert werden. Im Einzeln sind dies benigner peripherer paroxysmaler Lagerungsschwindel, Morbus Menière, bilaterale Vestibulopathie, Presbyvestibulopathie (eine neue Entität), Vestibularisparoxysmie, vestibuläre Migräne, „persistent-perceived postural dizziness" (weitgehend identisch mit dem funktionellen Schwindel und dem funktionellen phobischen Schwankschwindel), orthostatischer Schwindel, das Mal-de-Débarquement-Syndrom, Bewegungskrankheit, Bogengangsdehiszenz, vestibuläre Migräne bei Kindern sowie auch für die verschiedenen Nystagmusformen, die deren Diagnose im klinischen Alltag einfacher und präziser machen (http://jvr-web.org/ICVD.html).

Schließlich gibt es neue Studien zur Therapie folgender Erkrankungen: benigner peripherer paroxysmaler Lagerungsschwindel, Morbus Meniére, bilaterale Vestibulopathie, Vestibularisparoxysmie, vestibuläre Migräne und des „zerebellärer Schwindels". Es bestehen aber weiterhin Defizite, insbesondere im Bereich der Behandlung, und zwar wegen fehlender aktueller Standards entsprechender randomisierter placebokontrollierter Therapiestudien, z. B. zum Morbus Menière oder des funktionellen Schwindels. Gegenüber den beiden Vorauflagen hat sich der Umfang des Buchs deutlich vergrößert. Die verstärkte Berücksichtigung experimenteller Befunde und Studien mit den entsprechenden Literaturangaben soll auch für klinisch-wissenschaftliche Leser eine Informationsplattform bieten.

Unser Dank gilt den ärztlichen und nichtärztlichen Mitarbeitern der Neurologischen Klinik und des Deutschen Schwindel- und Gleichgewichtszentrums an der Ludwig-Maximilians-Universität (LMU) München. Den Neuroorthoptistinnen Claudia Frenzel, Miriam Glaser, Cornelia Karch, Nicole Lehrer, Barbara Muschaweckh, Mona Klemm und Annika Aurbacher sind wir für ihre sorgfältige Untersuchung, Dokumentation, Videoaufnahmen und deren Zusammenstellung dankbar. Herrn Dietmar Lauffer und Frau Anna Huppert möchten wir für die vollständig neue Bebilderung der klinischen Untersuchungsverfahren danken. Frau Sabine Esser und Amelie Strupp gilt unser Dank für ihre graphischen Arbeiten, Prof. Thomas Liebig und Dr. Robert Forbig, Institut für Neuroradiologie an der LMU München, Frau Dr. Valerie Kirsch für ihre Beiträge zur Bildgebung des Innenohrs, Herrn Prof. Dr. Zwergal zu akutem Schwindel, Frau Prof. Julia Dlugaiczyk für ihren Beitrag zu den vestibulär evozierten myogenen Potenzialen und Herrn PD Dr. Roman Schniepp für seinen Beitrag zu Gangstörungen.

Michael Strupp
Thomas Brandt
Marianne Dieterich
München
Frühling 2022

Inhaltsverzeichnis

Verzeichnis der Videos

Schwindel: ein multisensorisches und häufiges Symptom

Inhaltsverzeichnis

Ergänzende Information Die elektronische Version dieses Kapitels enthält Zusatzmaterial, auf das über folgenden Link zugegriffen werden kann https://doi.org/10.1007/978-3-662-61397-9_1. Die Videos lassen sich durch Anklicken des DOI Links in der Legende einer entsprechenden Abbildung abspielen, oder indem Sie diesen Link mit der SN More Media App scannen.

1.1 Ein Überblick

Schwindel ist keine Krankheitseinheit, sondern ein Leitsymptom, das verschiedene multisensorische und sensomotorische Syndrome unterschiedlicher Pathophysiologie und Ätiologie umfasst. Es lassen sich im Wesentlichen drei Formen unterscheiden:

1. Störungen, die vom peripheren vestibulären System (Labyrinth und/oder Gleichgewichtsnerv) oder zentralen vestibulären System (meist Hirnstamm oder Kleinhirn) ausgehen.
2. Funktioneller Schwindel, früher auch somatoformer oder psychogener Schwindel genannt.
3. Andere Ursachen wie Blutdruckregulationsstörungen, insbesondere orthostatischer Schwindel, unerwünschte Wirkungen von Medikamenten, Stoffwechselerkrankungen oder neurodegenerative Erkrankungen wie Morbus Parkinson, Multisystematrophien oder subkortikale arteriosklerotische Enzephalopathie. Diese Erkrankungen können zu Schwankschwindel oder Gangunsicherheit führen und gehen mit einem erhöhten Sturzrisiko einher, werden aber zu oft als Ursache von Schwindel angenommen.

Die berichtete 1-Jahres-Prävalenz für Schwindel liegt zwischen 6,5–11% (Hülse et al. 2019; Corrales und Bhattacharyya 2016). Betroffene haben gegenüber Nichtbetroffenen eine – für Alter, Geschlecht und Vorerkrankungen bereinigte – 1,7-fach höhere Mortalität (Corrales und Bhattacharyya 2016). Die Lebenszeitprävalenz für mittelstarken bis heftigen Schwindel liegt bei ca. 30% (Neuhauser 2016). Etwa 65% der Betroffenen sind weiblich (Hülse et al. 2019).

Sowohl physiologischer Schwindel (z. B. Drehschwindel beim Karussellfahren) als auch pathologischer Schwindel (z. B. akute unilaterale Vestibulopathie) sind trotz der unterschiedlichen Pathomechanismen durch eine ähnliche Symptomkombination – bestehend aus Schwindel, Nystagmus, Fallneigung und/oder Übelkeit – charakterisiert (◻ Abb. 1.1). Diese Störungen im Bereich der Wahrnehmung (Schwindel), der Blickstabilisation (Nystagmus), der Haltungsregulation (Fallneigung) und des Vegetativums (Übelkeit) entsprechen den Hauptfunktionen des vestibulären Systems und können unterschiedlichen Orten im Hirn zugeordnet werden (◻ Abb. 1.2) (Brandt und Daroff 1980).

▪▪ Vestibuläres System

Die wichtigsten funktionellen Strukturen des vestibulären Systems sind der vestibulookuläre Reflex (VOR) für die Blickstabilisation bei Kopf- und Körperbewegungen und vestibulospinale Reflexe zur Haltungsstabilisation beim Stehen und Gehen. Der VOR hat drei Hauptarbeitsebenen:

- die horizontale Kopfrotation um die vertikale Z-Achse („yaw"),
- die Kopfreklination und -beugung um die horizontale binaurale Y-Achse („pitch"),
- die seitliche Kopfneigung um die horizontale Sehachse, X-Achse („roll").

Diese drei Ebenen repräsentieren den dreidimensionalen Raum für das vestibuläre und okulomotorische System zur räumlichen Orientierung, Eigenbewegungswahrnehmung, Blickstabilisation und Haltungsregulation. Das neuronale Netzwerk der horizontalen und vertikalen Bogengänge sowie der Otolithen basiert auf einer sensorischen Konvergenz innerhalb des VOR (◻ Abb. 1.2). Es verbindet die extraokulären Augenmuskeln entsprechend ihrer jeweiligen Hauptzugrichtung mit den horizontalen, anterioren und posterioren Bogengängen derselben Raumebene. Die Bogengangpaare fungieren als Drehbeschleunigungsmesser und reagieren auf Drehbewegungen des Kopfes in den einzelnen Ebenen. Entsprechend der horizontalen und vertikalen Arbeitsebenen bilden die Bogengänge beider Labyrinthe Funktions-

1

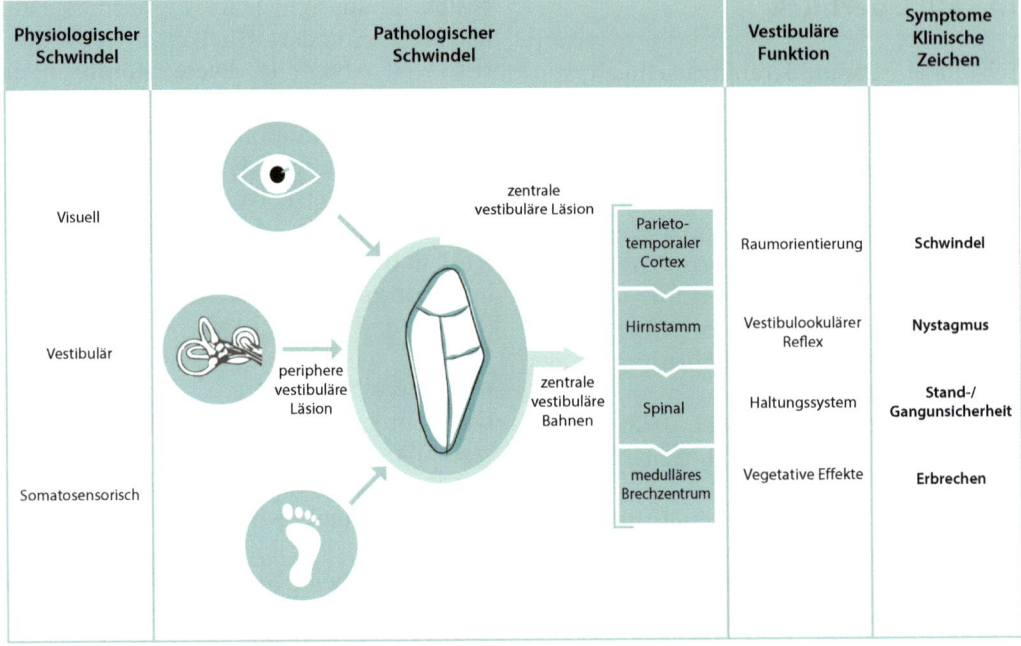

Physiologischer Schwindel	Pathologischer Schwindel		Vestibuläre Funktion	Symptome Klinische Zeichen
Visuell	zentrale vestibuläre Läsion	Parieto-temporaler Cortex	Raumorientierung	Schwindel
Vestibulär	periphere vestibuläre Läsion	Hirnstamm	Vestibulookulärer Reflex	Nystagmus
	zentrale vestibuläre Bahnen	Spinal	Haltungssystem	Stand-/ Gangunsicherheit
Somatosensorisch		medulläres Brechzentrum	Vegetative Effekte	Erbrechen

◘ **Abb. 1.1** Physiologischer und pathologischer Schwindel. Beide sind durch ähnliche Symptome und klinischen Zeichen gekennzeichnet, die sich aus den Funktionen des multisensorischen vestibulären Systems ableiten

paare, d. h., die Bogengänge werden paarig gereizt und gehemmt: horizontal rechts und links sowie vertikal jeweils der anteriore Bogengang einer Seite und der posteriore der Gegenseite und „vice versa". Dabei kommt es jeweils zu einer Erregung in Richtung der Kopfbewegung, d. h. bei einer Kopfdrehung nach rechts zu einer Erregung des rechten horizontalen Bogengangs und einer Hemmung auf der Gegenseite. Durch die Verschaltung der beiden diagonal zur Sagittalebene im Kopf gelegenen vertikalen Bogengänge werden die vertikalen Arbeitsebenen „pitch" und „roll" gebildet.

Leitsymptom einer Störung der Funktion der Bogengänge sind Drehschwindel und Fallneigung mit oder ohne Übelkeit/ Erbrechen. In der klinischen Untersuchung findet sich, je nach Pathomechanismus, ein Nystagmus in der Ebene des betroffenen Bogengangs bzw. der betroffenen Bogengänge (1. Ewald-Gesetz) und bei einem Funktions-

defizit ein pathologischer Kopfimpulstest des Bogengangs bzw. der Bogengänge.

Die Otolithenorgane, d. h. Sakkulus und Utrikulus, fungieren als Schwerkraft- und Linearbeschleunigungsmesser. Leitsymptome sind Schwankschwindel oder Liftschwindel und Gangunsicherheit.

▪▪ Periphere und zentrale vestibuläre Schwindelsyndrome

Die sechs häufigsten peripheren vestibulären Schwindelformen sind in abnehmender relativer Häufigkeit:
- benigner peripherer paroxysmaler Lagerungsschwindel,
- Morbus Menière,
- akute unilaterale Vestibulopathie/Neuritis vestibularis,
- bilaterale Vestibulopathie,
- Vestibularisparoxysmie,
- Syndrome des „dritten mobilen Fensters" (v. a. Bogengangdehiszenzen, insbesondere des anterioren Bogengangs).

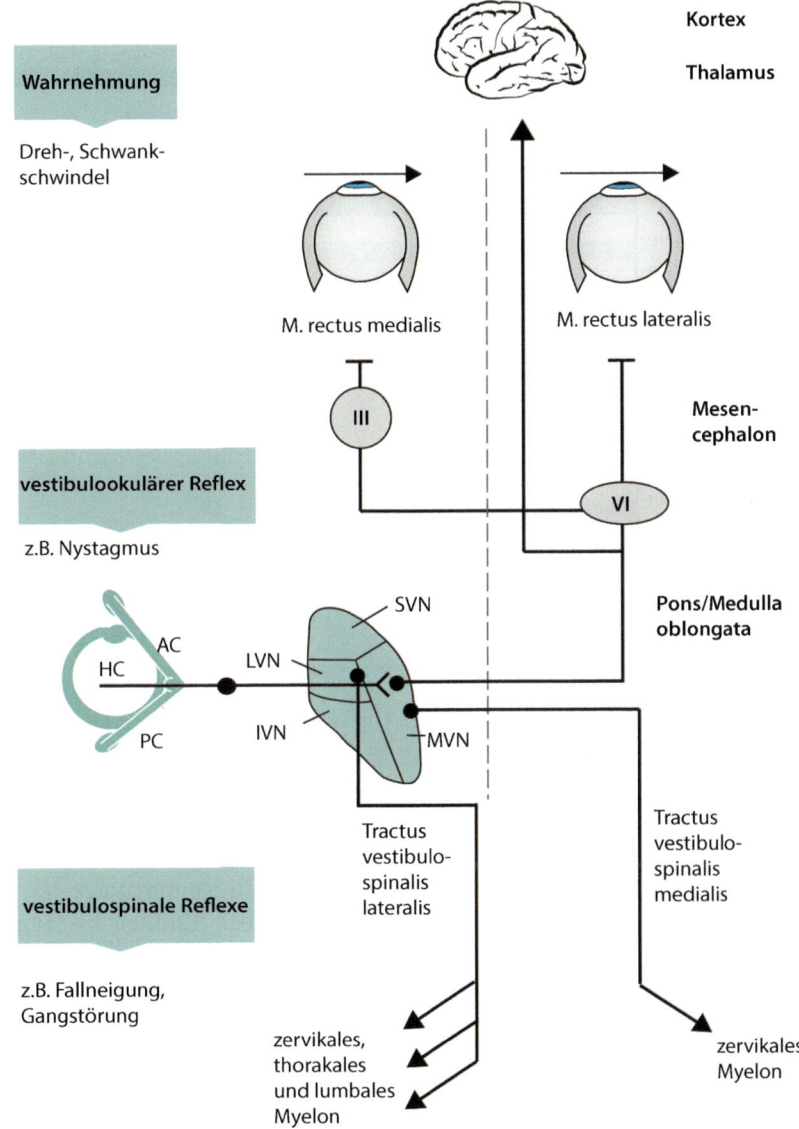

Wahrnehmung

Dreh-, Schwank-schwindel

Kortex

Thalamus

M. rectus medialis

M. rectus lateralis

III

Mesen-cephalon

vestibulookulärer Reflex

z.B. Nystagmus

VI

SVN

Pons/Medulla oblongata

AC
HC
LVN
PC
IVN
MVN

Tractus vestibulo-spinalis lateralis

Tractus vestibulo-spinalis medialis

vestibulospinale Reflexe

z.B. Fallneigung, Gangstörung

zervikales, thorakales und lumbales Myelon

zervikales Myelon

⬛ **Abb. 1.2** Schematische Darstellung des horizontalen vestibulookulären Reflexes (VOR). Der VOR ist Teil eines ganzheitlichen sensomotorischen Systems für die Wahrnehmung von Lage und Bewegung (Verbindungen über den Thalamus zum parietotemporalen vestibulären Kortex), Blickstabilisation (Drei-Neuronen-Reflexbogen zu den Augenmuskelkernen) sowie Kopf- und Haltungsregulation (vestibulospinale Reflexe). *AC, HC, PC* anteriorer, horizontaler, posteriorer Bogengang; *SVN, LVN, IVN, MVN* superiorer, lateraler, inferiorer und medialer Vestibulariskern; *III, VI* Okulomotoriuskern, Abduzenskern

Akute periphere vestibuläre Syndrome sind i. d. R. durch Drehschwindel, Spontannystagmus in der Ebene des/der betroffenen Bogengänge mit der schnellen Phase zum „aktiveren Labyrinth", Fallneigung und/ oder Übelkeit bis hin zum Erbrechen gekennzeichnet.

Zentrale vestibuläre Schwindelformen entstehen durch Läsionen/Störungen der Verbindungen zwischen dem Eintritt des

1

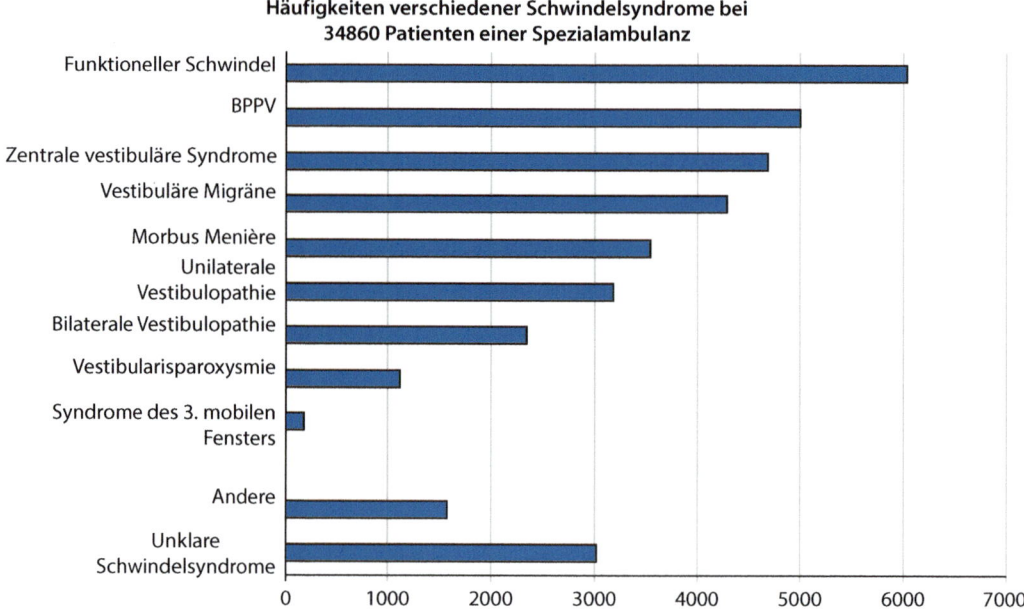

● **Abb. 1.3** Absolute Häufigkeiten der verschiedenen Schwindelsyndrome in der überregionalen Spezialambulanz des Deutschen Schwindelzentrums und der Neurologischen Klinik der LMU München (1998–2020), *BPPV* Benigner peripherer paroxysmaler Lagerungsschwindel

8. Hirnnervs in den Hirnstamm, den Vestibulariskernen, dem Vestibulozerebellum, den vestibulären/okulomotorischen Strukturen des Hirnstamms bis zum Thalamus und/oder dem vestibulärem Kortex (Brandt und Dieterich 2017). Zentraler Schwindel kann z. B.:
- Teil eines komplexen infratentoriellen klinischen Syndroms sein mit weiteren Symptomen, zentralen Okulomotorikstörungen und/oder anderen neurologischen Hirnstammzeichen (wie z. B. bei Wallenberg- oder Mittelhirnsyndromen),
- mit einem Downbeat- oder Upbeat-Nystagmus einhergehen, deren typischer okulomotorischer Befund für Funktionsstörungen im Bereich des Zerebellums oder Hirnstamms spricht und eine topische Zuordnung erlaubt, oder
- bei neurodegenerativen, metabolischen und toxischen Erkrankungen auftreten, die das Zerebellum, den Hirnstamm oder das extrapyramidale System und den Kortex betreffen.

Zentrale Schwindelformen können als Sekunden bis Minuten dauernde Attacken auftreten (transiente ischämische Attacken [TIA], paroxysmale Hirnstammattacken, vestibuläre Migräne), über Stunden bis Tage anhalten (vestibuläre Migräne, Hirnstamminfarkt, episodische Ataxien) oder ein chronisches Syndrom sein (Downbeat-Nystagmus bei degenerativen zerebellären Erkrankungen) (Brandt und Dieterich 2017).

■■ **Relative Häufigkeit der verschiedenen Schwindelformen**

In einer überregionalen neurologischen Spezialambulanz für Schwindel finden sich die folgenden relativen Häufigkeiten der einzelnen Diagnosen (● Abb. 1.3 und ● Tab. 1.1). Der funktionelle Schwindel (einschließlich sekundärem funktionellem Schwindel) ist mit 17,3 % die häufigste Ursache. Die mit 14,0 % am zweithäufigsten gestellte Diagnose ist der benigne periphere paroxysmale Lagerungsschwindel (BPPV), gefolgt von zentralen vestibulären

◻ Tab. 1.1 Absolute (n) und relative (%) Häufigkeiten der verschiedenen Schwindelsyndrome in der überregionalen Spezialambulanz des Deutschen Schwindelzentrums und der Neurologischen Klinik der LMU München (1998–2020)

Diagnose	n	%
1. Funktioneller Schwindel	6465	17,3
2. BPPV	5228	14,0
3. Zentraler vestibulärer Schwindel	4977	13,3
4. Vestibuläre Migräne	4631	12,4
5. Morbus Menière	3772	10,1
6. Unilaterale Vestibulopathie	3406	9,1
7. Bilaterale Vestibulopathie	2461	6,6
8. Vestibularisparoxysmie	1180	3,2
9. Syndrome des 3. mobilen Fensters	178	0,5
unklare Schwindelsyndrome	1723	4,6
andere[a]	3307	8,8
Gesamtzahl	37328	

[a]Andere Schwindelsyndrome sind z. B. internistische Erkrankungen oder nichtvestibulärer Schwindel bei peripheren Okulomotorikstörungen wie Augenmuskelparesen
BPPV Benigner peripherer paroxysmaler Lagerungsschwindel

Schwindelformen überwiegend bei vaskulären, autoimmun-entzündlichen (z. B. Multipler Sklerose [MS]) und neurodegenerativen Erkrankungen des Hirnstamms oder Kleinhirns. Die vestibuläre Migräne ist die häufigste Ursache spontan auftretender rezidivierender Schwindelattacken (Formeister et al. 2018) und weist einen Häufigkeitsgipfel in der zweiten Dekade, einen weiteren in der sechsten Dekade auf und ist damit keineswegs ausschließlich eine Erkrankung jüngerer Frauen. Sie liegt bezüglich der Häufigkeit an vierter Stelle, vor dem Morbus Menière und der akuten unilateralen Vestibulopathie/

Neuritis vestibularis. Die bilaterale Vestibulopathie ist durch bewegungsabhängigen Schwankschwindel gekennzeichnet, wird oft nicht diagnostiziert und stellt die häufigste nachweisbare Ursache für bewegungsabhängigen Schwankschwindel im höheren Lebensalter dar. Seltener sind die Vestibularisparoxysmie und die „Syndrome des dritten mobilen Fensters" (meistens durch eine knöcherne Dehiszenz des anterioren Bogengangs, das „superior semicircular canal dehiscence syndrome", bedingt).

Der Vergleich von relativen Häufigkeitsangaben verschiedener Kliniken und Fachrichtungen wird dadurch erschwert, dass der Begriff „Schwindel" unterschiedlich weit gefasst wird und zwar entweder als subjektives Symptom oder als objektivierbare vestibuläre Funktionsstörung. Dies ist u. a. dadurch zu erklären, dass das Symptom „Schwindel" einerseits bei nicht vestibulären Funktionsstörungen (z. B. orthostatischer Schwindel oder Parkinson-Syndrom) und andererseits bei zentralen vestibulären Funktionsstörungen (z. B. Lateropulsion beim Wallenberg-Syndrom, thalamischer Astasie oder zerebellärem Schwindel) auch ohne subjektiven Schwindel vorkommen kann.

Auch in der Notfallsituation ist Schwindel ein häufiges Symptom. In einer retrospektiven Studie von mehr als 4000 konsekutiven neurologischen Notfallkonsilen eines Jahres war das häufigste Leitsymptom Kopfschmerz (21%), gefolgt von motorischem Defizit (13%) sowie Schwindel (12%) und epileptischem Anfall (11%) (Royl et al. 2010). In der Notfallsituation gilt es in erster Linie, rasch zwischen zentralen und peripheren Ursachen zu unterscheiden (Cnyrim et al. 2008; Kattah et al. 2009), da dies unmittelbare diagnostische und therapeutische Konsequenzen haben kann. In etwa 50% der Fälle gelingt dies aber in der Notfallsituation nicht (Royl et al. 2010; Tarnutzer et al. 2017). Am besten ist dabei immer noch eine systematische Anamnese und körperliche Untersuchung, insbesondere mit der Frage nach zentralen vestibulären und okulomotorischen Zeichen (Übersicht bei: Zwergal und Dieterich 2020). Etwa 25 % der Patienten in der Notaufnahme mit dem Leitsymptom „Schwindel" haben lebensbedrohliche Erkrankungen, in 4–15 % sind es Schlaganfälle. Bildgebung mit der MRT ist notwendig, aber in der akuten Phase nicht sehr sensitiv wegen einer falsch-negativen Rate von bis zu 50 % innerhalb der ersten 24 Stunden (Saber Tehrani et al. 2018).

▪▪ Angst und Schwindel

Bei der syndromalen Charakterisierung der verschiedenen Schwindelarten sollte neben den Hauptsymptomen Störungen der Wahrnehmung/Orientierung, Okulomotorik, Haltungsregulation/Gang sowie Übelkeit/Erbrechen auch die unterschiedlich ausgeprägte, mit dem Schwindel assoziierte Angst berücksichtigt und erfragt werden. In Tiermodellen und beim Menschen gibt es zunehmende Evidenz, dass das vestibuläre System über reziproke Verbindungen mit verschiedenen Netzwerkknoten des Angstsystems kognitive und emotionale Effekte hat (Hilber et al. 2019). Diese Verknüpfung zwischen vestibulärer Funktion und Angst bezieht v. a. thalamokortikale und zerebelläre Netzwerke ein (Balaban und Thayer 2001). Die Regulation basiert auf intrinsischen Neurotransmittern des Innenohrs, thalamokortikaler und limbischer Verbindungen sowie serotonerger und nichtserotonerger Projektionen vom Locus coeruleus und dem Raphe-Kern (Balaban 2016). Das Verständnis dieser vestibulären Funktionen einschließlich endokriner und autonomer Stressreaktionen erfordert die Kenntnis verschiedener Transmittersysteme: so trägt der Corticotropin-Releasing-Faktor – ein Neuropeptid, das im hypothalamischen paraventrikulären Kern synthetisiert wird – bei Stress und Angst über den lateralen Vestibulariskern zur Gleichgewichtsregulation bei (Wang et al. 2019). Dies verdeutlicht die enge Verknüpfung von Stress, Angst und Gleichgewicht schon in den pontomedullären Vestibulariskernen des kaudalen Hirnstamms.

Klinisch zeigt sich dies in einer unterschiedlich ausgeprägten schwindelassoziierten Angst in Abhängigkeit von der Art der vestibulären Funktionsstörung: am stärksten bei Erregbarkeit/Überfunktion wie der vestibulären Migräne, am geringsten bei chronischem ein- oder beidseitigem peripher vestibulärem Defizit wie der bilateralen Vestibulopathie (Brandt und Dieterich 2020). Dies ergab eine retrospektive Analyse von Angstskalen (z. B. „vertigo handicap questionnaire") bei 7083 Patienten unseres Schwindelzentrums (Decker et al. 2019). Die schwindelassoziierte Angst konnte mit Hilfe weiterer Testverfahren von einer komorbiden Angsterkrankung abgegrenzt werden. Die reduzierte oder fehlende Begleitangst bei einem chronischen ein- oder beidseitigen peripheren Vestibularisausfall legt die Frage nahe, ob eine intakte Labyrinthfunktion wesentliche Voraussetzung für die Auslösung von Angstreaktionen ist (Brandt und Dieterich 2020).

▪▪ Psychiatrische Komorbidität bei Schwindelpatienten

Mehrere klinische Studien fanden übereinstimmend eine psychiatrische Komorbidität in Form von Angsterkrankung und Depression bei Patienten mit Schwindel oder Gleichgewichtsstörungen (Eckhardt-Henn et al. 2008; Lahmann et al. 2015; Bigelow et al. 2016). Dies zeigte sich auch bei Patienten mit erhöhter Anfälligkeit für Höhenschwindel (Kapfhammer et al. 2015). Die Prävalenz einer psychiatrischen Komorbidität war nicht für alle Schwindelsyndrome gleich; es fanden sich die höchsten Raten bei vestibulärer Migräne und Vestibularisparoxysmie, die niedrigsten bei bilateraler Vestibulopathie (Best et al. 2009; Lahmann et al. 2015; Dieterich et al. 2016; Dieterich und Staab 2017). Wie immer bei Komorbiditäten kann eine psychiatrische Erkrankung die Diagnostik einer vestibulären Funktionsstörung erschweren. Am wichtigsten ist hier die Anamnese, die über die Differenzierung der Schwindelform und der Begleitsymptome die Richtung weisen kann.

1.2 Anamnese

Die Anamnese ist neben der kombinierten klinischen Untersuchung des vestibulären und des okulomotorischen Systems der Schlüssel zur Diagnose beim Leitsymptom Schwindel (Brandt et al. 2014; Welgampola et al. 2019). Dies spiegelt sich auch in den diagnostischen Kriterien der Bárány-Society wieder, die deren Bedeutung hervorheben (kostenlose Downloads: ▶ http://www.jvr-web.org/ICVD.html). Deshalb ist eine sorgfältige und systematische Erhebung der Anamnese, die durch übliche vorgefertigte Schwindelfragebögen nicht ersetzt werden kann, notwendig. Als „Schwindel" – im pathologischen Sinne – bezeichnet man entweder eine unangenehme Störung der räumlichen Orientierung oder die fälschliche Wahrnehmung einer Bewegung des Körpers (Drehen und Schwanken) und/oder der Umgebung (Bisdorff et al. 2009). Nachfolgend werden wichtige Unterscheidungskriterien der verschiedenen Schwindelsyndrome, die auch die Grundlage der klinischen Klassifikation bilden, beschrieben.

Die vier wichtigen Unterscheidungskriterien der verschiedenen Schwindelsyndrome sind:
- zeitlicher Verlauf,
- Art des Schwindels,
- auslösende/modulierende Faktoren,
- Begleitsymptome.

1.2.1 Zeitlicher Verlauf der Symptome

Schwindelattacken/episodischer Schwindel

Schwindelattacken/episodischer Schwindel (◧ Tab. 1.2) umfasst
- Sekunden bis wenige Minuten andauernde: z. B. BPPV, Vestibularisparoxysmie, Syndrome des dritten mobilen Fensters, paroxysmale Hirnstammattacken, orthostatische Dysregulation, TIA sowie
- viele Minuten bis Stunden andauernd: z. B. Morbus Menière, vestibuläre Migräne, TIA und die seltenen episodischen Ataxien.

Die Schwindelattacken beruhen meist auf einer pathologischen einseitigen Erregung, seltener einer Hemmung des bilateral angelegten peripheren oder zentralen vestibulären Systems.

Akutes vestibuläres Syndrom

Das „akute vestibuläre Syndrom" (AVS) bezeichnet akut einsetzende und über viele Stunden bis wenige Wochen anhaltende Symptome.

Die Symptome und klinischen Zeichen werden durch eine unilaterale periphere oder zentrale Läsion verursacht (◧ Tab. 1.3) durch z. B. akute unilaterale Vestibulopathie/Neuritis vestibularis, oder Contusio labyrinthi, aber auch zentral bei einem Hirnstamm- oder Kleinhirninfarkt. Pathophysiologisch beruhen die Symptome und klinischen Zeichen auf einer akuten vestibulären Tonusimbalance, die über Tage bis wenige Wochen zentral kompensiert wird.

Chronischer Schwindel

Leitsymptom der mehr als drei Monate anhaltenden Symptome des chronischen Schwindels ist meist ein persistierender Schwankschwindel mit Gangunsicherheit. Beispiele sind bilaterale Vestibulopathie, funktioneller Schwindel, visueller Schwindel, z.B. nach Augenoperationen oder Brillenanpassung, neurodegenerative Erkrankungen wie zerebellärer Schwindel, z. B. Downbeat-Nystagmus-Syndrom oder Multisystematrophien, Parkinson-Syndrom oder Normaldruckhydrozephalus. Bei einer peripheren vestibulären Läsion werden die Symptome durch das sensorische Defizit verursacht, bei funktionellem Schwindel durch die permanente Selbstbeobachtung der Balance und bei zentralen Erkrankungen durch Störungen der Koordination und Haltungsregulation.

1

▣ **Tab. 1.2** Episodischer Schwindel: Erkrankungen mit rezidivierenden Schwindelattacken/-episoden		
Peripheres vestibuläres System	**Zentrales vestibuläres System**	**Peripher und/oder zentral**
Autoimmunologische Innenohr- erkrankungen, z. B. Cogan- Syndrom	Episodische Ataxien, am häufigsten Typ 2	Transiente Ischämien im vertebro- basilären Versorgungsgebiet (z. B. A. cerebelli anterior inferior [AICA])
BPPV (nur bei Kopflage- änderungen relativ zur Schwerkraft)	„Paroxysmal Ocular Tilt Reaction"	Vestibuläre Migräne
Morbus Menière	Paroxysmale Ataxie (z.B. bei MS, nach Hirnstamminfarkt)	
Raumforderungen im Kleinhirn- brückenwinkel (selten)	„Paroxysmal Room Tilt Illusion"	
Syndrome des dritten mobilen Fensters (Symptome ausgelöst z. B. durch Husten, Pressen oder – als Tullio-Phänomen – durch Töne bestimmter Frequenz)	„Vertebral Artery Compres- sion/Occlusion Syndrome"	
Vestibularisparoxysmie	Transiente vertebrobasiläre Ischämien	
	Vestibuläre Epilepsie	

1.2.2 Art des Schwindels

■■ **Drehschwindel**

Drehschwindel wie Karussellfahren (z. B. BPPV, akute unilaterale Vestibulopathie): Typischerweise entsteht isolierter Dreh- schwindel wie bei einem BPPV durch eine Störung der Funktion der Bogengänge, da diese Drehbeschleunigungen detektieren, oder durch die unilaterale Störung des ves- tibulären Nervs oder Kerngebiets.

■■ **Schwankschwindel**

Schwankschwindel wie Bootfahren (z. B. bi- laterale Vestibulopathie, posttraumatischer Otolithenschwindel oder funktioneller Schwin- del): Ein sensorisches Defizit manifestiert sich als bewegungsabhängiger Schwankschwindel (z. B. persistierende unilaterale/bilaterale Ves- tibulopathie). Isolierter Schwankschwindel findet sich auch beim posttraumatischen

Otolithenschwindel aber auch nach erfolg- reichen Befreiungsmanövern beim BPPV durch die partielle Reposition der Otokonien auf den Utrikulus (Bremova et al. 2013).

■■ **Benommenheitsschwindel**

Benommenheitsschwindel kann z. B. funktioneller Schwindel sein oder aus un- erwünschten Medikamentenwirkungen re- sultieren (▣ Tab. 1.4).

1.2.3 Auslösbarkeit/Verstärkung/ Abschwächung/Besserung der Symptome

1. Schwindel bereits in Ruhe vorhanden oder spontan auftretend (z. B. akute unilaterale Vestibulopathie, Hirnstamm- oder Kleinhirninfarkt, Morbus Menière, Vestibularisparoxysmie). Die Symptome

◘ Tab. 1.3 Akutes vestibuläres Syndrom (AVS)

Periphere vestibuläre Ursachen	
Infektionen	Akute unilaterale Vestibulopathie/Neuritis vestibularis (meist Herpes-simplex-Virus Typ 1) Labyrinthitis: bakteriell, viral Otitis media (indirekt über Toxine) Zoster oticus
Autoimmunologische Erkrankungen	Cogan-Syndrom, Susac-Syndrom
Vaskulär	Labyrinthinfarkt (AICA bzw. A. labyrinthi)
Traumatisch	Contusio labyrinthi Felsenbeinfraktur (Quer- häufiger als Längsfraktur) Posttraumatischer Otolithenschwindel Syndrome des dritten mobilen Fensters
Iatrogen	Aminoglykoside (systemisch oder lokal) Andere ototoxische Substanzen (z. B. Amiodaron, ASS, Chemotherapeutika) Schädel-/Ohroperation
Zentrale vestibuläre Ursachen	
Vaskulär	AICA-Infarkt PICA-Infarkt SCA-Infarkt Hirnstamm-, Kleinhirnblutung
Autoimmunologisch	MS Autoimmunologische Enzephalitis/Zerebellitis Vaskulitis
Infektionen	Zerebellitis Hirnstammenzephalitis
Traumatisch	Hirnstammkontusion Vertebralisdissektion (indirekt über Ischämie)

ASS Acetylsalicylsäure, *AICA* A. cerebelli inferior anterior, *PICA* A. cerebelli inferior posterior, *SCA* A. cerebelli superior *MS* Multiple Sklerose

werden durch eine vestibuläre Tonus-imbalance verursacht und verstärken sich bei Bewegung.

2. Schwindel beim Stehen und Gehen ohne Beschwerden im Liegen und Sitzen unter statischen Bedingungen (z. B. bilaterale oder persistierende unilaterale Vestibulopathie). Die Beschwerden beruhen auf dem sensorischen Defizit, wobei sich die Symptome typischerweise im Dunkeln und auf unebenem Untergrund ver-stärken; dies sind wichtige Fragen zur Differenzialdiagnose.

3. Weitere auslösende/modulierende Faktoren:
   ▬ Kopfbewegungen (Übersicht):
     – relativ zur Schwerkraft (z. B. BPPV oder zentraler Lagenystagmus),
     – horizontal (z. B. Vestibularisparoxysmie oder das seltene „Vertebral Artery Compression/Occlusion Syndrome"),

1

◨ Tab. 1.4 Benommenheitsschwindel (Ursache jeweils in alphabetischer Reihenfolge)

Präsynkopale Benommenheit	Funktionelle Erkrankungen	Metabolische Störungen und exogene Noxen
Herzrhythmusstörungen und andere Herzerkrankungen	Agoraphobie	Alkohol
Hypersensitiver Karotissinus	Akrophobie	Elektrolytstörungen (z. B. Hyperkalziämie, Hyponatriämie)
Neurokardiogen (Präsynkope)	Funktioneller Schwindel	Hypoglykämie
Orthostatischer Schwindel	Hyperventilationssyndrom	Intoxikationen
Vasovagale Attacke	Panikattacke	Medikamente (▶ Tab. 6.2)
	Visuell induzierter Schwindel	

— bestimmte soziale Situationen wie Menschenmengen, Kaufhaus (z. B. funktioneller Schwindel),
— Husten, Pressen, Niesen, Heben schwerer Lasten oder bestimmte Töne (typisch für die Syndrome des dritten mobilen Fensters, oft in Kombination mit einer Autophonie),
— Hyperventilation (Vestibularisparoxysmie, Vestibularisschwannom).

— „Vertebral Artery Compression/Occlusion Syndrome"
— Vestibularisparoxysmie (nur bei einem kleinen Teil der Patienten)
— Zerebelläre Ataxien
— Zentraler Lage-/Lagerungsschwindel (relativ zur Schwerkraft)

Bei Kopfbewegungen ausgelöste oder verstärkte Symptome
— BPPV (relativ zur Schwerkraft)
— Bilaterale Vestibulopathie
— Hypersensitives Karotis-Sinus-Syndrom
— Intoxikation (alkoholischer Lagenystagmus, relativ zur Schwerkraft)
— Periphere oder zentrale Okulomotorikstörungen
— Persistierende unilaterale Vestibulopathie
— Posttraumatischer Otolithenschwindel
— Syndrome des dritten mobilen Fensters

Besserung der Symptome nach leichtem Alkoholgenuss, beim Sport, bei Ablenkung (typisch für funktionellen Schwindel) (Brandt et al. 2015).
Veränderung im Tagesverlauf:
— Morgendliches Auftreten ist typisch für den BPPV.
— Vermehrt Symptome am Morgen sind typisch für das Downbeat-Nystagmus-Syndrom.
— Keine oder weniger Symptome am Morgen sind typisch für funktionellen Schwindel (Feuerecker et al. 2015).
— Zunehmende Symptome im Tagesverlauf sind typisch für BVP.

1.2.4 Mögliche Begleitsymptome

▪▪ „Otogene" Symptome

Diese sind in der u.g. Übersicht dargestellt und umfassen z. B. attackenartig verstärkten Tinnitus oder Hypakusis, die für einen Morbus Menière sprechen, aber auch selten bei Hirnstammischämien auftreten können. Eine Autophonie, d. h. verstärktes Hören körpereigener Geräusche, findet sich bei den Syndromen des dritten mobilen Fensters (häufigste Form: Bogengangdehiszenz des anterioren Bogengangs).

> **Kombination vestibulärer und audiologischer Symptome**
> - Cholesteatom
> - Cogan-Syndrom oder andere Autoimmunerkrankungen des Innenohrs
> - Innenohrfehlbildungen
> - Kleinhirnbrückenwinkeltumor
> - Labyrinthinfarkt (AICA, A. labyrinthi)
> - Labyrinthitis
> - Morbus Menière oder endolymphatischer Hydrops
> - Ohr-/Kopftrauma (Contusio labyrinthi)
> - Neurolabyrinthitis
> - Otosklerose
> - Pontomedullärer Hirnstamminfarkt
> - Pontomedullärer MS-Plaque
> - Syndrome des dritten mobilen Fensters
> - Vestibuläre Atelektase
> - Vestibularisparoxysmie
> - Zoster oticus

▪▪ Potenzielle Hirnstammsymptome

Dies sind u. a. Doppelbilder, Gefühlsstörungen im Gesicht, am Rumpf oder an den Extremitäten, Schluck-, Sprechstörungen, Lähmungen oder Feinmotorikstörungen (Ursachen ▶ Übersicht). Bei zentralen Läsionen tritt Drehschwindel v. a. bei akuten einseitigen Läsionen von Medulla oblongata, Pons und Kleinhirn auf. Unilaterale Läsionen des oberen Hirnstamms (Mittelhirn) und des Thalamus führen zu Schwankschwindel und Orientierungsstörung, nur selten zu Drehschwindel.

> **Schwindel mit zusätzlichen Hirnstamm-/Kleinhirnsymptomen**
> - Blutungen (z. B. aus Kavernom)
> - Episodische Ataxien, am häufigsten Typ 2
> - Erregerbedingte Entzündungen (z.B. Hirnstammenzephalitis oder Zerebellitis) oder autoimmun (z. B. MS oder durch Autoantikörper)
> - Infarkte
> - Intoxikationen
> - Kraniozervikale Übergangsanomalien (z. B. Arnold-Chiari-Fehlbildung)
> - Schädel-Hirn-Trauma
> - Tumoren im Kleinhirnbrückenwinkel, Hirnstamm oder Kleinhirn
> - Vestibuläre Migräne

▪▪ Potenzielle Symptome einer vestibulären Migräne

Kopfschmerz und/oder Licht- oder Lärmempfindlichkeit, visuelle Aura zusammen mit Schwindelbeschwerden oder bekannte Migräne deuten auf eine vestibuläre Migräne hin. Kopfschmerz kann aber auch bei einer Hirnstamm-/Kleinhirnischämie oder Blutungen in der hinteren Schädelgrube auftreten (Zusammenfassung möglicher Ursachen ▶ Übersicht).

> **Schwindel mit Kopfschmerz**
> - Herpes zoster oticus
> - Hirnstamm-/Kleinhirnischämie
> - Infratentorielle Blutung
> - Infratentorieller Tumor
> - Labyrinthitis

1

- Otitis media (Schwindel meist indirekt durch Toxine verursacht)
- Schädel-Hirn-Trauma
- Vertebrobasiläre Ischämie (bei Vertebralisdissektion mit Nackenschmerz)
- Vestibuläre Migräne

▪▪ Scheinbewegungen der Umgebung

Diese sog. Oszillopsien finden sich spontan bei Patienten mit Nystagmus (Ausnahme: infantiler Nystagmus), wobei diese beim Blick in die Richtung der schnellen Phase des Nystagmus zunehmen können, oder bei Patienten mit bilateraler und persistierender unilateraler Vestibulopathie beim Gehen und bei raschen Kopfbewegungen aufgrund des VOR-Defizits. Mögliche Ursachen spontan auftretender Oszillopsien: Übersicht.

Scheinbewegungen der Umwelt (Oszillopsien) oder unscharf Sehen

- Spontan, d. h. ohne Kopf- oder Körperbewegungen, auftretend:
  - Downbeat-Nystagmus (Zunahme im Ab- und Seitblick)
  - Fixationspendelnystagmus
  - Myokymie des M. obliquus superior (monokuläre Oszillopsien)
  - Ocular Flutter
  - Opsoklonus
  - „Paroxysmal Ocular Tilt Reaction"
  - Periodisch alternierender Nystagmus
  - Peripherer vestibulärer Spontannystagmus, z. B. bei akuter unilateraler Vestibulopathie (Zunahme beim Blick in die Richtung der schnellen Phase)
  - Spasmus nutans (Kinder)
  - Visueller Schwindel nach Augenoperationen oder Brillenanpassung

---

  - Upbeat-Nystagmus (Zunahme im Aufblick)
  - Vestibularisparoxysmie (während der Schwindelattacke)
  - Willkürnystagmus
- Bei Kopfbewegungen oder Gehen auftretend:
  - Bilaterale Vestibulopathie
  - Unilaterale Vestibulopathie

▪▪ Übelkeit, Erbrechen

Hierbei handelt es sich meist um unspezifische Begleitsymptome, die bei akuten peripheren oder auch zentralen vestibulären Störungen, sehr selten auch bei funktionellen Störungen vorkommen können.

1.2.5 Differenzierung eines akuten peripheren von einem akuten zentralen vestibulären Syndrom

In der weiteren Differenzierung peripherer von zentralen Ursachen bei akutem Schwindel können folgende anamnestische Angaben hilfreich sein:

1. Das akute und nichtepisodische Auftreten von Schwindel ohne vorausgegangenen Trigger spricht eher für eine zentrale Genese.
2. Begleitsymptome wie Doppelbilder, unilaterale Schwäche, Koordinations- oder Gefühlsstörungen sind zentrale Zeichen und treten häufig beim akuten zentralen vestibulären Syndrom auf.
3. Kardiovaskuläre Risikofaktoren wie eine arterielle Hypertonie, ein Diabetes mellitus und höheres Alter sollten immer an einen Schlaganfall als Ursache von akutem Schwindel denken lassen, ebenso ein höheres Alter (Navi et al. 2012).
4. Weitere Indizien für eine eher zentrale Läsion sind das synchrone Auftreten von Schwindel und Kopfschmerzen sowie

von Schwindel und Hörstörungen (AICA-Infarkt).

Hingegen sind Symptomqualität (Dreh- oder Schwankschwindel), -intensität oder -dauer für eine Differenzierung nicht hilfreich (Tarnutzer et al. 2017).

Einige dieser anamnestischen Aspekte sind in Fragebögen wie dem sog. ABCD2-Score oder dem sog. TriAGe+-Score zusammengeführt und retrospektiv für die Differenzierung der Ätiologie von AVS validiert worden (z. B. Navi et al. 2012; Kuroda et al. 2017; Übersichten in: Zwergal und Dieterich 2020; Kerber 2020; Lee und Kim 2020).

1.2.6 Weitere mögliche Informationsquellen von Seiten des Patienten

1. Aufnahme von Augenbewegungen während einer spontanen Schwindelattacke oder während der diagnostischen Lagerungsmanöver mittels Smartphone (Shah et al. 2019) oder „Vestibular Event Monitor" (Young et al. 2019). Dies hat sich als hilfreich z. B. bei der Diagnose eines BPPV erwiesen, um die betroffene Seite und den Bogengang zu identifizieren, eines Morbus Menière mit Richtungsumkehr des Nystagmus oder einer Vestibularisparoxysmie (zur Differenzialdiagnose von einer Panikattacke). Gerade beim „Virtual Management" sind solche Aufnahmen von Augenbewegungen relevant (Green et al. 2021; Shaik et al. 2021).
2. Untersuchung des Hörvermögens vor, während und nach einer Schwindelattacke mittels App oder iPad-basiert (Tse et al. 2019). Dies ist besonders wichtig für die Diagnose eines Morbus Menière und die Differenzialdiagnose zur vestibulären Migräne, da entsprechend der Diagnosekriterien eine Hörminderung von mindestens 30 dB unter 2000 Hz in zeitlichem Zusammenhang zur Schwindelattacke (d. h. ±24 h) für die Diagnose eines Morbus Menière gefordert wird (Lopez-Escamez et al. 2015).

1.3 Neurootologische und neuroophthalmologische Untersuchung

Zur korrekten Diagnosestellung ist – neben der o. g. detaillierten Anamnese – eine systematische kombinierte klinische neurootologische und neuroophthalmologische Untersuchung von besonderer Bedeutung (◘ Tab. 1.5) (Übersichten in: Leigh und Zee 2015; Strupp et al. 2021a, b). Dabei stehen zwei Fragen im Vordergrund:

- **Besteht eine vestibuläre Störung/Defizit?**

Dies kann mittels fünf klinischer Tests untersucht werden:

- Vorliegen von Komponenten der „Ocular Tilt Reaction" (OTR),
- Untersuchung auf einen Spontannystagmus,
- Kopfimpulstest (besser der Video-HIT),
- Lagerungsmanöver und
- Testung des Steh- (Romberg-Test) und Gehvermögens.

- **Handelt es sich um eine periphere oder zentrale Störung?**

Dies erfordert eine zusätzliche sorgfältige neuroophthalmologische Untersuchung, d. h. der unterschiedlichen Arten von Augenbewegungen, insbesondere mit der Frage nach zentralen Okulomotorikstörungen und Nystagmusformen.

In ◘ Tab. 1.5 und den ◘ Abb. 1.4, 1.7, 1.10, 1.11, 1.19, 1.23, 1.27, 1.30, 1.34, 1.46, 1.47, 1.57, 1.63, 1.65, 1.67, 1.77 und 1.81 sind die klinischen Untersuchungen, die wesentlichen Befunde und deren Interpretation im Einzelnen dargestellt. Bei sorgfältiger und systematischer Anamneseerhebung und körperlicher Untersuchung sind die apparativen Zusatzuntersuchungen – bis auf den Video-HIT und kalorische Testung – in vielen Fällen von untergeordneter klinischer Bedeutung.

1

◻ Tab. 1.5 Kombinierter Untersuchungsgang der vestibulären und okulomotorischen Systeme

Art der Untersuchung	Frage	Mögliche Befunde
Körper- und Kopfhaltung	Neigung oder Drehung des Kopfes/Körpers	Kopfverkippung z. B. bei OTR oder Trochlearisparese
Stellung der Augen beim Geradeausblick	Primäre Fehlstellung	Augenfehlstellung: „Skew Deviation" oder manifestes Schielen (sog. Tropie) (◻ Abb. 1.8)
Abdeck-/Aufdeck-/alternierender Abdeck-Test (Cover-Tests)	Horizontale oder vertikale Fehlstellung: latenter oder manifester Strabismus	Augenfehlstellung, Augen- muskelparesen, „Skew Deviation", Einstell- bewegungen
Blick geradeaus ohne und mit Frenzel-/M-Brille	Spontannystagmus: durch Fixation reduziert/unterdrückt oder nicht	Peripherer vestibulärer oder zentraler Spontannystagmus
Vergenztest und Konvergenz- reaktion	Reduzierte Vergenzreaktion	Fehlende Vergenzreaktion bei Mittelhirnläsion
Kopfschütteltest (◻ Abb. 1.32)	Kopfschüttelnystagmus	Peripherer oder zentraler („Cross-coupling") Kopf- schüttelnystagmus
Langsame Blickfolgebewegungen nach etwa ± 40° horizontal und etwa ± 20° vertikal	Glatte (◻ Abb. 1.36) oder sakkadierte (◻ Abb. 1.37) Blickfolge	Sakkadierte Blickfolge (◻ Abb. 1.37)
Horizontal und vertikal zum Endpunkt („Patient fixiert Blickziel noch mit beiden Augen") und jeweils weiter nach zentral; nach 30–60 s zurück nach 0°	Endstellnystagmus: erschöpflich, unerschöpflich (◻ Abb. 1.38), Blickrichtungsnystagmus: horizon- tal (◻ Abb. 1.39) und vertikal, Rebound-Nystagmus (◻ Abb. 1.40)	Endstell- oder Blickrichtungsnystagmus (◻ Abb. 1.41) Rebound-Nystagmus (◻ Abb. 1.40)
Rasche Blicksprünge, horizontal und vertikal beim Umherblicken und bei gezielter Aufforderung	Geschwindigkeit, Zielgenauigkeit, konjugierte Bewegungen, Latenz	Sakkadenverlangsamung (◻ Abb. 1.42); Sakkadendys- metrie (◻ Abb. 1.43); dyskonjugierte Sakkaden z. B. bei INO (◻ Abb. 1.44)
Horizontaler und vertikaler optokinetischer Nystagmus (OKN), Trommel, Streifenband, Optodrum-App	Auslösbarkeit, Schlagrichtung und Phase	Reduzierter/fehlender OKN; Richtungsumkehr oder monokulär diagonal schlagend bei infantilem Nystagmus
Kopfimpulstest	Defizit des VOR, unilateral oder bilateral	Ein- oder beidseitige Refixationssakkade

◻ Tab. 1.5 (Fortsetzung)

Art der Untersuchung	Frage	Mögliche Befunde
Kopfdrehung und Fixation eines mit derselben Winkelgeschwindigkeit mitbewegten Punktes	Störung der Fixationssuppression	Reduzierte Fixationssuppression des VOR
Bestimmung der subjektiven visuellen Vertikalen (SVV) z.B. mit dem Eimertest	Auslenkung der SVV	Auslenkung von >2,5° als Zeichen einer akuten peripheren oder zentralen vestibulären Störung
Diagnostische Lagerungsmanöver	BPPV des posterioren, horizontalen oder anterioren Bogengangs sowie zentraler Lagenystagmus	Nystagmus: torsionell vertikal: posteriorer oder anteriorer Kanal, linear horizontal: horizontaler Kanal
Romberg-Test: - einfache und erschwerte Standproben - mit offenen/geschlossenen Augen - ohne/mit Ablenkungsmanöver (Rechnen, Zahlenschreiben auf Arm oder Rücken)	Schwanken, Fallneigung	Vermehrtes Schwanken mit geschlossen Augen: sensorisches Defizit (vestibulär und/oder somatosensorisch)
	Funktionelle Komponente	Geringeres Schwanken bei Ablenkung
Einfache und erschwerte Gangproben: - mit offenen/geschlossenen Augen - auf gedachter Linie (Tandemgang) - „dual task"	Ganggeschwindigkeit, Schrittlänge, Rhythmus, Gangvariabilität, Spurbreite, Körperhaltung und Symmetrie des Gehens und Armmitschwungs	Reduzierte Geschwindigkeit, Schrittlänge, gestörter Rhythmus, erhöhte Variabilität, Spurbreite, reduzierter Armmitschwung, Asymmetrie

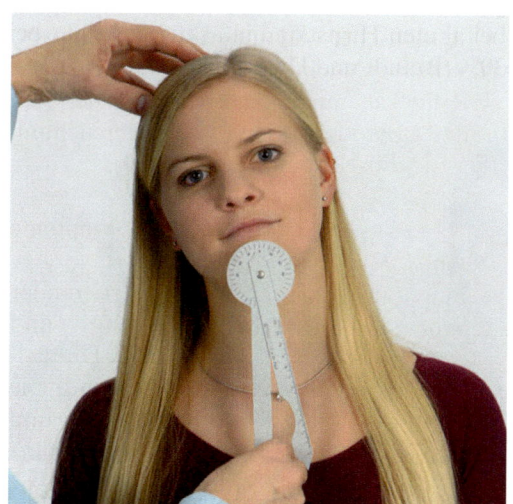

◻ Abb. 1.4 Messung der Kopfneigung mit dem sog. Strabofix

1.3.1 Untersuchung des vestibulären Systems im engeren Sinne

Untersuchung auf das Vorliegen möglicher Komponenten einer „Ocular Tilt Reaction" (OTR)

▪▪ Kopfverkippung

In ◻ Abb. 1.4 ist das Untersuchungsverfahren dargestellt. Bei der OTR ist der Kopf typischerweise zur Seite des tieferstehenden Auges geneigt, bedingt durch eine vestibuläre Tonusimbalance in der Rollebene. Eine Kopfneigung zur Seite der Läsion deutet entweder auf eine unilaterale Schädigung im Bereich der Medulla oblongata, wie z. B. beim Wallenberg-Syndrom (Dieterich

1

und Brandt 1992), oder auf eine akute unilaterale periphere vestibuläre Läsionen hin. Eine Kopfneigung zur kontralateralen Seite der Schädigung findet sich bei einer pontomesezephalen Läsion. Eine Kopfverkippung

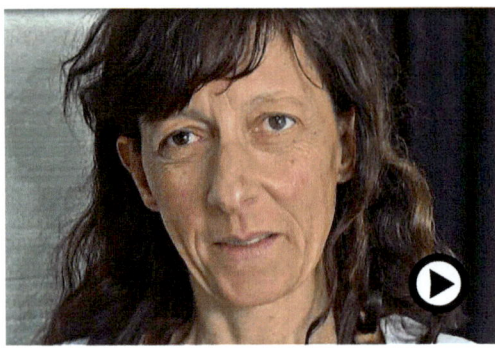

◘ **Abb. 1.5** Trochlearisparese
(► https://doi.org/10.1007/000-2gb)

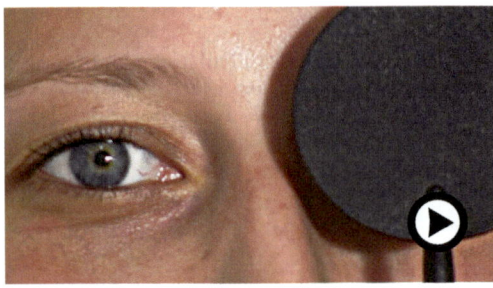

◘ **Abb. 1.6** Motilitätsnorm
(► https://doi.org/10.1007/000-2gc)

findet sich auch bei einer Trochlearisparese (mit Beugung zur **g**esunden Seite), um die Doppelbilder zu reduzieren. (◘ Abb. 1.5).

■ ■ **Untersuchung auf eine vertikale Deviation der Augen**

Die vertikale Deviation (VD) der Augen („Skew Deviation") kann mittels Abdeck-/Aufdecktest („Cover-Test") und insbesondere dem alternierenden Abdecktest („alternating Cover Test") untersucht werden. Mit dem alternierenden Abdecktest (◘ Abb. 1.6 und 1.7) lässt sich die maximale Fehlstellung der Augenachsen nachweisen. Dabei achtet man auf vertikale Einstellbewegungen während des alternierenden Abdeckens (weitere Details ► Abschn. 1.3.2). Dieser Test ist besonders hilfreich, auch um eine VD („Skew Deviation") im Rahmen einer OTR (◘ Abb. 1.8) nachzuweisen, d. h. eine vertikale Fehlstellung der Augen, die nicht durch eine muskuläre Lähmung oder Schädigung eines peripheren Nervs erklärt werden kann. Im Gegensatz zu einer Lähmung des N. trochlearis ändert sich die VD bei einer OTR in den verschiedenen Blickpositionen nicht oder nur wenig. Eine deutliche VD findet sich praktisch nur bei zentralen vestibulären Läsionen. Aber nicht alle zentralen Läsionen gehen mit einer VD einher, die Häufigkeit bei akuten Hirnstamminfarkten liegt nur bei 30% (Brandt und Dieterich 1993).

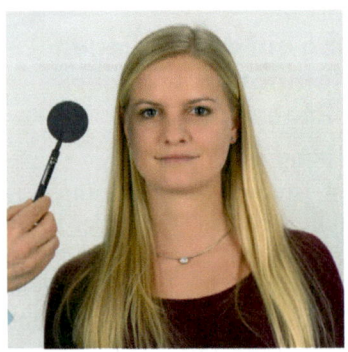
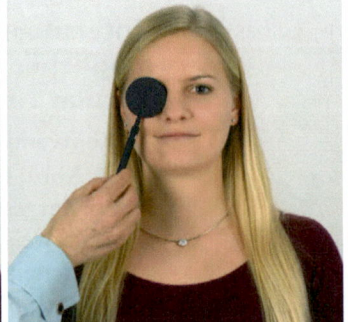
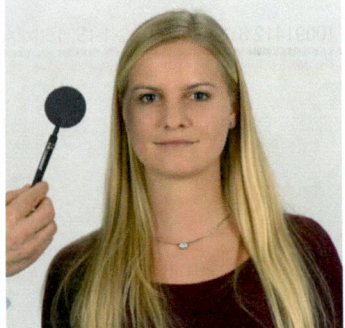

◘ **Abb. 1.7** Ab- und Aufdecktest („Cover-Test"). Untersuchung auf Fehlstellungen der Sehachsen, d. h. latentes oder manifestes Schielen und Augen- muskelparesen. Voraussetzung für alle Abdecktests ist eine foveale Fixation

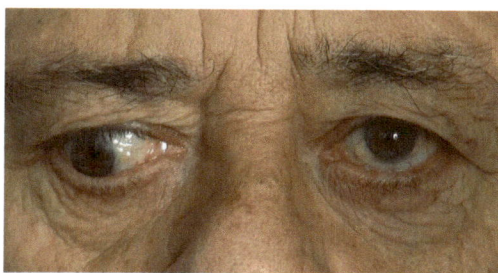

Abb. 1.8 „Skew Cover-Test"

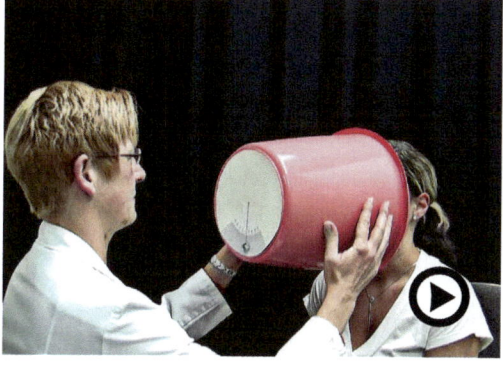

Abb. 1.9 Bestimmung der subjektiven visuellen Vertikalen (SVV) mittels Eimertest (► https://doi.org/10.1007/000-2gd)

■■ Bestimmung der subjektiven visuellen Vertikalen (SVV) mittels „Eimertest"

Die subjektive visuelle Vertikale (SVV) kann sehr einfach mittels „Eimertest" (☐ Abb. 1.9 und 1.10) (Zwergal et al. 2009) gemessen werden. Dies stellt einen empfindlichen Test für eine akute unilaterale periphere oder zentrale vestibuläre Läsion dar (Dieterich und Brandt 1992, 1993), der aber nicht zwischen peripheren und zentralen Störungen differenziert. Bei peripheren und unteren pontomedullären Hirnstammläsionen ist die Auslenkung ipsiversiv, bei pontomesenzephalen Läsionen kontraversiv (Details ► Abschn. 1.4.5).

Untersuchung auf einen Spontannystagmus

Dies erfolgt im Geradeausblick (Primärposition) ohne und mit Frenzel-/M-Brille (Strupp et al. 2014) (☐ Abb. 1.11), deren vergrößernde Linsen (+16 bis +20 dpt.) die visuelle Fixationssuppression verhindern (Halmagyi et al. 2020). Ein Spontannystagmus (☐ Abb. 1.12) ist definiert als ein Nystagmus, der in Primärposition, d. h. beim Geradeaus-

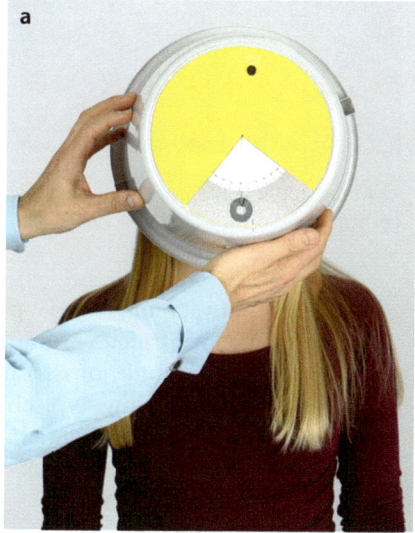
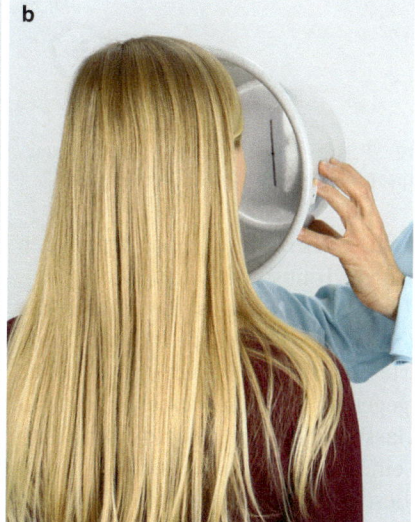

Abb. 1.10 Bestimmung der subjektiven visuellen Vertikalen (SVV) mittels „Eimertest". *Links* aus Sicht des Untersuchers, *rechts* aus Sicht des Patienten. Der Eimer wird pseudorandomisiert sieben Mal nach rechts oder nach links gedreht. Der Untersucher dreht den Eimer solange, bis der Patient ihm sagt, was er/sie als vertikal empfindet. Dies kann der Untersucher am Boden des Eimers ablesen. Aus diesen Werten wird der Mittelwert errechnet. Der Referenzenbereich liegt bei 0 ± 2,5°

1

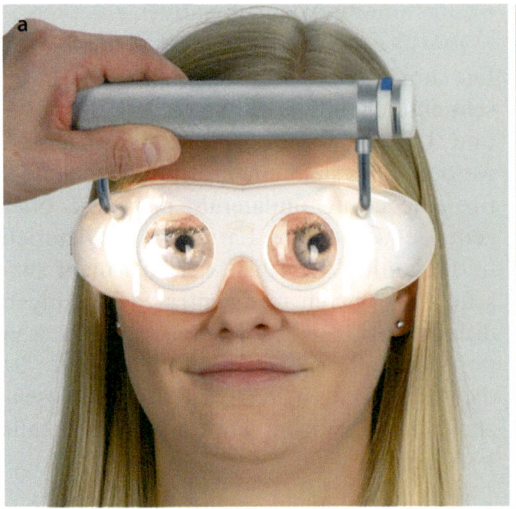

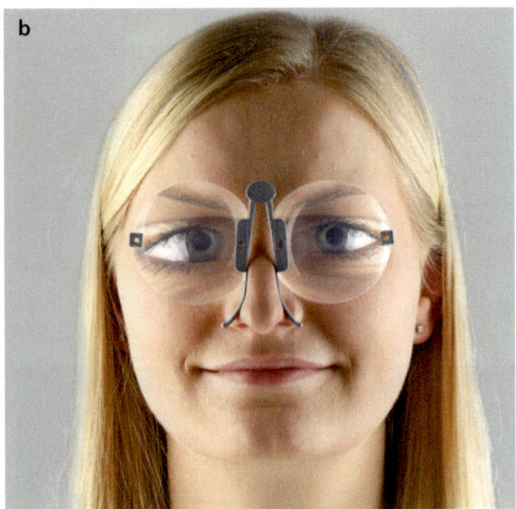

◘ **Abb. 1.11** Klinische Untersuchung auf einen Spontannystagmus in Primärposition, d. h. Blick geradeaus. Diese sollte mit Fixation und unter verminderter Fixation mittels **a** Frenzel-Brille oder **b** M-Brille erfolgen. Ein Nystagmus, dessen Intensität sich durch Fixation nicht reduzieren lässt, ist kein peripherer vestibulärer Spontannystagmus

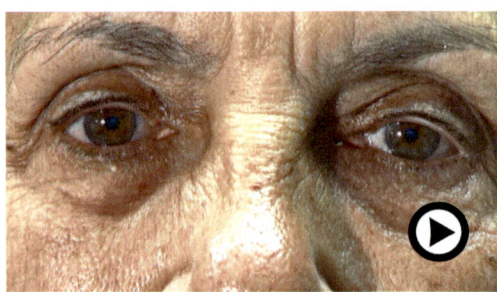

◘ **Abb. 1.12** Peripher vestibulärer Spontannystagmus (► https://doi.org/10.1007/000-2ge)

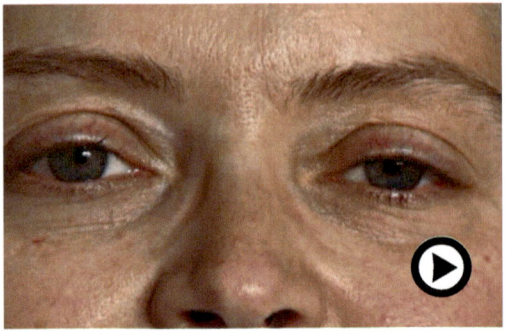

◘ **Abb. 1.13** Fixationspendelnystagmus (► https://doi.org/10.1007/000-2gf)

blick, auftritt. Er beruht auf einer peripheren oder zentralen Tonusimbalance. Die pathologische Phase ist die langsame Phase. Die Richtung (horizontal, vertikal, torsionell und kombinierte Formen) wird nach der schnellen Phase angegeben, da diese besser erkennbar ist. Die Klassifikation und diagnostische Einordnung eines Nystagmus basieren primär auf der Beschreibung von Form, Richtung sowie modulierenden/auslösenden Faktoren (Eggers et al. 2019):

a. Form des Nystagmus:
   - sägezahnartig mit schneller und langsamer Phase, typisch für einen Spontannystagmus bei peripheren aber auch zentralen vestibulären oder zerebellären Funktionsstörungen,
   - selten pendelförmig, typisch für einen zentralen Fixationspendelnystagmus (◘ Abb. 1.13) oder einen zentralen „See-saw"-Nystagmus.

b. Richtung der schnellen Phase:
   - Horizontal z. B. zum rechten Ohr, mit torsioneller Komponente entgegen dem Uhrzeigersinn typisch für eine akute periphere vestibuläre Läsion

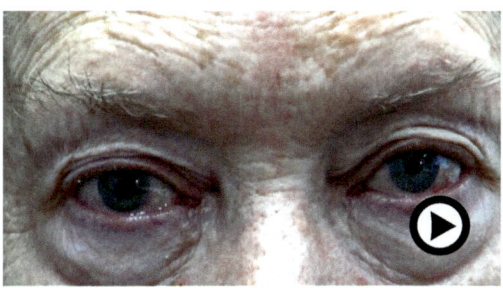

🔲 **Abb. 1.14**   Downbeat-Nystagmus
(▶ https://doi.org/10.1007/000-2gg)

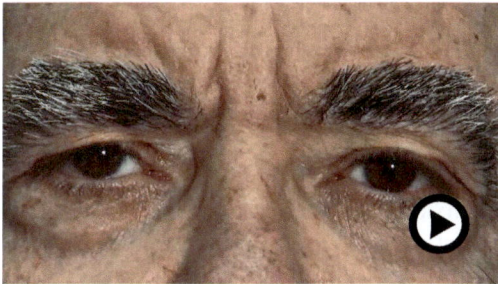

🔲 **Abb. 1.15**   Upbeat-Nystagmus
(▶ https://doi.org/10.1007/000-2gh)

links. Merkregel: die rasche Phase des Nystagmus schlägt in Richtung des aktiveren Labyrinths („Doppel a"), z. B. bei einem Funktionsausfall des linken N. vestibularis → schnelle Phase nach rechts. Der Nystagmus beruht in diesem Fall auf einer sog. vestibulären Tonusimbalance: Ist das rechte Labyrinth aktiver, führt dies zu langsamem Augendrift nach links und schnellen Rückstellbewegungen nach rechts. Entsprechend der ipsilateralen Fallneigung des Körpers driften auch die Augen zur kranken Seite.
- Vertikal nach unten oder oben: Downbeat/Upbeat-Nystagmus (🔲 Abb. 1.14 und 1.15). Wichtig für die Diagnose eines Downbeat-Nystagmus ist, dass dieser häufig erst im Seitblick richtig sichtbar wird und dann aufgrund des gleichzeitig bestehenden Blickrichtungsnystagmus (s. u.) diagonal nach unten außen schlagen kann.

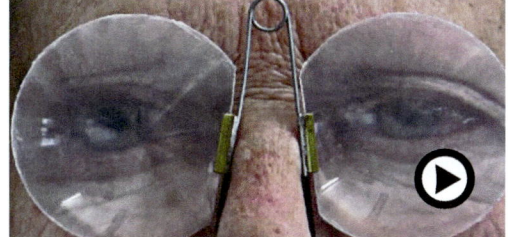

🔲 **Abb. 1.16**   Modulierbarkeit des Spontannystagmus mittels M-Brille (▶ https://doi.org/10.1007/000-2gj)

- Rein torsionell z. B. bei einer Läsion in der Medulla oblongata oder im Mesenzephalon; klinische Merkregel: ein rein vertikaler oder rein torsioneller Nystagmus hat eine zentrale Ursache.
c. Modulierbarkeit
  - Suppression durch visuelle Fixation, d. h. wenn der Patient ein Ziel fixiert, ist der Nystagmus weniger oder nicht erkennbar. Wenn die Frenzel-/M-Brille aufgesetzt wird, nimmt die Intensität des Nystagmus zu. Dies ist ein typisches Zeichen eines peripheren vestibulären Spontannystagmus (🔲 Abb. 1.16), wie z. B. bei einer akuten unilateralen Vestibulopathie/Neuritis vestibularis.
  - **CAVE**: Auch zentrale Formen eines Spontannystagmus, z. B. bei einem Hirnstamminfarkt, können in Einzelfällen durch Fixation reduziert werden! Deshalb gilt: Ein Spontannystagmus, dessen Intensität durch visuelle Fixation *nicht* reduzierbar ist, ist *kein* peripherer vestibulärer Nystagmus.
  - Mit der Frenzel-/M-Brille sollen Patienten auch auf einen Kopfschüttel- (🔲 Abb. 1.17), hyperventilations-, druck- und toninduzierten Nystagmus sowie Lagerungsnystagmus untersucht werden (s. u.).

Alternativ kann die klinische Untersuchung auf einen Spontannystagmus auch mit dem Ophthalmoskop erfolgen; dabei wird das andere Auge abgedeckt. Dies ist eine sehr sensitive Methode zur Diagnose eines Nystagmus auch geringer Geschwindigkeit

1

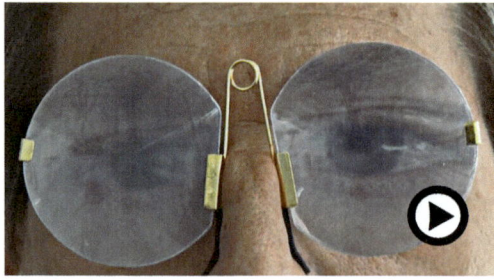

□ **Abb. 1.17** Kopfschüttelnystagmus
(▶ https://doi.org/10.1007/000-2gk)

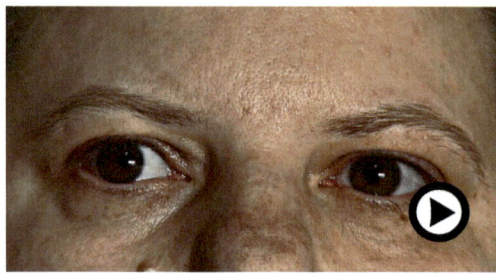

□ **Abb. 1.18** Square Wave Jerks
(▶ https://doi.org/10.1007/000-2gm)

oder niedriger Frequenz sowie sog. „Square Wave Jerks" (□ Abb. 1.18), d. h. kleinere Sakkaden mit einer Amplitude von 0,5°–5°, die gehäuft bei progressiver supranukleärer Blickparese oder Kleinhirnerkrankungen beobachtet werden. Man achtet auf die Bewegungen der Papille oder retinaler Gefäße. Da sich die Retina hinter der Drehachse des Auges befindet, ist die Richtung des horizontalen oder vertikalen Nystagmus entgegengesetzt der Richtung des Nystagmus, d. h., ein Downbeat-Nystagmus (□ Abb. 1.14) führt zu einer raschen Aufwärtsbewegung von Papille und retinalen Gefäßen.

Kopfimpulstest nach Halmagyi-Curthoys

Der Kopfimpulstest (KIT oder HIT) erfolgt mit der Frage nach einem ein- oder beidseitigen Funktionsdefizit des VOR (Halmagyi und Curthoys 1988) (□ Abb. 1.19). Dazu hält man den Kopf des Patienten zwi-

schen beiden Händen, bittet ihn, ein Ziel zu fixieren, und führt sehr schnelle horizontale Kopfdrehungen von ca. 20–30° nach rechts und links durch:

— Beim Gesunden führen die Kopfrotationen zu raschen entgegengesetzten kompensatorischen Augenbewegungen mit derselben Winkelgeschwindigkeit wie die Kopfbewegungen (□ Abb. 1.20). Dadurch bleibt das Blickziel auf der Retina stabil.

— Bei der unilateralen Vestibulopathie ((□ Abb. 1.21 und 1.19b) am Beispiel eines Defizits des rechten horizontalen Bogengangs erläutert) bewegen sich die Augen bei Kopfrotationen nach rechts mit dem Kopf nach rechts mit und der Patient muss eine sog. Refixationssakkade nach links machen, um das Ziel wieder fixieren zu können (□ Abb. 1.19b). Dies ist das klinische Zeichen eines Defizits des VOR (im hohen Frequenzbereich).

— Bei der bilateralen Vestibulopathie (□ Abb. 1.22) findet sich beidseits eine Refixationssakkade als Ausdruck des bilateralen VOR Defizits.

CAVE: Der Videokopfimpulstest (Video-HIT; s. u.) ist der klinischen Untersuchung deutlich überlegen: Letztere hat nur eine Sensitivität von etwa 65% für die Diagnose einer unilateralen oder bilateralen Vestibulopathie (Yip et al. 2016). Deshalb sollte heutzutage der Video-HIT routinemäßig in einer Schwindelambulanz eingesetzt werden.

Diagnostische Lagerungsmanöver für den BPPV

■ ■ **Diagnose eines BPPV des posterioren Bogengangs**

Neben dem Dix-Hallpike-Manöver wird heute eher das sog. diagnostische Sémont-Manöver (□ Abb. 1.23a und 1.24) (von Brevern et al. 2015) und auch das sog. diagnostische SémontPLUS-Manöver (□ Abb. 1.23b) empfohlen, da man mit den beiden Letzteren bei Nachweis eines BPPV unmittelbar mit der Therapie fortfahren kann. Dazu wird der Kopf des Patienten im Sitzen um 45° zu einer Seite gedreht und der Patient dann zur anderen gelagert unter Beobachtung der Augenbewegungen mittels Frenzel-/M-Brille. Bei einem BPPV eines posterioren Bogengangs schlägt der Nystagmus vertikal zur Stirn und torsionell zum unten liegenden Ohr mit einem Crescendo-decrescendo-Zeitgang und einer Dauer von unter einer Minute (Linkslagerung: ◘ Abb. 1.25). Die Ursache ist eine ampullofugale Reizung des betroffenen Bogengangs durch die frei beweglichen Oto-

konien (◘ Abb. 1.26) mit einem Nystagmus in der Ebene des posterioren Bogengangs (entsprechend des 1. Ewald-Gesetzes).

Wenn man nach der Anamnese nicht weiß, welche Seite betroffen ist, sollte man mit der Untersuchung der rechten Seite beginnen, weil diese doppelt so häufig betroffen ist wie die linke, da die meisten Menschen auf der rechten Seite schlafen. Mit diesem diagnostischen Manöver übersieht man auch nicht einen BPPV des horizontalen oder anterioren Bogengangs (s. u. zur spezifischen Testung).

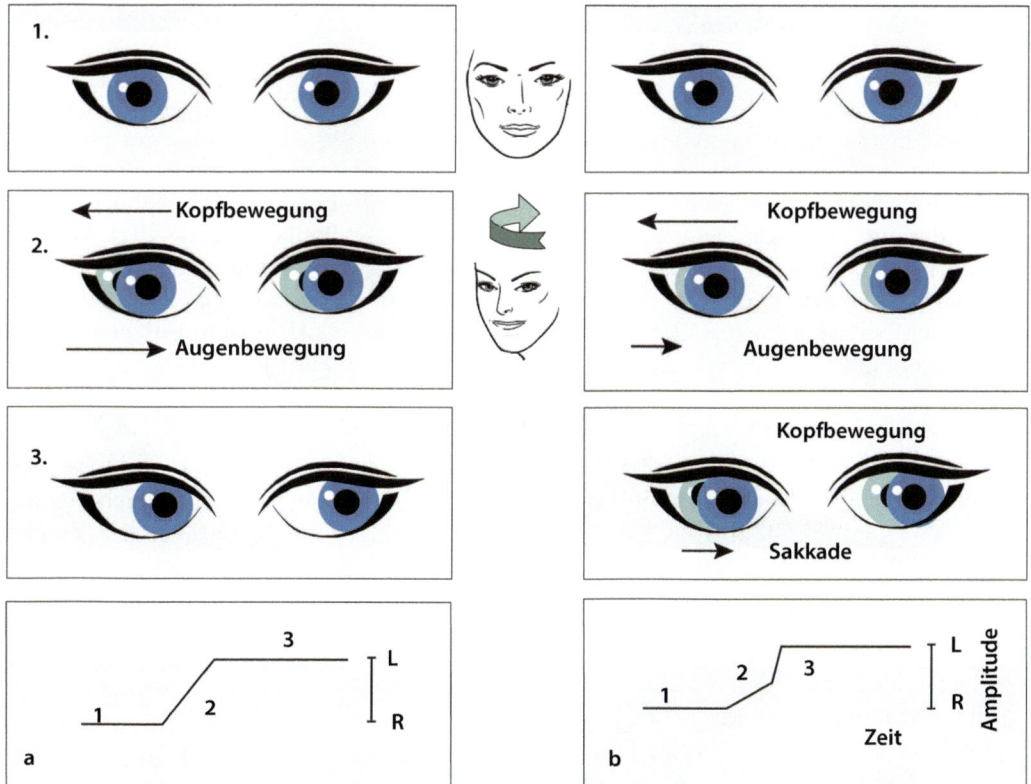

◘ **Abb. 1.19** Kopfimpulstest. Klinische Untersuchung des horizontalen vestibulookulären Reflexes (VOR) (Halmagyi und Curthoys 1988). **a** Normalbefund: bei rascher Kopfdrehung bewegen sich die Augen mit derselben Winkelgeschwindigkeit in die entgegengesetzte Richtung, sodass die Augen auf dem Blickziel bleiben. **b** Ausfall des rechten horizontalen Bogengangs: Beim einseitigen vestibulären Defizit rechts bewegen sich die Augen bei Kopfrotationen nach rechts mit dem Kopf mit nach rechts und der Patient muss eine sog. Refixationssakkade nach links machen, um das Ziel wieder fixieren zu können. Dies ist das klinische Zeichen eines Defizits des VOR im hohen Frequenzbereich. **c** Untersuchungssituation

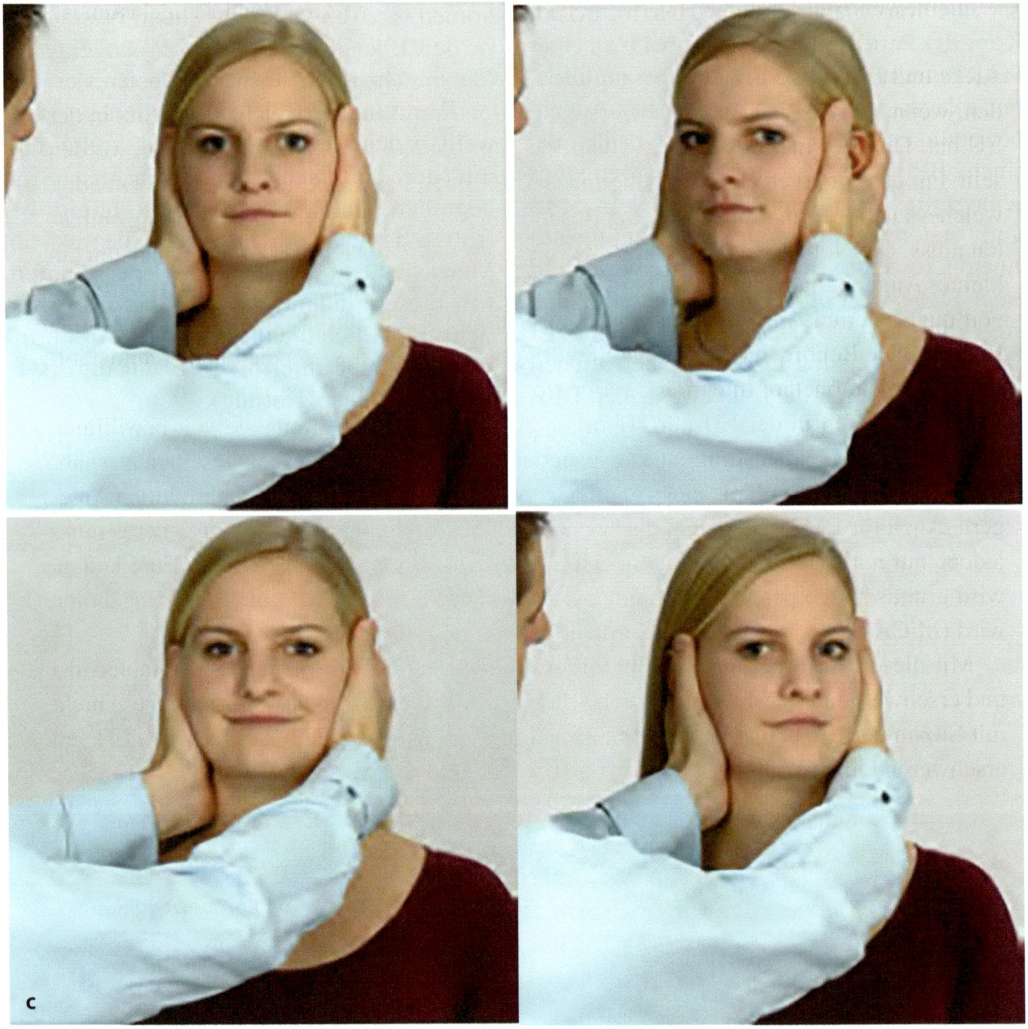

1

■ **Abb. 1.19**   (Fortsetzung)

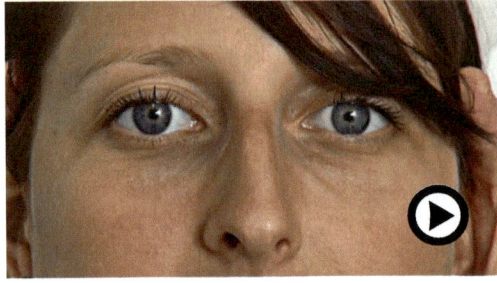

■ **Abb. 1.20**   Kopfimpulstest: Normalbefund
(▶ https://doi.org/10.1007/000-2gn)

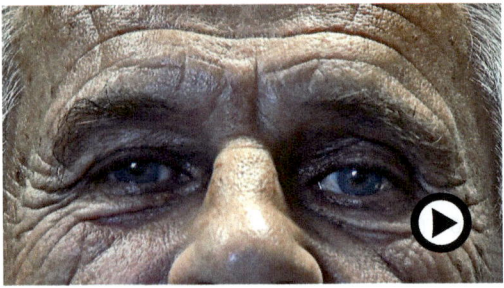

■ **Abb. 1.21**   Kopfimpulstest: Unilaterale Vestibulopathie links (▶ https://doi.org/10.1007/000-2gp)

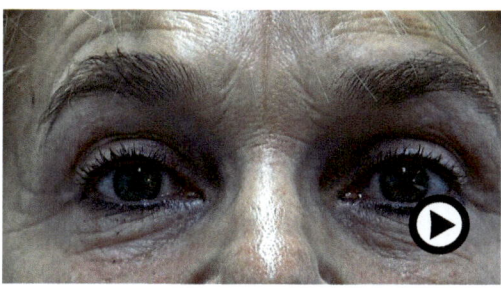

Abb. 1.22 Kopfimpulstest: Bilaterale Vestibulo-pathie (▶ https://doi.org/10.1007/000-2gq)

▪▪ BPPV eines horizontalen Bogengangs

Der Patient ist in Rückenlage und der Kopf wird um 30° angehoben, damit die horizontalen Bogengänge vertikal ausgerichtet sind. Dann wird der Kopf um 90° nach rechts, danach zur Mitte und zuletzt um 90° nach links gelagert unter Beobachtung der Augenbewegungen mit der Frenzel-/M-Brille (◘ Abb. 1.27).

- Kanalolithiasis (frei bewegliche Otoko-nien): zum unten liegenden Ohr (geotrop) in beiden Kopfseitenlagen schlagender Nystagmus mit Crescendo-decrescendo-Zeitgang (Bhattacharyya et al. 2017). Betroffen ist die Seite mit der höheren Intensität des Nystagmus.
- Kupulolithiasis (an der Kupula haftende Otokonien): zum oben liegenden Ohr (apogeotrop) schlagender Nystagmus (◘ Abb. 1.28), der sehr lange anhalten kann. Betroffen ist die Seite mit der geringeren Intensität.

▪▪ BPPV eines anterioren Bogengangs

Der Patient wird in Räckenlage mit um 30° überstrecktem Kopf gebracht. Es zeigt sich ein vertikal zur Nase schlagender Nystagmus mit einer torsionellen Komponente zur betroffenen Seite und einem Cresendo-decrescendo-Zeitgang. Die wichtige Differenitaldiagnose ist ein zentraler Lagenystagmuzs.

▪▪ Zentraler Lagenystagmus

Ein Unterscheidungskriterium zwischen einem peripheren und einem zentralen Lagenystagmus (Übersicht in: Lemos und Strupp 2022) ist die Richtung des ausgelösten Nystagmus (Büttner et al. 1999): Bei einem BPPV entspricht die Richtung des Nystagmus der Ebene des betroffenen Bogengangs: vertikal torsionell beim posterioren und anterioren Bogengang, linear horizontal beim horizontalen Bogengang. Bei einem zentralen Lagenystagmus findet sich in unterschiedlichen Kopfpositionen eine jeweils sehr ähnliche Nystagmusrichtung, da es sich meist um eine Otolithenfunktionsstörung handelt. Dies bedeutet, dass sich beim zentralen Lagenystagmus in verschiedenen Kopfpositionen (rechts, links, Kopfhängelage) ein ähnlicher Nystagmus auslösen lässt, häufig nach unten zur Nase schlagend, im Sinne eines Downbeat-Lagenystagmus (◘ Abb. 1.29). Die Schlagrichtung des zentralen Lagenystagmus kann auch diagonal sein, der Zeitgang ist nicht crescendo-decrescendo-artig, häufig niederfrequent und ohne begleitenden Schwindel. Zusätzlich haben die Patienten oft noch zentrale Okulomotorikstörungen und der Schwindel bessert sich auf die Lagerungsmanöver nicht oder kaum.

Untersuchung des Steh- und des Gehvermögens

▪▪ Romberg-Test

Mit dem Romberg-Test wird das Stehvermögen getestet. Es gibt verschiedene Varianten und Schwierigkeitsgrade des Romberg-Tests:
1. Füße breit auseinander,
2. Füße eng nebeneinander,
3. Füße voreinander stellen (Tandem-Romberg),
4. auf einem Bein stehen (◘ Abb. 1.30).

Diese Bedingungen sollten jeweils mit geöffneten und mit geschlossenen Augen durchgeführt werden. Gesunde können mit geschlossenen Augen mehr als fünf Sekunden auf einem Bein stehen.

- Schwankt ein Patient nach Augenschluss deutlich mehr, so spricht dies für ein sensorisches Defizit des vestibulären Systems (uni- oder bilaterale Vestibulopa-

1

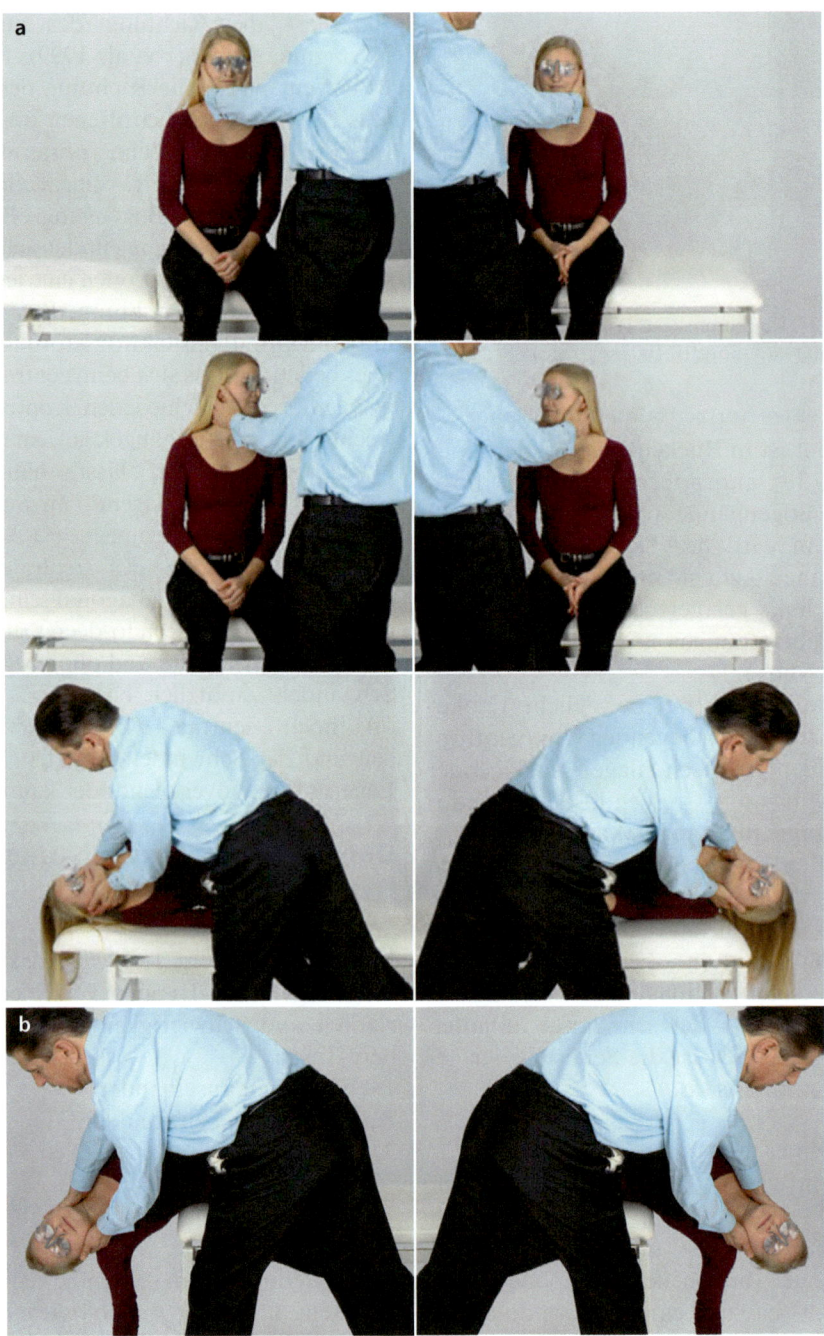

◨ Abb. 1.23 Diagnostisches Sémont-Manöver und diagnostisches SémontPLUS-Manöver. **a** Diagnostisches Sémont-Manöver. Links für den rechten, rechts für den linken posterioren Bogengang. Der Kopf des Patienten wird um 45° zu einer Seite gedreht, dann der Patient zur anderen Seite geworfen. Wenn man aus der Anamnese die betroffene Seite nicht vermuten kann, dann sollte man mit der rechten Seite beginnen, da diese doppelt so häufig betroffen wie die linke.; **b** Diagnostisches SémontPLUS-Manöver. Der Unterschied zum diagnostischen Sémont-Manöver ist, das der Kopf um mindestens 60° überstreckt wird

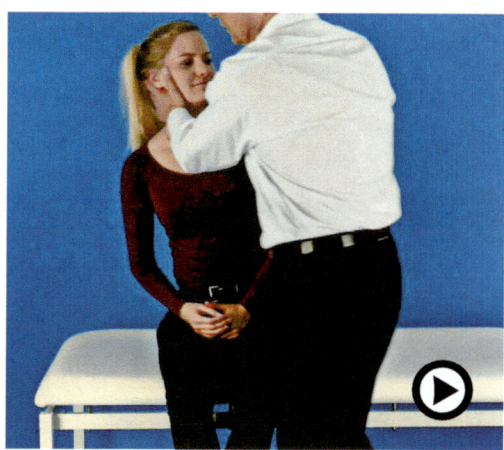

◘ Abb. 1.24 Diagnostisches Sémont PLUS-Manöver
(▶ https://doi.org/10.1007/000-2gr)

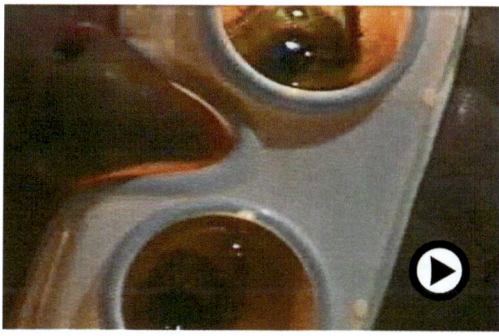

◘ Abb. 1.25 Schlagform: BPPV des linken posterioren Bogengangs (▶ https://doi.org/10.1007/000-2gs)

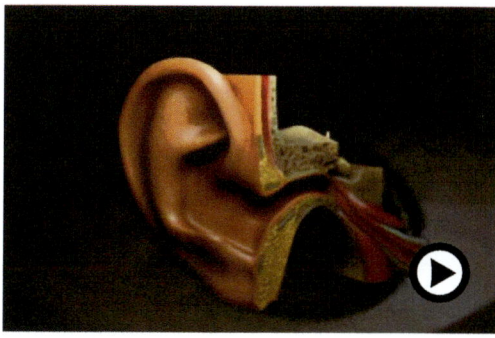

◘ Abb. 1.26 BPPV (Modell)
(▶ https://doi.org/10.1007/000-2gt)

thie) und/oder des somatosensorischen/propriozeptiven Systems (meist Polyneuropathie, selten Hinterstrangläsion; ◘ Abb. 1.31).

- Eine akute unilaterale Vestibulopathie führt typischerweise zu einer ipsilateralen Fallneigung.
- Akute Hirnstamminfarkte, insbesondere ein Wallenberg-Syndrom, führen zu einer starken ipsilateralen Lateropulsion mit Sturzgefahr.
- Downbeat- und Upbeat-Nystagmus-Syndrom sind bei geschlossenen Augen mit vermehrten Körperschwankungen nach vorne und hinten assoziiert.
- Bei V. a. funktionelle Gleichgewichtsstörungen, die oft durch ein bizarres Schwanken ohne Stürze gekennzeichnet sind, wird der Patient z. B. durch Schreiben von Zahlen auf Arm oder Rücken oder besser Rückwärtszählen abgelenkt, was zu einer Abnahme des Schwankens führt und für die funktionelle Genese spricht.

▪▪ Klinische Ganganalyse

Dazu werden verschiedene Bedingungen untersucht (Schniepp et al. 2019):

1. Gehen mit offenen und geschlossenen Augen mit selbstgewählter Ganggeschwindigkeit,
2. Gehen mit offenen und geschlossenen Augen auf einer gedachten Linie (Tandemgang),
3. Gehen mit offenen und geschlossenen Augen mit „dual task" (z. B. 100 rückwärts zählen).

Dabei achtet man auf die folgenden Gangparameter: Ganggeschwindigkeit, Schrittlänge, Rhythmus, Gangvariabilität, Spurbreite, Körperhaltung und Asymmetrie des Gehens und des Armmitschwungs. Typische Befunde sind z. B. bei

a. sensorischem Defizit (vestibulär und/oder somatosensorisch): verlangsamte selbstgewählte Ganggeschwindigkeit und

1

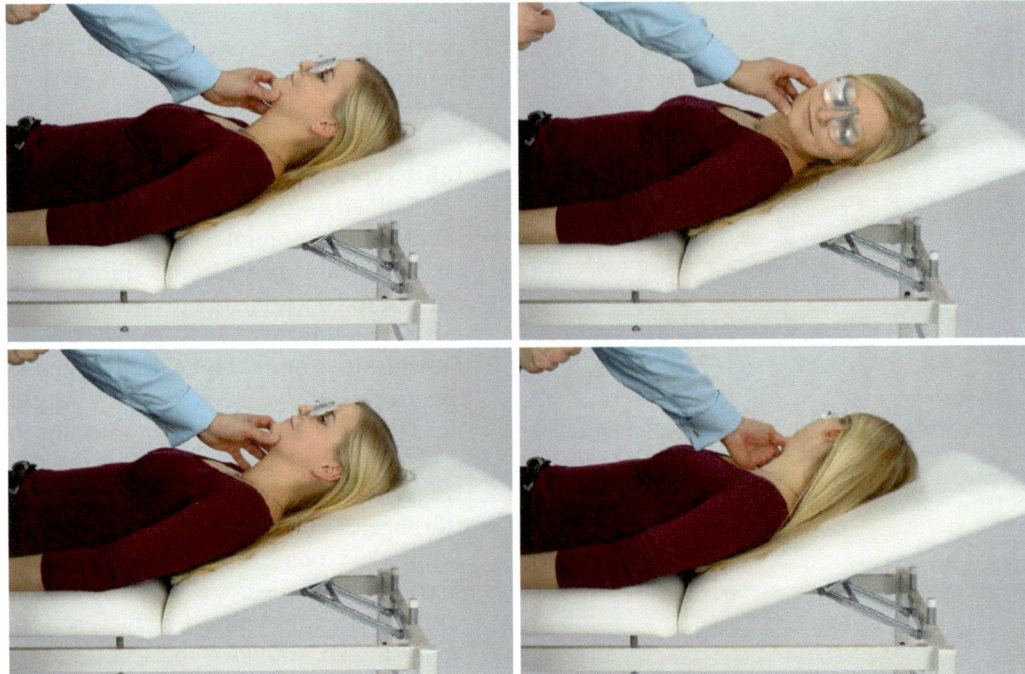

◘ **Abb. 1.27** Diagnostische Manöver für einen BPPV eines horizontalen Bogengangs. Dazu sollte man den Kopf des Patienten um 30° anheben, um den horizon-talen Bogengang vertikal auszurichten und dann den Kopf des Patienten um 90° nach rechts und links unter Beobachtung der Augenbewegungen drehen

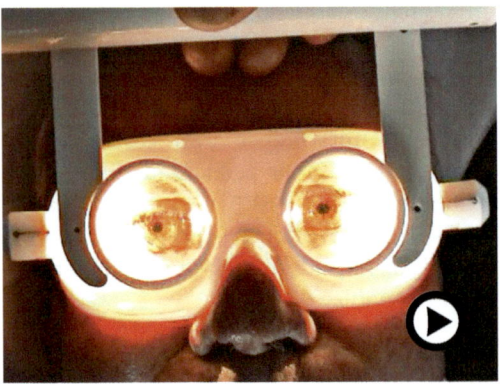

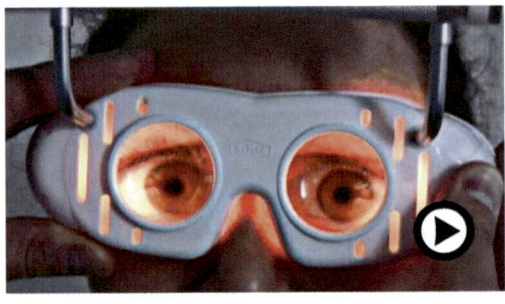

◘ **Abb. 1.29** Zentraler Lagenystagmus (► https://doi.org/10.1007/000-2gw)

◘ **Abb. 1.28** Kupulolithiasis linker horizontaler Bogengang (► https://doi.org/10.1007/000-2gv)

größere Spurbreite mit Verschlechterung nach Augenschluss;
b. zerebellärer Ataxie: hohe Gangvariabilität, größere Spurbreite, besseres Gehvermögen bei höherer Ganggeschwindigkeit;

c. funktioneller Gangstörung: oft bizarres Gangmuster, hohe Variabilität und Asymmetrien des Gehens und Armmitschwungs, Besserung bei Ablenkung und beim Rückwärtsgehen;

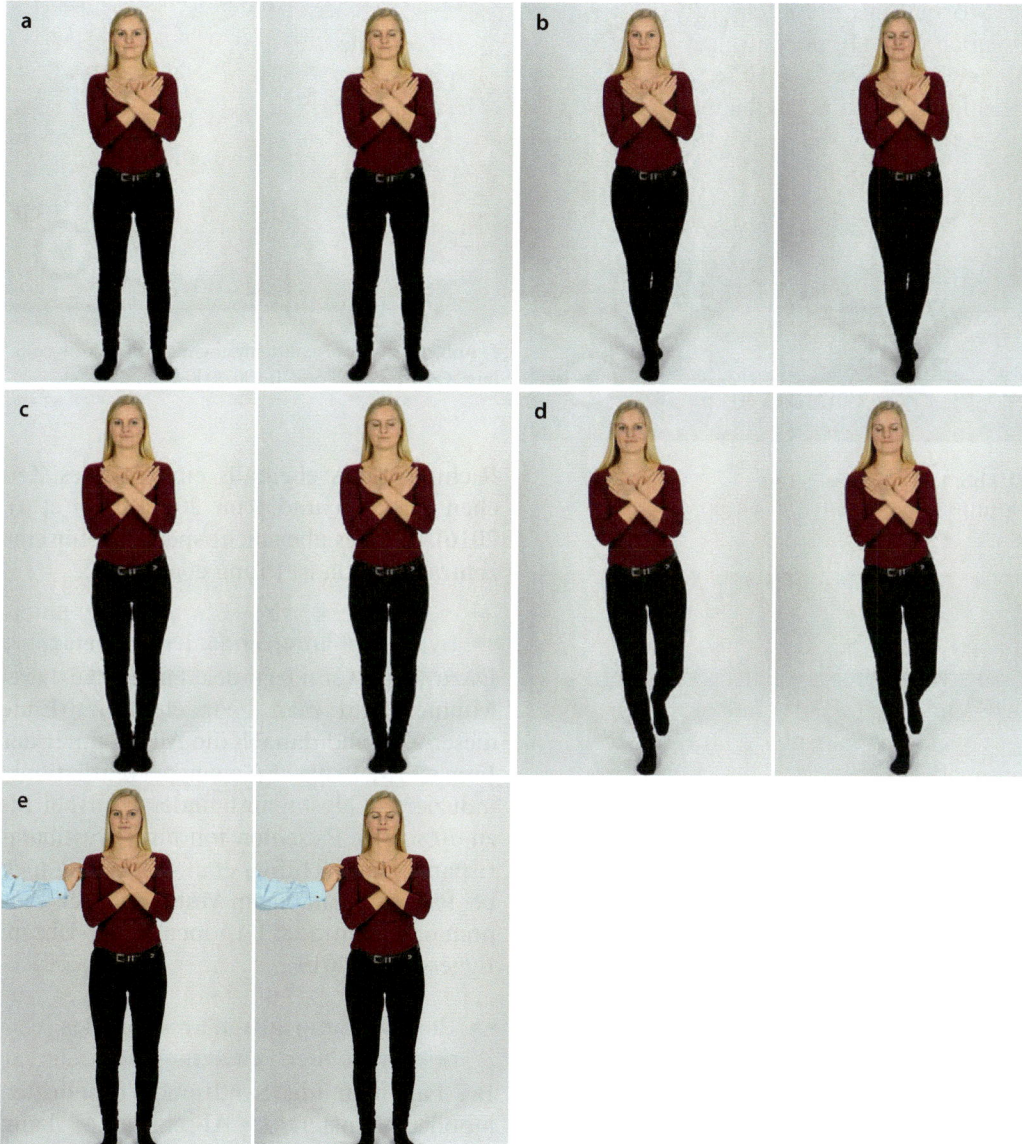

◻ Abb. 1.30 Romberg-Test. Klinische Untersuchung der Balance unter statischen Bedingungen jeweils mit geöffneten und anschließend mit geschlossenen Augen; **a** beide Beine weit auseinander; **b** beide Füße zusammen; **c** beide Beine voreinander (Tandem-Romberg), **d** auf einem Bein stehend; **e** Ablenken durch Schreiben von Zahlen auf Arm oder Rücken oder Rückwärtszählen

d. hypokinetisch-rigide Syndrome: verlangsamte Ganggeschwindigkeit mit reduzierter Schrittlänge, Achsenrigor, häufig Ventralflexion, reduzierter Armschwung, beim Morbus Parkinson oft asymmetrisch.

Weitere klinische vestibuläre Untersuchungen

▪▪ Kopfschüttelnystagmus

Dazu bittet man den Patienten, seinen Kopf 20-mal schnell nach rechts und links zu drehen; anschließend Beobachtung der Augen-

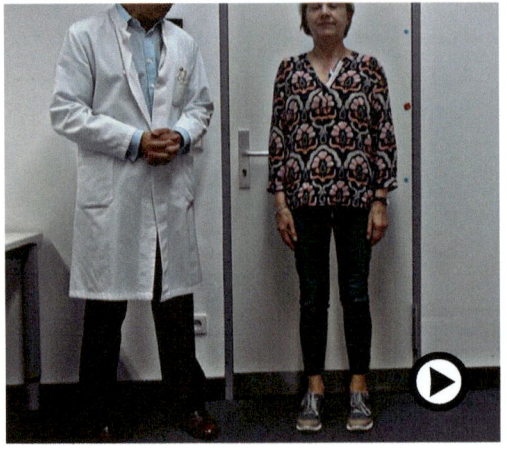

◘ **Abb. 1.31**   Romberg-Test
(► https://doi.org/10.1007/000-2gx)

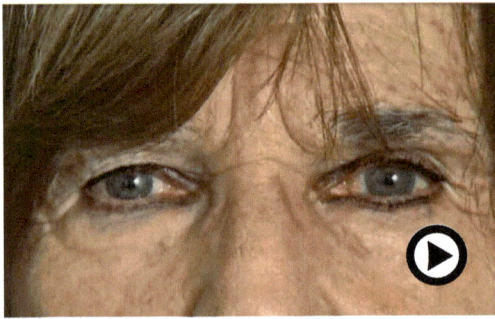

◘ **Abb. 1.32**   Kopfschüttelnystagmus
(► https://doi.org/10.1007/000-2gy)

bewegungen unter der Frenzel-/M-Brille. Der Kopfschüttelnystagmus (◘ Abb. 1.32) entsteht durch ein asymmetrisches Aufladen des „velocity storage mechanism" (Raphan et al. 1979). Dieses kann sowohl auf peripheren als auch auf zentralen Störungen beruhen. Bei einem peripheren vestibulären Defizit schlägt der Kopfschüttelnystagmus zu dem Ohr mit der besseren Labyrinthfunktion. Bei zentralen zerebellären Störungen kann ein „Cross-coupling" auftreten, d. h. horizontales Kopfschütteln löst einen vertikalen Nystagmus aus (◘ Abb. 1.33), oder ein Spontannystagmus wechselt seine

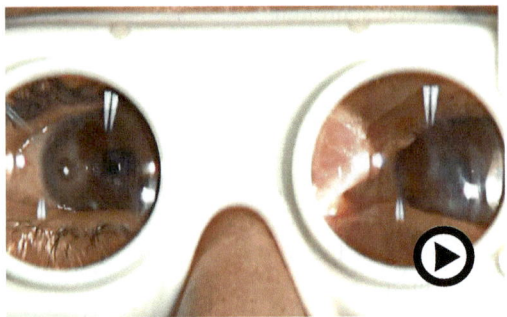

◘ **Abb. 1.33**   Kopfschüttelnystagmus mit „Cross-coupling" (► https://doi.org/10.1007/000-2gz)

Richtung, was ebenfalls ein zentrales Zeichen ist (Huh und Kim 2011; Choi et al. 2016), welches aber nicht spezifisch für eine zentrale Läsion ist (Yang et al. 2020).

■■ **Hyperventilationsinduzierter Nystagmus**
Dazu hyperventiliert der Patient für drei Minuten und man beobachtet am Ende dieser Zeit und danach die Augen unter der Frenzel-/M-Brille. Einen hyperventilationsinduzierten Nystagmus findet man bei bis zu 70% aller Patienten mit einer Vestibularisparoxysmie (Hüfner et al. 2008) und auch bei Patienten mit einem Vestibularisschwannom oder zentralen Läsionen (Übersicht in: Eggers et al. 2019).

■■ **Untersuchung auf ein Syndrom des dritten mobilen Fensters**
Bei Patienten mit Syndromen des dritten mobilen Fensters (► Abschn. 2.6) kann durch Änderungen des Drucks im Bereich des Mittelohrs mittels Politzer-Ballon (◘ Abb. 1.34, sowohl positiver als auch negativer Druck möglich), Tragusdruckversuch, Pressen gegen die offene und verschlossene Stimmritze (Valsalva-Versuch; ◘ Abb. 1.35) sowie durch Töne einer bestimmten Frequenz und Lautstärke (Tullio-Phänomen) ein Nystagmus ausgelöst werden.

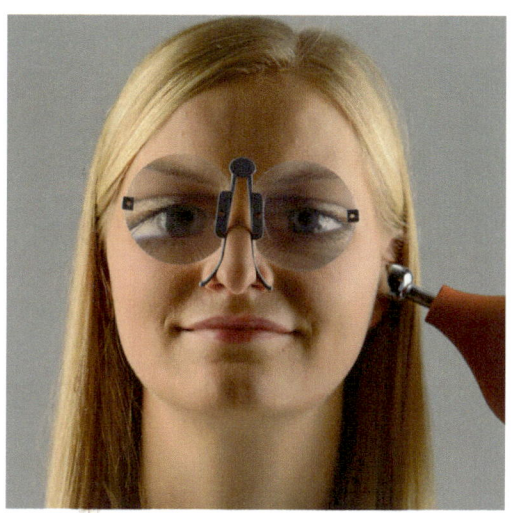

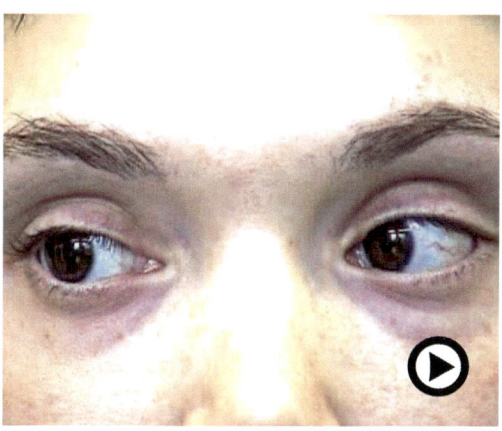

Abb. 1.36 Blickfolge einer Normalperson
(▶ https://doi.org/10.1007/000-2h1)

Abb. 1.34 Untersuchung mittels Politzer-Ballon und M-Brille. Dabei erzeugt man einen Über- und Unterdruck. Diese Untersuchung ist neben dem Pressen gegen die geschlossene Stimmritze (Valsalva) und gegen die geschlossene Nase wichtig für die Diagnose eines Syndroms des dritten mobilen Fensters (▶ Abschn. 2.6).

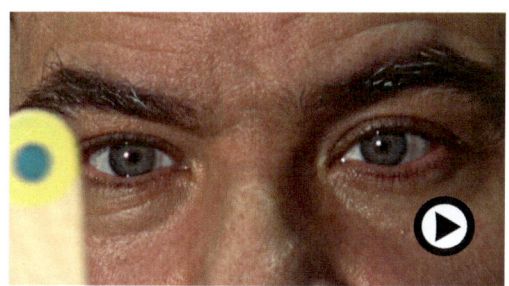

Abb. 1.37 Blickfolge sakkadiert
(▶ https://doi.org/10.1007/000-2h2)

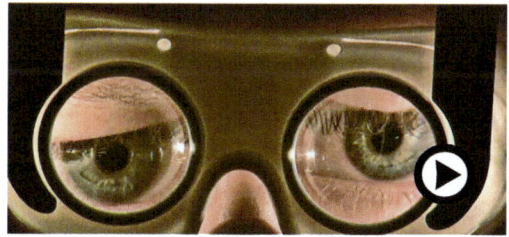

Abb. 1.35 Drittes mobiles Fenster: Valsalva-Versuch (▶ https://doi.org/10.1007/000-2h0)

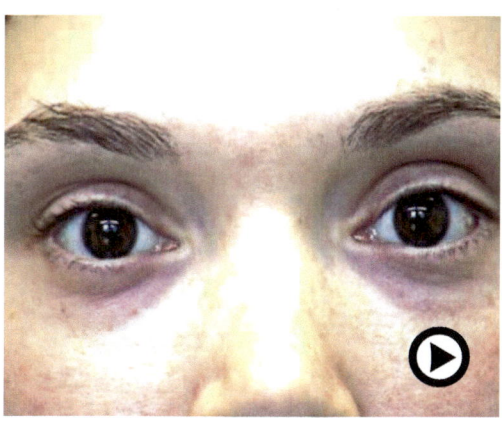

Abb. 1.38 Blickhaltefunktion einer Normalperson
(▶ https://doi.org/10.1007/000-2h3)

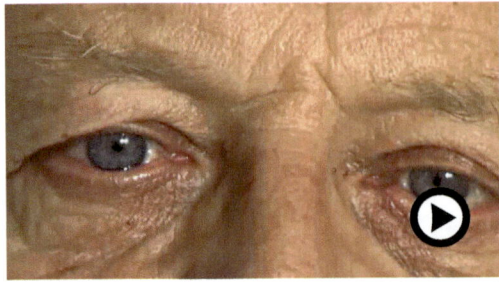

☐ **Abb. 1.39**   Blickrichtungsnystagmus
(► https://doi.org/10.1007/000-2h4)

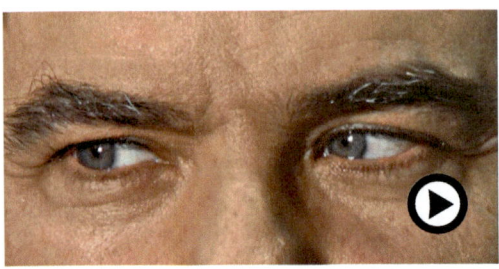

☐ **Abb. 1.40**   Rebound-Nystagmus
(► https://doi.org/10.1007/000-2h5)

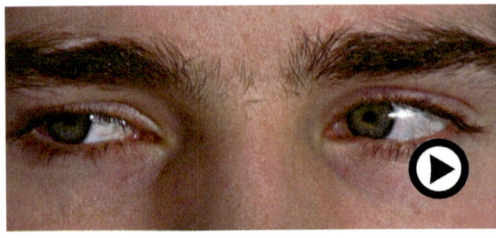

☐ **Abb. 1.41**   Allseitiger Blickrichtungsnystagmus
(► https://doi.org/10.1007/000-2h6)

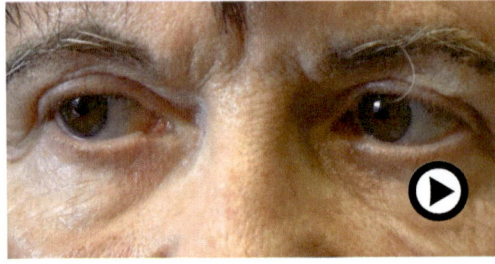

☐ **Abb. 1.42**   Sakkadenverlangsamung
(► https://doi.org/10.1007/000-2h7)

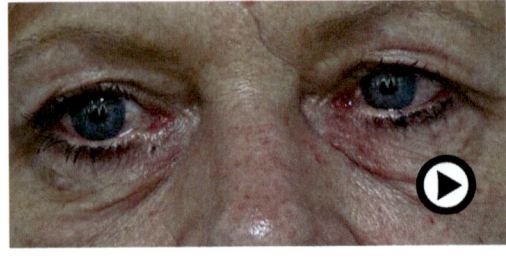

☐ **Abb. 1.43**   Sakkadendysmetrie
(► https://doi.org/10.1007/000-2h8)

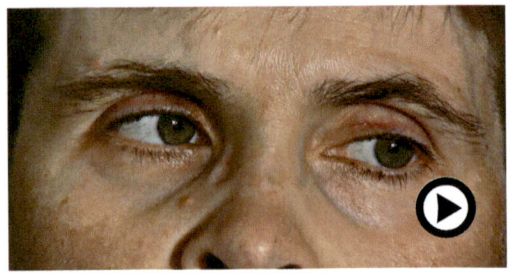

☐ **Abb. 1.44**   Dyskonjugierte Sakkaden bei INO
(► https://doi.org/10.1007/000-2h9)

1.3.2   Untersuchung des okulomotorischen Systems im engeren Sinne

Untersuchung hinsichtlich Fehlstellungen, Nystagmus, Bewegungsausmaß und Blickhaltedefekt

Mit dem **einseitigen Abdecktest** (☐ Abb. 1.7 und 1.45) lässt sich bei Beobachtung des nicht abgedeckten Auges eine sog. Heterotropie (manifestes Schielen) nachweisen. Bei der Heterotropie findet sich eine Fehlstellung der Augenachsen, selbst bei binokulärer Fixation. Der Patient wird zunächst aufgefordert, entweder ein Nah- (Entfernung 30–40 cm) oder Fernziel (Entfernung 5–6 m) zu fixieren. Anschließend wird ein Auge abgedeckt, und man achtet auf mögliche Bewegungen des nicht abgedeckten Auges (Einstellbewegungen): Bewegt sich das nicht abgedeckte Auge

- von innen nach außen, so liegt eine Esotropie vor,
- von außen nach innen, eine Exotropie
- von oben nach unten, eine Hypertropie und
- von unten nach oben, eine Hypotropie.

Anschließend wird das andere Auge untersucht.

Der **unilaterale Abdeck- und dann Aufdecktest** (■ Abb. 1.7 und 1.45) dient zum Nachweis einer Heterophorie (latentes Schielen), d. h. einer Fehlstellung der Augen-

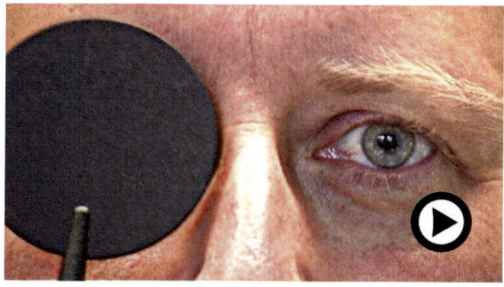

■ **Abb. 1.45** Einseitiger/alternierender Abdecktest (▶ https://doi.org/10.1007/000-2ha)

achsen, wenn ein Blickziel nur mit einem Auge fixiert wird.

> Es ist zu beachten, dass der Abdecktest vor dem Abdeck-/Aufdecktest durchgeführt werden muss, um als Erstes eine Heterotropie auszuschließen.

Man deckt zunächst ein Auge ab, deckt dieses anschließend wieder auf und beobachtet die möglichen Einstellbewegungen dieses Auges: Bewegt sich das Auge

- von innen nach außen, liegt eine Esophorie vor,
- von außen nach innen, eine Exophorie,
- nach unten, eine Hyperphorie und
- nach oben, eine Hypophorie.

Anschließend wird das andere Auge untersucht.

Mit dem **alternierenden Abdecktest** (■ Abb. 1.46 und 1.7) lässt sich schließlich die maximale Fehlstellung der Augenachsen sowohl bei einer Tropie als auch bei einer Phorie nachweisen (s. o.).

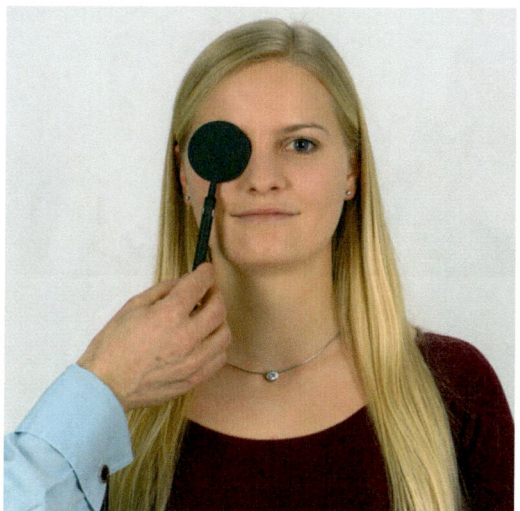

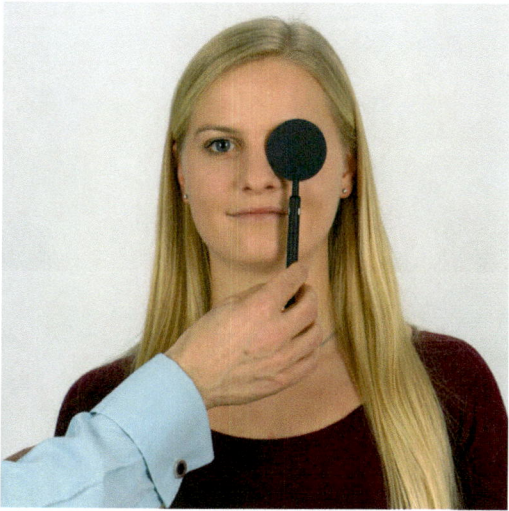

■ **Abb. 1.46** Alternierender Abdecktest („Alternating cover test"). Dieser Test dient zur Diagnose von Augenfehlstellungen (siehe auch ■ Abb. 1.7). Voraus-setzung für alle Abdecktests ist eine foveale Fixation. Mit dem alternierenden Abdecktest lässt sich die maximale Fehlstellung feststellen

1

Bei der Untersuchung der Augen in **neun verschiedenen Blickpositionen** (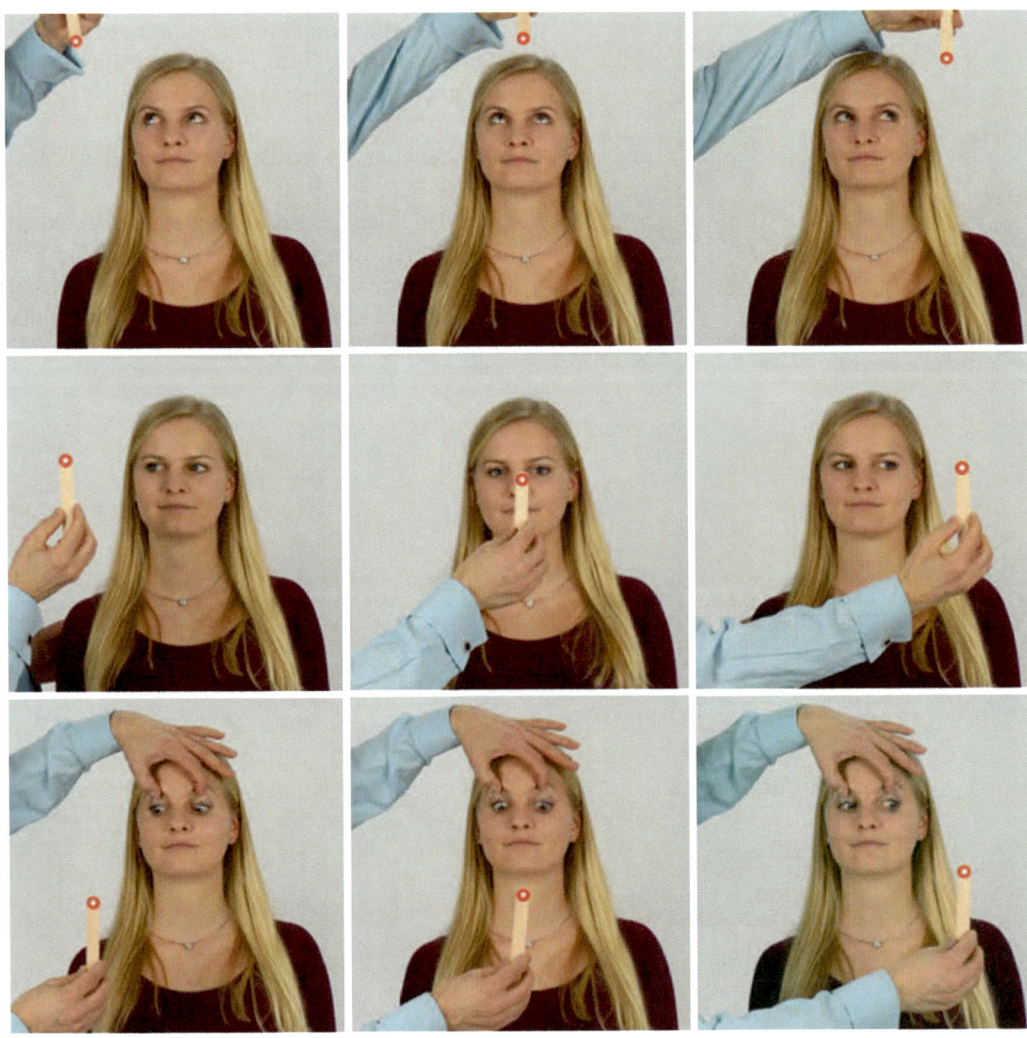 Abb. 1.47 und 1.6) achtet man auf

- Fehlstellung der Augenachsen,
- Fixationsstörungen und Spontannystagmus,
- Ausmaß der Augenbewegungen sowie
- einen Blickrichtungsnystagmus, d. h. Störung der Blickhaltefunktion.

Die Untersuchung kann sowohl mit einem Fixationsobjekt (z. B. Fingerspitze) als auch mit einer Untersuchungslampe durchgeführt werden.

Untersuchung auf einen Nystagmus und nystagmusähnliche periodische Augenbewegungen

In der Primärposition wird auch auf periodische Augenbewegungen geachtet, insbesondere auf einen Spontannystagmus (Abb. 1.11) und nystagmusähnliche periodische Augenbewegungsstörungen (Eggers et al. 2019).

▣ Abb. 1.47   Untersuchung der Augenposition und damit der Motilität in neun verschiedenen Blickpositionen

■■ **Spontannystagmus**
- Horizontal-torsioneller peripherer vestibulärer Spontannystagmus (bei einer akuten unilateralen Vestibulopathie/Neuritis vestibularis),
- vertikal nach unten/oben schlagender Fixationsnystagmus, d. h., Downbeat-/Upbeat-Nystagmus (▣ Abb. 1.15 und 1.48),
- rein torsioneller Nystagmus wie bei einem Wallenberg-Syndrom oder Mittelhirnläsionen sowie
- infantiler Nystagmus (▣ Abb. 1.49), der i. d. R. horizontal mit unterschiedlicher Frequenz und Amplitude schlägt, eine pathologische Schlagform hat und bei Fixation zunimmt.

■■ **Nystagmusähnliche periodische Augenbewegungsstörungen**
Hierzu zählen sakkadische Intrusionen und Oszillationen sowie andere nystagmusähnliche periodische Augenbewegungsstörungen.

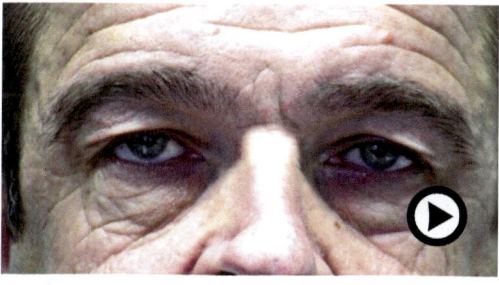

▣ **Abb. 1.48** Upbeat-Nystagmus
(► https://doi.org/10.1007/000-2hb)

■ **Sakkadische Intrusionen und Oszillationen**
Hier kommt es zu Sakkaden, die die Augen vom Fixationspunkt wegbewegen. Es handelt sich also nicht um einen Nystagmus im engeren Sinne.
- Square Wave Jerks (▣ Abb. 1.18): Paare von kleinen horizontalen konjugierten Sakkaden (meist <2°), welche die Augen vom Blickziel entfernen und dann nach einem Intervall von 200–400 ms wieder zurückbringen. Diese finden sich gehäuft bei älteren Menschen. Bei Patienten mit Kleinhirn- oder Hirnstammerkrankungen können sie praktisch kontinuierlich auftreten und werden dann Square-wave Oszillationen genannt. Makro Square Wave Jerks haben eine Amplitude von >5°, Frequenz von 2–3 Hz und ein intersakkadisches Intervall von 70–150 ms (Eggers et al. 2019).
- Ocular flutter (▣ Abb. 1.50): intermittierende Bursts rascher horizontaler konjugierter Sakkaden (Frequenz 10–25 Hz), ohne intersakkadisches Intervall, die oft nach einer Sakkade beginnen.
- Opsoklonus (▣ Abb. 1.51): kombinierte horizontale, vertikale und torsionelle sakkadische Oszillationen größerer Amplitude, die durch Blickfolge, Konvergenz und Blinzeln verstärkt werden und für den Untersucher chaotisch aussehen.

Die beiden letzteren treten bei unterschiedlichen Störungen im Bereich von Hirnstamm

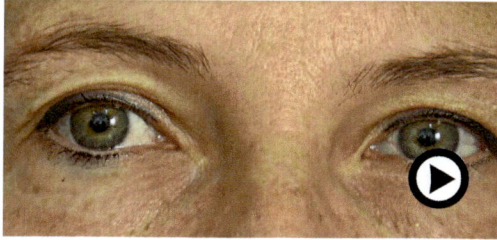

▣ **Abb. 1.49** Infantiler Nystagmus
(► https://doi.org/10.1007/000-2hc)

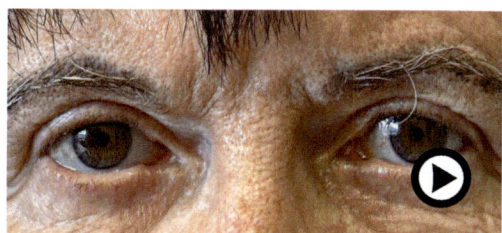

▣ **Abb. 1.50** Ocular flutter
(► https://doi.org/10.1007/000-2hd)

1

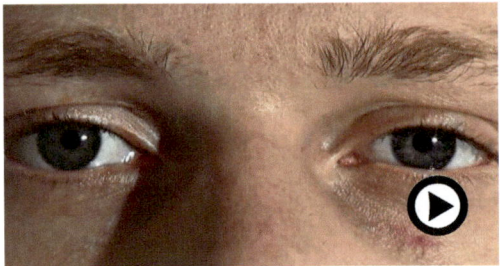

◘ **Abb. 1.51**   Opsoklonus
(► https://doi.org/10.1007/000-2he)

und Kleinhirn auf, z. B. bei Enzephalitis, autoimmunologischen/paraneoplastischen Syndromen, Tumoren oder Intoxikationen.

- Andere nystagmusähnliche periodische Augenbewegungsstörungen
- Konvergenzretraktionsnystagmus (◘ Abb. 1.52): Sakkaden zur Stirn, konvergierend mit Retraktionen der Bulbi, die typischerweise beim Blick nach oben ausgelöst werden. Dieser findet sich bei Läsionen der Commissura posterior oder beidseitiger Läsion des rostralen interstitiellen Nucleus des Fasciculus longitudinalis medialis (riMLF).
- Ocular bobbing: intermittierende schnelle konjugierte Bewegung der Augen nach unten und langsame Aufwärtsbewegung. Ursache sind meist große Läsionen im Bereich der Pons (Blutung oder Kompression).
- Musculus-obliquus-superior-Myokymie (◘ Abb. 1.53): Leitsymptom sind monokuläre Oszillopsien. Bei der klinischen Untersuchung findet man einen monokulären vertikalen torsionellen Nystagmus in der Ebene des M. obliquus superior.

Klinische Untersuchung des Bewegungsausmaßes (Motilität) der Augenbewegungen

Nach Beobachtung einer möglichen Fehlstellung der Augenachsen (Abdecktests) und möglicher Augenbewegungen in der Primärposition (Spontannystagmus) sollte

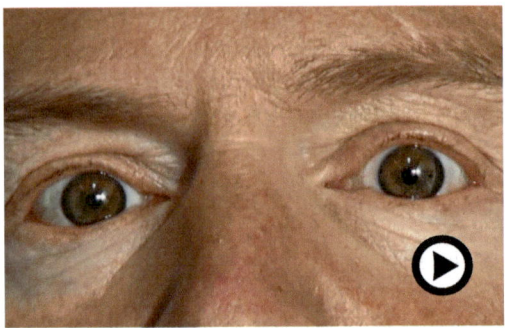

◘ **Abb. 1.52**   Konvergenzretrationsnystagmus
(► https://doi.org/10.1007/000-2hf)

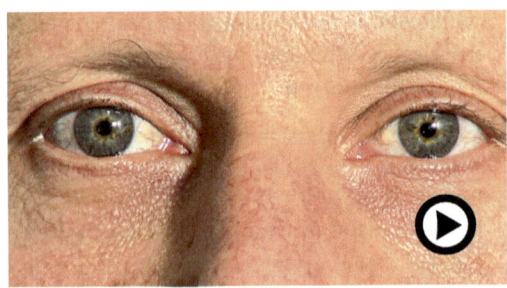

◘ **Abb. 1.53**   Musculus-obliquus-superior-Myokymie
(► https://doi.org/10.1007/000-2hg)

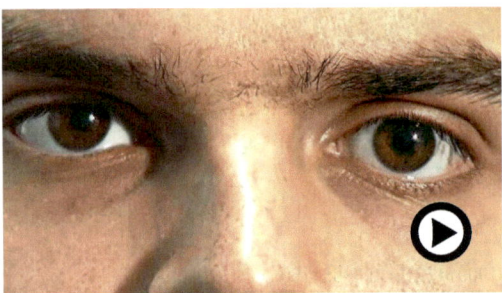

◘ **Abb. 1.54**   Trochlearisparese
(► https://doi.org/10.1007/000-2hh)

anschließend das Ausmaß der Augenbewegungen mon- und binokulär in den acht Endpositionen, d. h. die Motilität, untersucht werden (◘ Abb. 1.57). Defizite hierbei zeigen i. d. R. eine Lähmung von Augenmuskeln oder Augenmuskelnerven an (Okulomotorius-, Abduzens- und Trochlearisparese; ◘ Abb. 1.54). Eine Stablampe hat

den Vorteil, dass man die Hornhautreflexbilder beobachten und so einfach Augenfehlstellungen erkennen kann. Dabei ist es
wichtig, dass man die Hornhautreflexbilder
aus der Beleuchtungsrichtung betrachtet
und man den Patienten dazu anhält, das
Blickziel aufmerksam zu fixieren.

Neben peripheren Paresen gibt es zentrale
supranukleäre Blickparesen (■ Abb. 1.55),
die beide Augen betreffen und z. B. bei der
progressiven supranukleären Blickparese,
einer Tauopathie, oder bei Niemann-Pick
Typ C (■ Abb. 1.56) vorkommen. Diesen
geht meist eine supranukleäre Sakkadenparese (s. u.) voraus.

Klinische Untersuchung der Blickhaltefunktion

Dazu blickt der Patient nach rechts, links, oben
und unten. Bei der klinischen Untersuchung
ist die Endposition die Position, in der der Patient das Blickziel noch mit beiden Augen fixiert
(■ Abb. 1.57 und 1.58); Hier kann sich auch
bei Gesunden ein *erschöpflicher* Endstellnystag-

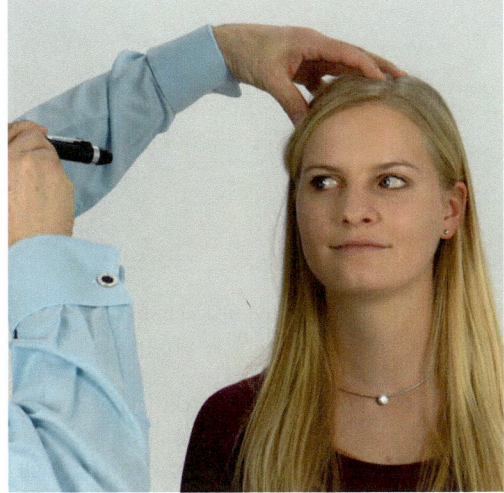

■ **Abb. 1.57** Klinische Untersuchung der Augenposition bzw. Augenbewegungen mit der Stablampe.
Dabei achtet man darauf, ob das Reflexbild auf korres-
pondierte Punkte der Pupille fällt, um Fehlstellungen
und einen Blickrichtungsnystagmus zu diagnostizieren

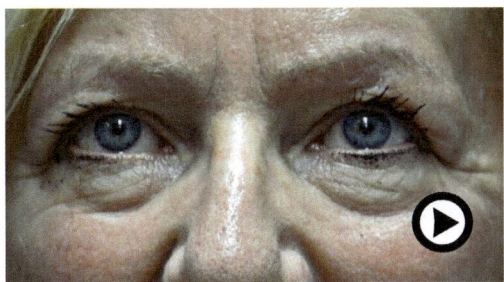

■ **Abb. 1.55** Supranukleäre Blickparese
(► https://doi.org/10.1007/000-2hj)

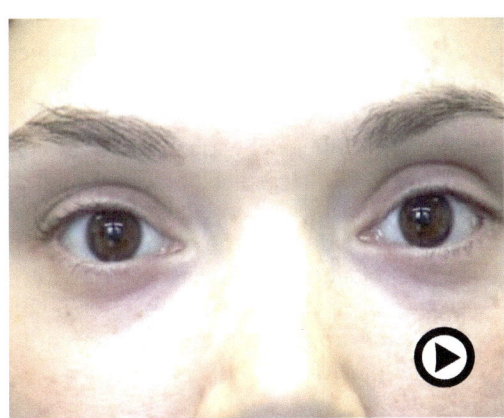

■ **Abb. 1.58** Endstellnystagmus einer Normalperson
(► https://doi.org/10.1007/000-2hm)

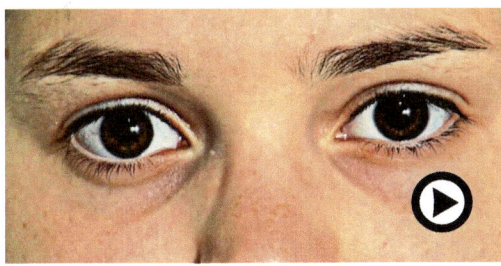

■ **Abb. 1.56** Niemann- Pick Typ C
(► https://doi.org/10.1007/000-2hk)

mus für wenige Sekunden finden. Das typische
Erkennungsmerkmal eines Blickrichtungsnystagmus (BRN, ■ Abb. 1.59) ist, dass dessen schnelle Phase jeweils in die Richtung des
Blickes schlägt (nomen est omen), dieser somit
je nach Blickrichtung die Richtung wechselt
(„richtungswechselnder Nystagmus").

Pathophysiologisch beruht ein BRN auf
einem sog. Integratordefizit („leacky integra-

1

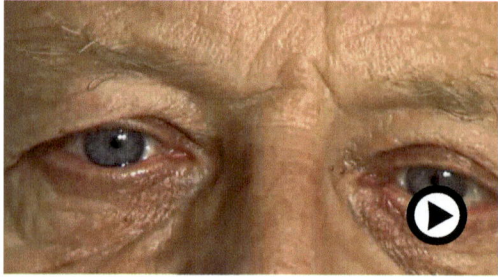

◼ **Abb. 1.59** Blickrichtungsnystagmus
(► https://doi.org/10.1007/000-2hn)

tor"), das dazu führt, dass die Augen nicht in der exzentrischen Augenposition gehalten werden können und jeweils zur Mitte zurückdriften mit einer anschließenden schnellen Phase zurück zum exzentrischen Blickziel. Die relevanten anatomischen Strukturen des neuronalen Integrators sind zerebellärer Flokkulus/Paraflokkulus, Vestibulariskerngebiet, interstitieller Nucleus Cajal (INC) und Nucleus praepositus hypoglossi (s. u.). Es gibt drei Ausprägungen eines BRN:

- erschöpflicher Endstellnystagmus, Dauer <10 s in der Endposition (definiert, als der Punkt, an dem der Patient das exzentrische Blickziel gerade noch mit beiden Augen sehen kann): physiologisch;
- unerschöpflicher Endstellnystagmus: als isolierter Befund nicht zu stark zu bewerten, in Kombination mit anderen Okulomotorikstörungen wahrscheinlich pathologisch;
- Blickrichtungsnystagmus im engeren Sinne: pathologisch.

Klinische Merkregeln

- **Allseitiger BRN** (◼ Abb. 1.41): zeigt eine Funktionsstörung im Bereich des Zerebellums an, spezifisch des Flokkulus oder Paraflokkulus, aber auch Läsionen im Vestibulariskern. Häufige Ursachen sind degenerative Kleinhirnerkrankungen, Überdosierung von Medikamenten, insbesondere Antikonvulsiva, oder Alkohol.

- **Isolierter horizontaler Blickrichtungsnystagmus** (◼ Abb. 1.59): kann eine strukturelle Läsion im Bereich des unteren Hirnstamms (Nucleus praepositus hypoglossi) anzeigen, z. B. durch Blutung, Infarkt oder MS-Plaque.
- **Isolierter vertikaler Blickrichtungsnystagmus**: Läsion des INC im Mesenzephalon durch Blutung, Infarkt oder MS-Plaque.
- **Ein dissoziierter horizontaler Blickrichtungsnystagmus** (stärker auf dem abduzierenden als auf dem adduzierenden Auge) in Kombination mit einem Adduktionsdefizit findet sich bei einer internukleären Ophthalmoplegie (INO), bedingt durch eine Schädigung des medialen Längsbündels (MLF) ipsilateral zum Adduktionsdefizit.
- Der **Downbeat-Nystagmus** (◼ Abb. 1.60) nimmt beim Blick nach unten und insbesondere im Seitblick zu; im Seitblick findet sich dann ein diagonal nach unten schlagender Nystagmus. Ursache ist meist eine beidseitige Funktionsstörung des Flokkulus.

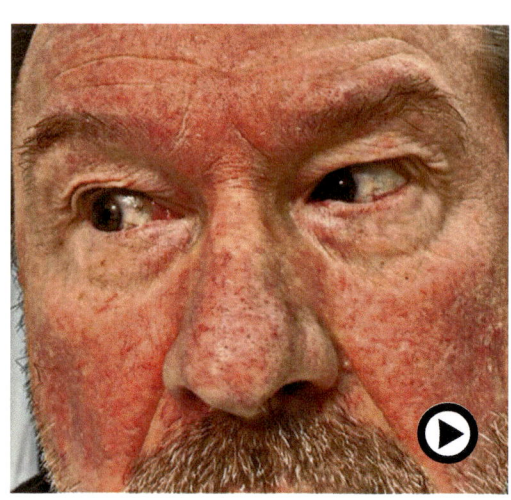

◼ **Abb. 1.60** Downbeat-Nystagmus
(► https://doi.org/10.1007/000-2hp)

Um einen sog. **Rebound-Nystagmus** (Abb. 1.61 und 1.40) zu untersuchen, sollte der Patient 30–60 s jeweils zu einer Seite und dann zurück in die Primärposition blicken; dabei schlägt die schnelle Phase entgegen der Richtung der vorher eingenommenen Augenposition. Der Rebound-Nystagmus ist meist als Hinweis auf eine Schädigung des Flokkulus oder zerebellärer Bahnen zu werten und ist ein sehr hilfreicher Test bei der Frage nach zerebellären Funktionsstörungen und damit auch der Diagnose eines zerebellären Schwindels (Feil et al. 2019).

Klinische Untersuchung der langsamen Blickfolgebewegungen

Bei der Generierung von langsamen Blickfolgebewegungen (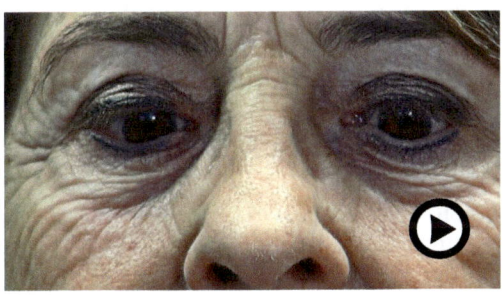 Abb. 1.36), die das Bild eines Objekts auf der Fovea stabil halten, sind diverse anatomische Strukturen beteiligt: visueller Kortex, frontale Augenfelder, dorsolaterale pontine Kerne, Kleinhirn (Flokkulus), vestibuläre und okulomotorische Kerngebiete. Blickfolgebewegungen werden durch Aufmerksamkeit, eine Reihe von Medikamenten, Alkohol und auch das Alter beeinflusst. Des Weiteren findet sich bei vielen Gesunden eine leichte Blickfolgesakkadierung (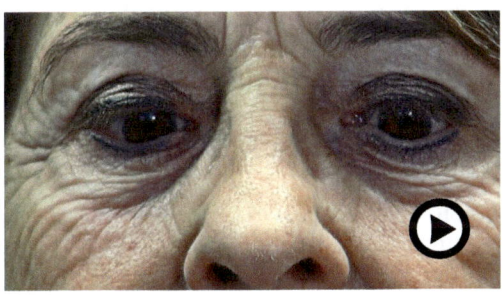 Abb. 1.62) bei vertikalen Blickbewegungen nach unten.

Der Patient wird gebeten, einem Blickziel horizontal (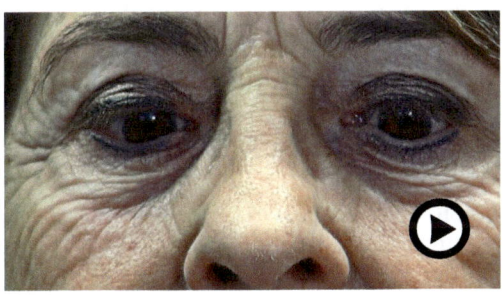 Abb. 1.63) und vertikal bei zunächst geringer (10°–20°/s), dann höherer Winkelgeschwindigkeit zu folgen; dabei sollte er den Kopf nicht bewegen. Man achtet auf Korrektursakkaden (sog. Catch-up- oder Back-up-Sakkaden), die einen zu geringen bzw. zu hohen Verstärkungsfaktor

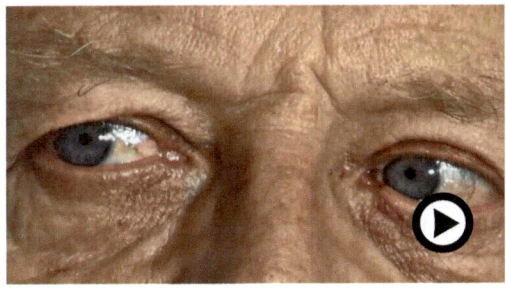

Abb. 1.61   Rebound-Nystagmus
(► https://doi.org/10.1007/000-2hq)

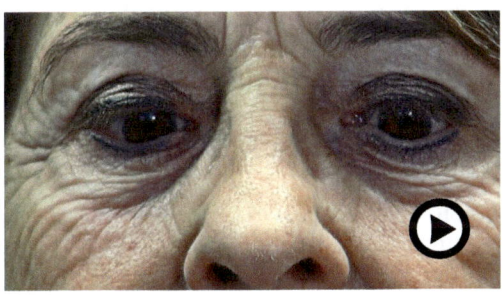

Abb. 1.62   Blickfolge nach unten sakkadiert
(► https://doi.org/10.1007/000-2hr)

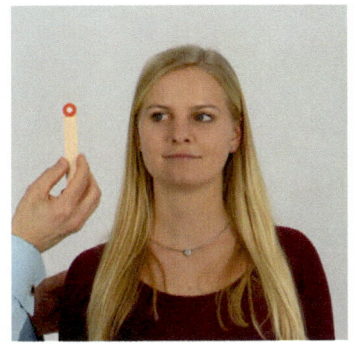
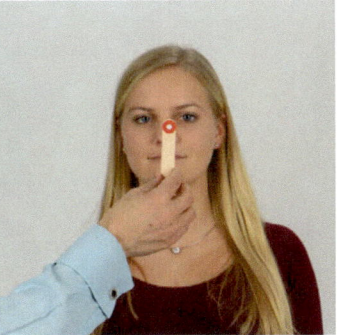
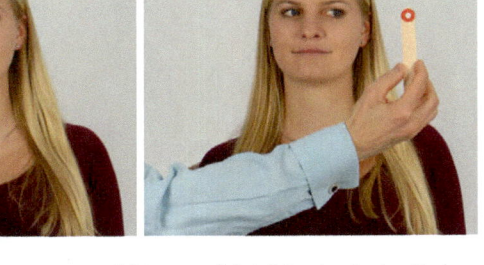

Abb. 1.63 Klinische Untersuchung der langsamen horizontalen Blickfolge. Wichtig ist dabei, dass der Patient einen guten Fixationspunkt hat und die Amplitude für die horizontalen und vertikalen Augenbewegungen nicht zu groß ist. Man beginnt mit einer langsamen Winkelgeschwindigkeit. Bei der Untersuchung der vertikalen Blickfolge ist es wichtig, dass die Augenlider angehoben werden

1

(Quotient aus Augengeschwindigkeit und Geschwindigkeit des Blickziels) anzeigen:

- Eine allseits sakkadierte Blickfolge (■ Abb. 1.64) spricht für eine Störung des Flokkulus, z. B. bei spinozerebellären Ataxien, Intoxikationen durch Medikamente (Antikonvulsiva, Benzodiazepine) oder Alkohol.
- Deutliche Asymmetrien der Blickfolgebewegungen deuten auf eine strukturelle Läsion hin; ist z. B. die Blickfolge nach links sakkadiert, spricht dies für eine linksseitige Flokkulusläsion.
- Eine Umkehrung der langsamen Blickfolgebewegungen ist typisch für den infantilen Nystagmus.

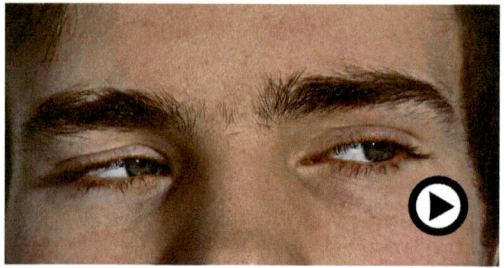

■ **Abb. 1.64** Allseits sakkadierte Blickfolge (▶ https://doi.org/10.1007/000-2hs)

Vergenztest und Konvergenzreaktion

Dazu bewegt man einen Gegenstand aus ca. 50 cm auf die Augen zu oder der Patient soll zwischen einem fernen und nahen Blickziel hin- und herschauen (■ Abb. 1.65). Beim Blick in die Nähe kommt es zu einer Trias aus Konvergenz, Akkommodation und Miosis, d. h. zu einer Konvergenzreaktion. Die für die Konvergenzreaktion wichtigen Neurone liegen im Bereich der mesenzephalen Formatio reticularis sowie des Okulomotoriuskerngebiets. Dies erklärt, warum Störungen der Konvergenzreaktion bei rostralen Mittelhirnläsionen, Tumoren in der Pinealisregion und im Thalamus auftreten und weshalb diese oft mit einer vertikalen Blickparese assoziiert sind. Auch bei der supranukleären Blickparese ist die Konvergenzreaktion häufig beeinträchtigt. Ferner finden sich Störungen der Konvergenzreaktion beim angeborenen Strabismus.

Den Konvergenzretraktionsnystagmus (■ Abb. 1.66) kann man durch den Blick nach oben, vertikal nach oben gerichtete Sakkaden oder durch eine optokinetische Trommel/Optodrum mit sich nach unten bewegenden Streifen auslösen. Dabei kommt es

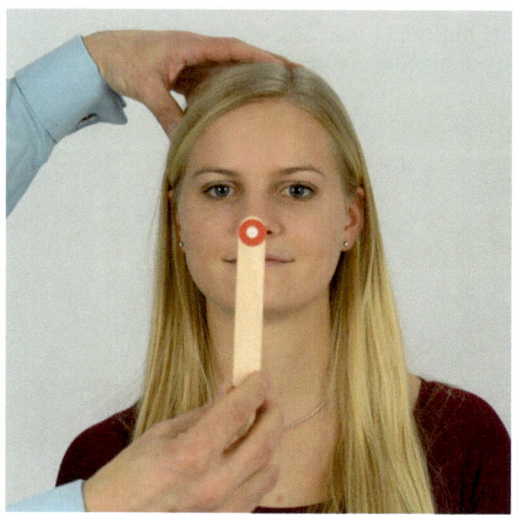
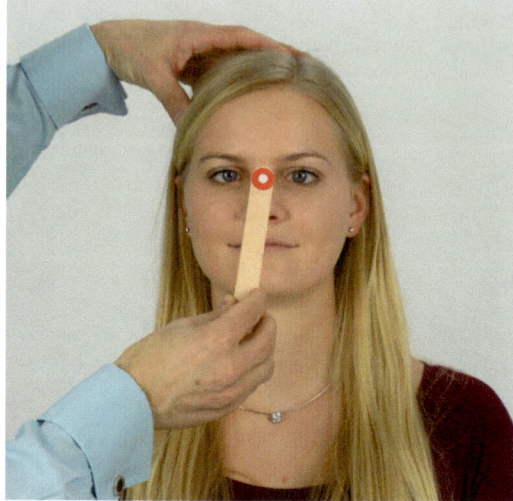

■ **Abb. 1.65** Vergenztest mit Konvergenzreaktion. Die Vergenz setzt sich aus einer Adduktion und Miosis sowie einer für den Untersucher nicht sichtbaren Akkommodation zusammen

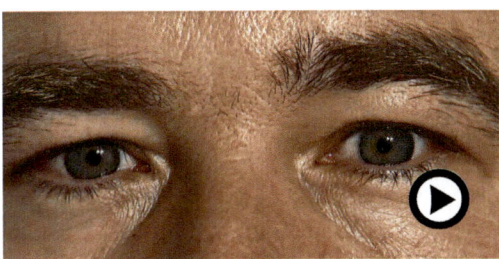

◙ Abb. 1.66   Konvergenzretraktionsnystagmus
(▶ https://doi.org/10.1007/000-2ht)

anstelle von vertikalen Sakkaden zur schnellen konvergierenden Augenbewegungen, die von einer Retraktion beider Bulbi begleitet sind. Ort der Schädigung ist die hintere Kommissur oder in seltenen Fällen eine beidseitige Störung des rostralen interstitiellen Nucleus des medialen Längsbündels (riMLF).

Davon abzugrenzen ist der „Spasm of the Near Reflex", bei dem es sich um eine willkürliche Konvergenz handelt, die mit einer Miosis einhergeht. Der „Spasm of the Near Reflex" (meist funktionell) kann eine Abduzensparese vortäuschen.

Klinische Untersuchung der Sakkaden

Zunächst erfolgt eine Beobachtung der spontanen Sakkaden beim Umherschauen des Patienten. Anschließend bittet man diesen, mehrfach zwischen zwei horizontalen und danach zwischen zwei vertikalen Blickzielen hin und her zu blicken (◙ Abb. 1.67, 1.68 und 1.69). Dabei hat sich auch ein sog. Sakkadenstäbchen sehr bewährt (◙ Abb. 1.67b). Die Amplituden für die horizontalen Sakkaden sollten etwa 60° und für die vertikalen Sakkaden 30° sein. Bei der Untersuchung der vertikalen Sakkaden müssen die Augenlider des Patienten angehoben werden, um eine Sakkadenparese nicht zu übersehen. Man achtet auf Geschwindigkeit und Zielgenauigkeit der Sakkaden sowie darauf, ob diese konjugiert sind:

- Bei Gesunden wird das Blickziel unmittelbar oder mit einer Korrektursakkade erreicht.
- Isoliert horizontal verlangsamte Sakkaden (◙ Abb. 1.70) beobachtet man bei pontinen Hirnstammläsionen. Diesen liegt eine Schädigung der Burst-Neurone der paramedianen pontinen Formatio reticularis (PPRF) zugrunde. Bei einseitigen Läsionen kommt es zu einer ipsilateralen Sakkadenparese.
- Isoliert vertikal verlangsamte Sakkaden (◙ Abb. 1.71) zeigen eine Mittelhirnläsion mit Beteiligung des rostralen interstitiellen Nukleus des medialen Längsbündels (riMLF) an, z. B. bei neurodegenerativen Erkrankungen insbesondere der progressiven supranukleären Blickparese, Niemann-Pick Typ C (◙ Abb. 1.56) oder akut bei vaskulären Läsionen oder Enzephalitis.
- Allseits verlangsamte Sakkaden finden sich z. B. bei neurodegenerativen Erkrankungen wie der progressiven supranukleären Blickparese, Intoxikationen (Medikamente, v. a. Antiepileptika oder Benzodiazepine) oder Enzephalitis.
- Hypermetrische Sakkaden (◙ Abb. 1.72): Zur spezifischen Untersuchung sollte die Sakkade von einer exzentrischen Position zur Mitte erfolgen. Dabei schießt der Patient über das Ziel hinaus und führt Korrektursakkaden zum Blickziel zurück aus. Hypermetrische Sakkaden finden sich bei einer Läsion des zerebellären Nucleus fastigii oder zerebellärer Bahnen.
- Hypometrische Sakkaden, die sich klinisch als treppenförmige Sakkaden erkennen lassen, sprechen für eine Läsion des zerebellären dorsalen Vermis.
- Beim Wallenberg-Syndrom (◙ Abb. 1.73) finden sich aufgrund einer Schädigung des unteren Kleinhirnschenkels hypermetrische Sakkaden zur Seite der Läsion und hypometrische Sakkaden zur Gegen-

1

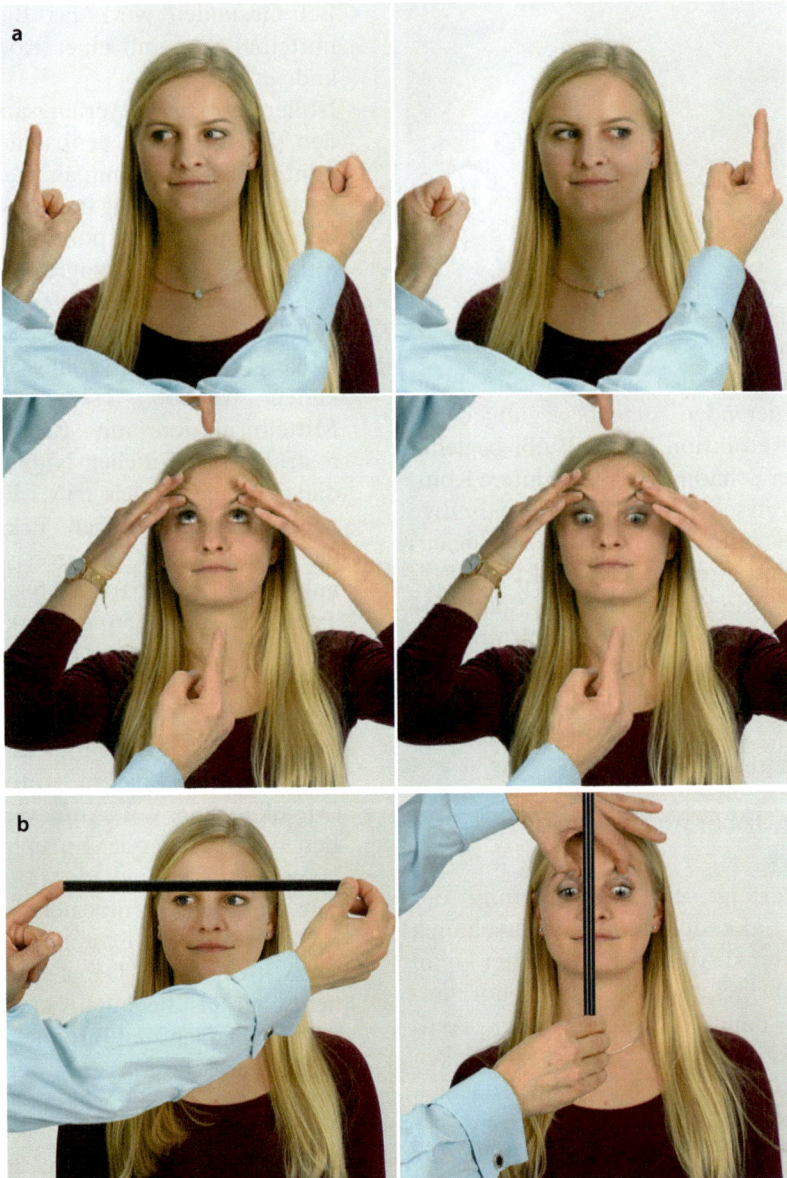

◨ **Abb. 1.67** Klinische Untersuchung der horizontalen und vertikalen Sakkaden. **a** Mit der Fingerspitze als Blickziel, **b** mit einem sog. Sakkadenstäbchen, das eine standardisiertere Untersuchung erlaubt. Wichtig ist, dass der Patient ein gutes Blickziel hat, die Amplituden nicht zu groß sind und dass bei vertikalen Sakkaden die Augenlider angehoben werden, da sonst pathologische vertikale Sakkaden durch Blinzeln überdeckt werden

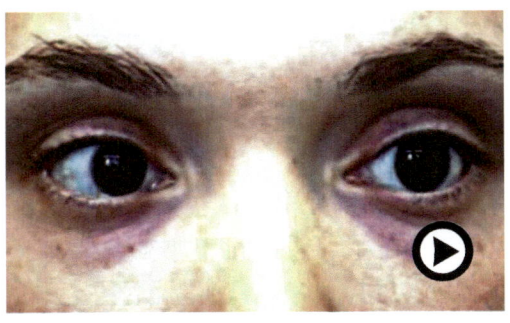

⊡ Abb. 1.68   Normale Sakkaden horizontal
(► https://doi.org/10.1007/000-2hv)

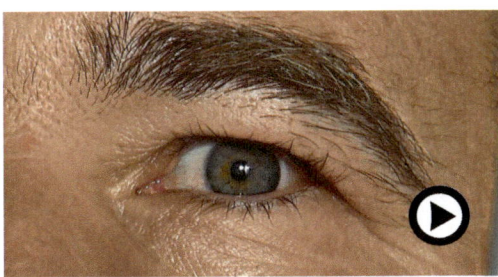

⊡ Abb. 1.71   Vertikal verlangsamte Sakkaden
(► https://doi.org/10.1007/000-2hy)

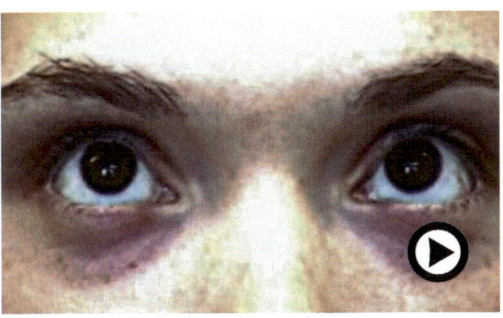

⊡ Abb. 1.69   Normale Sakkaden vertikal
(► https://doi.org/10.1007/000-2hw)

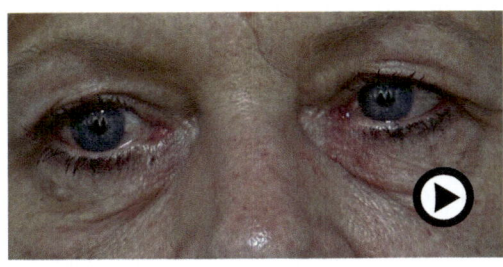

⊡ Abb. 1.72   Sakkadendysmetrie: hypermetrische Sakkaden (► https://doi.org/10.1007/000-2hz)

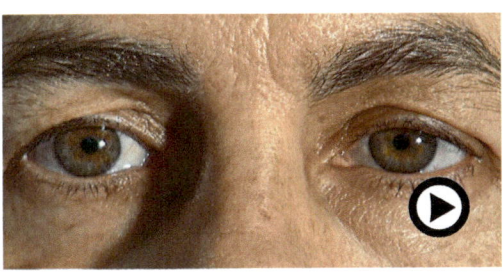

⊡ Abb. 1.70   Horizontal verlangsamte Sakkaden
(► https://doi.org/10.1007/000-2hx)

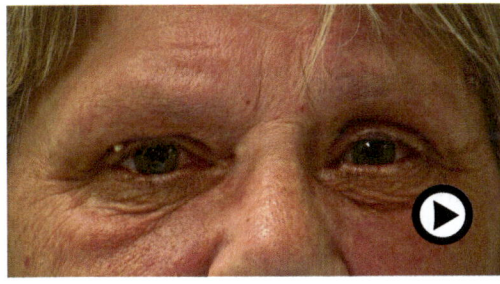

⊡ Abb. 1.73   Wallenberg-Syndrom rechts: typische Okulomotorikstörungen
(► https://doi.org/10.1007/000-2j0)

seite sowie eine Lateropulsion vertikaler Sakkaden. Schädigungen des oberen Kleinhirnschenkels bedingen hingegen kontralaterale hypermetrische Sakkaden.
– Für die internukleäre Ophthalmoplegie (INO) ist eine Verlangsamung der adduzierenden Sakkade (⊡ Abb. 1.74 und 1.75) ipsilateral zur Schädigung des medialen Längsbündels pathognomonisch.

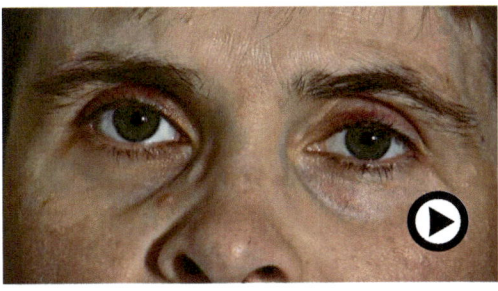

⊡ Abb. 1.74   Verlangsamung der adduzierenden Sakkaden links bei INO links
(► https://doi.org/10.1007/000-2j1)

1

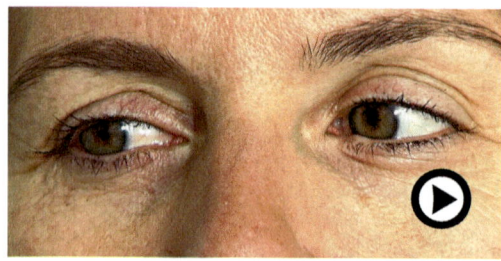

■ **Abb. 1.75** Beidseitige Verlangsamung der adduzie-renden Sakkaden (▶ https://doi.org/10.1007/000-2j2)

— Die verzögerte Initiation einer Sakkade, die klinisch oft schwer zu erkennen ist, spricht für supratentorielle Läsionen typischerweise im frontalen Augenfeld (Balint-Syndrom). In seltenen Fällen können Patienten mit frontalen korti-kalen Störungen auch unter einer oku-lomotorischen Apraxie leiden, d. h. sie können keine Willkürsakkaden generie-ren.

Untersuchung mit der Optokinetik-Trommel

Die Untersuchung der Augenbewegungen mit der Optokinetik (OKN)-Trommel (■ Abb. 1.76), einem Streifenband oder einem Smartphone mit einer App (Optodrum; ■ Abb. 1.77) erlaubt die kombinierte Tes-tung der Blickfolge und des sakkadischen Systems in horizontaler und vertikaler Richtung. Diese Untersuchung ist bei Pa-tienten, die nicht ausreichend kooperieren oder deren Vigilanz gemindert ist, sowie bei Kindern und bei Patienten mit V. a. funktio-nelle Blindheit von besonderer Bedeutung, da man den OKN nicht unterdrücken kann. Ein intakter horizontaler und verti-kaler OKN spricht für eine wahrscheinlich intakte Mittelhirn- und Ponsfunktion. Ge-achtet wird auf

— Asymmetrien, z. B. zwischen rechts/links (Hinweis auf eine unilaterale kortikale oder pontine Läsion), vertikal schlechter

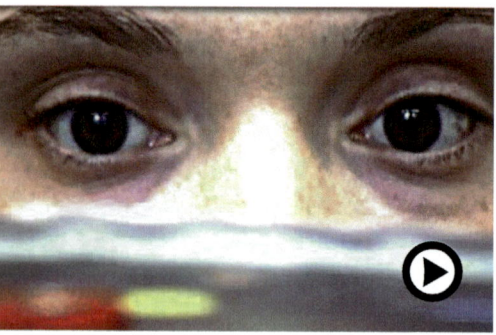

■ **Abb. 1.76** Untersuchung der Augen mit der OKN-Trommel (▶ https://doi.org/10.1007/000-2j3)

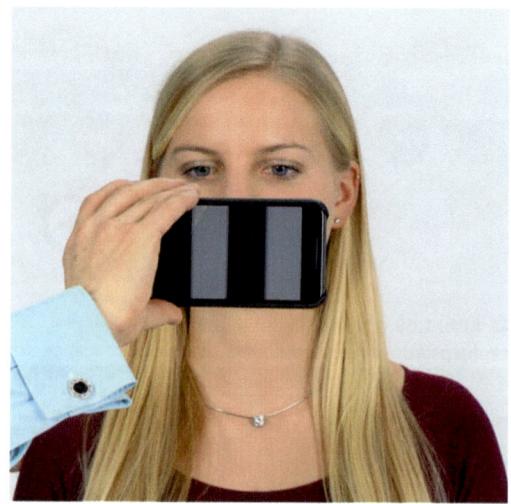

■ **Abb. 1.77** Untersuchung auf einen horizontalen (und vertikalen, nicht dargestellt) optokinetischen Nystagmus. Dies kann mit einem Smartphone und einer App (z. B. Optodrum) erfolgen, auf dem ein sich bewegendes Streifenmuster zu sehen ist

als horizontal (Hinweis auf eine Mittel-hirnläsion wie bei der supranukleären Blickparese),
— Dissoziation (■ Abb. 1.78 und 1.79) zwischen beiden Augen (Adduktions-einschränkung bei der internukleären Ophthalmoplegie) sowie
— Richtungsumkehr (infantiler Nystag-mus; ■ Abb. 1.80).

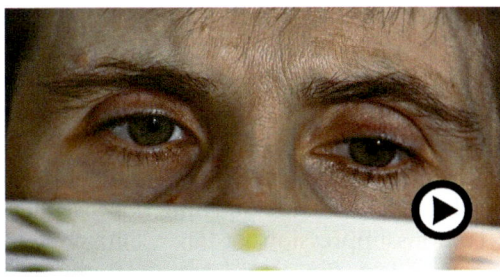

□ Abb. 1.78 Dissoziation OKN bei INO links
(► https://doi.org/10.1007/000-2j4)

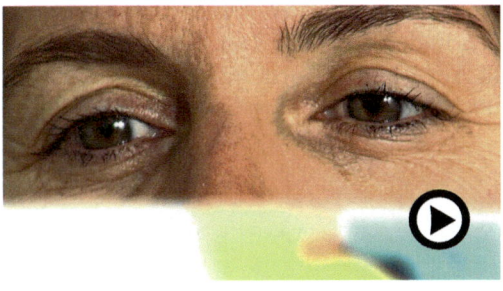

□ Abb. 1.79 Dissoziation OKN bei beidseitiger INO
(► https://doi.org/10.1007/000-2j5)

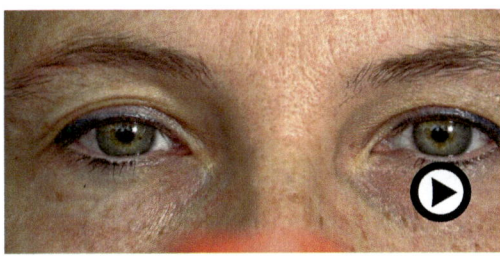

□ Abb. 1.80 Richtungsumkehr OKN
(► https://doi.org/10.1007/000-2j6)

Testung der visuellen Fixationssuppression des VOR

Vor der Durchführung des Tests sollte man sich davon überzeugen, dass der VOR intakt ist (s. o.). Der Patient wird gebeten, ein Blickziel vor den Augen, das sich mit derselben Winkelgeschwindigkeit wie der Kopf bewegt, zu fixieren, während der Kopf möglichst gleichförmig nach rechts und links (□ Abb. 1.81 und 1.82). Der Untersucher achtet auf Korrektursakkaden, die eine Störung der visuellen Fixationssuppression des VOR anzeigen. Anschließend wird der Test für den vertikalen VOR durchgeführt.

Eine Störung der visuellen Fixationssuppression des VOR (□ Abb. 1.83), die i. d. R. mit einer Störung der langsamen

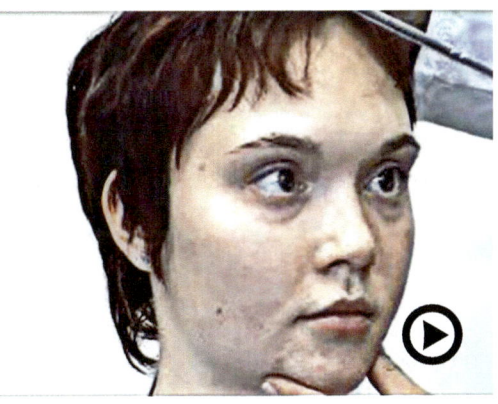

□ Abb. 1.82 Fixationssuppression des VOR einer Normalperson (► https://doi.org/10.1007/000-2j7)

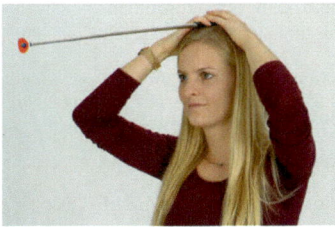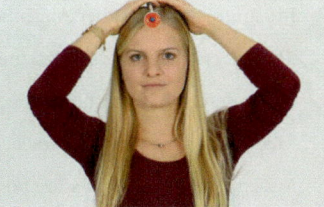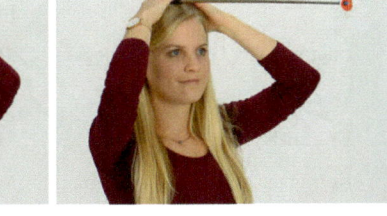

□ Abb. 1.81 Klinische Testung der visuellen Fixationssuppression des VOR. Gesunde können durch Fixation den VOR unterdrücken, sodass es nicht zu einem Nystagmus kommt: Die Augen bleiben auf dem Blickziel. Als Signal wird eine minimale Bildverschiebung auf der Retina (sog.

Retinal Slip) genutzt; es ist das gleiche Signal, das für die langsame Blickfolge wichtig ist. Bei zerebellären Störungen im Bereich des Flokkulus/Paraflokkulus wird der VOR nur teilweise unterdrückt und man sieht kleine Sakkaden, die eine Störung des Blickfolgesystems anzeigen.

1

Blickfolgebewegungen einhergeht, da diese die gleichen Kerngebiete und Bahnen nutzen, wird meist bei Läsionen des Kleinhirns

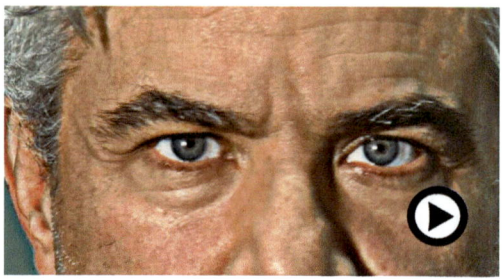

■ **Abb. 1.83**   Störung der visuellen Fixationssuppression des VOR (▶ https://doi.org/10.1007/000-2j8)

(Flokkulus oder Paraflokkulus) oder zerebellärer Bahnen im Hirnstamm gefunden. Medikamente, insbesondere Antiepileptika und Sedativa, können die visuelle Fixationssuppression des VOR aufgrund ihrer Effekte auf das Kleinhirn ebenfalls beeinträchtigen. Die Untersuchung der visuellen Fixationssuppression ist ein wichtiger Test insbesondere für eine Kleinhirnfunktionsstörung und damit auch für die Diagnose zerebellären Schwindels (Feil et al. 2019).

Eine Übersicht der topografischen Anatomie zentraler Okulomotorikstörungen findet sich in ■ Tab. 1.6 und 1.7 sowie ■ Abb. 1.84 (Hirnstamm und Zerebellum) und ■ Abb. 1.85 (Zerebellum).

■ **Tab. 1.6**   Anatomische Zuordnung von Störungen der Okulomotorik und einem Nystagmus

Klinischer Befund: Okulomotorikstörung und/oder Nystagmus	Wahrscheinlicher Ort der Schädigung in Hirnstamm und/oder Kleinhirn
Isolierte vertikale Sakkadenparese	Mesencephalon (rostraler interstitieller Nucleus des medialen Längsbündels, riMLF)
Isolierte horizontale Sakkadenparese	Pons (paramediane pontine Formatio reticularis, PPRF)
Isolierte unilaterale horizontale Sakkadenparese	Sakkadenparese jeweils ipsilateral zur PPRF Läsion
Hypermetrische Sakkaden	Zerebellär (Nucleus fastigii) oder zerebelläre Bahnen
Hypometrische Sakkaden	Zerebellär (meist dorsaler okulomotorischer Vermis)
Isolierter vertikaler Blickrichtungsnystagmus, d. h. nach oben und unten	Mesencephalon (interstitieller Nucleus Cajal, INC, d. h. des neuronalen Integrators vertikaler und torsioneller Augenbewegungen)
Isolierter Blickrichtungsnystagmus nach rechts und links	Ponto-medullär/zerebellär (Nucleus präpositus hypoglossi, Vestibulariskerne, Vestibulozerebellum, d. h. des neuronalen Integrators horizontaler Augenbewegungen)
Internukleäre Ophthalmoplegie	MLF-Läsion ipsilateral zur Seite der Adduktionshemmung
Downbeat-Nystagmus	Meist Zerebellum mit beidseitiger Störung des Flocculus
Upbeat-Nystagmus	Medulla oblongata oder Mesencephalon
Konvergenzretraktionsnystagmus	Mesencephalon (Commissura posterior oder beidseitige riMLF-Läsion)

◻ Tab. 1.7 Funktionelle Anatomie des Zerebellums in Bezug auf Okulomotorikstörungen und Nystagmus

Ort der Schädigung	Typische Befunde
Flocculus/Paraflocculus	Sakkadierte Blickfolge, allseitiger Blickrichtungsnystagmus, Downbeat-Nystagmus, Rebound-Nystagmus, Störung der visuellen Fixationssupression des vestibulookulären Reflexes
Nodulus/Uvula	Zentraler Lagenystagmus, periodisch alternierender Nystagmus
Nucleus fastigii/dorsaler Vermis	Hyper-/hypometrische Sakkaden

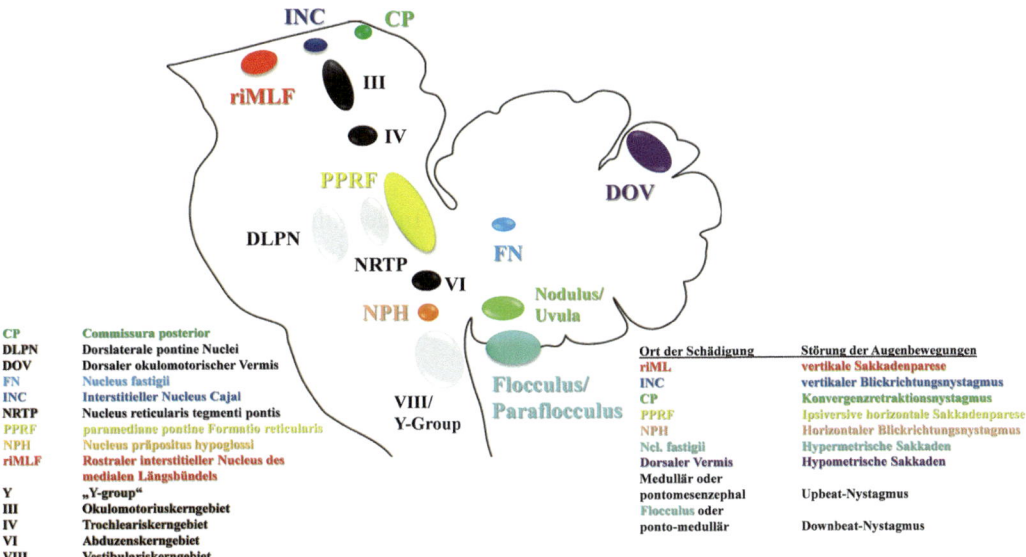

◻ **Abb. 1.84** Hirnstamm und Zerebellum. Übersicht der zentralen okulomotorischen Zentren im Bereich des Hirnstamms und Kleinhirns mit typischen klinischen Zeichen (*rechts*)

1.4 Apparative Untersuchungsmethoden

Die Laboruntersuchungen sind neben der systematischen Anamneseerhebung und körperlichen Untersuchung der vestibulären und okulomotorischen Systeme die dritte Säule der Diagnostik. Sie dienen v. a. der Quantifizierung und Dokumentation von Defiziten und deren Verlauf sowie von Therapieeffekten (Übersicht in: van de Berg et al. 2018). Die Bedeutung der quantitativen Testung der vestibulären Funktion mittels Videokopfimpulstest (Video-HIT) (◻ Abb. 1.87) und kalorischer Testung für eine präzise Diagnosestellung wird auch in den aktuellen Kriterien der Bárány-Society hervorgehoben, z. B. zur Diagnose der bilateralen Vestibulopathie (Strupp et al. 2017) oder Presbyvestibulopathie (Agrawal et al. 2019). Darüber hinaus kann z. B. der Video-HIT auch zur Differenzierung zwi-

1

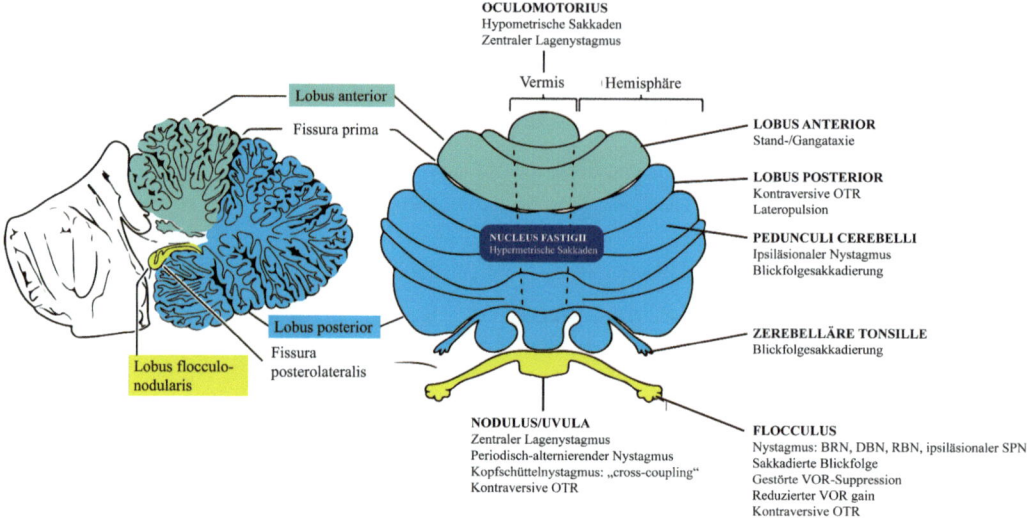

○ **Abb. 1.85**   Zerebellum. Übersicht der für die Okulomotorik relevanten anatomischen Strukturen mit typischen zentralen Okulomotorikstörungen und Nystagmusformen.

schen einem akuten peripheren und zentralen vestibulären Syndrom beitragen (Saber Tehrani et al. 2018).

Problematisch ist allerdings, dass es bislang keine international akzeptierten Kriterien für eine normale oder pathologische Funktion gibt und die „Norm-/Referenzwerte" nicht nur von Labor zu Labor (Strupp et al. 2020), sondern selbst auch von Untersucher zu Untersucher innerhalb derselben Klinik stark variieren können (Ertl et al. 2016).

Die wichtigsten apparativen Untersuchungsverfahren zur Testung sind:

▪ **Vestibuläre Funktion**
- Video-HIT (○ Abb. 1.87): Funktion des angulären VOR im hohen Frequenzbereich (Übersicht in: Halmagyi et al. 2017).
- Kalorische Prüfung: Funktion des horizontalen Bogengangs im niedrigen Frequenzbereich (Übersicht in: Shepard und Jacobson 2016).
- Drehstuhluntersuchung: Funktion der horizontalen Bogengänge im unteren bis mittleren Frequenzbereich (in ausgewählten Fällen) (Übersicht in: Furman 2016).

In der klinischen Routine hat sich die folgende Reihenfolge dieser drei Untersuchungen in den meisten Fällen bewährt:
1. Video-HIT, da schnell und einfach durchzuführen;
2. falls Video-HIT normal ist, kalorische Testung;
3. falls beide – bei passender Anamnese für ein peripher vestibuläres Defizit – regelrecht sind, Drehstuhluntersuchung.
- Vestibulär evozierte myogene Potenziale (VEMP) (Colebatch et al. 2016; Rosengren et al. 2019) zur Testung der Otolithenfunktion (Taylor und Welgampola 2019): die wesentliche Indikation für die VEMP besteht bei der Diagnose der Syndrome des dritten mobilen Fensters, d. h. insbesondere der Bogengangdehiszenzsyndrome (Fife et al. 2017),
- zervikale VEMP (cVEMP): Sakkulusfunktion,
- okuläre VEMP (oVEMP): Utrikulusfunktion.
- Subjektive visuelle Vertikale (SVV): Funktion der graviceptiven Bahnen,

d. h. ausgehend von den Otolithen und vertikalen Bogengängen (Dieterich und Brandt 2019); eine Auslenkung zu einer Seite zeigt eine akute unilaterale Funktionsstörung an mit einer ipsilateral Kippung bei peripher vestibulärer Läsion und einer kontralateralen Kippung bei Reizung (Dieterich und Brandt 1993).

- **Okulomotorik**
– Videookulografie (VOG): in ausgewählten Fällen (Übersichten in: Larrazabal et al. 2019; Falls 2019).

- **Stand- und Haltungsregulation**
– Posturografie: in ausgewählten Fällen (Übersicht in: Falls 2019).

- **Gehvermögen**
– Quantitative Ganganalyse: in ausgewählten Fällen (Übersicht in: Schniepp et al. 2019).

In ◘ Tab. 1.8 und den ◘ Abb. 1.86, 1.89, 1.92, 1.91, 1.94, 1.96, 1.99, 1.100 und 1.104 sind die klinisch relevanten apparativen neurootologischen und neuroophthalmo-

◘ **Tab. 1.8** Apparative neurootologische und neuroophthalmologische Untersuchungsverfahren

Technik	Eigenschaften	Vorteile	Nachteile
Vestibuläres System			
Video-HIT	Quantifizierung der Funktion des angulären VOR im hohen Frequenzbereich	Nichtinvasiv, einfache und rasche Durchführung, Testung des VOR im hohen Frequenzbereich (5–10 Hz), damit nahe des optimalen Stimulationsbereichs der Bogengänge (0,1–10 Hz)	Erfasst die Funktion von Bogengangpaaren
Kalorische Testung	Quantifizierung der Funktion des horizontalen Bogengangs im niedrigen Frequenzbereich (ca. 0,003 Hz)	Nichtinvasiv, einfache Durchführung, erlaubt die isolierte Testung eines horizontalen Bogengangs	Nur die Funktion des horizontalen Bogengangs, etwas zeitaufwändig, kann Übelkeit auslösen, Testung im funktionell eher nicht relevanten Frequenzbereich
Drehstuhluntersuchung	Quantifizierung der Funktion des horizontalen Bogengangs im unteren und mittleren Frequenzbereich (0,005–1,3 Hz)	Nichtinvasiv	Teure Apparatur; untersucht die Funktion von Bogengangpaaren; indiziert, wenn Video-HIT und Kalorik für vestibuläres Defizit normale Befunde gezeigt haben. Wird nur noch selten benötigt.
Zervikale vestibulär evozierte myogene Potenziale (cVEMP)	Untersuchung der Sakkulusfunktion	Nichtinvasiv, wird gut toleriert, einfache Durchführung	Interpretation der Befunde z. T. noch uneinheitlich; erfassen teilweise wohl auch die Funktion der vertikalen Bogengänge

(Fortsetzung)

1

◘ Tab. 1.8 (Fortsetzung)

Technik	Eigenschaften	Vorteile	Nachteile
Vestibuläres System			
Okuläre vestibulär evozierte Potenziale (oVEMP)	Untersuchung der Utrikulusfunktion	Nichtinvasiv, wird gut toleriert, einfache Durchführung	Interpretation der Befunde z. T. noch uneinheitlich; erfassen teilweise wohl auch die Funktion der vertikalen Bogengänge
Subjektive visuelle Vertikale (SVV)	Untersuchung einer akuten Tonusimbalance der gravizeptiven Informationen von den Otolithen (überwiegend Utrikulus) und vertikalen Bogengängen	Nichtinvasiv, wird gut toleriert, einfache Durchführung z. B. mit Eimertest	Differenziert nicht zwischen einer peripheren und zentralen Läsion
Okulomotorisches System			
Videookulografie (VOG)	Messbereich ±40° horizontal und ±20° vertikal, Auflösung 0,1°–1°; es lassen sich beurteilen: Nystagmus, Blickfolge, Sakkaden, Blickhaltefunktion, OKN, Suppression des VOR	Nichtinvasiv, gut toleriert; Kombination mit Kopfimpulstest und kalorischer Testung zur Messung der VOR Funktion	Nur bei geöffneten Augen möglich, 3D-Analyse aufwändig
Magnetic Scleral Coil-Technik	Messbereich ±40° horizontal und ±20° vertikal, Auflösung 0,02°; Nystagmus, Blickfolge, Sakkaden, Blickhaltefunktion, OKN, Suppression des VOR	Horizontal, vertikal und torsionell mit bester Auflösung (wissenschaftlicher Goldstandard)	Semiinvasiv, Lokalanästhetikum notwendig, unangenehm, teure Apparatur, nur bei kooperativen Patienten, max. 30 min

logischen Untersuchungsverfahren mit typischen Befunden und deren Interpretation zusammengefasst.

1.4.1 Apparative Testung der vestibulären Funktion

Videokopfimpulstest (Video-HIT)

■ ■ **Funktion des angulären VOR im hohen Frequenzbereich**

Die simultane Messung der Kopf- und Augenwinkelgeschwindigkeit während rascher Kopfdrehungen erlaubt eine Quantifizierung der Funktion des angulären VOR im hohen Frequenzbereich von 5–10 Hz (Bartl et al. 2009; MacDougall et al. 2009; Halmagyi et al. 2017) (◘ Abb. 1.86 und 1.87). Die Testung erfolgt damit nahe des optimalen und funktionell relevanten Stimulationsbereichs der Bogengänge von 0,1–10 Hz. Dabei werden jeweils Bogengangpaare und nicht einzelne Bogengänge untersucht, z. B. bei einer horizontalen Kopfdrehung nach rechts die Erregung des rechten und die Hemmung des linken horizontalen Bogengangs. Da in praktisch allen Fällen einer peripheren vestibulären Funktionsstörung der horizontale Bogengang mitbetroffen ist, reicht dessen alleinige Untersuchung in den meisten Fällen aus.

Zur Berechnung des Verstärkungsfaktors („gain") werden verschiedene Algorithmen verwendet, z. B. Augenwinkelgeschwindig-

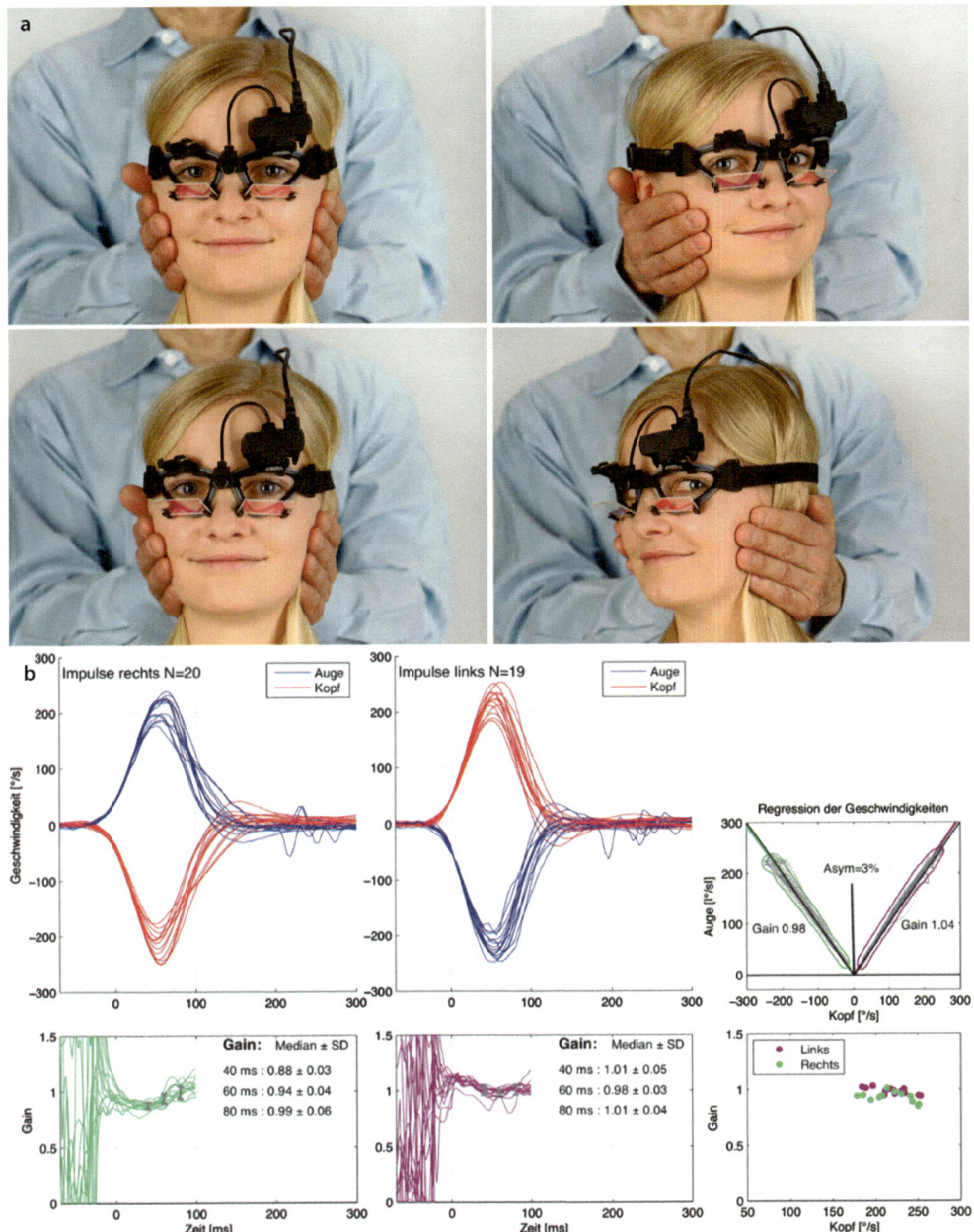

◘ Abb. 1.86 Kopfimpulstest mit der Videookulografie (Video-HIT) zur Quantifizierung der Funktion des VOR. **a** Während rascher Kopfdrehungen nach rechts und links erfolgt eine simultane Registrierung der Augenbewegung mittels hochauflösender Kamera und der Kopfbewegung mittels Sensoren in der Maske. **b** Bei diesem System wird aus dem Quotienten der Augen- und Kopfwinkelgeschwindigkeit bei 60 ms der sog. Verstärkungsfaktor des VOR errechnet (VOR „gain"), gezeigt bei einer normalen VOR Funktion. **c** Bei Kopfdrehungen nach links normaler VOR „gain" von 1,0. Bei Kopfdrehungen nach rechts VOR „gain" auf 0,51 reduziert. Bereits etwa 70 ms nach dem Beginn der Kopfdrehung nach rechts sind sog. versteckte Korrektursakkaden („covert saccades") zu erkennen. Diese würden dem Untersucher im klinisch durchgeführten HIT entgehen. Deshalb: wenn der Kopfimpulstest nicht apparativ durchgeführt wird, können Testergebnisse falsch-normal erscheinen

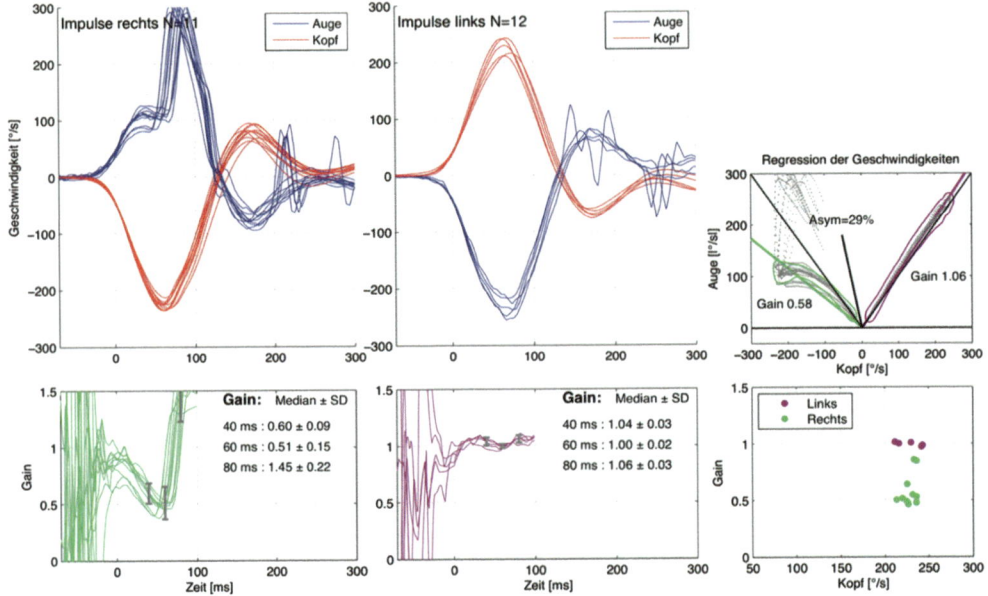

Abb. 1.86   (Fortsetzung)

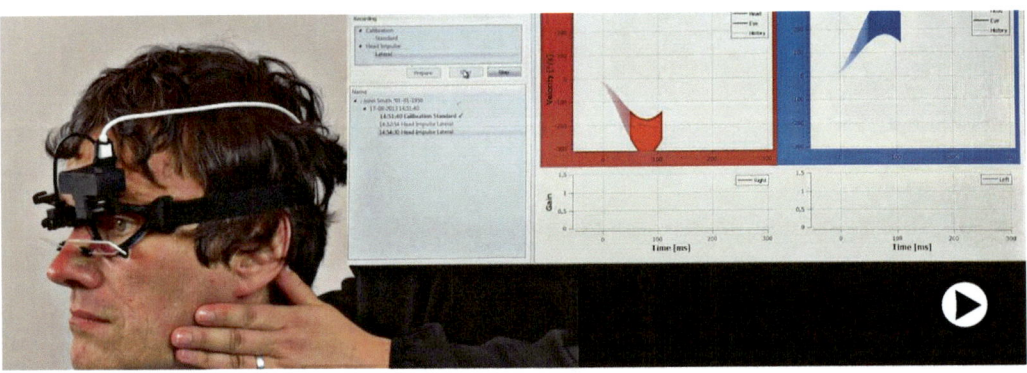

Abb. 1.87   Videokopfimpulstest (▶ https://doi.org/10.1007/000-2j9)

keit dividiert durch die Kopfwinkel-geschwindigkeit bei 60 ms oder der Quotient der „area under the curve" beider Variablen. Trotz unterschiedlicher Ansätze sind die berechneten Werte identisch (Lee et al. 2018; Murnane et al. 2014; Strupp et al. 2018; van Dooren et al. 2020). In Abhängigkeit von der Augenkameraposition gibt es aber einen bislang nicht erklärten Rechts-links-Unterschied: ist die Kamera z. B. vor dem rechten Augen platziert, ist die gemessene

„gain" nach rechts um 5% höher als nach links (Strupp et al. 2018).

Die verwendeten Normwerte für den Video-HIT basieren meist auf Studien mit großen Fallzahlen gesunder Probanden, auch für unterschiedliche Altersgruppen, und für 7-10 pseudorandomisierte Kopfdrehungen pro Seite (z. B. McGarvie et al. 2015; Matino-Soler et al. 2015; Bachmann et al. 2018; Yang et al. 2016). Ein „gain" über 0,8 wird meist als normal angesehen; ein „gain" <0,7 auf einer

Seite kann als Zeichen einer unilateralen Vestibulopathie gewertet werden; ein beidseitiger gain von 0,8–0,6 ist bei entsprechender Anamnese mit einer Presbyvestibulopathie vereinbar (Agrawal et al. 2019) und ein gain <0,6 auf beiden Seiten gilt als Zeichen einer bilateralen Vestibulopathie (Strupp et al. 2017). Eine weltweite Befragung ergab aber, dass Grenzen für normale und pathologische Werte von Labor zu Labor unterschiedlich sein können (Strupp et al. 2020).

Kalorische Testung
■ ■ **Funktion des horizontalen Bogengangs im niedrigen Frequenzbereich**

Diese ermöglicht eine Quantifizierung der Funktion der horizontalen Bogengänge (im niedrigen – unphysiologischen – Frequenzbereich von 0,003 Hz) durch Spülung der äußeren Gehörgänge mit 30°C kühlem und 44°C warmem Wasser für 30 s und einem Volumen entsprechend der jeweiligen Systeme mit gleichzeitiger Registrierung des kalorisch-induzierten Nystagmus mittels VOG; die Untersuchung erfolgt beim liegenden Patienten mit 30° erhöhtem Kopf, um den horizontalen Bogengang in eine vertikale Position zu bringen. (s. u.; ◨ Abb. 1.88). Ein Vorteil ist, dass jeder horizontale Bogengang im Gegensatz zum Video-HIT oder zur Drehstuhluntersuchung separat untersucht werden kann.

Die Spülung mit warmem Wasser führt über einen kombinierten konvektiven und nichtkonvektiven Mechanismus zu einer Erregung der Haarzellen des horizontalen Bogengangs mit langsamen kontraversiven Augenbewegungen; 30°C kühles Wasser führt zu einer Hemmung mit langsamen ipsiversiven Augenbewegungen (Übersicht in: Shepard und Jacobson 2016; ◨ Abb. 1.89).

Als Messparameter dient die maximale mittlere Geschwindigkeit des kalorisch induzierten Nystagmus „mean Peak Slow Phase Velocity" (mPSPV). Da eine große interindividuelle Variabilität der kalorischen Erregbarkeit besteht, wird zusätzlich die „Vestibular Paresis Formula" von Jongkees (Jongkees et al. 1962) verwendet, bei der z. B. R 30° die mPSPV während kalorischer Spülung rechts mit 30°C kühlem Wasser bedeutet:

$$\frac{\left(R\,30^{\circ} + R\,44^{\circ}\right) - \left(L\,30^{\circ} + L\,44^{\circ}\right)}{\left(R\,30^{\circ} + R\,44^{\circ} + L\,30^{\circ} + L\,44^{\circ}\right)} \times 100$$

Obwohl die kalorische Spülung bereits 1907 von Robert Bárány beschrieben wurde (Bárány 1907), gibt es bislang keinen Konsens über normale und pathologische Messwerte, weder für die absoluten noch für die relativen Werte (Bruner und Norris 1971; Peterka et al. 1990; Mallinson und Longridge 2004; Shepard und Jacobson 2016; Van Der Stappen et al. 2000; Strupp et al. 2020). Für die absoluten Messwerte der Warm- und Kaltspülung werden für eine unilaterale periphere vestibuläre Funktionsstörung meist mPSPV-Werte <3–5°/s als pathologisch angenommen. Für die bilaterale Vestibulopathie (BVP) wird nach den aktuellen Kriterien eine bilateral reduzierte kalorische Erregbarkeit, d. h. Summe der Geschwindigkeit des durch Warm- und Kaltspülung induzierten Nystagmus beidseits <6°/s vorgeschlagen (Strupp et al. 2017). Eine Asymmetrie nach der „Vestibular Paresis Formula" von Jongkees von bis zu 19% wird noch als normal angesehen (Van Der Stappen et al. 2000), eine Seitendifferenz von >20–25% als pathologisch (Jongkees et al. 1962), obwohl dies bislang weder mit den Symptomen noch mit klinischen Defiziten, Funktionsfähigkeit oder Lebensqualität von Patienten korreliert worden ist (Shepard und Jacobson 2016).

Video-Okulographie

- Kalorische Prüfung
- Kalibrierung
- Spülung
- Auswertung

www.eyeseecam.com

◨ **Abb. 1.88** Kalorische Testung
(▶ https://doi.org/10.1007/000-2ja)

1

Drehstuhluntersuchung

Mit dem Drehstuhl und gleichzeitiger Messung der Augenbewegungen mittels VOG lässt sich die Funktion der horizontalen Bogengangpaare – je nach Stimulationsmethode – im niedrigen und mittleren Frequenzbereich untersuchen (Furman 2016; Maes et al. 2008). Mit der sinusförmigen Stimulation kann die Funktion im niedrigen Frequenzbereich des VOR von 0,005–1,3 Hz getestet werden. Mit dem „velocity step test" (VST), z. B. konstante Drehung mit 100°/s und dann Dezeleration mit 200°/s², wird die Funktion im höheren und physiologisch relevanteren Bereich untersucht (Goulson et al. 2014). Die angegebenen Referenzwerte für normale und pathologische Werte variieren allerdings sehr stark, sodass empfohlen wird, dass jedes Labor seine eigenen Normwerte generieren sollte (Wall et al. 1984). Für die Diagnose einer BVP wurde ein „gain" von <0,15 während einer sinusförmigen Stimulation zwischen 0,05–0,1 Hz bei einer maximalen Winkelbeschwindigkeit von 60°/s vorgeschlagen oder eine Zeitkonstante im VST <5 s (Strupp et al. 2017). Insgesamt hat die Bedeutung der Drehstuhluntersuchung, insbesondere nach Etablierung des Video-HIT, deutlich abgenommen und sie ist nur noch in ausgewählten Fällen indiziert, wenn die Symptome des Patienten für ein vestibuläres Defizit sprechen und Video-HIT und kalorische Testung regelrecht sind.

Vestibulär evozierte myogene Potenziale (VEMP)

Mit den vestibulär evozierten myogenen Potenzialen (VEMP) lässt sich die Funktion der Otolithenorgane messen und zwar mittels der zervikalen VEMP (cVEMP) (Abb. 1.90, 1.91 und 1.92) überwiegend die des ipsilateralen Sakkulus und mittels der okulären VEMP (oVEMP) überwiegend die des kontralateralen Utrikulus (Abb. 1.92, 1.93 und 1.94) (Übersicht in: Rosengren et al. 2019). Ob diese Tests ausschließlich die Otolithenorgane stimulieren oder zusätzlich auch die Bogengänge, ist nicht abschließend geklärt.

VEMP nutzen die Sensitivität der Otolithenorgane für Schall („Air-Conducted Sound" = ACS) und Vibration („Bone-Conducted Vibration" = BCV). Voraussetzung für die Anwendung von ACS-Stimuli ist eine intakte Mittelohrfunktion; daher sollte vor der VEMP-Messung mit ACS eine Schallleitungsschwerhörigkeit ausgeschlossen werden. Eine sensorineurale Schwerhörigkeit stellt dagegen kein Problem dar, da bei den ACS-VEMP die Schallempfindlichkeit der Otolithenorgane, und nicht der Kochlea, gemessen wird. Im Gegensatz zu ACS-Stimuli können BCV-Stimuli unabhängig von der Mittelohrfunktion angewandt werden. Prinzipiell stellen die VEMP wichtige Untersuchungsverfahren dar, da sich bislang die Funktion der Otolithenorgane nur mit hohem Aufwand testen ließ. Deren klinische Relevanz muss jedoch noch weiter untersucht werden (Übersicht in: Curthoys und Dlugaiczyk 2020).

Die wichtigste klinische Indikation der c/oVEMP ist deren Beitrag zur Diagnose der Syndrome des dritten mobilen Fensters (► Abschn. 2.6), insbesondere der Bogengangdehiszenzsyndrome (Fife et al. 2017). Wie in einer Reihe von Studien gezeigt wurde (Übersicht in: Fife et al. 2017), sind die Reizantworten typischerweise auf der betroffenen Seite erhöht. Im klinischen

---

Abb. 1.89 Kalorische Testung mit Registrierung der Augenbewegungen mit der Videookulografie. Mittels kalorischer Testung lässt sich die Erregbarkeit und damit die Funktion des horizontalen Bogengangs seitengetrennt erfassen. **a** Der Kopf des Patienten wird für die kalorische Prüfung nach Ausschluss einer Läsion des Trommelfells in eine ca. 30°-Position gegenüber der Horizontalen gebracht, in welcher der horizontale Bogengang vertikal ausgerichtet und somit maximal kalorisch erregbar ist. **b** Es erfolgt eine jeweils unilaterale Spülung der äußeren Gehörgänge – unter standardisierten Bedingungen für 30 s – mit 30°C kühlem und 44°C warmem Wasser. Gleichzeitig werden mittels Videookulografie die horizontalen und vertikalen Augenbewegungen registriert. **c** Kalorische Testung mit einem Normalbefund. **d** Kalorische Untererregbarkeit links (Seitendifferenz 47%)

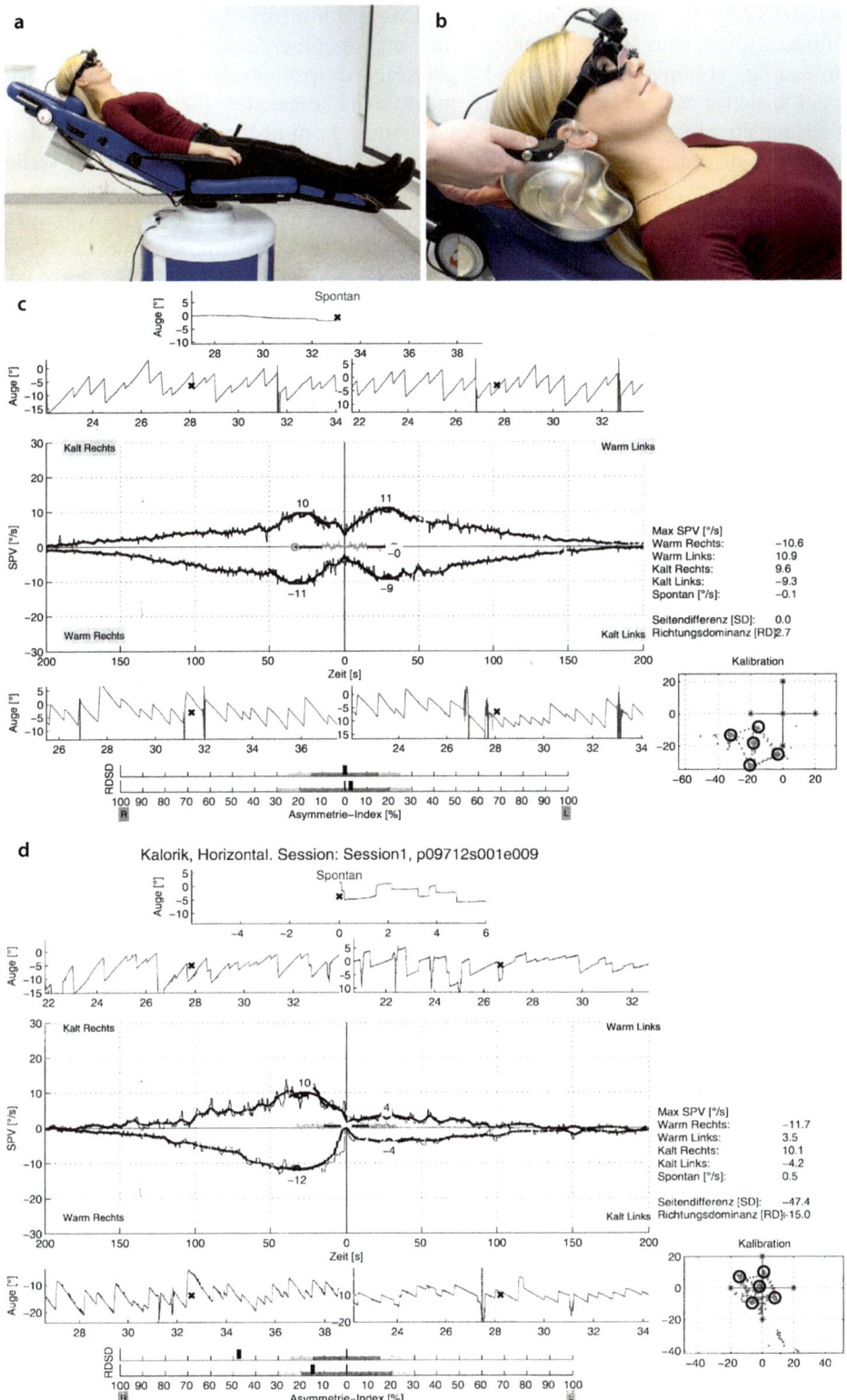

1

Alltag sind die oVEMP einfacher als die cVEMP durchzuführen und nicht von einer Schwellenmessung abhängig. Diese sind aufgrund der bisher publizierten Arbeiten offensichtlich sensitiver und spezifischer für die Syndrome des dritten mobilen Fensters als die cVEMP (Fife et al. 2017; Noij und Rauch 2020).

▪ ▪ Zervikale vestibulär evozierte myogene Potenziale (cVEMP)

Mithilfe des vestibulocollischen Reflexes (VCR) lässt sich der Reflexbogen des Sakkulus über den Vestibularnerv, die Vestibulariskerne, inhibitorische Interneurone und Motoneurone bis zur ipsilateralen Halsmuskulatur (M. sternocleidomastoideus) testen (▪ Abb. 1.92) (Übersicht in: Rosengren et al. 2019). Der Reflex wird meist durch einen lauten monaural präsentierten Reinton ausgelöst (z. B. 500-Hz, 2 ms Dauer, 130 dB pSPL = „peak sound pressure level"). Dabei muss unbedingt darauf geachtet werden, ein Lärmtrauma für den Patienten zu vermeiden (▪ Abb. 1.91).

Das inhibitorische Potenzial wird mit einem Oberflächen-EMG vom vorgespannten ipsilateralen M. sternocleidomastoideus abgeleitet (▪ Abb. 1.90). Bei Gesunden kommt es ipsilateral zunächst zu einer positiven (= inhibitorischen) Welle nach ca. 13 ms (P13) sowie zu einer negativen Welle nach ca. 23 ms (N23) (▪ Abb. 1.91 und 1.92). Auswertekriterien sind das Vorliegen dieser Wellen P13 und N23 mit Am-

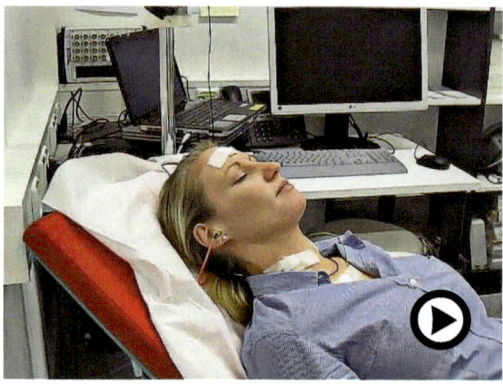

▪ Abb. 1.90 cVEMP Methode
(► https://doi.org/10.1007/000-2jb)

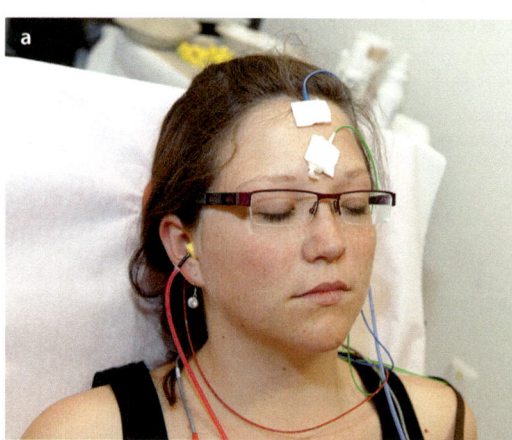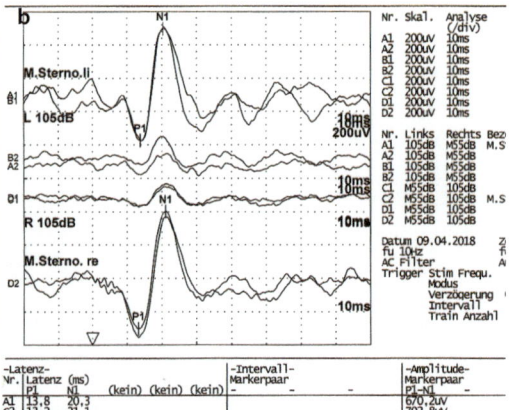

▪ Abb. 1.91 Zervikale VEMP. **a** Darstellung der Ableitebedingungen. Voraussetzung für die Anwendung von „Air-Conducted Sound" (ACS) Stimuli ist eine intakte Mittelohrfunktion; die sensorineurale Hörfunktion (Cochlea und aufsteigende Bahnen) muss nicht erhalten sein, da man sich bei den cVEMP die Schallempfindlichkeit des Sakkulus zunutze macht. Der Reflex wird meist durch einen lauten 500-Hz-Reinton ausgelöst. Abgeleitet wird mit einem Oberflächen-EMG von beiden Mm. sternocleidomastoidei. Wichtig ist, dass diese Muskulatur vor-

gespannt sein muss, weshalb die Versuchsperson den Kopf von der Unterlage anhebt. **b** Bei Gesunden kommt es ipsilateral zunächst zu einer positiven Welle (ca. 13 s nach Stimulus, (P1, P13) sowie einer negativen Welle (ca. 23 ms, (N1, N23) (Kurven 1 und 4). Kontralateral sind diese Reizantworten i. d. R. nicht ableitbar (Kurven 2 und 3). Für die Ableitung sind ca. 50–100 Mittelungen erforderlich. Auswertekriterien sind das Vorliegen der Wellen P13 und N23 sowie deren Amplituden und Latenzen

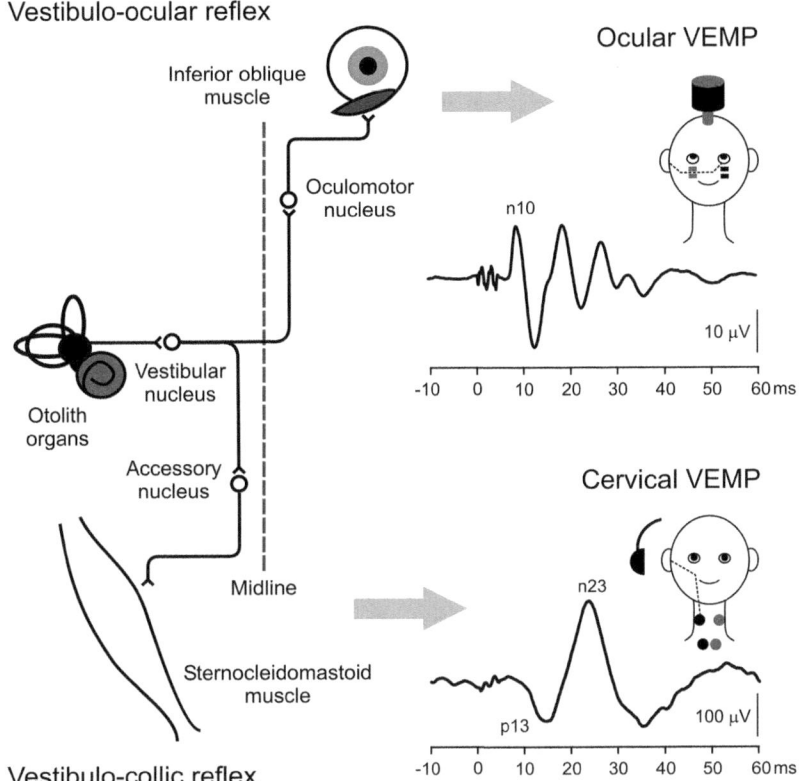

□ Abb. 1.92 Vestibulär evozierte myogene Potenziale (VEMP): zervikale VEMP (cVEMP) und okuläre VEMP (oVEMP). Schematische Darstellung der oVEMP und cVEMP. Bei den oVEMP (*oben*) erfolgt die Stimulation meist über Vibration, z. B. mit dem sog. Minishaker an der Stirn und die Ableitung über dem M. obliquus inferior. Mittels oVEMP lässt sich v. a. die Funktion des kontralateralen Utrikulus messen. Es handelt sich um einen vestibulookulären Reflex. Die cVEMP (*unten*) ermöglichen im Wesentlichen eine Messung der Funktion des ipsilateralen Sakkulus. Über den vestibulocollischen Reflex (VCR) lässt sich der Reflexbogen vom Sakkulus – über den Vestibularnerven, Vestibulariskerne, inhibitorische Interneurone und Motoneurone – bis zur Halsmuskulatur (M. sternocleidomastoideus) testen (zur Verfügung gestellt von Sally Rosengren, Syndrey)

plitude und Latenz. Als pathologisch gelten das Fehlen dieser Wellen sowie eine deutliche Asymmetrie der rechts- und linksseitigen Amplituden; Latenzveränderungen werden bei neurologischen Erkrankungen mit Hirnstammbeteiligung beobachtet (Übersicht in: Curthoys und Dlugaiczyk 2020).

Relevante pathologische Befunde wurden bei den cVEMP für folgende Erkrankungen beschrieben:

- Syndrome des dritten mobilen Fensters, insbesondere Bogengangdehiszenzsyndrome: Typischerweise ist die Schwelle für die Auslösung der cVEMP reduziert, d. h. schon bei geringen dB-Werten tritt eine Reizantwort mit erhöhter Amplitude auf. Für die cVEMP mit Schwellenmessung ist die beste Stimulationsfrequenz 2000 Hz; diese haben eine Spezifität von nahezu 100% und eine Sensitivität von 92% (Noij et al. 2019).

- Akute unilaterale Vestibulopathie/Neuritis vestibularis: Bei zwei Dritteln der Patienten sind die cVEMP regelrecht erhalten, was durch die Aussparung der Pars inferior des N. vestibularis erklärt werden kann, die u. a. den Sakkulus und posterioren Bogengang versorgt (Übersicht in: Colebatch et al. 2016; Rosengren et al. 2019).

1

— Bilaterale Vestibulopathie: Nur bei einem Teil der Patienten sind die cVEMP reduziert oder erloschen (Rosengren et al. 2018; Zingler et al. 2008). Dass bei der BVP die Otolithenfunktion besser als die Bogengangfunktion erhalten ist, ist zwar schon lange bekannt, aber die Ursachen hierfür sind weiterhin unklar.

■■ Okuläre vestibulär evozierte Potenziale (oVEMP))

Bei den oVEMP erfolgt die Stimulation meist durch Vibration (BCV) z. B. mit einem sog. Minishaker in der Mitte der Stirn (Fz) und die Ableitung der Potenziale über dem M. obliquus inferior bei nach oben gerichtetem Blick (■ Abb. 1.93). Die EMG-Signale des M. obliquus inferior gehen vorwiegend vom kontralateralen Utrikulus aus (Übersicht in: Rosengren et al. 2019). Bei Gesunden kommt es kontralateral ca. 10 ms nach dem Stimulus zu einer negativen (= exzitatorischen) Welle (N10) und nach ca. 15–16 ms zu einer positiven Welle (P15 bzw. P16) (■ Abb. 1.94 und 1.45).

Technisch ist die Durchführung der oVEMP einfacher als die der cVEMP. Aus-

wertekriterien sind das Vorliegen der Wellen N10 und P16 und deren Amplitude. Latenzveränderungen treten bei neurologischen Erkrankungen mit Hirnstammbeteiligung auf (Curthoys und Dlugaiczyk 2020). Als pathologisch gelten das Fehlen dieser Wellen sowie eine deutliche Amplitudenasymmetrie, wobei es bislang keine validierten Normwerte gibt (Strupp et al. 2020).

Die wesentliche Indikation für die oVEMP ist deren Beitrag zur Diagnose der

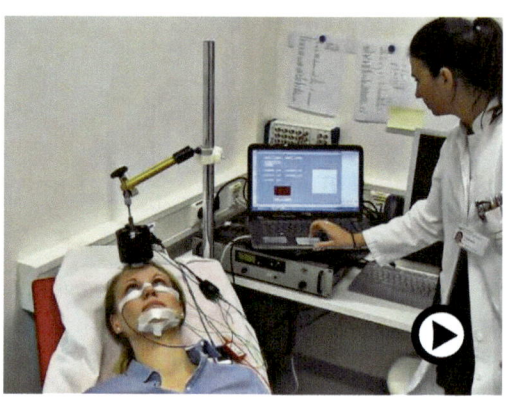

■ **Abb. 1.93**   oVEMP Methode
(► https://doi.org/10.1007/000-2jc)

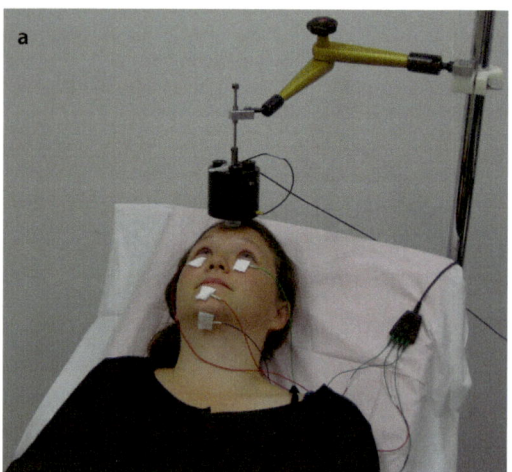

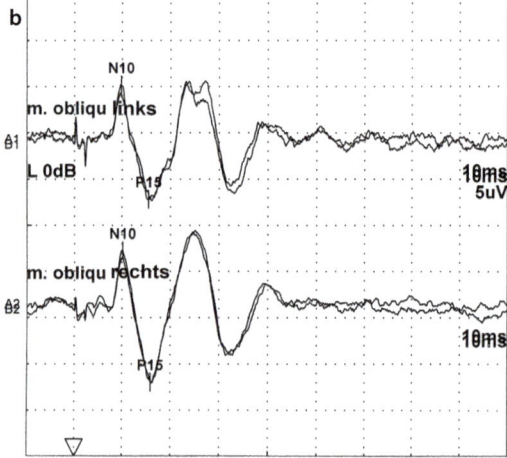

■ **Abb. 1.94**   Okuläre VEMP. **a** Darstellung der Ableitebedingungen: Stimulation mit einem Minishaker („Bone-Conducted Vibration" (BCV)) in der Mitte der Stirn an der Haargrenze (Fz). Ableitung über dem M. obliquus inferior beidseits beim Blick von 30° nach oben. **b** Bei Gesunden kommt es kontralateral zum untersuchten Untriculus ca. 10 ms nach dem Stimulus zu einer negativen (= exzitatorischen) Welle (N10) und nach ca. 16 ms zu einer positiven Welle (P15 oder P16)

Syndrome des dritten mobilen Fensters (Fife et al. 2017; Noij und Rauch 2020): Liegt die Peak-to-Peak-Amplitude der oVEMP über 16,7 µV (ACS, 500 Hz, 125 dB SPL), ist die Sensitivität 100% und die Spezifität 89% (Verrecchia et al. 2019).

Mittels c/oVEMP lässt sich zwischen einer superioren, sehr seltenen inferioren und noch selteneren kompletten AUVP unterscheiden. Die oVEMP sind typischerweise bei der superioren (und kompletten) AUVP reduziert/fehlend (Oh et al. 2013; Curthoys et al. 2011), da die Pars superior des N. vestibularis den Utrikulus versorgt. Die cVEMP, die im Wesentlichen vom Sakkulus ausgehen, der von der Pars inferior versorgt wird, sind bei der inferioren (und kompletten) AUVP reduziert/fehlend (Chihara et al. 2012; Curthoys 2012; Manzari et al. 2013; Murofushi et al. 1996; Oh et al. 2013). Die cVEMP sind hingegen bei mehr als zwei Drittel der Patienten mit superiorer AUVP normal (Oh et al. 2013; Curthoys 2012; Manzari et al. 2013).

1.4.2 Audiometrie und akustisch evozierte Potenziale

Die Testung des Hörvermögens mittels Reintonaudiogramm erfolgt i. d. R. durch den HNO-Arzt. Im Zusammenhang mit dem Leitsymptom „Schwindel" ist dieses bei Morbus Menière, Vestibularisschwannom, AICA-Infarkt, Cogan-Syndrom, Labyrinthitis und anderen Erkrankungen des N. vestibulocochlearis und Innenohrs, die mit Hörstörungen einhergehen können (▶ Abschn. 1.2.4), von besonderer Bedeutung. Für die Diagnose des Morbus Menière wird in den aktuellen Kriterien gefordert (Lopez-Escamez et al. 2015): Nachgewiesene Hörminderung <2000 Hz von mindestens −30 dB an zwei benachbarten Frequenzen, assoziiert mit der Schwindelattacke (d. h. ±24 h). Hilfreich sind hierfür auch die vom Patienten selbständig mittels

App oder portabler iPad-basierte Audiometriegerät durchführbaren Hörtests (Tse et al. 2019) vor, während und nach einer Schwindelattacke.

Den akustisch evozierten Potenzialen, früher für die Diagnose eines Vestibularisschwannoms mit eingesetzt, und otoakustischen Emissionen kommt heutzutage beim Leitsymptom „Schwindel" eine untergeordnete Bedeutung zu.

1.4.3 Apparative Untersuchung der Okulomotorik

Videookulografie

Die Videookulografie (VOG, ▪ Abb. 1.95) stellt eine nichtinvasive Methode dar, die inzwischen so weit entwickelt wurde, dass sie weltweit als valide und reliable Methode zur Registrierung von Augenbewegungen eingesetzt wird. Mittels einer oder zweier Videokameras (d. h. mono- oder binokulärer Registrierung), die in eine kopfgebundene Maske integriert sind, werden die Augen hochauflösend gefilmt (▪ Abb. 1.96). Für die zweidimensionale Darstellung der Augenbewegungen erfolgt eine Bildanalyse und zwar meist der Bewegungen der Pupille. Diese Methode erlaubt eine rasche und verlässliche Aufzeichnung horizontaler und vertikaler Augenbewegungen. Im Einzelnen lassen sich untersuchen: Spontannystagmus

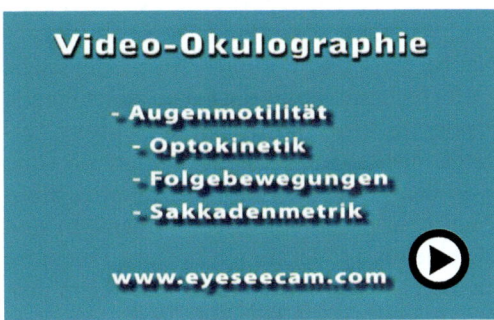

▪ **Abb. 1.95** Videookulografie
(▶ https://doi.org/10.1007/000-2jd)

1

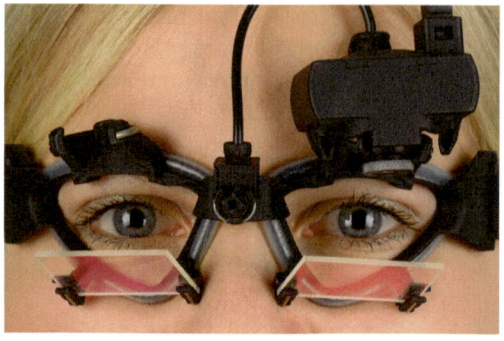

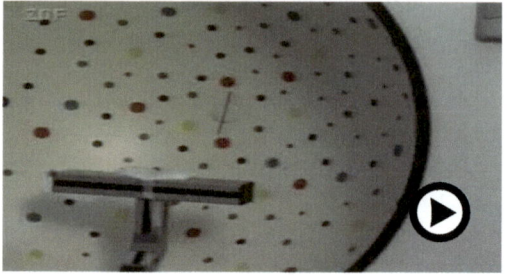

Abb. 1.97 Neuroorthoptische und psychophysische Verfahren: Subjektive visuelle Vertikale (► https://doi.org/10.1007/000-2je)

Abb. 1.96 Videookulografie (VOG) mit am Kopf fixierter Maske und in diese integrierte Kamera. Ein in die Maske eingebauter Infrarotscheinwerfer ermöglicht die Messung von Augenbewegungen auch in kompletter Dunkelheit, was für die Diagnose eines Spontannystagmus wichtig ist. Die Darstellung der Augenbewegungen erfolgt online, deren Analyse semiautomatisiert

ohne und mit Fixation, Blickfolge, Blickhaltefunktion, Sakkaden, OKN und Fixationssuppression des VOR.

Die dreidimensionale Darstellung der Augenbewegungen (d. h. zusätzliche Messung der Torsion) erfordert eine aufwändige Bildanalyse von Irisstrukturen oder zwei zusätzlich applizierten Markierungen im Bereich der Sklera. Die VOG kann mit dem Kopfimpulstest (Video-HIT, **▣** Abb. 1.86) und der kalorischen Prüfung (**▣** Abb. 1.89) kombiniert werden.

1.4.4 Neuroorthoptische und psychophysische Verfahren

Neuroorthoptische und psychophysische Untersuchungsverfahren haben zunehmende topografisch-diagnostische Bedeutung erlangt, insbesondere für die Differenzierung zwischen peripheren und zentralen vestibulären bzw. okulomotorischen Läsionen und für eine topografisch-anatomische Diagnose im Bereich von Hirnstamm und Kleinhirn. Es werden die folgenden Verfahren eingesetzt:

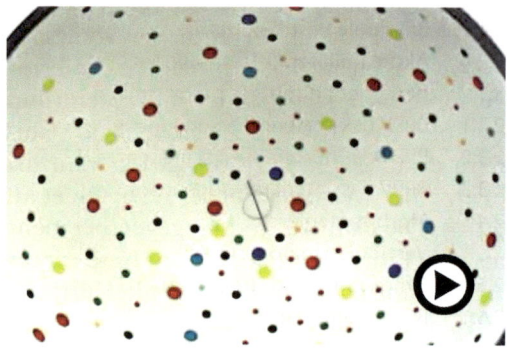

Abb. 1.98 Neuroorthoptische und psychophysische Verfahren: Subjektive visuelle Vertikale (► https://doi.org/10.1007/000-2jf)

— Cover-Tests zur Bestimmung der vertikalen Deviation („Skew Deviation", ► Abschn. 1.3.1),
— psychophysische Bestimmung der subjektiven visuellen Vertikalen (SVV) wie in **▣** Abb. 1.97, 1.98 und 1.99 dargestellt, oder – einfacher – mit dem sog. Eimervertikalentest (**▣** Abb. 1.9 und 1.10),
— Scanning-Laser-Ophthalmoskop (SLO) zur Messung der Augentorsion in der Rollebene (**▣** Abb. 1.100 und 1.101),
— Bestimmung der dynamischen Sehschärfe („dynamic visual acuity" (DVA), „VOR-Lesetest"), d. h. Messung der Abnahme des Visus bei Kopfdrehungen. Die DVA nimmt bei vielen Patienten mit BVP um mehr als 0,2 ab (Vital et al. 2010) als Ausdruck des VOR-Defizits.

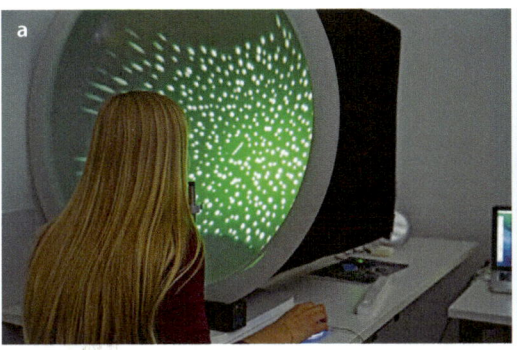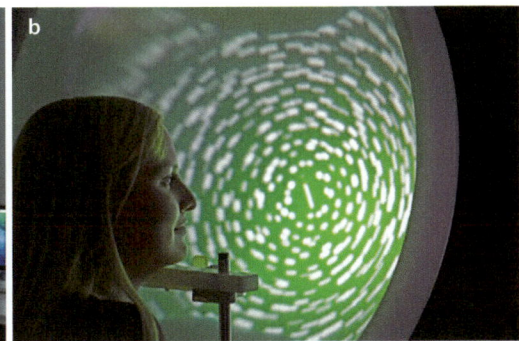

☑ **Abb. 1.99** Bestimmung der subjektiven visuellen Vertikalen (SVV). Zur Bestimmung der SVV sitzt der Patient aufrecht vor einer Halbkugel (Durchmesser 60 cm), in die er hineinschaut. Die Halbkugel ist größer als das Gesichtsfeld des Patienten, sodass sich der Patient z. B. nicht visuell an festen äußeren Strukturen räumlich orientieren kann. Der Halbkreis ist mit Punkten ausgeleuchtet, die sich drehen können. Ein kurzer Stab (14° im Blickfeld) wird in die Halbkugel auf Augenhöhe der Versuchsperson projiziert. Dieser soll vom Patienten mittels eines Potentiometers aus randomisierten Ausgangspositionen so gedreht werden, dass er subjektiv den Eindruck hat, der Stab stehe „vertikal". Die Abweichung des Stabs von der objektiven Vertikalachse wird in Grad gemessen und auf einem PC aufgezeichnet. Der Mittelwert von 10 Messungen ergibt die SVV. Unter diesen Bedingungen liegt der Referenzbereich (Mittelwert±2 SDs) für die SVV bei 0° ± 2,5°. Die Messung kann unter **a** statischen und **b** dynamischen Bedingungen erfolgen; bei Letzteren drehen sich die Punkte der Kugel entweder nach rechts oder nach links. Ferner wird eine Messung mit beiden Augen und jeweils einem Auge durchgeführt. Dies ist hilfreich bei der Differenzierung zwischen zentralen und peripheren Okulomotorikstörungen

1.4.5 Quantitative Untersuchung des Stand- und Gehvermögens

▪▪ **Posturografie**

Die Messung von Körperschwankungen und die Quantifizierung der verschiedenen Gangparameter hat inzwischen große klinische Bedeutung erlangt.

Mit der Posturografie (☑ Abb. 1.102 und 1.103) lassen sich die Körperschwankungen unter verschiedenen Bedingungen, z. B. mit offenen oder geschlossenen Augen, Stehen auf festem Untergrund oder Schaumstoff messen. Galt diese Methode über viele Jahre zwar als sensitiv, aber nicht spezifisch, so ermöglicht die Analyse mit einem neuronalen Netzwerk und semiautomatisierter Analyse der Schwankungsmuster (Krafczyk et al. 2006; Ahmadi et al. 2019) unter verschiedenen Bedingungen (z. B. Augen offen oder geschlossen, Stehen auf festem Untergrund oder auf Schaumstoff) in vielen Fällen eine spezifische Zuordnung und ist für Langzeitverlaufsuntersuchungen geeignet (Feil et al. 2015). Die Posturografie kann zu folgenden Diagnosen beitragen: peripher vestibuläres Defizit, zerebelläres Syndrom, orthostatischer Tremor (die beiden letzteren mittels Frequenzanalyse) sowie funktioneller Schwindel mit relativ vermehrtem Schwanken unter einfachen Bedingungen durch die Kokontraktion der agonistischen und antagonistischen Beinmuskeln (Brandt et al. 2012).

▪▪ **Quantitative Ganganalyse**

Die quantitative Ganganalyse, z. B. mit dem GAITRite (☑ Abb. 1.104), hat sich als hilfreich zur Diagnose verschiedener Gangstörungen und zur Beurteilung von Behandlungseffekten, insbesondere bei zerebellären Gangstörungen, erwiesen (Schniepp et al. 2011, 2012). Es werden verschiedene Parameter erfasst: Schrittgeschwindigkeit, Gangvariabilität, Spurbreite, Rhythmus, posturale Kontrolle und mögliche Asymmetrien. Deren quantitative Messung erfolgt unter verschiedenen Bedingungen: langsame, selbstgewählte und hohe Ganggeschwindigkeit, Augen offen, Augen geschlossen, Tandemgang sowie Ablenkung („dual task", z. B. Rückwärtszählen). Die Auswertung ist semiauto-

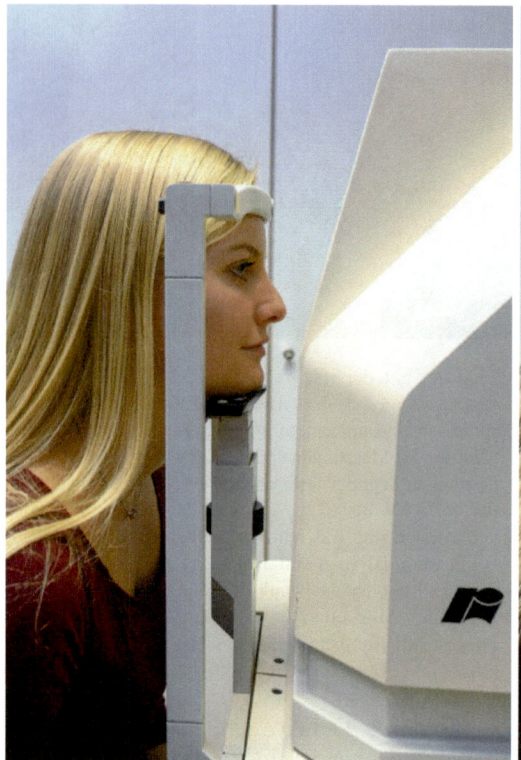 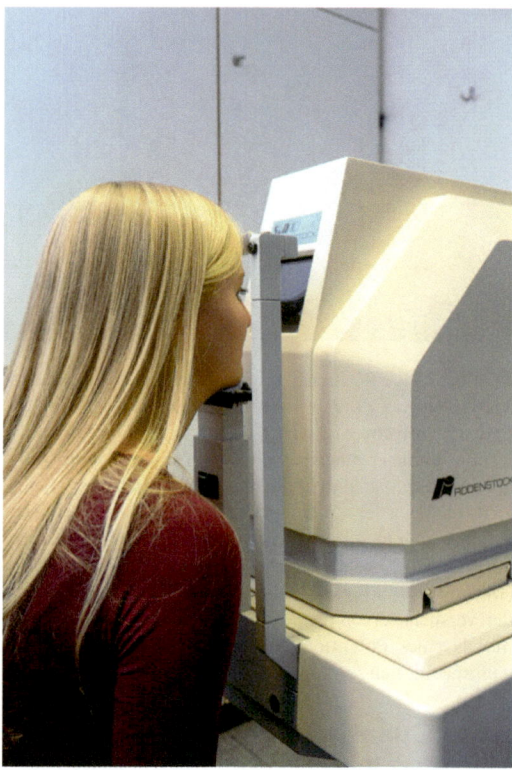

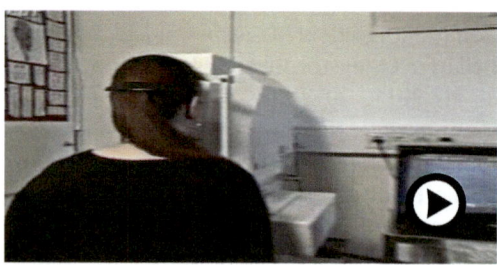

■ **Abb. 1.100** Messung der Augenposition in der Rollebene. Mithilfe des sog. Scanning-Laser-Ophthalmoskops
(SLO; Untersuchung auch mit einer Funduskamera möglich) kann der Augenhintergrund fotografiert werden.
Auf den Fundusfotografien lässt sich die Augenverrollung oder Augentorsion als Winkel zwischen der Horizontalen und dem sog. papillofovealen Meridian in Grad
bestimmen. Die Person sitzt dabei mit aufrechtem Kopf,
blickt in das SLO und fixiert einen Punkt. Eine medikamentös induzierte Mydriasis ist dazu nicht erforderlich
(ist jedoch notwendig, wenn die Bestimmung mittels kon-
ventioneller Fundusfotografie erfolgt). Gesunde Kontrollpersonen zeigen eine leichte Exzyklotropie beider Augen
in der Rollebene, d. h. eine Verrollung des rechten Auges
entgegen dem Uhrzeigersinn und des linken Auges im
Uhrzeigersinn (aus Sicht des Untersuchers). Der
Referenzbereich (±2 SDs) reicht von −1° bis 11,5°. Werte
außerhalb dieses Bereichs werden als pathologisch angesehen (z. B. kommt es bei einer peripheren vestibulären
Läsion zu einer ipsiversiven Exzyklotropie des ipsilateralen Auges und einer Inzyklotrophie des kontralateralen
Auges; d.h. gleichgerichteten Verrollung beider Augen)

■ **Abb. 1.101** Scanning-Laser-Ophthalmoskop
(▶ https://doi.org/10.1007/000-2jg)

matisiert und erlaubt oft eine Differenzierung
möglicher Ursachen: sensorische Defizite (vestibulär, insbesondere bilaterale Vestibulopathie
propriozeptiv, visuell), zerebelläre oder andere
zentrale sowie funktionelle Gangstörungen
(■ Abb. 1.105, 1.106, 1.107 und 1.108).

In vielen Fällen ermöglicht die Analyse
der Stand-, Gang- und Haltungsregulation
eine Unterscheidung zwischen peripheren
vestibulären und zentralen vestibulären Erkrankungen (■ Tab. 1.9 und 1.10).

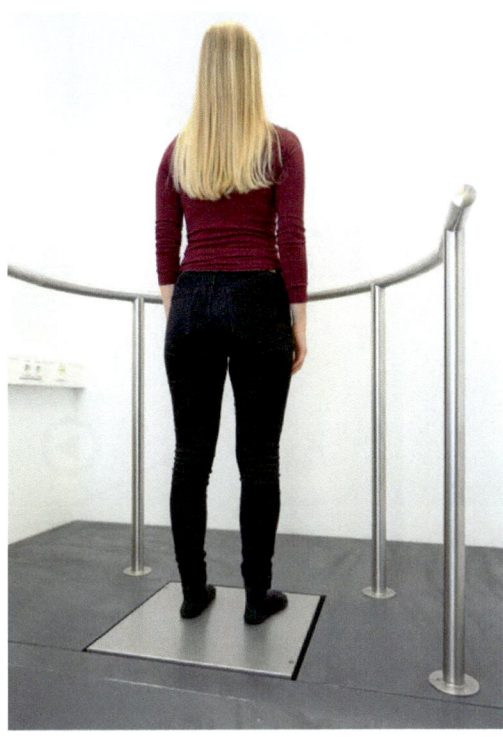

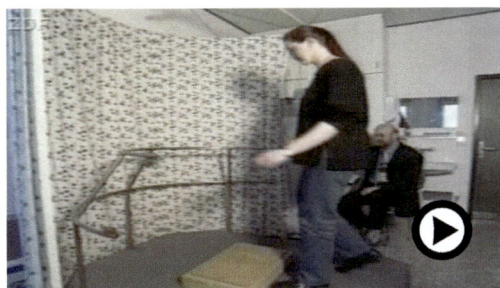

Abb. 1.103   Posturografie
(▶ https://doi.org/10.1007/000-2jh)

Abb. 1.102   Posturografie. Mit der Posturografie (hier Kistler-Plattform) lassen sich Stand- und Haltungsregulation untersuchen. Als Parameter dienen u. a. die Originalregistrierungen der Körperschwankungen nach rechts/links, vorne/hinten und oben/unten, die Frequenzanalyse der Schwankungen und die „sway-path"- (SP-, Schwingungsweg-) Werte. Der SP-Wert ist definiert als die Strecke, die der sog. Körperkraftschwerpunkt auf der Plattform innerhalb einer bestimmten Zeit zurücklegt. Diese Körperschwankungen bestehen auch bei Gesunden infolge einer inhärenten physiologischen Standunruhe und sind u. a. bei vestibulären Erkrankungen verstärkt. Die SP-Werte lassen sich automatisiert mittels PC in anteroposteriorer, mediolateraler und kraniokaudaler Richtung sowie als Summe dieser beiden Komponenten erfassen und werden als Summe der Distanzen zwischen zwei konsekutiven Messpunkten (die Einzelmessungen erfolgten alle 25 ms) berechnet

1.4.6   Weitere apparative Untersuchungen

Zur Klärung der Ätiologie der Störungen (DD: Ischämie, Hämorrhagie, Tumor, Entzündung, neurodegenerative Erkrankung,

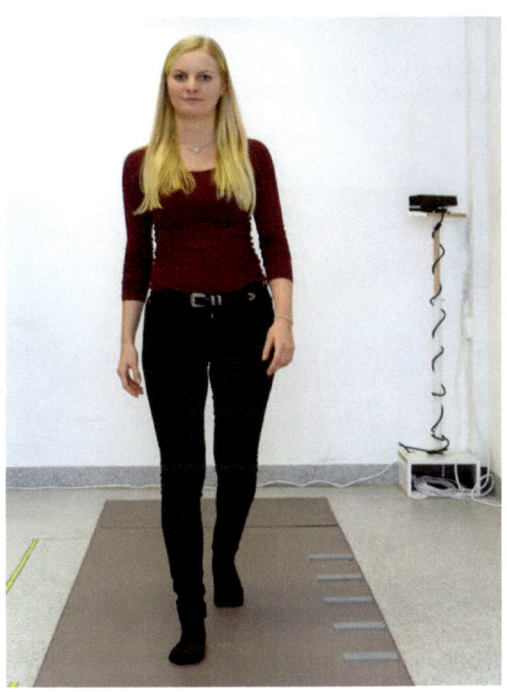

Abb. 1.104   Quantitative Ganganalyse. Es werden verschiedene Parameter erfasst und analysiert: Schrittgeschwindigkeit, Gangvariabilität, Rhythmus, mögliche Asymmetrien und Effekte bei Ablenkung

Malformation, Fraktur) sind zusätzlich bildgebende Verfahren indiziert:
- kraniale Magnetresonanztomografie mit Feinschichtung des Hirnstamms, Kleinhirnbrückenwinkels, Zerebellums und
- Magnetresonanztomografie des Felsenbeins mit Kontrastmittel für das Labyrinth sowie

1

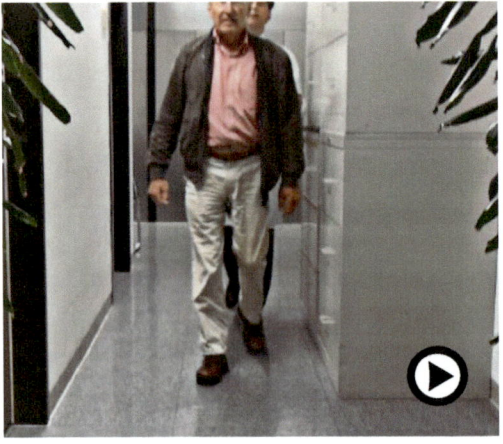

◘ **Abb. 1.105** Gangbild bei bilateraler Vestibulopathie (▶ https://doi.org/10.1007/000-2jj)

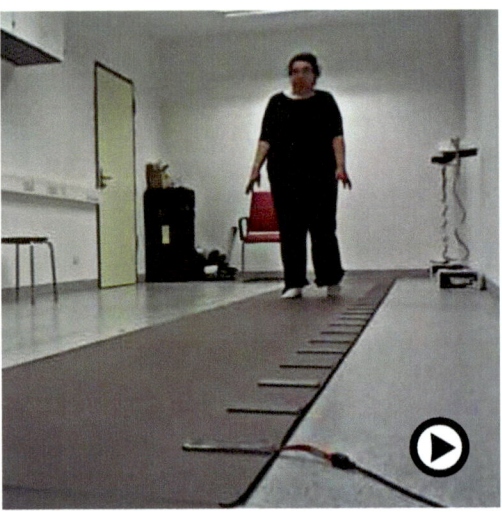

◘ **Abb. 1.107** Quantitative Ganganalyse bei zerebellärer Ataxie (▶ https://doi.org/10.1007/000-2jm)

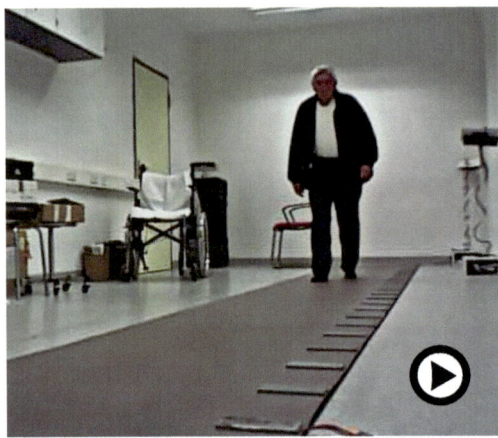
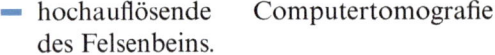

◘ **Abb.   1.106** Quantitative   Ganganalyse   bei Parkinsonsyndrom plus bilateraler Vestibulopathie (▶ https://doi.org/10.1007/000-2jk)

— hochauflösende   Computertomografie des Felsenbeins.

Bei V. a. eine Ischämie werden eine Dopplersonografie, insbesondere des hinteren Strombahngebiets und weitere kardiovaskuläre Diagnostik durchgeführt. Besteht der V. a. eine zentrale entzündliche Genese, sollten ergänzend eine Liquorpunktion sowie evozierte Potenziale erfolgen.

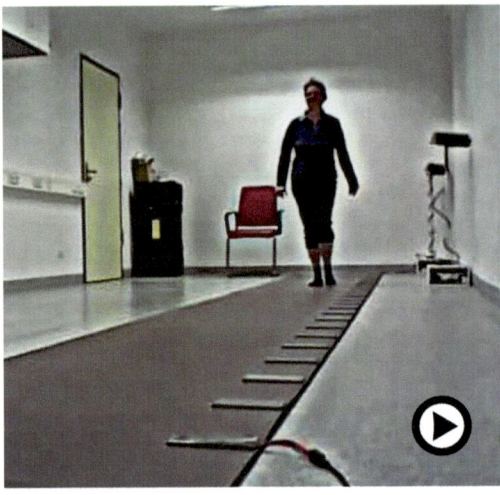

◘ **Abb. 1.108** Quantitative Ganganalyse bei funktioneller Gangstörung (▶ https://doi.org/10.1007/000-2jn)

Bildgebung des Felsenbeins, Kleinhirnbrückenwinkels, Hirnstamms und Zerebellums

Mithilfe der hochauflösenden Magnetresonanztomografie und/oder Computertomografie des Felsenbeins lassen sich z. B. folgende vestibuläre Erkrankungen zuverlässig nachweisen:

◻ **Tab. 1.9** Störungen der Stand- und Haltungsregulation bei peripheren vestibulären Störungen

Erkrankung	Richtung des Abweichens	Pathomechanismus
Akute unilaterale Vestibulopathie/Neuritis vestibularis	Ipsiversiv	Vestibuläre Tonusimbalance aufgrund eines Ausfalls des meist horizontalen und anterioren Bogengangs und Utrikulus
Tumarkinsche Otolithenkatastrophen: Sturzattacken bei Morbus Menière	Lateral ipsi- oder kontraversiv, plötzliche Stürze, meist ohne Bewusstseinsverlust	Schwankungen des Endolymphdrucks führen zu einer abnormen Otolithenstimulation oder -inhibition mit plötzlichem vestibulospinalem Tonusverlust
Tullio-Phänomen	Rückwärts, kontraversiv, diagonal	Stimulation der Otolithenorgane durch Töne bestimmter Frequenzen bei Syndromen des dritten mobilen Fensters
Vestibularisparoxysmie	Kontraversiv oder in verschiedene Richtungen	Neurovaskuläre Kompression des N. vestibulocochlearis mit Reizung (selten Hemmung) des N. vestibularis
Bilaterale Vestibulopathie	Verschiedene Richtungen	Ausfall vestibulospinaler Haltungsreflexe, Zunahme im Dunkeln und auf unebenem Untergrund

◻ **Tab. 1.10** Störung der Stand- und Haltungsregulation bei zentralen vestibulären Störungen

Erkrankung	Richtung des Abweichens	Pathomechanismus
Vestibuläre Epilepsie	Kontraversiv	Fokale Anfälle aufgrund epileptischer Entladungen des vestibulären Kortex
Thalamische Astasie (häufig übersehen)	Kontraversiv oder ipsiversiv	Vestibuläre Tonusimbalance bei posterolateralen (selten zentromedianen) Thalamusläsionen
„Ocular Tilt Reaction" (OTR)	Kontraversiv bei mesenzephalen Läsionen, ipsiversiv bei pontomedullären Läsionen, ipsi- oder kontraversiv bei einseitigen Kleinhirnläsionen	Tonusimbalance des VOR in der Rollebene bei Läsionen von Otolithen- und vertikalen Bogengangbahnen
„Paroxysmal Ocular Tilt Reaction"	Ipsiversiv bei mesenzephaler Exzitation, kontraversiv bei pontomedullären oder N. vestibularis-Exzitationen	Pathologische Erregung von Otolithen- und vertikalen Bogengangbahnen (VOR in der Rollebene)
Lateropulsion (z. B. Wallenberg-Syndrom)	Ipsiversiv diagonal	Zentrale vestibuläre Tonusimbalance (Roll- und Yaw-Ebene) mit Störung der Wahrnehmung der Vertikalen
Downbeat-Nystagmussyndrom	Nach hinten	Vestibuläre Tonusimbalance in der Pitch-Ebene

1

- Raumforderungen im Kleinhirnbrückenwinkel und inneren Gehörgang (z. B. Vestibularisschwannom) oder Mittelohr (z. B. Cholesteatom),
- posttraumatische Schwindelformen durch Felsenbeinfrakturen,
- akutes zentrales vestibuläres Syndrom durch faszikuläre oder nukleäre Läsionen des N. vestibularis in der Eintrittszone in den Hirnstamm (z. B. ischämische Läsion oder MS-Plaque).

Wichtig ist die Bildgebung auch für die folgende Diagnostik:
- entzündliche (z. B. Labyrinthitis, Cogan-Syndrom), hereditäre (z. B. Mondini-Alexander-Dysplasie) oder neoplastische (z. B. Meningeosis carcinomatosa) Innenohrerkrankungen,
- Vestibularisparoxysmie (durch Gefäß-Nerv-Kontakt); dieser findet sich aber auch bei etwa 45% aller Gesunden (Sivarasan et al. 2019), sodass die Bildgebung bei der Fragestellung vorwiegend zum Ausschluss anderer Pathologien, insbesondere Vestibularisschwannom und Hirnstammläsionen, erfolgt (▶ Abschn. 2.5).
- Syndrome des dritten mobilen Fensters, insbesondere Bogengangdehiszenzsyndrom (▶ Abschn. 2.6),
- akute unilaterale Vestibulopathie z. B. durch Herpes zoster mit Kontrastmittelaufnahme vom N. vestibulocochlearis,
- superfiziale Siderose, die oft auch den N. vestibulocochlearis betrifft und zu einer BVP Hörminderung und/oder Ataxie führen kann.

Beim Morbus Menière lässt sich der Endolymphhydrops indirekt durch die intratympanale (Nakashima et al. 2007) und intravenöse (Naganawa et al. 2017) Gabe von Gadolinium im Felsenbein-MRT darstellen (▶ Abschn. 2.4).

Wichtig für die Diagnose des akuten zentralen vestibulären Syndroms ist: Selbst ein unauffälliges hochauflösendes cMRT inklusive

DWI kann einen symptomatischen Schlaganfall im Bereich von Hirnstamm oder Kleinhirn innerhalb der ersten 24 h nicht ausschließen: 50% der MRT mit Läsionen <10 mm sind hier falsch-negativ (Saber Tehrani et al. 2014, 2018). Umso wichtiger sind eine entsprechende Anamnese und gezielte klinische Untersuchung, die der Bildgebung in der entscheidenden Akutphase überlegen sind.

Hochauflösende Computertomografie des Felsenbeins

Die modernen Mehrschicht-CT-Geräte ermöglichen eine räumlich sehr hoch auflösende Darstellung der knöchernen Felsenbeinstrukturen, insbesondere des ossären Labyrinths, des Fazialiskanals und der Otobasis. Eine Untersuchung im Spiralmodus mit 1 mm Schichtdicke, 1 mm Tischvorschub, 140 kV, 111 mA und 0,75 s Umlaufzeit ergibt z. B. eine Ortsauflösung von $0,3 \times 0,3 \times 1$ mm. Die Datenrekonstruktion erfolgt seitengetrennt. Typischerweise werden jeweils transversale und koronare Rekonstruktionen angefertigt, zusätzlich sind 3D-Oberflächenrekonstruktionen möglich. Eine Indikation zur Durchführung eines Felsenbein-CT besteht immer dann, wenn der Knochen mitbeurteilt werden soll, z. B. zum Nachweis der Syndrome des dritten mobilen Fensters, von Frakturen, Fehlbildungen (z. B. Mondini-Alexander-Dysplasie), Ossifikationen des Labyrinths bei chronischen Erkrankungen (z. B. Otosklerose oder Cogan-Syndrom) sowie zur Darstellung begleitender Knochenveränderungen bei benignen und malignen Raumforderungen (z. B. Cholesteatom, Cholesterolzyste, Jugularisdivertikel, Schwannom, Rhabdomyosarkom, Basaliom oder Adenokarzinom). Gerade bei den Bogengangdehiszenzsyndromen ist ein hochauflösendes Dünnschicht-CT (≤0,6 mm) mit 3D-Rekonstruktion parallel und senkrecht zum Bogengang (▶ Abschn. 2.6, ▶ Abb. 2.67) notwendig (Mau et al. 2018; Ho 2019) – idealerweise mit dem sog. Flat panel-CT (Tunkel et al. 2019) – insbesondere um keine falsch-pathologischen Befunde zu erheben.

Magnetresonanztomografie von Felsenbein und Kleinhirnbrückenwinkel

Die MRT-Untersuchung des Felsenbeins und des Kleinhirnbrückenwinkels wird in einer zirkularpolarisierten Kopfspule durchgeführt. In der Darstellung von tumorösen und entzündlichen Weichteilprozessen ist die MRT der CT deutlich überlegen; dies gilt insbesondere für das Felsenbein. Im Felsenbein liegen vielfältige anatomische Strukturen auf engstem Raum und stellen somit hohe Anforderungen an die MRT. Das Untersuchungsprotokoll sollte folgende (oder entsprechende) Sequenzen enthalten:

- Transversale Protonen- und T2-gewichtete schnelle Spin-Echo-Sequenz mit einem Doppelecho in 3 mm Schichtdicke und einem Schichtabstand von <0,8 mm zur Beurteilung des Hirnstamms und Kleinhirns.
- Transversale T1-gewichtete Sequenz (z. B. 2D-FLASH, Fast Low Angle Shot) mit einer Schichtdicke von 2 mm und einer Ortsauflösung von ca. 0,55 mm, vor und ggf. nach intravenöser Applikation eines MRT-Kontrastmittels; nach KM-Gabe empfiehlt sich zusätzlich die Durchführung einer koronaren Aufnahme.
- Hochauflösende stark T2-gewichtete 3D-Steady-State-Sequenz (z. B. 3D-CISS, Constructive Interference in Steady State oder 3D-FIESTA, Fast Imaging Employing Steady State Acquisition) von ca. 0,5 mm Ortsauflösung und 0,6–0,8 mm Schichtdicke. Diese Sequenz ist besonders geeignet, die Hirnnerven und die flüssigkeitsgefüllten Innenohrstrukturen darzustellen; sie ist Methode der Wahl bei der Frage nach Vorliegen eines pathologischen Gefäß-Nerv-Kontakts. Da es sich um eine 3D-Sequenz handelt, sind

multiplanare Rekonstruktionen in allen Raumrichtungen, insbesondere auch parallel zum Verlauf der jeweiligen Hirnnerven möglich. Durch das sog. MIP-Verfahren (Maximum Intensity Projection) können die signalintensen Strukturen des Innenohrs auch 3-dimensional in beliebiger Orientierung dargestellt werden.
- Bei Verdacht auf einen pathologischen Gefäß-Nerv-Kontakt wird als weitere Untersuchung eine MR-Angiografie (z. B. TOF, Time of Flight) ergänzt. Führt man die TOF-MRA vor und nach intravenöser Kontrastmittelapplikation durch, können sowohl Kontakte mit Arterien als auch mit Venen identifiziert und unterschieden werden.

1.5 Allgemeine Therapieprinzipien

Die Behandlung der verschiedenen Schwindelsyndrome umfasst in Abhängigkeit von der Ursache physikalische (◘ Tab. 1.11), medikamentöse (▶ Abschn. 1.5.2, ◘ Tab. 1.12 und 1.13; Übersichten in: Zwergal et al. 2019), psychotherapeutische und heute nur noch selten operative Maßnahmen (◘ Tab. 1.13). Vor Beginn der Therapie sollte der Patient auf die meist gute Prognose vieler Schwindelsyndrome hingewiesen werden, da diese oft einen günstigen Spontanverlauf haben (z. B. durch Besserung der peripheren vestibulären Funktion bei der akuten unilateralen Vestibulopathie und zentrale Kompensation der vestibulären Tonusimbalance oder spontane Heilung bei BPPV) und die meisten heute erfolgreich therapiert werden können.

Voraussetzungen einer wirksamen Therapie sind: korrekte Diagnose, spezifische Therapie je nach Ätiologie, bei Pharmakotherapie ausreichende Dosierung und Behandlungsdauer sowie grundsätzlich Ver-

1

◘ Tab. 1.11   Physikalisch-medizinische und Befreiungsmanöver bei Schwindel

Behandlungsverfahren	Indikationen
Physikalisch-medizinische Behandlungsverfahren	
Gleichgewichtstraining, vestibuläre Rehabilitation, Gangschulung, Sturzprophylaxe	Verbesserung der zentralen vestibulären Kompensation einer vestibulären Tonusdifferenz (z. B. akute unilaterale Vestibulopathie)
Gleichgewichtstraining	Habituation zur Prävention von Bewegungskrankheit
Befreiungsmanöver	
Sémont (Sémont et al. 1988) bzw. SémontPLUS (Strupp et al. 2021), Epley (Epley 1992)	Benigner peripherer paroxysmaler Lagerungsschwindel (BPPV) des posterioren Bogengangs
Lempert und Tiel-Wilck (Lempert und Tiel-Wilck 1996), modifiert nach Bhandari et al. (Bhandari et al. 2021b) Gufoni et al. (1988), Zuma (2016), Zuma e Maia et al. (2020)	BPPV des horizontalen Bogengangs
Yacovino (Yacovino et al. 2009), modifiziert nach Bhandari et al. (Bhandari et al. 2021a)	BPPV des anterioren Bogengangs

◘ Tab. 1.12   Antivertiginosa und Antiemetika (ges. gesch. Präparatenamen z. T. in Auswahl). Bei der Wahl der Präparate ist sorgfältig auf die potenziellen unerwünschten Wirkungen zu achten

Wirkstoffgruppe	Dosis	Wirkmechanismus
Antihistaminika		
Dimenhydrinat (Vomex A®)	Drg. (50 mg) alle 4–6 h oder Supp. (150 mg) 1–2/d	H1-Antagonist
Serotoninantagonisten		
Ondansetron	Tbl. 4–8 mg (bis 24 mg/d) oder 4–8 mg i.v.	5HT3-Antagonist
Benzodiazepine		
Diazepam (Valium®)	Tbl. (5 oder 10 mg) alle 4–6 h oder Injektionslösung10 mg i.m.	$GABA_A$-Agonist
Clonazepam (Rivotril®)	Tbl. (0,5 mg) alle 4–8 h	
Anticholinergika		
Scopolamin (Scopoderm TTS®)	Transdermal 1,0 mg/72 h	Muskarin-Antagonist

laufskontrollen durch den Arzt, um den Therapieeffekt und mögliche unerwünschte Wirkungen beurteilen, die Behandlung dementsprechend anpassen und auch um das Auftreten eines funktionellen Schwindels frühzeitig erkennen zu können.

◘ **Tab. 1.13**   Medikamentöse Therapie vestibulärer Schwindelsyndrome und Nystagmus, geordnet nach Wirkstoffgruppen

Wirkstoffgruppe	Indikation	Beispiel für Wirkstoff und Dosierung
Antiepileptika	Vestibularisparoxysmie (neurovaskuläre Kompression) Paroxysmale Ataxie bei MS Obliquus-superior-Myokymie Vestibuläre Epilepsie (sehr selten)	Lacosamid (100–400 mg/d) Oxcarbazepin (600–900 mg/d) Carbamazepin (400–800 mg/d)
	Vestibuläre Migräne	Zur Prophylaxe: Topiramat (50–150 mg/d) oder Rasagilin (1 mg)
Antivertiginosa	Symptomatisch gegen Übelkeit und Erbrechen bei akuten peripheren oder zentralen vestibulären Störungen Prophylaxe von Übelkeit und Erbrechen durch die Befreiungsmanöver beim BPPV Prophylaxe der Bewegungskrankheit Zentrales Lageerbrechen	Dimenhydrinat (50 mg alle 4–6 h) Ondansetron (4–8 mg) Diazepam (5–10 mg alle 4–6 h) bei allen keine Langzeittherapie
Betarezeptorenblocker	Vestibuläre Migräne	Zur Prophylaxe: z. B. Metoprololsuccinat (ca. 47,5–95 mg/d), Propanolol (40–80 mg/d)
Betahistin	Morbus Menière	Betahistindihydrochlorid (≥3-mal 96 mg/d), eventuell in Kombination mit Selegilin (5 mg/d) oder Rasagilin (1 mg)
Ototoxische Antibiotika	Morbus Menière, Tumarkinsche Otolithenkatastrophen (vestibuläre Drop Attacks)	Gentamicin (10–20 mg intratympanal in Abständen von 8–12 Wochen)
Chlorzoxazone	Downbeat-Nystagmus	Chlorzoxazon (1,5 g/d)
Kortikosteroide	Akute unilaterale Vestibuolpathie/ Neuritis vestibularis	Methylprednisolon (100 mg/d, Dosis jeden 4. Tag um 20 mg reduzieren)
	Akutes Cogan-Syndrom und andere autoimmunologische Innenohrerkrankungen	Methylprednisolon (1000 mg/d i.v. für 3-5 Tage, Reduzierung entsprechend Verlauf)
Kaliumkanalblocker: 4-Aminopyridin	Downbeat-Nystagmus Upbeat-Nystagmus	4-Aminopyridin retard (Fampridin 2 × 10 mg/d)
Kaliumkanalblocker: 4-Aminopyridin	Episodische Ataxie Typ 2	4-Aminopyridin retard (Fampridin 2 × 10 mg/d)
Carboanhydrasehemmer: Acetazolamid		Acetazolamid (250–1000 mg/d)
Selektive Serotoninwiederaufnahmehemmer (SSRI) oder andere Antidepressiva	Funktioneller Schwindel	z. B. Escitalopram (5–10 mg/d) morgens oder z. B. Mirtazapin (15–45 mg/d) abends
Acetyl-DL-Leucin	Bestimmte zerebelläre Ataxien wie Niemann-Pick Typ C oder Tay-Sach-Erkrankung	Acetyl-DL-Leucin (5 g/d)

1

1.5.1 Physikalisch-medizinische Behandlung

▪▪ Vestibuläre Rehabilitation, Gleich-gewichtstraining und Gangschulung

Gleichgewichtstraining führt sowohl zur Verbesserung der zentralen Kompensation akuter peripherer und zentraler vestibulärer Störungen als auch zur visuellen und somatosensorischen Substitution (Übersichten in: Hall et al. 2016; Dunlap et al. 2019). Diese Substitution konnte auch mittels fMRI nachgewiesen werden: bei Patienten mit BVP werden während visueller Stimulation größere Anteile visueller und multisensorischer Kortexareale aktiviert als bei altersgleichen Gesunden (Dieterich et al. 2007).

Die wichtigsten Indikationen für die vestibuläre Rehabilitation sind akute und chronische vestibuläre Defizite und zentrale Schwindelsyndrome z. B. nach Hirnstamm- oder Kleinhirninfarkten sowie zerebellärer Schwindel (Feil et al. 2019). Die Wirksamkeit der vestibulären Rehabilitation ist zumindest bei der akuten unilateralen Vestibulopathie durch mehrere randomisierte kontrollierte Studien gut belegt (Übersichten in: Dunlap et al. 2019; McDonnell und Hillier 2015). Es werden dabei jeweils spezielle Übungen für das vestibuläre, okulomotorische und somatosensorische System durchgeführt, zunächst unter Anleitung und dann durch den Patienten selbständig. Ideal sind tägliche Trainingseinheiten mit Gleichgewichts-training unter verschiedenen Bedingungen. Besonders wichtig sind Drehungen des Kopfes in den drei Ebenen des Raumes mit Fixation eines Blickziels (Lehnen et al. 2018; Meldrum und Jahn 2019), um die vestibuläre Tonusimbalance als Störreiz und damit Grundlage der vestibulären Kompensation zu verstärken; dann unter dynamischen Bedingungen in Kombination mit Gangschulung und ggf. Sturzprophylaxe. Die Nintendo Wii hat sich als zusätzliches einfaches und wirksames Hilfsmittel erwiesen (Jahn et al. 2018). Bei persistierenden Defiziten – wie bei der BVP – sollten die Übungen idealerweise dreimal täglich lebensbegleitend durchgeführt werden wobei sich für den Patienten ein Behandlungseffekt oft erst nach vielen Wochen bemerkbar macht.

Die Effektivität der vestibulären Rehabilitation hängt von vielen Faktoren ab wie Alter, Dauer der Symptome und Komorbiditäten. Insbesondere muskuloskeletale Erkrankungen, Beeinträchtigungen der Kognition sowie psychiatrische Störungen wie Depression oder Angst, vor allem Sturzangst, spielen eine wichtige Rolle (Whitney et al. 2020). Diese sollten vor Beginn der Behandlung evaluiert und berücksichtigt werden, um Frequenz, Dauer und Art der Therapie individuell abzustimmen.

▪▪ Befreiungsmanöver bei BPPV

Die Befreiungsmanöver beim BPPV (◼ Tab. 1.11, ▶ Abschn. 2.3) führen bei korrekter Durchführung in mehr als 95% aller Fälle innerhalb einiger Tage zur Beschwerdefreiheit (Übersicht in: Bhattacharyya et al. 2017; Zuma e Maia et al. 2020).

1.5.2 Pharmakotherapie

Die drei wesentlichen Indikationen für eine Pharmakotherapie sind

- die symptomatische Behandlung von Schwindel, Übelkeit/Erbrechen, die auf eine Dauer von ein bis maximal drei Tage beschränkt sein sollte,
- Verbesserung der zentralen Kompensation eines akuten vestibulären Syndroms, für deren Wirksamkeit es bislang nur präklinische Daten gibt, und
- wenn möglich, eine kausale Therapie der zugrundeliegenden Erkrankung.

Symptomatische Therapie von akutem Schwindel, Übelkeit/Erbrechen

In der akuten Phase, d. h. Tag 1 bis maximal 3, können Antivertiginosa gegeben werden (Übersicht in: Soto et al. 2013; Chabbert 2016; ◼ Tab. 1.12). Diese interagieren je nach Substanz mit folgenden Rezeptoren: Histamin (HR), Muskarin (MR), Dopamin (DR), Serotonin/5-HT3 (SR/5-HT3R) und/ oder GABA, was auch die verschiedenen unerwünschten Wirkung erklären kann.

- ▪ **H1R-Antagonisten**
- ▬ Die sog. First-Generation Antihistaminika haben einen kombinierten Effekt auf das periphere und zentrale vestibuläre System (Übersicht in: Chabbert 2016). Beispiele sind:
- ▬ *Dimenhydrinat* (Einzeldosen oral 50–100 mg) ist die Kombination aus Diphenhydramin, einem inversen Agonisten des H1-Rezeptors (H1R), und 8-Chlortheophyllin, einem Adenosinrezeptorantagonist, um die Müdigkeit als wesentliche unerwünschte Wirkung von Diphenhydramin zu reduzieren. Dimenhydrinat ist bei akutem Schwindel gut wirksam bei geringen unerwünschten Wirkungen.
- ▬ *Promethazin* (Einzeldosen oral 25–50 mg) ist ein moderater Muscarinrezeptor (MR)-Antagonist sowie Dopamin-D2-Rezeptor (D2R)-Antagonist (wie Neuroleptika) und kann deshalb auch zu einer Bewegungsstörung, der Tardiven Dyskinesie, führen.

- ▪ **H1R-Agonist und inverser H3R-Agonist, i.e., H3R-Antagonist**
- ▬ *Betahistin* ist die weltweit am häufigsten zur Behandlung von Schwindel eingesetzte Substanz (Agus et al. 2013). Es ist ein schwacher H1R-Agonist und inverser H3R-Agonist, d. h. H3R-Antagonist. Ein Cochrane-Review und eine Metaanalyse kommen zu dem Schluss, dass es bei akutem Schwindel möglicherweise wirksam ist (Murdin et al. 2016). In tierexperimentellen Studien konnte gezeigt werden, dass es die zentrale Kompensation verbessert. Hier sind hohe Dosierungen oder die Kombination mit einem Monoaminoxidase-B-Hemmer wie Selegilin, der den First-Pass-Effekt von Betahstin reduziert (Tighilet et al. 2018), deutlich wirksamer. Weitere tierexperimentelle Studien zeigten, dass der positive Effekt für die zentrale Kompensation auf der Aktivierung des H1R beruht (Chen et al. 2019). Analog zu den tierexperimentellen Studien können aufgrund der wahrscheinlich notwendigen hohen Plasmakonzentrationen bei akutem Schwindel höhere Dosierungen von ≥3 × 96 mg/d Betahistin oder die Kombination mit Selegilin oder Rasagilin wirksam sein; dazu liegen aber bislang keine klinischen Studien vor.

- ▪ **Serotonin-5-HT3-Rezeptor (5HT3R)-Antagonisten**
- ▬ 5HT3R-Antagonisten wie *Ondansetron* (Einzeldosen 4–8 mg) oder *Granisetron* (Einzeldosen 1–2 mg), diese sind bei akutem Schwindel und Emesis gut wirksam bei geringen unerwünschten Wirkungen.

- ▪ **$GABA_A$-Agonisten**
- ▬ Benzodiazepine wie *Lorazepam* (Einzeldosen 0,5–1,0 mg) sind $GABA_A$-Agonisten. GABA ist der wichtigste inhibitorische Transmitter vestibulärer Neurone. Bei starkem Schwindel sind Benzodiazepine gut wirksam, führen aber zu Müdigkeit und Schwankschwindel mit dem bekannten Risiko einer Abhängigkeit bei längerem Gebrauch.

- ▪ **Muskarinrezeptor(MR)-Antagonisten (Anticholinergika)**
- ▬ Diese wirken auf das periphere und zentrale vestibuläre System. *Scopolamin*, ein unspezifischer kompetetiver MR-Antagonist wird in Form von Scopoderm TTS Membranpflaster (1,5 mg) vorwiegend als Antiemetikum eingesetzt. Im Vordergrund stehen antimuskarinerge unerwünschte Wirkungen, sodass es zur Behandlung von Schwindel kaum eingesetzt wird.

1

- Dopamin-D_2-Rezeptor (D2R)-Antagonisten
- Dazu zählt das *Metoclopramid* (Einzeldosen 10 mg). Der im Vordergrund stehende antiemetische Effekt ist vorwiegend über eine Hemmung der D2R im Bereich der Area postrema (chemorezeptive Triggerzone) im Hirnstamm zu erklären. Daneben besteht noch ein sog. gastroprokinetischer Effekt (über MR). Die wesentlichen unerwünschten Wirkungen sind Bewegungsstörungen in Form einer fokalen Dystonie, Spätdyskinesien oder sog. Akathisie (krankhafte Bewegungsunruhe). Diese sind meist nicht reversibel, weshalb man mit dem Einsatz von D2R-Antagonisten zurückhaltend sein sollte.

Die Wirksamkeit dieser Substanzen für die o. g. Indikationen wurde in vielen Studie gezeigt (Übersicht in: Chabbert 2016). Die potenziellen unerwünschten Wirkungen, insbesondere die extrapyramidalen, sollten besonders berücksichtigt werden. Am günstigsten erscheinen deshalb der Einsatz von Dimenhydrinat (50–100 mg oral, rektal oder i.v. bis 400 mg/d) oder Setronen, z. B. Ondansetron (4–8 mg oral bis 24 mg/d oder 4–8 mg i.v.).

Da diese Pharmaka aber die vestibuläre Tonusimbalance reduzieren – die die wesentliche treibende Kraft der zentralen Kompensation darstellt – und (außer Betahistin, das den H1R aktiviert) sedierend wirken, können sie theoretisch die zentrale Kompensation verlangsamen (Dutia 2010). In einem Tiermodel der AUVP wurde z. B. gezeigt, dass der Kaliumkanalblocker 4-Aminopyridin zwar die posturale Instabilität reduziert, gleichzeitig aber die vestibuläre Kompensation verlangsamt (Beck et al. 2014) und zwar wahrscheinlich aufgrund einer Reduktion der vestibulären Tomusimbalance. Für die Klinik bedeutet dies, dass sedierende Antivertiginosa nur ein bis maximal drei Tage und nur bei schwerer Übelkeit und Erbrechen gegeben werden sollten.

Verbesserung der zentralen Kompensation eines akuten vestibulären Syndroms

Bislang konnte nur in tierexperimentellen Studien nachgewiesen werden, dass Betahistin (Chen et al. 2019; Tighilet et al. 2018), Acetyl-L-Leucin (Günther et al. 2015; Tighilet et al. 2015) und Gingko biloba (Lindner et al. 2019) die zentrale Kompensation einer akuten unilateralen Vestibulopathie verbessern. Überzeugende äquivalente prospektive placebokontrollierte klinische Studien liegen dazu bisher nicht vor.

Spezifische oder kausale Pharmakotherapie

Neben der o. g. symptomatischen Behandlung mit Antivertiginosa werden andere Pharmaka wirkungsvoll zur spezifischen und – wenn möglich – kausalen Therapie einzelner Schwindelsyndrome eingesetzt (◘ Tab. 1.13):

- Periphere vestibuläre Syndrome: Glukokortikoide zur Verbesserung der Erholung der peripheren vestibulären Funktion bei der AUVP/Neuritis vestibularis (Strupp et al. 2004b; Sjogren et al. 2019; Leong et al. 2021; Kim et al. 2022); Carbamazepin (Brandt et al. 2016), Oxcarbamazepin (Bayer et al. 2018) und Lacosamid (Strupp et al. 2019) bei der Vestibularisparoxysmie; oder intratympanales Gentamicin und Glukokortikoide bei Morbus Menière (Übersicht in: Naples et al. 2019; Hao et al. 2022).
- Zentrale vestibuläre Syndrome, einschließlich zerebellärer Schwindel: 4-Aminopyridin (Fampridin 2 × 10 mg/d) bei Downbeat- und Upbeat-Nystagmus, episodischer Ataxie Typ 2 (EA 2) und zerebellären Gangstörungen (Strupp et al. 2003; Strupp et al. 2004a; Kalla et al. 2004; Glasauer et al. 2005; Schniepp et al. 2011; Strupp et al. 2011a, b; Schniepp et al. 2012; Muth et al. 2021) (Übersicht in: Strupp et al. 2017); Acetazolamid bei der EA 2 (Muth et al. 2021); oder Acetyl-DL-Leucin bei bestimmten Formen zere-

☐ Tab. 1.14 Operative Behandlungsverfahren	
„Canal plugging", „resurfacing" oder „capping"	Bogengangdehiszenzsyndrome, häufigste Form: "superior canal dehiscence syndrome"
Operative Resektion oder Gamma-Knife/Cyber-Knife-Behandlung	Vestibularisschwannom, Hirnstammkavernom
Operative Resektion	Andere Raumforderungen der hinteren Schädelgrube (z. B. Vestibularisschwannom Meningeom, Arachnoidalzyste)
Neurovaskuläre Dekompression	Vestibularisparoxysmie (Ultima Ratio)
Vestibuläres Implantat (in Entwicklung)	Bilaterale Vestibulopathie

bellären Schwindels (Bremova et al. 2015; Kaya et al. 2020, 2021).

1.5.3 Psychotherapeutische Behandlungsverfahren

Der funktionelle Schwindel ist in unserer Ambulanz die häufigste Schwindelform. Deshalb kommt dessen Behandlung eine besondere Bedeutung zu, und zwar meist in Form einer kognitiven Verhaltenstherapie, z. B. mit Desensibilisierung durch Eigenexposition, in Kombination mit Psychoedukation und regelmäßigem Sport (Details: ▶ Kap. 5). Diese Behandlungsverfahren sollten auch bei sekundären psychischen und psychiatrischen Störungen von Patienten mit Schwindel eingesetzt werden.

1.5.4 Chirurgische Behandlung

Ist die Ursache von Schwindel z. B. ein Vestibularisschwannom oder ein Kavernom des Hirnstamms, so steht die chirurgische Behandlung oder Therapie mit Gamma-Knife/Cyberknife im Vordergrund (☐ Tab. 1.14). Darüber hinaus ist nur in ganz seltenen Fällen einer Vestibularisparoxysmie eine Operation erforderlich, wenn die Diagnose und die betroffene Seite sicher sind und der Patient auf eine medikamentöse Therapie eine über-

zeugende Besserung zeigte, diese aber nicht verträgt. Ferner ist bei den Syndromen des dritten mobilen Fensters (häufigste Form "superior semicircular canal dehiscence syndrome") eine operative Behandlung mit „canal plugging", „resurfacing" oder „capping" zu erwägen (▶ Abschn. 2.6.; ☐ Tab. 1.14).

Literatur

Literatur zu 1.1

Balaban CD (2016) Neurotransmitters in the vestibular system. Handb Clin Neurol 137:41–55

Balaban CD, Thayer JF (2001) Neurological bases for balance-anxiety links. J Anxiety Disord 15(1–2):53–79

Best C, Eckhardt-Henn A, Tschan R, Dieterich M (2009) Psychiatric morbidity and comorbidity in different vestibular vertigo syndromes. Results of a prospective longitudinal study over one year. J Neurol 256(1):58–65

Bigelow RT, Semenov YR, du Lac S, Hoffman HJ, Agrawal Y (2016) Vestibular vertigo and co-morbid cognitive and psychiatric impairment: the 2008 National Health Interview Survey. J Neurol Neurosurg Psychiatry 87(4):367–372

Brandt T, Daroff RB (1980) The multisensory physiological and pathological vertigo syndromes. Ann Neurol 7:195–203

Brandt T, Dieterich M (2017) The dizzy patient: don't forget disorders of the central vestibular system. Nat Rev Neurol 13(6):352–362

Brandt T, Dieterich M (2020) ‚Excess anxiety' and ‚less anxiety': both depend on vestibular function. Curr Opin Neurol 33(1):136–141

1

Cnyrim CD, Newman-Toker D, Karch C, Brandt T, Strupp M (2008) Bedside differentiation of vestibular neuritis from central „vestibular pseudoneuritis". J Neurol Neurosurg Psychiatry 79(4):458–460

Corrales CE, Bhattacharyya N (2016) Dizziness and death: an imbalance in mortality. Laryngoscope 126(9):2134–2136

Decker J, Limburg K, Henningsen P, Lahmann C, Brandt T, Dieterich M (2019) Intact vestibular function is relevant for anxiety related to vertigo. J Neurol 266(Suppl 1):89–92

Dieterich M, Staab JP (2017) Functional dizziness: from phobic postural vertigo and chronic subjective dizziness to persistent postural-perceptual dizziness. Curr Opin Neurol 30(1):107–113

Dieterich M, Staab JP, Brandt T (2016) Functional (psychogenic) dizziness. Handb Clin Neurol 139:447–468

Eckhardt-Henn A, Best C, Bense S, Breuer P, Diener G, Tschan R, Dieterich M (2008) Psychiatric comorbidity in different organic vertigo syndromes. J Neurol 255(3):420–428

Feil K, Strobl R, Schindler A, Krafczyk S, Goldschagg N, Frenzel C, Glaser M, Schöberl F, Zwergal A, Strupp M (2019) What is behind cerebellar vertigo and dizziness? Cerebellum 18(3):320–332

Formeister EJ, Rizk HG, Kohn MA, Sharon JD (2018) The epidemiology of vestibular migraine: a population-based survey study. Otol Neurotol 39(8):1037–1044

Hilber P, Cendelin J, Le GA, Machado ML, Tuma J, Besnard S (2019) Cooperation of the vestibular and cerebellar networks in anxiety disorders and depression. Prog Neuro-Psychopharmacol Biol Psychiatry 89:310–321

Hülse R, Biesdorf A, Hormann K, Stuck B, Erhart M, Hülse M, Wenzel A (2019) Peripheral vestibular disorders: an epidemiologic survey in 70 million individuals. Otol Neurotol 40(1):88–95

Kapfhammer HP, Huppert D, Grill E, Fitz W, Brandt T (2015) Visual height intolerance and acrophobia: clinical characteristics and comorbidity patterns. Eur Arch Psychiatry Clin Neurosci 265(5):375–385

Kattah JC, Talkad AV, Wang DZ, Hsieh YH, Newman-Toker DE (2009) HINTS to diagnose stroke in the acute vestibular syndrome: three-step bedside oculomotor examination more sensitive than early MRI diffusion-weighted imaging. Stroke 40(11):3504–3510

Lahmann C, Henningsen P, Brandt T, Strupp M, Jahn K, Dieterich M, Eckhardt-Henn A, Feuerecker R, Dinkel A, Schmid G (2015) Psychiatric comorbidity and psychosocial impairment among patients with vertigo and dizziness. J Neurol Neurosurg Psychiatry 86(3):302–308

Neuhauser HK (2016) The epidemiology of dizziness and vertigo. Handb Clin Neurol 137:67–82

Royl G, Ploner CJ, Mockel M, Leithner C (2010) Neurological chief complaints in an emergency room. Nervenarzt 81(10):1226–1230

Saber Tehrani AS, Kattah JC, Mantokoudis G, Pula JH, Nair D, Blitz A, Ying S, Hanley DF, Zee DS, Newman-Toker DE (2014) Small strokes causing severe vertigo: frequency of false-negative MRIs and nonlacunar mechanisms. Neurology 83(2):169–173

Saber Tehrani AS, Kattah JC, Kerber KA, Gold DR, Zee DS, Urrutia VC, Newman-Toker DE (2018) Diagnosing Stroke in Acute Dizziness and Vertigo: Pitfalls and Pearls. Stroke 49(3):788–79

Tarnutzer AA, Berkowitz AL, Robinson KA, Hsieh YH, Newman-Toker DE (2011) Does my dizzy patient have a stroke? A systematic review of bedside diagnosis in acute vestibular syndrome. CMAJ 183(9):E571–E592

Tarnutzer AA, Lee SH, Robinson KA, Wang Z, Edlow JA, Newman-Toker DE (2017) ED misdiagnosis of cerebrovascular events in the era of modern neuroimaging: a meta-analysis. Neurology 88(15):1468–1477

Wang Y, Chen ZP, Yang ZQ, Zhang XY, Li JM, Wang JJ, Zhu JN (2019) Corticotropin-releasing factor depolarizes rat lateral vestibular nuclear neurons through activation of CRF receptors 1 and 2. Neuropeptides 76:101934

Zwergal A, Dieterich M (2020) Vertigo and dizziness in the emergency room. Curr Opin Neurol 33(1):117–125

Literatur zu 1.2

Bisdorff A, von Brevern M, Lempert T, Newman-Toker DE (2009) Classification of vestibular symptoms: towards an international classification of vestibular disorders. J Vestib Res 19(1–2):1–13

Brandt T, Strupp M, Dieterich M (2014) Five keys for diagnosing most vertigo, dizziness, and imbalance syndromes: an expert opinion. J Neurol 261(1):229–231

Brandt T, Huppert D, Strupp M, Dieterich M (2015) Functional dizziness: diagnostic keys and differential diagnosis. J Neurol 262(8):1977–1980

Bremova T, Bayer O, Agrawal Y, Kremmyda O, Brandt T, Teufel J, Strupp M (2013) Ocular VEMPs indicate repositioning of otoconia to the utricle after successful liberatory maneuvers in benign paroxysmal positioning vertigo. Acta Otolaryngol 133(12):1297–1303

Feuerecker R, Habs M, Dieterich M, Strupp M (2015) Chronic subjective dizziness: fewer symptoms in the early morning – a comparison with bilateral vestibulopathy and downbeat nystagmus syndrome. J Vestib Res 25(2):67–72

Green KE, Pogson JM, Otero-Millan J, Gold DR, Tevzadze N, Saber Tehrani AS, Zee DS, Newman-Toker DE, Kheradmand A (2021) Opinion and Special Articles: Remote Evaluation of Acute Vertigo: Strategies and Technological Considerations. Neurology 96(1):34–38

Kerber KA (2020) Acute vestibular syndrome. Semin Neurol 40:59–66

Kuroda R, Nakada T, Ojima T, Serizawa M, Imai N, Yagi N, Tasaki A, Aoki M, Oiwa T, Ogane T, Mochizuki K, Kobari M, Miyajima H (2017) The TriAGe+ score for vertigo or dizziness: a diagnostic model for stroke in the emergency department. J Stroke Cerebrovasc Dis 26(5):1144–1153

Lee SH, Kim JS (2020) Differential diagnosis of acute vascular vertigo. Curr Opin Neurol 33:142–149

Leigh RJ, Zee D (2015) The neurology of eye movements, 5. Aufl. Oxford University Press, Oxford/New York

Lemos J, Strupp M (2022) Central positional nystagmus: an update. J Neurol. 269(4):1851–1860

Lopez-Escamez JA, Carey J, Chung WH, Goebel JA, Magnusson M, Mandala M, Newman-Toker DE, Strupp M, Suzuki M, Trabalzini F, Bisdorff A (2015) Diagnostic criteria for Meniere's disease. J Vestib Res 25(1):1–7

Navi BB, Kamel H, Shah MP, Grossman AW, Wong C, Poisson SN, Whetstone WD, Josephson SA, Johnston SC, Kim AS (2012) Rate and predictors of serious neurologic causes of dizziness in the emergency department. Mayo Clin Proc 87(11):1080–1088

Shah MU, Lotterman S, Roberts D, Eisen M (2019) Smartphone telemedical emergency department consults for screening of nonacute dizziness. Laryngoscope 129(2):466–469

Shaikh AG, Bronstein A, Carmona S, Cha YH, Cho C, Ghasia FF, Gold D, Green KE, Helmchen C, Ibitoye RT, Kattah J, Kim JS, Kothari S, Manto M, Seemungal BM, Straumann D, Strupp M, Szmulewicz D, Tarnutzer A, Tehrani A, Tilikete C, Welgampola M, Zalazar G, Kheradmand A (2021) Consensus on Virtual Management of Vestibular Disorders: Urgent Versus Expedited Care. Cerebellum 20(1):4–8

Tse D, Ramsay T, Lelli DA (2019) Novel use of portable audiometry to track hearing fluctuations in Meniere's disease: a pilot study. Otol Neurotol 40(2):e130–e134

Welgampola MS, Young AS, Pogson JM, Bradshaw AP, Halmagyi GM (2019) Dizziness demystified. Pract Neurol 19(6):492–501

Young AS, Lechner C, Bradshaw AP, MacDougall HG, Black DA, Halmagyi GM, Welgampola MS (2019) Capturing acute vertigo: a vestibular event monitor. Neurology 92(24):e2743–e2753

Zwergal A, Dieterich M (2020) Vertigo and dizziness in the emergency room. Curr Opin Neurol 33(1):117–125

Literatur zu 1.3

Bhattacharyya N, Gubbels SP, Schwartz SR, Edlow JA, El-Kashlan H, Fife T, Holmberg JM, Mahoney K, Hollingsworth DB, Roberts R, Seidman MD, Steiner RW, Do BT, Voelker CC, Waguespack RW, Corrigan MD (2017) Clinical practice guideline: benign paroxysmal positional vertigo (update). Otolaryngol Head Neck Surg 156(suppl 3):S1–S47

Brandt T, Dieterich M (1993) Skew deviation with ocular torsion: a vestibular brainstem sign of topographic diagnostic value. Ann Neurol 33(5):528–534

von Brevern M, Bertholon P, Brandt T, Fife T, Imai T, Nuti D, Newman-Toker D (2015) Benign paroxysmal positional vertigo: Diagnostic criteria. J Vestib Res 25(3–4):105–117

Büttner U, Helmchen C, Brandt T (1999) Diagnostic criteria for central versus peripheral positioning nystagmus and vertigo: a review. Acta Otolaryngol 119(1):1–5

Choi JY, Jung I, Jung JM, Kwon DY, Park MH, Kim HJ, Kim JS (2016) Characteristics and mechanism of perverted head-shaking nystagmus in central lesions: video-oculography analysis. Clin Neurophysiol 127(9):2973–2978

Dieterich M, Brandt T (1992) Wallenberg's syndrome: lateropulsion, cyclorotation, and subjective visual vertical in thirty-six patients. Ann Neurol 31(4):399–408

Dieterich M, Brandt T (1993) Ocular torsion and tilt of subjective visual vertical are sensitive brainstem signs. Ann Neurol 33(3):292–299

Eggers SDZ, Bisdorff A, von BM, Zee DS, Kim JS, Perez-Fernandez N, Welgampola MS, Della Santina CC, Newman-Toker DE (2019) Classification of vestibular signs and examination techniques: nystagmus and nystagmus-like movements. J Vestib Res 29(2–3):57–87

Feil K, Strobl R, Schindler A, Krafczyk S, Goldschagg N, Frenzel C, Glaser M, Schöberl F, Zwergal A, Strupp M (2019) What is behind cerebellar vertigo and dizziness? Cerebellum 18(3):320–332

Halmagyi GM, Curthoys IS (1988) A clinical sign of canal paresis. Arch Neurol 45:737–739

Halmagyi GM, McGarvie LA, Strupp M (2020) Nystagmus goggles: how to use them, what you find and what it means. Pract Neurol 20(6):446–450

Hüfner K, Barresi D, Glaser M, Linn J, Adrion C, Mansmann U, Brandt T, Strupp M (2008) Vestibular paroxysmia: diagnostic features and medical treatment. Neurology 71(13):1006–1014

1

Huh YE, Kim JS (2011) Patterns of spontaneous and head-shaking nystagmus in cerebellar infarction: imaging correlations. Brain 134(Pt 12):3662–3671

Leigh RJ, Zee DS (2015) The neurology of eye movements, 5. Auflag. Oxford University Press, Oxford, New York

Raphan T, Matsuo V, Cohen B (1979) Velocity storage in the vestibulo-ocular reflex arc (VOR). Exp Brain Res 35(2):229–248

Schniepp R, Möhwald K, Wuehr M (2019) Clinical and automated gait analysis in patients with vestibular, cerebellar, and functional gait disorders: perspectives and limitations. J Neurol 266(Suppl 1):118–122

Strupp M, Fischer C, Hanss L, Bayer O (2014) The takeaway Frenzel goggles: a Fresnel-based device. Neurology 83(14):1241–1245

Strupp M, Straumann D, Helmchen C (2021a) Central Ocular Motor Disorders: Clinical and Topographic Anatomical Diagnosis, Syndromes and Underlying Diseases. Klin Monbl Augenheilkd 238(11):1197–1211

Strupp M, Straumann D, Helmchen C (2021b) Nystagmus: Diagnosis, Topographic Anatomical Localization and Therapy. Klin Monbl Augenheilkd 238(11):1186–1195

Yang TH, Lee J, Oh SY, Kang JJ, Kim JS, Dieterich M (2020) Clinical implications of head-shaking nystagmus in central and peripheral vestibular disorders: Is perverted head-shaking nystagmus specific for central vestibular pathology? Eur J Neurol 27(7):1296–1303

Yip CW, Glaser M, Frenzel C, Bayer O, Strupp M (2016) Comparison of the bedside head-impulse test with the video head-impulse test in a clinical practice setting: a prospective study of 500 outpatients. Front Neurol 7:58

Zwergal A, Rettinger N, Frenzel C, Frisen L, Brandt T, Strupp M (2009) A bucket of static vestibular function. Neurology 72:1689–1692

Literatur zu 1.4

Agrawal Y, van de Berg R, Wuyts F, Walther L, Magnusson M, Oh E, Sharpe M, Strupp M (2019) Presbyvestibulopathy: diagnostic criteria consensus document of the classification committee of the Barany Society. J Vestib Res 29(4):161–170

Ahmadi SA, Vivar G, Frei J, Nowoshilow S, Bardins S, Brandt T, Krafczyk S (2019) Towards computerized diagnosis of neurological stance disorders: data mining and machine learning of posturography and sway. J Neurol 266(Suppl 1):108–117

Bachmann K, Sipos K, Lavender V, Hunter LL (2018) Video head impulse testing in a pediatric population: normative findings. J Am Acad Audiol 29(5):417–426

Bárány R (1907) New methods of examination of the semicircular canals and their practical significance. Ann Otol, Rhinol Laryngol 16:755–761

Bartl K, Lehnen N, Kohlbecher S, Schneider E (2009) Head impulse testing using video-oculography. Ann NY Acad Sci 1164:331–333

Brandt T, Strupp M, Novozhilov S, Krafczyk S (2012) Artificial neural network posturography detects the transition of vestibular neuritis to phobic postural vertigo. J Neurol 259(1):182–184

Bruner A, Norris TW (1971) Age-related changes in caloric nystagmus. Acta Otolaryngol Suppl 282:1–24

Chihara Y, Iwasaki S, Murofushi T, Yagi M, Inoue A, Fujimoto C, Egami N, Ushio M, Karino S, Sugasawa K, Yamasoba T (2012) Clinical characteristics of inferior vestibular neuritis. Acta Otolaryngol 132(12):1288–1294

Colebatch JG, Rosengren SM, Welgampola MS (2016) Vestibular-evoked myogenic potentials. Handb Clin Neurol 137:133–155

Curthoys IS (2012) The interpretation of clinical tests of peripheral vestibular function. Laryngoscope 122(6):1342–1352

Curthoys IS, Dlugaiczyk J (2020) Physiology, clinical evidence and diagnostic relevance of sound-induced and vibration-induced vestibular stimulation. Curr Opin Neurol 33(1):126–135

Curthoys IS, Iwasaki S, Chihara Y, Ushio M, McGarvie LA, Burgess AM (2011) The ocular vestibular-evoked myogenic potential to air-conducted sound; probable superior vestibular nerve origin. Clin Neurophysiol 122(3):611–616

Dieterich M, Brandt T (2019) Perception of Verticality and Vestibular Disorders of Balance and Falls. Front Neurol 10:172

Ertl M, Boegle R, Kirsch V, Dieterich M (2016) On the impact of examiners on latencies and amplitudes in cervical and ocular vestibular-evoked myogenic potentials evaluated over a large sample (N = 1,038). Eur Arch Otorhinolaryngol 273(2):317–323

Falls C (2019) Videonystagmography and Posturography. Adv Otorhinolaryngol 82:32–38

Feil K, Böttcher N, Guri F, Krafczyk S, Schöberl F, Zwergal A, Strupp M (2015) Long-term course of orthostatic tremor in serial posturographic measurement. Parkinsonism Relat Disord 21(8):905–910

Fife TD, Colebatch JG, Kerber KA, Brantberg K, Strupp M, Lee H, Walker MF, Ashman E, Fletcher J, Callaghan B, Gloss DS (2017) Practice guideline: cervical and ocular vestibular evoked myogenic potential testing: report of the guideline development, dissemination, and implementation subcommittee of the American Academy of Neurology. Neurology 89(22):2288–2296

Furman JM (2016) Rotational testing. Handb Clin Neurol 137:177–186

Goulson AM, McPherson JH, Shepard NT (2014) Background and introduction to whole-body rotational testing. In: Jacobson GP, Shepard NT (Hrsg) Balance function assessment and management. Plural Publishing Inc., San Diego, USA

Halmagyi GM, Chen L, MacDougall HG, Weber KP, McGarvie LA, Curthoys IS (2017) The video head impulse test. Front Neurol 8:258

Ho ML (2019) Third window lesions. Neuroimaging Clin N Am 29(1):57–92

Jongkees LB, Maas J, Philipszoon A (1962) Clinical electronystagmography: a detailed study of electronystagmography in 341 patients with vertigo. Pract Otorhinolaryngol Basel 24:65–93

Krafczyk S, Tietze S, Swoboda W, Valkovic P, Brandt T (2006) Artificial neural network: a new diagnostic posturographic tool for disorders of stance. Clin Neurophysiol 117(8):1692–1698

Larrazabal AJ, Garcia Cena CE, Martinez CE (2019) Video-oculography eye tracking towards clinical applications: A review. Comput Biol Med 108:57–66

Lee SH, Yoo MH, Park JW, Kang BC, Yang CJ, Kang WS, Ahn JH, Chung JW, Park HJ (2018) Comparison of video head impulse test (vHIT) gains between two commercially available devices and by different gain analytical methods. Otol Neurotol 39(5):e297–e300

Lopez-Escamez JA, Carey J, Chung WH, Goebel JA, Magnusson M, Mandala M, Newman-Toker DE, Strupp M, Suzuki M, Trabalzini F, Bisdorff A (2015) Diagnostic criteria for Meniere's disease. J Vestib Res 25(1):1–7

MacDougall HG, Weber KP, McGarvie LA, Halmagyi GM, Curthoys IS (2009) The video head impulse test: diagnostic accuracy in peripheral vestibulopathy. Neurology 73(14):1134–1141

Maes L, Dhooge I, De VE, D'haenens W, Bockstael A, Keppler H, Philips B, Swinnen F, Vinck BM (2008) Normative data and test-retest reliability of the sinusoidal harmonic acceleration test, pseudorandom rotation test and velocity step test. J Vestib Res 18(4):197–208

Mallinson AI, Longridge NS (2004) Caloric response does not decline with age. J Vestib Res 14(5):393–396

Manzari L, Burgess AM, MacDougall HG, Curthoys IS (2013) Vestibular function after vestibular neuritis. Int J Audiol 52(10):713–718

Matino-Soler E, Esteller-More E, Martin-Sanchez JC, Martinez-Sanchez JM, Perez-Fernandez N (2015) Normative data on angular vestibulo-ocular responses in the yaw axis measured using the video head impulse test. Otol Neurotol 36(3):466–471

Mau C, Kamal N, Badeti S, Reddy R, Ying YM, Jyung RW, Liu JK (2018) Superior semicircular canal dehiscence: Diagnosis and management. J Clin Neurosci 48:58–65

McGarvie LA, MacDougall HG, Halmagyi GM, Burgess AM, Weber KP, Curthoys IS (2015) The video head impulse test (vHIT) of semicircular canal function – age-dependent normative values of VOR gain in healthy subjects. Front Neurol 6:154

Murnane O, Mabrey H, Pearson A, Byrd S, Akin F (2014) Normative data and test-retest reliability

of the SYNAPSYS video head impulse test. J Am Acad Audiol 25(3):244–252

Murofushi T, Halmagyi GM, Yavor RA, Colebatch JG (1996) Absent vestibular evoked myogenic potentials in vestibular neurolabyrinthitis. An indicator of inferior vestibular nerve involvement? Arch Otolaryngol Head Neck Surg 122(8): 845–848

Nakashima T, Naganawa S, Sugiura M, Teranishi M, Sone M, Hayashi H, Nakata S, Katayama N, Ishida IM (2007) Visualization of endolymphatic hydrops in patients with Meniere's disease. Laryngoscope 117(3):415–420

Naganawa S, Kawai H, Taoka T, Sone M (2017) Improved HYDROPS: Imaging of Endolymphatic Hydrops after Intravenous Administration of Gadolinium. Magn Reson Med Sci 16(4):357–361

Noij KS, Herrmann BS, Guinan JJ, Jr., Rauch SD (2019) Toward optimizing cVEMP: 2,000-Hz tone bursts improve the detection of superior canal dehiscence. Audiol Neurootol 23(6):335–344

Noij KS, Rauch SD (2020) Vestibular evoked myogenic potential (VEMP) testing for diagnosis of superior semicircular canal dehiscence. Front Neurol 11:695

Oh SY, Kim JS, Yang TH, Shin BS, Jeong SK (2013) Cervical and ocular vestibular-evoked myogenic potentials in vestibular neuritis: comparison between air- and bone-conducted stimulation. J Neurol 260(8):2102–2109

Peterka RJ, Black FO, Schoenhoff MB (1990) Age-related changes in human vestibulo-ocular reflexes: sinusoidal rotation and caloric tests. J Vestib Res 1(1):49–59

Rosengren SM, Welgampola MS, Taylor RL (2018) Vestibular-evoked myogenic potentials in bilateral vestibulopathy. Front Neurol 9:252

Rosengren SM, Colebatch JG, Young AS, Govender S, Welgampola MS (2019) Vestibular evoked myogenic potentials in practice: methods, pitfalls and clinical applications. Clin Neurophysiol Pract 4:47–68

Saber Tehrani AS, Kattah JC, Mantokoudis G, Pula JH, Nair D, Blitz A, Ying S, Hanley DF, Zee DS, Newman-Toker DE (2014) Small strokes causing severe vertigo: frequency of false-negative MRIs and nonlacunar mechanisms. Neurology 83:(2)169–173

Saber Tehrani AS, Kattah JC, Kerber KA, Gold DR, Zee DS, Urrutia VC, Newman-Toker DE (2018) Diagnosing stroke in acute dizziness and vertigo: pitfalls and pearls. Stroke 49(3):788–795

Schniepp R, Wuehr M, Ackl N, Danek A, Brandt T, Strupp M, Jahn K (2011) 4-aminopyridine improves gait variability in cerebellar ataxia due to CACNA1A mutation. J Neurol 258(9):1708–1711

Schniepp R, Wuehr M, Neuhaeusser M, Kamenova M, Dimitriadis K, Klopstock T, Strupp M, Brandt T, Jahn K (2012) Locomotion speed deter-

1

mines gait variability in cerebellar ataxia and vestibular failure. Mov Disord 27(1):125–131

Schniepp R, Möhwald K, Wuehr M (2019) Clinical and automated gait analysis in patients with vestibular, cerebellar, and functional gait disorders: perspectives and limitations. J Neurol 266 (Suppl 1):118–122

Shepard NT, Jacobson GP (2016) The caloric irrigation test. Handb Clin Neurol 137:119–131

Sivarasan N, Touska P, Murdin L, Connor S (2019) MRI findings in vestibular paroxysmia – an observational study. J Vestib Res 29(2–3):137–145

Strupp M, Kim JS, Murofushi T, Straumann D, Jen JC, Rosengren SM, Della Santina CC, Kingma H (2017) Bilateral vestibulopathy: diagnostic criteria consensus document of the classification committee of the Barany Society. J Vestib Res 27(4):177–189

Strupp M, Kichler A, McGarvie L, Kremmyda O (2018) The video head impulse test: a right-left imbalance. J Neurol 265(Suppl 1):40–43

Strupp M, Grimberg J, Teufel J, Laurell G, Kingma H, Grill E (2020) Worldwide survey on laboratory testing of vestibular function. Neurol Clin Pract 10:(5)379–387

Taylor RL, Welgampola MS (2019) Otolith function testing. Adv Otorhinolaryngol 82:47–55

Tse D, Ramsay T, Lelli DA (2019) Novel use of portable audiometry to track hearing fluctuations in Meniere's disease: a pilot study. Otol Neurotol 40(2):e130–e134

Tunkel AE, Carey JP, Pearl M (2019) Flat panel computed tomography in the diagnosis of superior semicircular canal dehiscence syndrome. Otol Neurotol 40(2):213–217

van de Berg R, Rosengren S, Kingma H (2018) Laboratory examinations for the vestibular system. Curr Opin Neurol 31:(1)111–116

Van der Stappen A, Wuyts FL, Van de Heyning PH (2000) Computerized electronystagmography: normative data revisited. Acta Otolaryngol 120(6):724–730

van Dooren TS, Starkov D, Lucieer FMP, Vermorken B, Janssen AML, Guinand N, Perez-Fornos A, Van R, V, Kingma H, van de Berg R (2020) Comparison of three video head impulse test systems for the diagnosis of bilateral vestibulopathy. J Neurol 267(Suppl 1):256–264

Verrecchia L, Brantberg K, Tawfique Z, Maoli D (2019) Diagnostic accuracy of ocular vestibular evoked myogenic potentials for superior canal dehiscence syndrome in a large cohort of dizzy patients. Ear Hear 40(2):287–294

Vital D, Hegemann SC, Straumann D, Bergamin O, Bockisch CJ, Angehrn D, Schmitt KU, Probst R (2010) A new dynamic visual acuity test to assess peripheral vestibular function. Arch Otolaryngol Head Neck Surg 136(7):686–691

Wall C 3rd, Black FO, Hunt AE (1984) Effects of age, sex and stimulus parameters upon vestibulo- ocu-

lar responses to sinusoidal rotation. Acta Otolaryngol Stockh 98(3–4):270–278

Yang CJ, Lee JY, Kang BC, Lee HS, Yoo MH, Park HJ (2016) Quantitative analysis of gains and catch-up saccades of video-head-impulse testing by age in normal subjects. Clin Otolaryngol 41(5): 532–538

Zingler VC, Weintz E, Jahn K, Bötzel K, Wagner J, Huppert D, Mike A, Brandt T, Strupp M (2008) Saccular function less affected than canal function in bilateral vestibulopathy. J Neurol 255(9): 1332–1336

Literatur zu 1.5

Agus S, Benecke H, Thum C, Strupp M (2013) Clinical and demographic features of vertigo: findings from the REVERT registry. Front Neurol 4:48

Bayer O, Bremova T, Strupp M, Hüfner K (2018) A randomized double-blind, placebo-controlled, cross-over trial (Vestparoxy) of the treatment of vestibular paroxysmia with oxcarbazepine. J Neurol 265(2):291–298

Beck R, Günther L, Xiong G, Potschka H, Boning G, Bartenstein P, Brandt T, Jahn K, Dieterich M, Strupp M, la FC, Zwergal A (2014) The mixed blessing of treating symptoms in acute vestibular failure--evidence from a 4-aminopyridine experiment. Exp Neurol 261:638-645

Bhandari A, Bhandari R, Kingma H, Strupp M (2021a) Diagnostic and Therapeutic Maneuvers for Anterior Canal BPPV Canalithiasis: Three-Dimensional Simulations. Front Neurol 12:740599

Bhandari A, Bhandari R, Kingma H, Zuma e Maia, Strupp M (2021b) Three-dimensional simulations of six treatment maneuvers for horizontal canal benign paroxysmal positional vertigo canalithiasis. Eur J Neurol 28(12):4178–4183

Brandt T, Strupp M, Dieterich M (2016) Vestibular paroxysmia: a treatable neurovascular cross-compression syndrome. J Neurol 263(Suppl 1):90–96

Bremova T, Malinova V, Amraoui Y, Mengel E, Reinke J, Kolnikova M, Strupp M (2015) Acetyl-dl-leucine in Niemann-Pick type C: a case series. Neurology 85(16):1368–1375

Chabbert C (2016) Principles of vestibular pharmacotherapy. Handb Clin Neurol 137:207–218

Chen ZP, Zhang XY, Peng SY, Yang ZQ, Wang YB, Zhang YX, Chen X, Wang JJ, Zhu JN (2019) Histamine H1 receptor contributes to vestibular compensation. J Neurosci 39(3):420–433

Dieterich M, Bauermann T, Best C, Stoeter P, Schlindwein P (2007) Evidence for cortical visual substitution of chronic bilateral vestibular failure (an fMRI study). Brain 130(Pt 8):2108–2116

Dunlap PM, Holmberg JM, Whitney SL (2019) Vestibular rehabilitation: advances in peripheral and central vestibular disorders. Curr Opin Neurol 32(1):137–144

Dutia MB (2010) Mechanisms of vestibular compensation: recent advances. Curr Opin Otolaryngol Head Neck Surg 18(5):420–424

Epley JM (1992) The canalith repositioning procedure: for treatment of benign paroxysmal positional vertigo. Otolaryngol Head Neck Surg 107(3):399–404

Feil K, Strobl R, Schindler A, Krafczyk S, Goldschagg N, Frenzel C, Glaser M, Schöberl F, Zwergal A, Strupp M (2019) What is behind cerebellar vertigo and dizziness? Cerebellum 18(3): 320–332

Glasauer S, Kalla R, Büttner U, Strupp M, Brandt T (2005) 4-aminopyridine restores visual ocular motor function in upbeat nystagmus. J Neurol Neurosurg Psychiatry 76(3):451–453

Gufoni M, Mastrosimone L, Di NF (1998) [Repositioning maneuver in benign paroxysmal vertigo of horizontal semicircular canal]. Acta Otorhinolaryngol Ital 18:(6)363–367

Günther L, Beck R, Xiong G, Potschka H, Jahn K, Bartenstein P, Brandt T, Dutia M, Dieterich M, Strupp M, la Fougere C, Zwergal A (2015) N-acetyl-L-leucine accelerates vestibular compensation after unilateral labyrinthectomy by action in the cerebellum and thalamus. PLoS One 10(3):e0120891

Hall CD, Herdman SJ, Whitney SL, Cass SP, Clendaniel RA, Fife TD, Furman JM, Getchius TS, Goebel JA, Shepard NT, Woodhouse SN (2016) Vestibular rehabilitation for peripheral vestibular hypofunction: an evidence-based clinical practice guideline: from the American physical therapy association neurology section. J Neurol Phys Ther 40(2):124–155

Hao W, Yu H, Li H (2022) Effects of intratympanic gentamicin and intratympanic glucocorticoids in Meniere's disease: a network meta-analysis. J Neurol 269:(1)72–86

Jahn K, Saul AK, Elstner M, Sapa K, Kellerer S (2018) Vestibular rehabilitation therapy and Nintendo Wii balance board training both improve postural control in bilateral vestibulopathy. J Neurol 265(Suppl 1):70–73

Kalla R, Glasauer S, Schautzer F, Lehnen N, Büttner U, Strupp M, Brandt T (2004) 4-aminopyridine improves downbeat nystagmus, smooth pursuit, and VOR gain. Neurology 62(7):1228–1229

Kaya E, Smith DA, Smith C, Boland B, Strupp M, Platt FM (2020) Beneficial effects of acetyl-DL-leucine (ADLL) in a mouse model of sandhoff disease. J Clin Med 9(4)

Kaya E, Smith DA, Smith C, Morris L, Bremova-Ertl T, Cortina-Borja M, Fineran P, Morten KJ, Poulton J, Boland B, Spencer J, Strupp M, Platt FM (2021) Acetyl-leucine slows disease progression in lysosomal storage disorders. Brain Commun 3(1):fcaa148

Kim G, Seo JH, Lee SJ, Lee DH (2022) Therapeutic effect of steroids on vestibular neuritis: Systematic review and meta-analysis. Clin Otolaryngol 47(1):34–43

Lehnen N, Kellerer S, Knorr AG, Schlick C, Jahn K, Schneider E, Heuberger M, Ramaioli C (2018) Head-movement-emphasized rehabilitation in bilateral vestibulopathy. Front Neurol 9:562

Leong KJ, Lau T, Stewart V, Canetti EFD (2021) Systematic review and meta-analysis: effectiveness of corticosteroids in treating adults with acute vestibular neuritis. Otolaryngol Head Neck Surg 165(2):255–266

Lempert T, Tiel-Wilck K (1996) A positional maneuver for treatment of horizontal-canal benign positional vertigo. Laryngoscope 106(4):476–478

Lindner M, Gosewisch A, Eilles E, Branner C, Kramer A, Oos R, Wolf E, Ziegler S, Bartenstein P, Brandt T, Dieterich M, Zwergal A (2019) Ginkgo biloba Extract EGb 761 improves vestibular compensation and modulates cerebral vestibular networks in the rat. Front Neurol 10:147

McDonnell MN, Hillier SL (2015) Vestibular rehabilitation for unilateral peripheral vestibular dysfunction. Cochrane Database Syst Rev 1:CD005397

Meldrum D, Jahn K (2019) Gaze stabilisation exercises in vestibular rehabilitation: review of the evidence and recent clinical advances. J Neurol 266(Suppl 1):11–18

Murdin L, Hussain K, Schilder AG (2016) Betahistine for symptoms of vertigo. Cochrane Database Syst Rev (6):CD010696

Muth C, Teufel J, Schols L, Synofzik M, Franke C, Timmann D, Mansmann U, Strupp M (2021) Fampridine and acetazolamide in EA2 and related familial EA: a prospective randomized placebo-controlled trial. Neurol Clin Pract 11(4):e438–e446

Naples JG, Henry L, Brant JA, Eliades SJ, Ruckenstein MJ (2019) Intratympanic therapies in Meniere disease: evaluation of outcomes and early vertigo control. Laryngoscope 129(1):216–221

Schniepp R, Wuehr M, Ackl N, Danek A, Brandt T, Strupp M, Jahn K (2011) 4-aminopyridine improves gait variability in cerebellar ataxia due to CACNA1A mutation. J Neurol 258:(9)1708–1711

Schniepp R, Wuehr M, Neuhaeusser M, Benecke AK, Adrion C, Brandt T, Strupp M, Jahn K (2012) 4-Aminopyridine and cerebellar gait: a retrospective case series. J Neurol 259(11):2491-3

Sémont A, Freyss G, Vitte E (1988) Curing the BPPV with a libratory maneuvre. Adv Otorhinolaryngol 42:290–293

Sjogren J, Magnusson M, Tjernstrom F, Karlberg M (2019) Steroids for acute vestibular neuronitis-the earlier the treatment, the better the outcome? Otol Neurotol 40(3):372–374

Soto E, Vega R, Sesena E (2013) Neuropharmacological basis of vestibular system disorder treatment. J Vestib Res 23(3):119–137

1

Strupp M, Schuler O, Krafczyk S, Jahn K, Schautzer F, Büttner U, Brandt T (2003) Treatment of downbeat nystagmus with 3,4-diaminopyridine: a placebo-controlled study. Neurology 61(2):165–170

Strupp M, Kalla R, Dichgans M, Freilinger T, Glasauer S, Brandt T (2004a) Treatment of episodic ataxia type 2 with the potassium channel blocker 4-aminopyridine. Neurology 62(9):1623–1625

Strupp M, Zingler VC, Arbusow V, Niklas D, Maag KP, Dieterich M, Bense S, Theil D, Jahn K, Brandt T (2004b) Methylprednisolone, valacyclovir, or the combination for vestibular neuritis. N Engl J Med 351(4):354–361

Strupp M, Kalla R, Claassen J, Adrion C, Mansmann U, Klopstock T, Freilinger T, Neugebauer H, Spiegel R, Dichgans M, Lehmann-Horn F, Jurkat-Rott K, Brandt T, Jen JC, Jahn K (2011a) A randomized trial of 4-aminopyridine in EA2 and related familial episodic ataxias. Neurology 77(3):269–275

Strupp M, Thurtell MJ, Shaikh AG, Brandt T, Zee DS, Leigh RJ (2011b) Pharmacotherapy of vestibular and ocular motor disorders, including nystagmus. J Neurol 258(7):1207–1222

Strupp M, Teufel J, Habs M, Feuerecker R, Muth C, van de Warrenburg BP, Klopstock T, Feil K (2013) Effects of acetyl-DL-leucine in patients with cerebellar ataxia: a case series. J Neurol 260(10):2556–2561

Strupp M, Elger C, Goldschagg N (2019) Treatment of vestibular paroxysmia with lacosamide. Neurol Clin Pract 9(6):539–541

Strupp M, Teufel J, Zwergal A, Schniepp R, Khodakhah K, Feil K (2017) Aminopyridines for the treatment of neurologic disorders. Neurol Clin Pract 7:65–76

Strupp M, Goldschagg N, Vinck AS, Bayer O, Vandenbroeck S, Salerni L, Hennig A, Obrist D, Mandala M (2021) BPPV: Comparison of the SemontPLUS with the Semont maneuver: A prospective randomized trial. Front Neurol 12:652573

Strupp M, Goldschagg N, Vinck AS, Bayer O, Vandenbroeck S, Salerni L, Hennig A, Obrist D, Mandala M (2021) BPPV: Comparison of the SemontPLUS with the Semont maneuver: A prospective randomized trial. Front Neurol 12:652573

Strupp M, Zwergal A (2020) Pharmacotherapy of peripheral vestibular disorders, The Senses, 2. Aufl. Academic Press/Elsevier, San Diego

Tighilet B, Leonard J, Bernard-Demanze L, Lacour M (2015) Comparative analysis of pharmacological treatments with N-acetyl-dl-leucine (Tanganil) and its two isomers (N-acetyl-L-leucine and N-acetyl-D-leucine) on vestibular compensation: Behavioral investigation in the cat. Eur J Pharmacol 769:342–349

Tighilet B, Leonard J, Watabe I, Bernard-Demanze L, Lacour M (2018) Betahistine treatment in a cat model of vestibular pathology: pharmacokinetic and pharmacodynamic approaches. Front Neurol 9:431

Whitney SL, Sparto PJ, Furman JM (2020) Vestibular rehabilitation and factors that can affect outcome. Semin Neurol 40(1):165–172

Yacovino DA, Hain TC, Gualtieri F (2009) New therapeutic maneuver for anterior canal benign paroxysmal positional vertigo. J Neurol 256(11):1851–1855

Zwergal A, Strupp M, Brandt T (2019) Advances in pharmacotherapy of vestibular and ocular motor disorders. Expert Opin Pharmacother 20(10):1267–1276

Zuma e Maia (2016) New treatment strategy for apogeotropic horizontal canal benign paroxysmal positional vertigo. Audiol Res 6(2):163

Zuma e Maia, Ramos BF, Cal R, Brock CM, Mangabeira Albernaz PL, Strupp M (2020) Management of lateral semicircular canal benign paroxysmal positional vertigo. Front Neurol 11:1040

Periphere vestibuläre Schwindelsyndrome

Inhaltsverzeichnis

Ergänzende Information Die elektronische Version dieses Kapitels enthält Zusatzmaterial, auf das über folgenden Link zugegriffen werden kann https://doi.org/10.1007/978-3-662-61397-9_2. Die Videos lassen sich durch Anklicken des DOI Links in der Legende einer entsprechenden Abbildung abspielen, oder indem Sie diesen Link mit der SN More Media App scannen.

2

▪▪ Einleitung

Anatomisch, pathophysiologisch, und klinisch lassen sich drei Formen peripherer vestibulärer Störungen mit typischen Symptomen und klinischen Zeichen differenzieren (❏ Tab. 2.1):

1. Der persistierende beidseitige Ausfall (oder meist) Teilausfall des N. vestibularis und/oder der Vestibularorgane: Bilaterale Vestibulopathie (BVP),

2. die akute unilaterale Vestibulopathie (AUVP)/Neuritis vestibularis, die sich als „akutes peripheres vestibuläres Syndrom" (AVS) manifestiert und

3. die paroxysmale pathologische Erregung oder seltener Hemmung des N. vestibularis und/oder der Vestibularorgane, die sich in Attacken/Episoden manifestiert (z. B. BPPV, Morbus Menière, Vestibularisparoxysmie, Syndrome des dritten mobilen Fensters).

❏ **Tab. 2.1**   Die drei Formen der peripheren vestibulären Störungen

Art der Störung	Leitsymptome	Beispiele und Ursachen
Chronisches beidseitiges peripher vestibuläres Funktionsdefizit (bilaterale Vestibulopathie)	Schwankschwindel, Stand- und Gangunsicherheit, die sich typischerweise im Dunkeln und auf unebenem Untergrund (verminderte visuelle/somatosensorische Informationen) verstärken. Oszillopsien beim Gehen und bei raschen Kopfbewegungen (durch beidseitigen Ausfall des vestibulookulären Reflexes, VOR) bei einem Teil der Patienten. Störungen des räumlichen Gedächtnisses und anderer kognitiver Funktionen	Bilaterale Vestibulopathie durch - ototoxische Substanzen (Aminoglykoside, Diuretika, Amiodaron) - beidseitigen Morbus Menière - Meningitis - Neurodegeneration (mit/ohne zusätzlichem zerebellärem Syndrom) - bilaterale Vestibularisschwannome (Neurofibromatose II)
Akute unilaterale periphere Vestibulopathie (Labyrinth und/oder N. vestibularis) mit vestibulärer Tonusimbalance	Akuter, über Tage anhaltender Drehschwindel. Oszillopsien durch Spontannystagmus. Gerichtete Fallneigung. Übelkeit, Erbrechen	Akute unilaterale Vestibulopathie/Neuritis vestibularis, meist durch die Reaktivierung einer latenten Herpes-simplex-Virus-1-Infektion
Inadäquate unilaterale paroxysmale pathologische Erregung oder seltener Hemmung des peripheren vestibulären Systems	Attacken/Episoden mit Dreh- und/oder Schwankschwindel, je nach Ursache mit oder ohne Auslöser, von unterschiedlicher Dauer und mit -je nach Lokalisation und Ätiologie -unterschiedlichen Begleitsymptomen	- Benigner peripherer paroxysmaler Lagerungsschwindel durch Kanalolithiasis oder seltener Kupulolithiasis - Morbus Menière durch Ruptur der Endolymphmembran - Vestibularisparoxysmie durch Gefäß-Nerv-Kontakt mit ephaptischer Erregungsübertragung Syndrome des dritten mobilen Fensters (am häufigsten Bogengangdehiszenzsyndrom des anterioren Bogengangs), Attacken durch Druckänderungen oder Töne ausgelöst

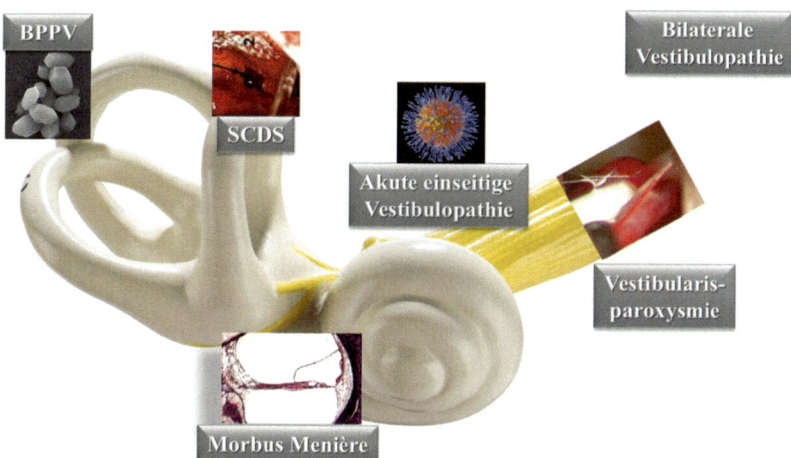

Periphere Schwindelsyndrome

◘ Abb. 2.1 Anatomie, Pathophysiologie und Ätiologie der sechs häufigsten peripheren vestibulären SchwindelSyndrome (SCDS: Dehiszenzsyndrom des anterioren Bogengangs; BPPV: benigner peripherer paroxysmaler Lagerungsschwindel)

Die Lebenszeitprävalenz für periphere vestibuläre Störungen liegt nach einer bundesweiten epidemiologischen Studie bei 6,5% (Hülse et al. 2019).

Im Folgenden werden entsprechend der o. g. Einteilung die sechs häufigsten und klinisch relevanten peripheren Schwindelsyndrome dargestellt (Übersicht in ◘ Abb. 2.1)

2.1 Bilaterale Vestibulopathie

Die aktuellen diagnostischen Kriterien der bilateralen Vestibulopathie (BVP) (Strupp et al. 2017) sind in folgender Übersicht dargestellt.

Diagnostische Kriterien für die bilaterale Vestibulopathie (BVP) und die wahrscheinliche BVP

Bilaterale Vestibulopathie

A. Chronisches vestibuläres Syndrom mit mindestens zwei der folgenden Symptome:

1. Unsicherheit beim Gehen oder Stehen
2. Bewegungsinduziertes unscharfes Sehen oder Oszillopsien beim Gehen oder schnellen Kopfbewegungen
3. Verschlechterung des Schwankschwindels in der Dunkelheit und/oder auf unebenem Boden

B. Keine Symptome beim Sitzen oder Liegen unter statischen Bedingungen

C. Bilateral reduzierte/fehlende Funktion des horizontalen vestibulookulären Reflexes (VOR) dokumentiert durch:
   - bilateral pathologischen vHIT für den horizontalen Bogengang: Verstärkungsfaktor des VOR („VOR-gain") <0,6 und/oder
   - bilateral reduzierte kalorische Erregbarkeit (Summe der Geschwindigkeit des kalorisch induzierten Nystagmus beidseits <6°/s) und/oder

2

— bei sinusförmiger Körperrotation (0,1 Hz, V_{max} = 50°/Sekunde) horizontaler angulärer „VOR-gain" <0,15 und/oder

— Zeitkonstante <5 s bei abruptem Stopp nach konstanter Rotation

D. Nicht besser durch eine andere Krankheit erklärbar

Wahrscheinliche bilaterale Vestibulopathie

A. Chronisches vestibuläres Syndrom mit mindestens zwei der folgenden Symptome:
  1. Unsicherheit beim Gehen oder Stehen
  2. Bewegungsinduziertes unscharfes Sehen oder Oszillopsien beim Gehen oder schnellen Kopfbewegungen
  3. Verschlechterung des Schwankschwindels in der Dunkelheit und/oder auf unebenem Boden

B. Keine Symptome beim Sitzen oder Liegen unter statischen Bedingungen

C. Beidseits pathologischer „Bedside-Kopfimpulstest" für den horizontalen Bogengang

D. Nicht besser durch eine andere Krankheit erklärbar

Für die Diagnosestellung einer BVP ist die quantitative Testung der vestibulären Funktion mittels vHIT und/oder kalorischer Testung erforderlich, da der „Bedside-Kopfimpulstest" eine niedrige Sensitivität und Spezifität hat (Yip et al. 2016). Mit rein klinisch pathologischem HIT kann man nur eine wahrscheinliche BVP diagnostizieren.

■■ **Epidemiologie**
Die BVP ist wohl die häufigste Ursache für bewegungsabhängigen Schwankschwindel beim älteren Patienten. Die Prävalenz in der US-Population wird mit 28/100.000 angegeben (Ward et al. 2013); diese Daten scheinen aber aufgrund der zugrunde-

liegenden Suchkriterien nicht reliabel zu sein (Neuhauser 2016). Die relative Häufigkeit liegt zwischen 4–7% (Rinne et al. 1998; Zingler et al. 2007; Kim et al. 2011) (▶ Abschn. 1.1, ◻ Tab. 1.1) Unserer Erfahrung nach wird die BVP häufig gar nicht oder immer noch zu spät diagnostiziert.

■■ **Diagnosestellung**
Die Diagnose beruht auf Anamnese (Leitsymptom: Schwankschwindel und Gangunsicherheit bei Beschwerdefreiheit im Sitzen und Liegen unter statischen Bedingungen) sowie klinischer und apparativer Diagnostik mit dem Nachweis eines beidseitigen VOR-Defizits mittels vHIT, kalorischer Testung und/oder Drehstuhluntersuchung (Übersicht in: Fujimoto et al. 2019).

Anamnese Die **typischen Symptome** (◻ Abb. 2.2) der BVP sind:
— Bewegungsabhängiger persistierender Schwankschwindel und Gang- und Standunsicherheit, verstärkt in Dunkelheit und/oder auf unebenem Grund. Die Patienten sind deshalb im Dunkeln und auf unebenem Untergrund vermehrt sturzgefährdet (Fujimoto et al. 2013).
— Beschwerdefreiheit im Sitzen und Liegen unter statischen Bedingungen.
— Unscharfes Sehen beim Gehen und bei raschen Kopfbewegungen durch Oszillopsien bei etwa 40–70% der Patienten (Lucieer et al. 2018; Zingler et al. 2007);

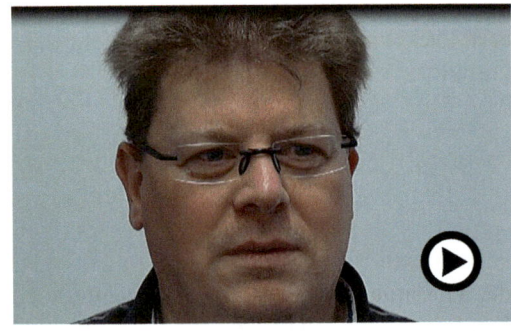

◻ **Abb. 2.2**   Bilaterale Vestibulopathie: Anamnese
(▶ https://doi.org/10.1007/000-2kx)

dies wird meist erst auf gezieltes Nachfragen berichtet. In seltenen Fällen können auch pulssynchrone oder durch Kauen ausgelöste Oszillopsien auftreten.

- Insbesondere in der Anfangsphase der Erkrankung über Minuten bis Tage anhaltende Dreh- oder Schwankschwindelattacken/-episoden. Diese werden von 33–67% der Patienten berichtet (Lucieer et al. 2018). Pathophysiologisch sind dies diejenigen Phasen, in denen sich die Funktion der Gleichgewichtsorgane jeweils einseitig verschlechtert, was sich v. a. bei der sequenziellen BVP findet.
- Störungen des räumlichen Gedächtnisses und der Navigation sowie schlechteres räumliches Lernen (Brandt et al. 2005; Kremmyda et al. 2016) aber auch verminderte Arbeitsgeschwindigkeit und visuelle Aufmerksamkeit (Popp et al. 2017). Diese Symptome werden vom Patienten oft nicht bemerkt oder spontan berichtet.
- Vermehrte Angst, verminderte Konzentrationsfähigkeit, reduzierte soziale Aktivitäten oder Depression sowie deutlich eingeschränkte Lebensqualität (Lucieer et al. 2018). Nach diesen Begleitsymptomen muss man die Patienten explizit fragen.

Körperliche Untersuchung Bei der körperlichen Untersuchung sind die drei folgenden Tests wichtig:
- „Bedside-Kopfimpulstest" (Halmagyi und Curthoys 1988), bei dem man auf beidseitige Refixationssakkaden achtet (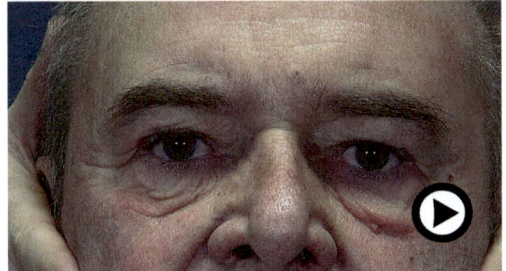 Abb. 2.3). Da dieser eine geringe Sensitivität von ca. 65% für die BVP hat (Yip et al. 2016), lässt sich damit nur die Diagnose einer *wahrscheinlichen* BVP stellen.
- VOR-Lesetest mit Bestimmung der Abnahme des Visus (mehr als 0,2) bei Kopfdrehungen (sog. Dynamic Visual Acuity, DVA) (Vital et al. 2010) als Ausdruck des angulären VOR-Defizits.

Abb. 2.3 Bilaterale Vestibulopathie: Kopfimpulstest (▶ https://doi.org/10.1007/000-2jq)

- Romberg-Test und Gangprüfungen: Hier zeigt sich nach Augenschluss ein deutlich verstärktes Schwanken aufgrund des Defizits vestibulospinaler Reflexe (▶ Abschn. 1.3, ◻ Abb. 1.31). Dieses findet sich aber auch bei Patienten mit einem somatosensorischen Defizit, sodass der Romberg-Test nicht spezifisch ist. Asymmetrien der Vestibularisfunktion sind beim Geradeausgehen mit geschlossenen Augen zu erkennen: Die Richtung der Gangabweichung zeigt i. d. R. die ipsilateral stärker betroffene Seite an (▶ Abschn. 1.4, ◻ Abb. 1.105).

Apparative vestibuläre Funktionsdiagnostik Die Diagnose einer BVP erfordert nach den o. g. Kriterien (Strupp et al. 2017) den quantitativen Nachweis einer beidseits deutlich reduzierten Funktion des angulären VOR. Diese kann gemessen werden mittels
- Videokopfimpulstest (vHIT) (Halmagyi et al. 2017) im hohen Frequenzbereich
- kalorischer Testung im niedrigen Frequenzbereich (ca. 0,003 Hz). Ein Vorteil dieser Technik ist, dass, im Gegensatz zu den beiden anderen, jedes Labyrinth separat untersucht werden kann.
- Drehstuhluntersuchung im mittleren Frequenzbereich (0,1 Hz) (nur noch selten eingesetzt).

Für die Diagnose einer BVP wird gefordert (Strupp et al. 2017):

2

Verstärkungsfaktor links: 0.17, σ: 0.02
Verstärkungsfaktor rechts: 0.13, σ: 0.03

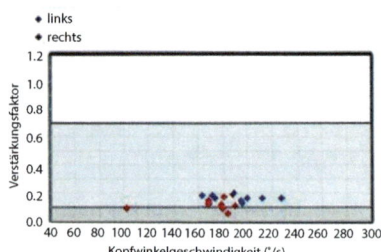
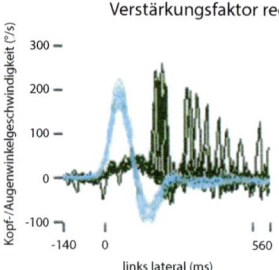
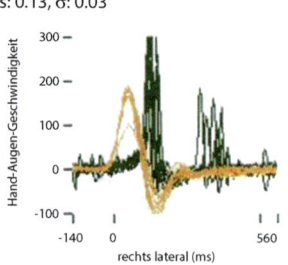

Abb. 2.4 Videokopfimpulstest. Beidseits deutlich reduzierter VOR-Verstärkungsfaktor (links 0,17, rechts 0,13; normal >0,8) als Zeichen einer bilateralen Vestibulopathie mit einem VOR-Defizit im hohen Frequenz- bereich (hellblaue und gelbe Kurve: Winkelgeschwindigkeit des Kopfes; grüne Kurven: kompensatorische Augenbewegungen in °/s))

— VOR-Verstärkungsfaktor („VOR-gain") von beidseits <0,6 (Kopfwinkelgeschwindigkeit bei der Stimulation: 150–300°/s; ▪ Abb. 2.4); Presbyvestibulopathie (Agrawal et al. 2019) mit einem „VOR-gain" zwischen 0,6 und 0,8 (hierbei handelt es sich als isolierter Befund um eine seltene Entität (Müller et al. 2022)) und/oder

— bilateral reduzierte oder fehlende kalorische Erregbarkeit (▪ Abb. 2.5): Summe der Geschwindigkeit des kalorisch-induzierten Nystagmus (für Warm- plus Kaltspülung) beidseits <6°/s (insbesondere bei Patienten mit einem beidseitigen Morbus Menière ist die kalorische Testung wichtig, da man bei diesen oft einen pseudonormalen vHIT beobachtet) und/oder

— horizontaler angulärer VOR-gain <0,1 bei sinusförmiger Stimulation (0,1 Hz, V_{max} = 50/s) und/oder Zeitkonstante <5 s bei abruptem Stopp nach konstanter Rotation (Goulson et al. 2014).

Da der horizontale Bogengang praktisch immer betroffen ist (Tarnutzer et al. 2016, 2018), reicht in den meisten Fällen eine Testung der Funktion der horizontalen Bogengänge aus.

Komplementäre apparative Funktionsunter-suchungen Aus bislang nicht bekannten Gründen sind die **zervikalen und okulären VEMP (c/oVEMP)** bei vielen Patienten mit BVP regelrecht (s. u.). Einige Fallserien zeigen, dass die Amplitude der VEMP reduziert sein kann (Fujimoto et al. 2009; Agrawal et al. 2013; Brantberg und Lofqvist 2007; Zingler et al. 2008a). Die Funktionsstörung des Utriculus korreliert mit der der horizontalen Bogengänge (Agrawal et al. 2013), was aus anatomischen Gründen zu erwarten ist. Darüber hinaus gibt es offenbar auch eine sehr seltene Untergruppe einer bilateralen Sakkulopathie mit normaler Bogengangfunktion (Fujimoto et al. 2009). Schließlich besteht eine hohe Variabilität der VEMP und eine physiologische Abnahme der Amplituden jenseits des 60. Lebensjahres, was deren Wertigkeit weiter einschränkt (Colebatch et al. 2016). Insgesamt können die VEMP die Diagnose einer BVP nur komplementär stützen und sind auch deshalb nicht Teil der Diagnosekriterien.

Bildgebung Eine MRT (mit und ohne KM) sollte mit der Frage nach beidseitigen Raumforderungen im Bereich des Kleinhirnbrückenwinkels, insbesondere einem beidseitigen Vestibularisschwannom (▪ Abb. 2.6) erfolgen. Ferner erfolgt eine MRT mit der Frage nach einer superfiziellen Siderose (▪ Abb. 2.7). Bei posttraumatischer BVP sollte ein cCT mit der Frage nach beidseitigen Felsenbein-

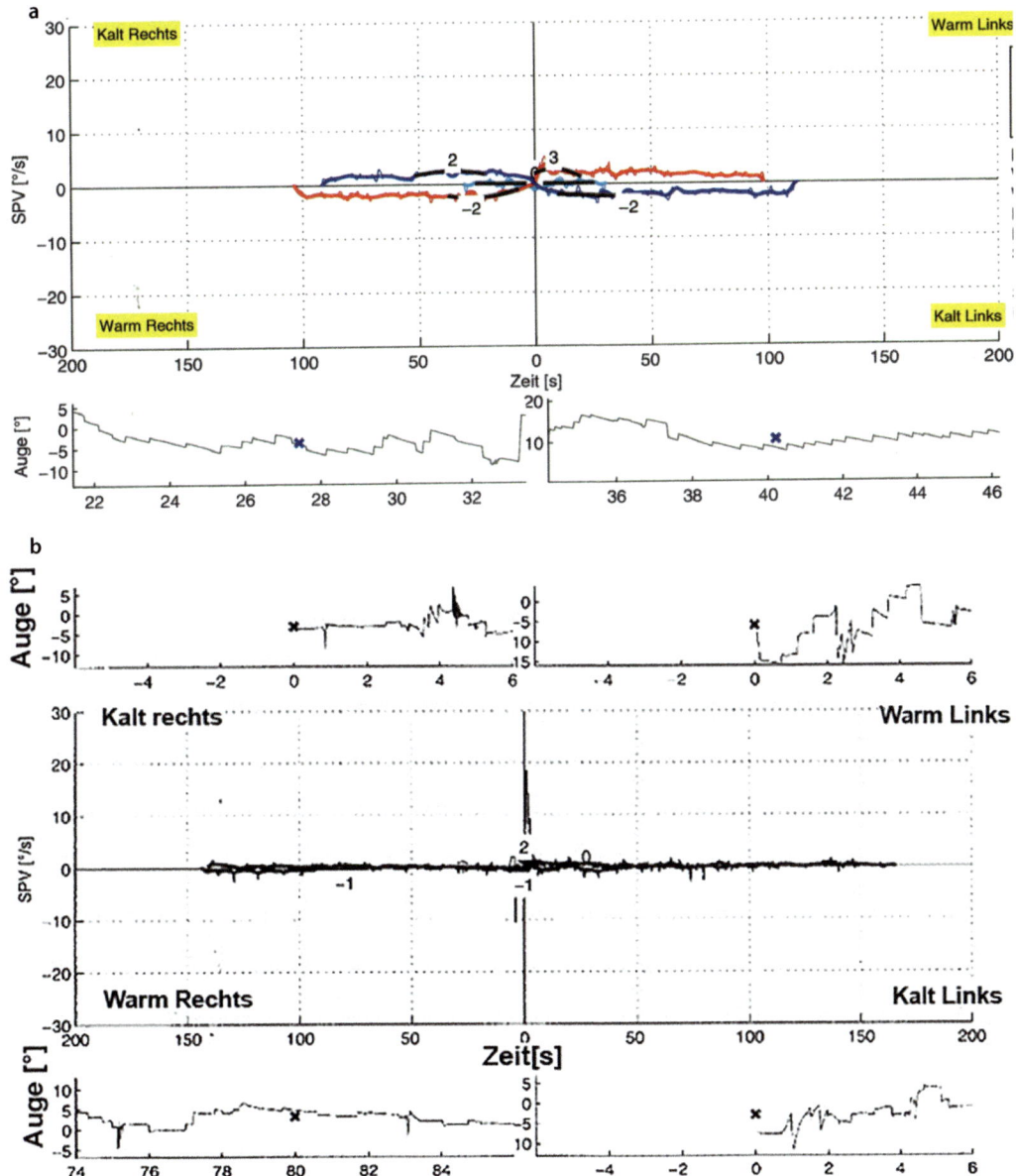

Abb. 2.5 Kalorische Testung mit warmem und kühlem Wasser von zwei Patienten mit bilateraler Vestibulopathie. **a** beidseitige kalorische Untererregbarkeit (Summe der maximalen Geschwindigkeit der langsamen Phase des kalorisch induzierten Nystagmus für Kalt- und Warmspülung auf jeder Seite <6°/s). **b** beidseitige hochgradige kalorische Untererregbarkeit. Beide Patienten zeigen somit ein VOR-Defizit im niedrigen Frequenzbereich

2

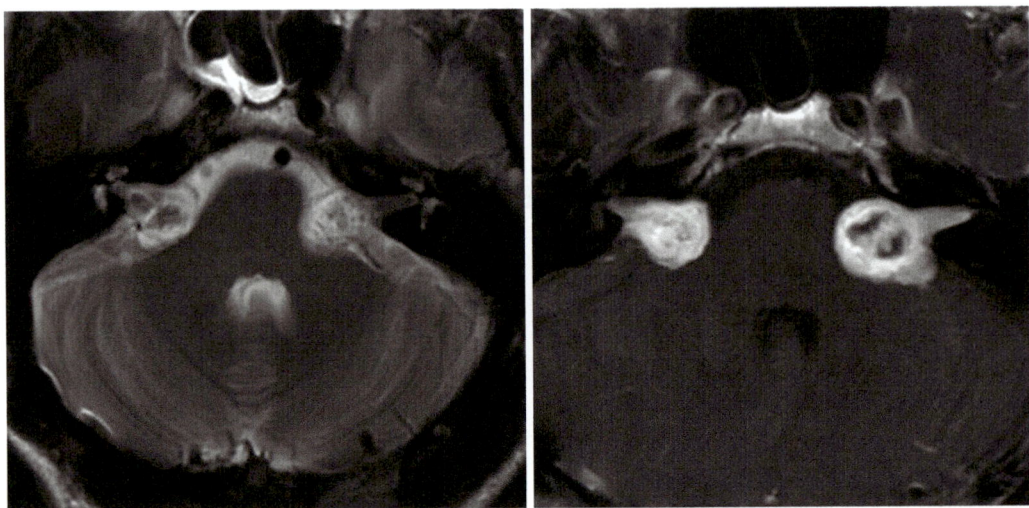

■ **Abb. 2.6**   Beidseitiges großes Vestibularisschwannom mit deutlicher KM-Aufnahme (rechte Abbildung) und Kompression des Hirnstamms

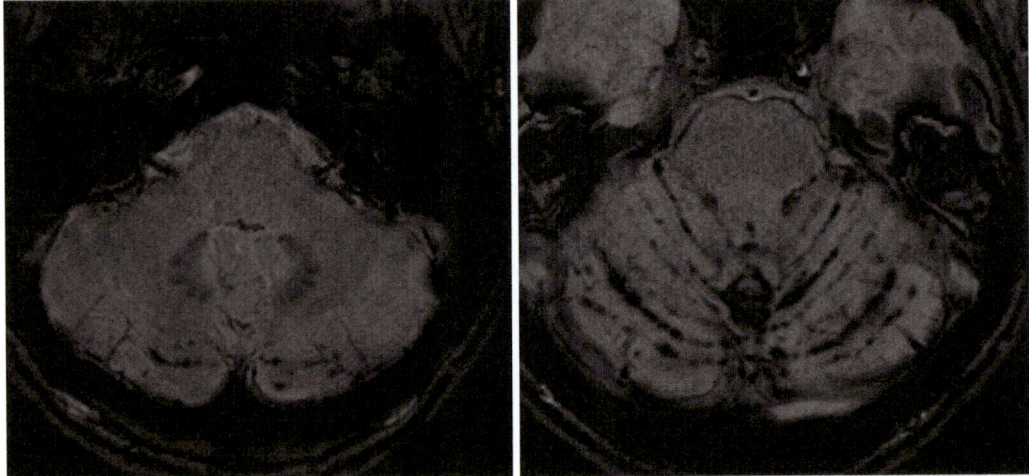

■ **Abb. 2.7**   Superfizielle Siderose als Ursache einer BVP mit Eisenablagerungen um beide 8. Hirnnerven (*links*) und das Zerebellum (*rechts*). In diesen Fällen geht die BVP mit einem zerebellären Syndrom einher

frakturen durchgeführt werden. Dieses ist auch hilfreich bei angeborener oder frühkindlich entwickelnder BVP mit Verdacht auf Innenohrfehlbildungen (► Abschn. 6.1).

Apparative Testung: Fazit für die klinische Praxis   Zur Diagnosestellung einer BVP ist eine quantitative Testung der Funktion der Bogengänge erforderlich, heutzutage meist mittels vHIT. Ist der „VOR-gain" beidseits <0,6, kann – bei passender Anamnese – die

Diagnose einer BVP gestellt werden. Ist der „VOR-gain" beidseits >0,6, ist eine kalorische Testung erforderlich. Bei Patienten mit einer BVP sollte eine kontrastverstärkte MRT (s. u.) erfolgen, insbesondere mit der Frage nach einem bilateralen Vestibularisschwannom (■ Abb. 2.6).

■ ■ **Pathophysiologie**

Die Leitsymptome der BVP lassen sich durch die Defizite der vestibulookulären und vestibulospinalen Funktionen erklären:

- **Stand-/Gangunsicherheit sowie Schwankschwindel**, die sich typischerweise im Dunkeln und auf unebenem Grund und bei zusätzlichen sensorischen Defiziten verstärken. Im Hellen kann die verminderte vestibulospinale Haltungsregulation aufgrund der redundanten sensomotorischen Haltungsregulation durch das visuelle System teilweise substituiert werden. Auch das somatosensorische System trägt über die Muskelspindelafferenzen und Mechanorezeptoren zur Gleichgewichtserhaltung bei. Wird der Beitrag des visuellen Systems (im Dunkeln oder durch Sehstörungen) vermindert, so nimmt die Gangunsicherheit bis hin zur Fallneigung zu. Dies wird weiter verstärkt, wenn die Patienten über einen unebenen oder federnden Boden gehen.

Eine **sensible Polyneuropathie** vermindert den somatosensorischen Beitrag zur Standregulation und führt zur Verstärkung der Symptome der BVP. In einer Studie mit quantitativer Ganganalyse konnten zwei signifikante prädiktive Faktoren für Stürze bei Patienten mit BVP herausgearbeitet werden: das gleichzeitige Vorliegen einer Polyneuropathie (Odds Ratio 3,6) und eine erhöhte zeitliche Gangvariabilität v. a. bei niedrigen Ganggeschwindigkeiten (OR 1,3) (Schniepp et al. 2017). Der Einfluss propriozeptiver, visueller, vestibulärer und kognitiver Faktoren auf die Haltungsregulation wurde auch mittels Posturografie bei Patienten mit BVP untersucht (Sprenger et al. 2017). Der beste Prädiktor für die funktionelle Beeinträchtigung war Stehen auf Schaumstoff. Dies unterstreicht, wie wichtig der propriozeptive Input ist, übereinstimmend mit der o. g. Studie zum Sturzrisiko.

- **Oszillopsien und Unscharfsehen** (■ Abb. 2.8): Aufgrund des VOR-

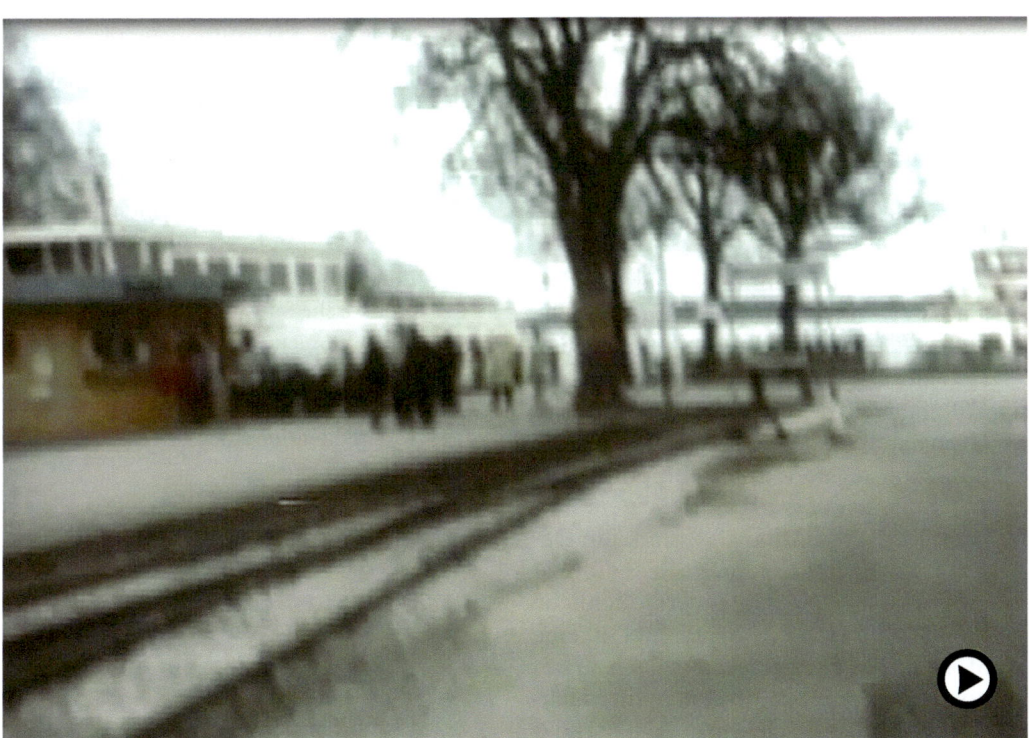

■ **Abb. 2.8** Oszillopsien und Unscharfsehen (▶ https://doi.org/10.1007/000-2jr)

2

Defizits bleibt das Blickziel auf der Fovea insbesondere beim Gehen, aber auch bei raschen Kopfbewegungen nicht stabil. Es kommt zu einer retinalen Bildwanderung, die als Scheinbewegung wahrgenommen wird und die die Sehschärfe reduziert. Dieses Symptom findet sich bei etwa 40–70% der Patienten (Lucieer et al. 2018; Zingler et al. 2007), wird aber meist erst auf Nachfragen berichtet. Bei langsamen Kopfbewegungen kann das Blickfolgesystem den Blick im Raum ausreichend sicher stabilisieren, sodass Scheinbewegungen und unscharf Sehen nicht auftreten.

– **Störungen des räumlichen Gedächtnisses, anderer kognitiver Funktionen und morphologische Veränderungen**: Eine intakte vestibuläre Funktion ist für die Raumorientierung, das räumliche Gedächtnis und die Navigation auch unter statischen Bedingungen wichtig (Smith 1997). Bei BVP finden sich neben signifikanten Defiziten des räumlichen Gedächtnisses und der Navigation (Brandt et al. 2005; Schöberl et al. 2021) auch solche anderer, über die Raumorientierung hinaus gehender kognitiver Domänen (Popp et al. 2017; Dobbels et al. 2019a, b) sowie eine signifikante Atrophie des Hippocampus (Brandt et al. 2005).

Selbst Patienten mit einer partiellen BVP haben sowohl funktionelle Defizite mit schlechterem räumlichen Lernen als auch eine Abnahme des Volumens der grauen Substanz im Hippocampus (Göttlich et al. 2016) und posterioren Parahippocampus (Kremmyda et al. 2016). Bei einem unilateralen Labyrinthausfall sind die Defizite geringer ausgeprägt. Es gibt zu unilateralen Defiziten widersprüchliche Untersuchungen, in denen weder eine Störung des räumlichen Gedächtnisses noch eine Hippocampusatrophie nachgewiesen wurde (Hüfner et al. 2007) und andere, die visuospatiale Gedächt-

nisstörungen (Popp et al. 2017) und eine unilaterale Atrophie im posterioren Hippocampus beim chronischen Verlauf fanden (zu Eulenburg et al. 2010). Schließlich wurde drei Monate nach Kompensation einer Neuritis vestibularis sogar eine bilaterale Volumenzunahme im Hippocampus beobachtet (Hong et al. 2014).

▪ ▪ Ätiologie

In 30–70% der Fälle bleibt die Ätiologie der BVP (Übersicht) trotz umfangreicher Diagnostik unklar (Lucieer et al. 2016; Zingler et al. 2007). Bei diesen Fällen ist eine degenerative Erkrankung (s. u.) oder der Übergang einer Presbyvestibulopathie (Agrawal et al. 2019) in eine BVP anzunehmen. Zur Ätiologie der BVP liegen zwei größere Fallserien vor. In einer retrospektiven Studie an 255 Patienten fanden sich als fünf häufigste Ursachen (Zingler et al. 2007): ototoxische Aminoglykoside (13%), Morbus Menière beidseits (7%), Meningitis (5%), Assoziation mit zerebellären Erkrankungen (4%, s. u.) und systemische Autoimmunerkrankungen (3%).

> **Übersicht: Ursachen einer bilateralen Vestibulopathie und assoziierte Erkrankungen**
> – Idiopathisch (30–70%)
> – Ototoxische Substanzen
>   – Gentamicin und andere Aminoglykoside
>   – Zytostatika
>   – Schleifendiuretika
>   – Aspirin
>   – Amiodaron
> – Bilateraler Morbus Menière
> – Kombination mit zerebellären Erkrankungen
>   – Zerebelläre Ataxie und/oder zerebelläre Okulomotorikstörungen, insbesondere Downbeat-Nystagmus (häufig)

- CANVAS (zerebelläre Ataxie, Neuropathie und vestibuläres Areflexie-Syndrom)
- Spinozerebelläre Ataxien
- Multisystematrophien
- Meningitis oder Labyrinthitis
  - Durch z. B. Streptokokken, Mycobacterium tuberculosis
- Tumoren
  - Neurofibromatose Typ II (bilaterale Vestibularisschwannome)
  - Lymphom
  - Meningeosis carcinomatosa
  - Tumorinfiltration der Schädelbasis
- Autoimmunerkrankungen
  - Cogan-Syndrom (◘ Abb. 2.15)
  - Neurosarkoidose
  - Morbus Behçet
  - Zerebrale Vaskulitis
  - Systemischer Lupus erythematodes
  - Polychondritis
  - Rheumatoide Arthritis
  - Polyarteriitis nodosa
  - Wegener-Granulomatose
  - Riesenzellarteriitis
  - Susac-Syndrom
- Neuropathien
  - Vitamin-B_{12}-Mangel
  - Vitamin-B_6-Mangel
  - Hereditäre sensorische und motorische Neuropathien
- Bilaterale sequenzielle akute unilaterale Vestibulopathie (selten)
- Kongenitale Fehlbildungen
  - Usher-Syndrom und andere seltene erbliche Erkrankungen
- Andere Ursachen
  - Superfiziale Siderose
  - Contusio labyrinthi mit und ohne Felsenbeinfraktur
  - Morbus Paget
  - Makroglobulinämie
  - Vertebrobasiläre Dolichoektasie

In einer anderen retrospektiven Studie an 154 Patienten (Lucieer et al. 2016) konnten 20 verschiedene Ursachen einer BVP differenziert werden, welche in 47% als „sicher" und in 22% als „möglicherweise" eingeordnet wurden; in 31% blieb hier die Ätiologie unklar (idiopathisch). In der „idiopathischen" Gruppe war der Anteil von Patienten mit vestibulärer Migräne signifikant höher als in der nicht-idiopathischen (50% vs. 11%). Auffällig war weiterhin der hohe Anteil von Patienten mit Autoimmunerkrankungen (23%) im Gesamtkollektiv.

Bei Patienten mit BVP findet man häufiger ein zerebelläres Syndrom und/oder Downbeat-Nystagmussyndrom und *vice versa* (Migliaccio et al. 2004; Zingler et al. 2007; Wagner et al. 2008). Es handelt sich in diesen Fällen wahrscheinlich um neurodegenerative, teilweise auch genetische Erkrankungen, die sowohl das periphere und zentrale vestibuläre als auch das zerebelläre System betreffen. Eine seltene Variante, die mit einer Gangliopathie im Bereich der Hirnnerven und peripheren Nerven einhergeht (Ishai et al. 2021), ist das „Cerebellar Ataxia with Neuropathy and Vestibular Areflexia Syndrome" (CANVAS; ◘ Abb. 2.9, 2.10, 2.11, 2.12, 2.13 und 2.14) (Szmulewicz et al. 2011; Kirchner et al. 2011; Pothier et al. 2011; Yacovino et al. 2019). Beim CANVAS lassen sich mit einem lang-

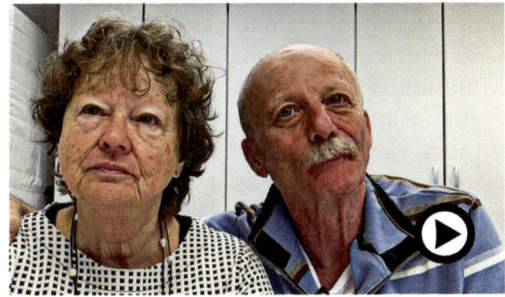

◘ **Abb. 2.9** Cerebellar ataxia with Neuropathy and Vestibular Areflexia Syndrome (CANVAS): Anamnese Angehörige (▶ https://doi.org/10.1007/000-2js)

2

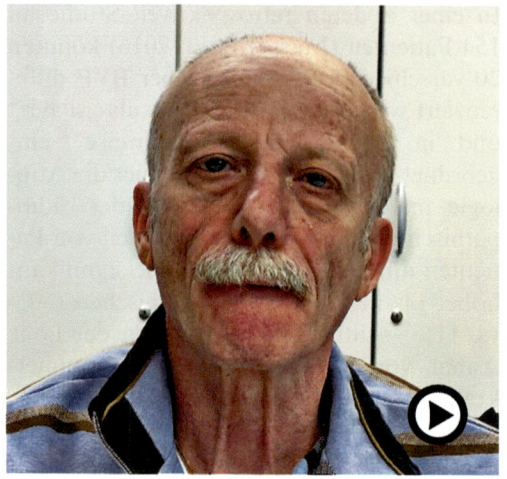

■ **Abb. 2.10**   Cerebellar ataxia with Neuropathy and Vestibular Areflexia Syndrome (CANVAS): Anamnese Patient (► https://doi.org/10.1007/000-2jt)

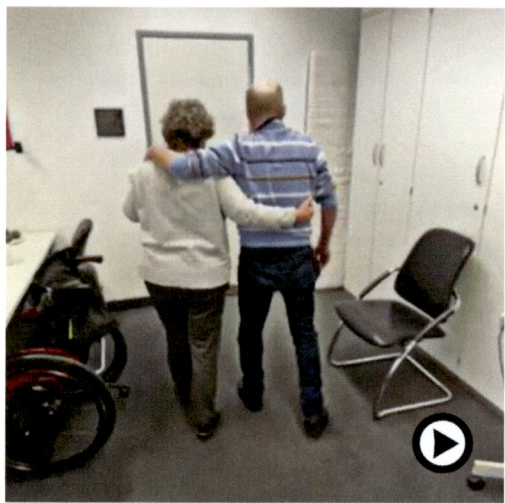

■ **Abb. 2.12**   Cerebellar ataxia with Neuropathy and Vestibular Areflexia Syndrome (CANVAS): Gangbild (► https://doi.org/10.1007/000-2jw)

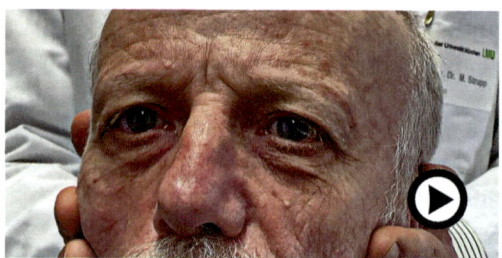

■ **Abb. 2.11**   Cerebellar ataxia with Neuropathy and Vestibular Areflexia Syndrome (CANVAS): Kopfimpulstest (► https://doi.org/10.1007/000-2jv)

samen Kopfdrehtest sowohl das VOR-Defizit als auch eine zerebelläre Okulomotorikstörung nachweisen (Strupp et al. 2021) Es wird in den meisten Fällen durch bestimmte Mutationen (autosomal rezessive homozygote Pentamer-Repeat-Erkrankung) verursacht, die mit spät einsetzenden Ataxien assoziiert sind (Cortese et al. 2019; Rafehi et al. 2019; Traschütz et al. 2021).

Weitere seltene Ursachen sind ein beidseitiges Vestibularisschwannom (■ Abb. 2.6, Neurofibromatose Typ II), eine superfizielle Siderose (■ Abb. 2.7) und Innenohrautoimmunerkrankungen wie das Cogan-Syndrom (■ Abb. 2.15 und 2.16) (Übersicht in: Durtette et al. 2017). Dieses ist durch die

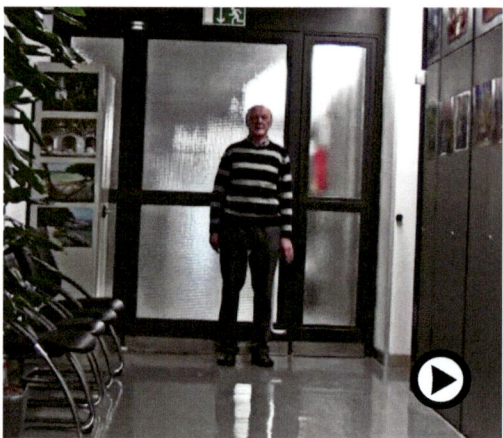

■ **Abb. 2.13**   Cerebellar ataxia with Neuropathy and Vestibular Areflexia Syndrome (CANVAS): Gangbild Augen offen (► https://doi.org/10.1007/000-2jx)

Kombination von (sub)akut einsetzendem Dreh-/Schwankschwindel, Hörminderung, Tinnitus und Augenschmerzen mit „roten Augen" gekennzeichnet. Unbehandelt führt es meist zu einer BVP und beidseitiger Ertaubung. Beim Cogan-Syndrom zeigt die MRT typischerweise Blutungen und eine Kontrastmittelaufnahme im Labyrinth und/ oder in der Cochlea als Ausdruck der Er-

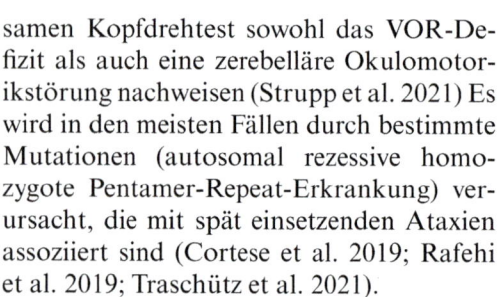

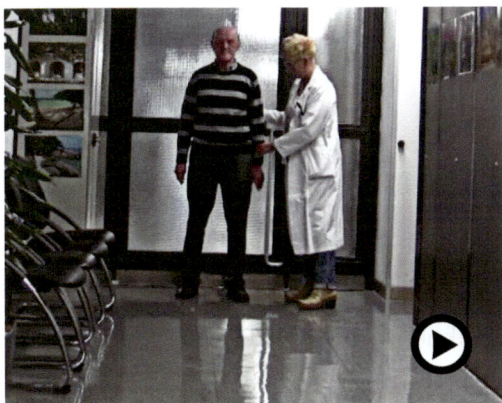

◻ **Abb. 2.14** Cerebellar ataxia with Neuropathy and Vestibular Areflexia Syndrome (CANVAS): Gangbild Augen geschlossen (▶ https://doi.org/10.1007/000-2jy)

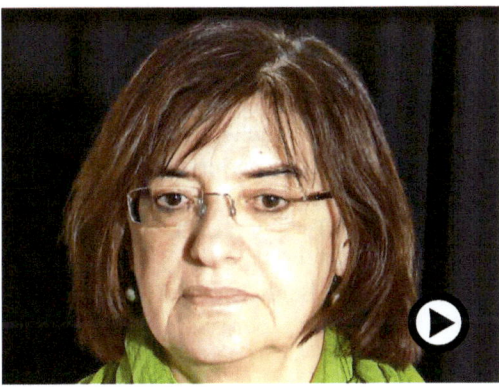

◻ **Abb. 2.15** Cogan-Syndrom: Anamnese (▶ https://doi.org/10.1007/000-2jz)

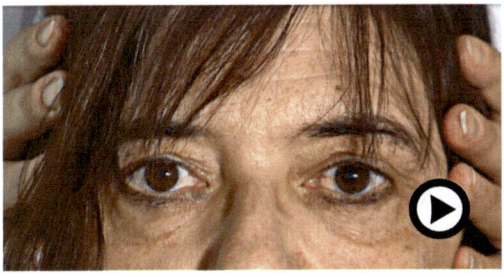

◻ **Abb. 2.16** Cogan-Syndrom: Kopfimpulstest (▶ https://doi.org/10.1007/000-2k0)

krankungsaktivität. Schließlich wurde in einer Fallserie das Antiarhythmikum Amiodaron als ototoxische Substanz identifiziert:

15 von 126 Patienten (12%) mit „idiopathischer BVP" hatten in der Vorgeschichte dieses eingenommen (Gürkov et al. 2018).

In Abhängigkeit von der Ätiologie sind bei der BVP nicht alle Funktionseinheiten, d. h. Bogengänge und Otolithenorgane, im Innenohr gleichermaßen betroffen. In einer retrospektiven Studie an 109 Patienten mit BVP durch Aminoglykoside, Morbus Menière, infektiöse Innenohrerkrankungen, CANVAS und andere Ursachen sowie idiopathischen Formen (n = 47) wurden die Funktionsdefiziten aller drei Bogengänge, die mittels vHIT untersucht worden waren, analysiert (Tarnutzer et al. 2016). Der anteriore Bogengang war seltener beeinträchtigt (n = 86/218) als der horizontale (n = 186/218) oder posteriore (n = 194/218) Bogengang. Dies war insbesondere bei Patienten mit BVP aufgrund von Aminoglykosiden, Morbus Menière und den idiopathischen Formen der Fall. Die Beeinträchtigung der Funktion der „2 × 3 Bogengänge" und der „2 × 2 Otolithenorgane" hängt ebenfalls von der Ätiologie der BVP ab (Tarnutzer et al. 2018). Im Mittel waren 6,8 der 10 Sensoren betroffen. Eine signifikant höhere Zahl fand sich bei BVP bedingt durch Aminoglykoside (8,1 der Sensoren) oder Innenohrinfektionen (8,7 der Sensoren) im Vergleich zum Morbus Menière (5,5 der Sensoren).

Eine MRT-Studie (3D-FLAIR, 4 h nach KM-Gabe, 42 Patienten mit BVP) zeigte morphologische Veränderungen bei knapp 60% der Betroffenen: eine beidseitige vestibuläre Atelektase fand sich bei 21 der 42 Patienten (50%) und eine KM-Aufnahme des Labyrinths bei 5 der 42 Patienten (Eliezer et al. 2020). Somit kann die hochauflösende MRT des Felsenbeins zur ätiologischen Einordnung beitragen.

▪▪ Differenzialdiagnosen und klinische Probleme

Die differenzialdiagnostischen Abwägungen verlaufen in zwei Richtungen:

− Einerseits kommt es darauf an, bei klinischen Zeichen einer BVP nach den in der obigen Übersicht aufgelisteten Ursachen zu suchen,

— andererseits eine Abgrenzung zu anderen vestibulären und nicht-vestibulären Erkrankungen vorzunehmen, die ebenfalls mit einer Stand- und Gangunsicherheit und/oder Oszillopsien (▶ Abschn. 1.2, Übersicht „Symptome ausgelöst oder verstärkt bei Kopfbewegungen" und Übersicht „Scheinbewegungen der Umwelt") einhergehen.

Differenzialdiagnostisch wichtig sind:

■ **Differenzierung von Erkrankungen mit ähnlichen Leitsymptomen (in alphabetischer Reihenfolge):**

— Extrapyramidale Störungen wie Parkinson-Syndrome, Multisystematrophien oder Tauopathien, insbesondere progressive supranukleäre Blickparese, die sich oft initial mit Schwankschwindel, Gangunsicherheit und Stürzen manifestieren,

— funktioneller Schwindel,

— Downbeat-Nystagmus Syndrom, ohne weitere Symptome wie eine Ataxie,

— Intoxikationen, z. B. durch Benzodiazepine, chronischer Alkoholabusus,

— Normaldruckhydrozephalus, subkortikale vaskuläre Enzephalopathie, wenn Gangstörungen und kognitive Einschränkungen im Vordergrund stehen,

— orthostatischer Schwindel,

— Sehstörungen, z. B. durch einen Nystagmus, wenn Oszillopsien im Vordergrund stehen,

— Syndrome des dritten mobilen Fensters (meist Bogengangdehiszenzen), die auch mit Oszillopsien einhergehen können,

— persistierendes unilaterales vestibuläres Defizit,

— zerebelläre Ataxien ohne BVP,

— zerebellärer Schwindel (Feil et al. 2019), typischerweise mit zerebellären Okulomotorikstörungen z. B. deutlich sakkadierter Blickfolge, allseitigem Blickhaltedefizit oder Downbeat-Nystagmus.

■ **Kombinierte zentrale und periphere vestibuläre Defizite**

Es gibt zunehmend Hinweise für eine kombinierte Funktionsbeeinträchtigung des peripheren und zentralen vestibulären Systems (Chen und Halmagyi 2018): So können akute Läsionen des zerebellären Flokkulus zu einem isolierten Funktionsdefizit beider horizontaler Bogengänge führen, wohingegen Läsionen der Vestibulariskerne ein Funktionsdefizit beider horizontaler und posteriorer Bogengänge verursachen können.

In einer Fallserie von 14 Patienten mit Wernicke-Enzephalopathie fand sich bei allen Patienten eine praktisch isolierte Funktionsbeeinträchtigung beider horizontaler Bogengänge (Lee et al. 2018); dies beruht wahrscheinlich darauf, dass die Neurone der medialen Vestibulariskerne besonders empfindlich gegenüber dem Thiamindefizit sind.

Der Morbus Gaucher ist charakterisiert durch einen Funktionsverlust aller Bogengänge mit nur minimalen Refixationssakkaden (Bremova-Ertl et al. 2017; Chen und Halmagyi 2018).

Infarkte im Bereich der AICA sind oft durch kombinierte periphere und zentrale Symptome und VOR-Defizite sowie Hörstörungen gekennzeichnet. Ipsilateral kann sich ein Defizit aller Bogengänge in Kombination mit einem kontralateralen Defizit des horizontalen Bogengangs oder einem bilateralen isolierten Defizit der horizontalen Bogengänge finden, das bei der VOR-Untersuchung wie eine BVP imponiert (Chen und Halmagyi 2018).

■■ **Verlauf**

Eine Verlaufsbeobachtung von mehr als 80 Patienten mit BVP über etwa fünf Jahre zeigt, dass sich bei mehr als 80 % der Patienten keine signifikante Besserung der vestibulären Funktionsdefizite ergab, unabhängig von Ätiologie, Verlaufsform, Geschlecht und Lebensalter bei Manifestation der Erkrankung (Zingler et al. 2008b).

■■ **Therapie**

Die Therapie der BVP basiert auf vier Prinzipien:

1. Erklärung der Ursache der Symptome,
2. Primärprophylaxe, d. h. insbesondere restriktiver Umgang mit ototoxischen Substanzen (v. a. Aminoglykoside, Amiodaron, bestimmte Diuretika),
3. Therapie zugrundeliegender Erkrankungen, z. B. Meningitis, Morbus Menière,
4. Physiotherapie mit täglichem lebensbegleitendem Gleichgewichtstraining.

Neuere Therapieverfahren sind die „noisy galvanic stimulation", sog. vibrotaktile Verfahren („vibration belt") und – in absehbarer Zeit – das vestibuläre Implantat.

Erklärung der Ursache der Symptome Für den Patienten ist es wichtig, über die Art, den Mechanismus und den Verlauf der Erkrankung sorgfältig aufgeklärt zu werden. Es ist unsere Erfahrung, dass die Diagnose einer BVP trotz vieler Arztbesuche immer noch zu spät gestellt wird, was die Beschwerden für den Patienten verstärkt. Allein die Diagnosestellung und Aufklärung führen deshalb häufig schon zu einer Erleichterung und Besserung der subjektiven Beschwerden. Darüber hinaus sollte man den Patienten über die meist gute Prognose, zumindest der isolierten BVP, informieren, insbesondere da die meisten Patienten im Verlauf keine funktionell relevante weitere Verschlechterung erleben.

Primärprävention Prävention ist am wichtigsten für die Gruppe der Patienten mit ototoxischer Labyrinthschädigung, v. a. durch Aminoglykoside (diese akkumulieren in vestibulären Haarzellen), die nur unter strenger Indikation und als tägliche Einmaldosis eingesetzt werden sollten. Notwendig ist auch eine Kontrolle der Plasmaspiegel. Patienten mit Nierenversagen, hohem Alter oder mit

einer familiären ototoxischen Suszeptibilität sind besonders gefährdet. Ototoxische Antibiotika sollten nicht mit anderen ototoxischen Substanzen, wie z. B. Schleifendiuretika, kombiniert werden, da dies zu einer Potenzierung der Innenohrschädigung führen kann. Während der Behandlung sind sorgfältige Verlaufskontrollen der Hör- und Vestibularisfunktion notwendig. Dies sollte den Arzt allerdings nicht in Sicherheit wiegen, da die ototoxischen Effekte typischerweise meist über Tage oder Wochen verzögert auftreten (Magnusson und Padoan 1991).

Immunhemmende Behandlung Eine partielle Erholung der vestibulären Funktion ist bei den wahrscheinlich zu selten diagnostizierten autoimmunologisch bedingten Formen in Einzelfällen möglich. Auch ohne Vorliegen kontrollierter, prospektiver Studien macht theoretisch eine Immunbehandlung dann Sinn, wenn sich klinisch Zeichen einer systemischen Autoimmunerkrankung zeigen, v.a. wenn Antikörper gegen Innenohrstrukturen gefunden werden (Schüler et al. 2003; Deutschländer et al. 2005) oder Patienten mit sequenzieller BVP noch eine Restfunktion haben. Ein Behandlungsversuch mit Kortikosteroiden (z. B. Prednisolon 100 mg/Tag, in absteigender Dosierung über ca. 3–4 Wochen) kann versucht werden.

Beim Cogan-Syndrom können nach einer initialen hochdosierten Steroidtherapie (z. B. 1 g Methylprednisolon i.v./Tag über 5 Tage) und anschließender Dosisreduktion bei mangelhaftem Ansprechen und zur Stabilisierung bei Rezidiven zusätzlich vorübergehend Azathioprin oder Cyclophosphamid gegeben werden (Orsoni et al. 2002).

Schließlich ist die Behandlung der jeweiligen Grunderkrankung (Übersicht „Ursachen einer bilateralen Vestibulopathie und assoziierte Erkrankungen") wichtig und in Einzelfällen erfolgreich.

2

Tägliches lebensbegleitendes Gleichgewichtstraining, Gangschulung und Sturzprophylaxe Die physikalische Therapie mit Gang- und Gleichgewichtstraining sollte täglich und lebensbegleitend erfolgen. Diese wird von den Patienten gern angenommen und erleichtert die Anpassung an den Funktionsausfall durch Förderung der visuellen und somatosensorischen Substitution. Diese Substitution konnte u. a. mithilfe der funktionellen Bildgebung nachgewiesen werden. So wurden bei Patienten mit BVP während visueller Stimulation deutlich größere Anteile visueller und multisensorischer Kortexareale aktiviert als bei altersgleichen Gesunden (Dieterich et al. 2007). Die Wirksamkeit des Gleichgewichtstrainings ist gut belegt (Übersichten in: Hall et al. 2016; Dunlap et al. 2019; Sulway und Whitney 2019; Whitney et al. 2020). Es ist für die klinische Praxis wichtig, gegenüber dem Patienten zu betonen, dass die Gleichgewichtsübungen unter erschwerten Bedingungen stattfinden müssen und dass ein Therapieeffekt meist erst nach vielen Wochen auftritt.

Physiotherapeutische Manöver mit v. a. Kopfbewegungen in allen drei Ebenen (VOR-Training) können bei einzelnen Patienten sogar zu einer Zunahme der dynamischen Sehschärfe durch eine Verbesserung der VOR-Funktion und sakkadischen Kompensation führen (Lehnen et al. 2018). Ein neueres Verfahren ist die „zunehmende VOR-Adaptation", die in einem Fall nach längerer Trainingsphase zu einer deutlichen Zunahme des VOR-gain geführt hat (Gimmon et al. 2019). Wichtig sind darüber hinaus Gangtraining und gerade beim älteren Patienten Sturzprophylaxe (Übersicht in: Dunlap et al. 2019).

Neuere Verfahren und Perspektiven Ein neuerer Ansatz ist die „**noisy vestibular sti**-mulation", welche durch Erhöhung des Grundrauschens zur Wahrnehmung unterschwelliger vestibulärer Informationen führt (Wuehr et al. 2017). Dies verbessert die dynamische Gangstabilität (Wuehr et al. 2016), erhöht die spontane Ganggeschwindigkeit (Iwasaki et al. 2018) und reduziert die Schwelle für den Beitrag vestibulärer Informationen zur Balancekontrolle (Schniepp et al. 2018).

Sog. **vibrotaktile Verfahren**, z. B. mit einem Bauchgürtel („Vibrotactile Belt"), der Rückmeldungen über die Körperschwankungen gibt, sind einfach anzuwenden und offensichtlich hilfreich zur Verbesserung des Steh- und Gehvermögens: 31 von 39 so behandelten Patienten profitierten davon (Kingma et al. 2019).

Schließlich ist das „**vestibuläre Implantat**" (VI) ein vielversprechender methodischer Ansatz, mit dem sich das vestibuläre Defizit substituieren lassen kann (Übersicht in: Guyot und Perez 2019). Es befindet sich aber weiterhin in einem experimentellen Stadium (Perez et al. 2017). Bei drei Patienten konnte gezeigt werden, dass sich die VOR-Funktion wiederherstellen (Guinand et al. 2017) und die dynamische Sehschärfe erhöhen lässt (Starkov et al. 2020). Bei Patienten mit residualer VOR-Funktion fanden sich eine positive aber auch negative Interaktion mit dem VI (van de Berg et al. 2017a). Mit dem VI lassen sich auch Gehen und Stehen (Chow et al. 2021) und die Otolithenfunktion verbessern (Fornos et al. 2019; Ramos et al. 2020). Der translabyrinthäre operative Zugang scheint der Beste für das VI zu sein, da sich so das Gehör erhalten lässt (van de Berg et al. 2017b); dabei kann die Fluoroskopie die Zielgenauigkeit der Implantation der Elektroden in die Bogengänge erleichtern (Stultiens et al. 2020).

2.2 Akute unilaterale Vestibulopathie/Neuritis vestibularis

Syn. „Neuronitis vestibularis", „Neuropathia vestibularis"

Diagnostische Kriterien der akuten unilateralen Vestibulopathie (AUVP) und *wahrscheinlichen* AUVP (wAUVP) modifiziert nach: (Strupp und Magnusson 2015) und https://www.jvr-web.org/ICVD.html

Diagnostische Kriterien der **akuten unilateralen Vestibulopathie (AUVP)/Neuritis vestibularis**

A. Akut oder subakut einsetzender, ohne Therapie >24 h anhaltender Drehschwindel mit Oszillopsien, Fallneigung zur betroffenen Seite und Übelkeit
B. Keine Symptome zentrale Funktionen oder akute Hörstörung
C. Horizontal torsioneller Spontannystagmus, dessen Intensität bei reduzierter visueller Fixation zunimmt und dessen schnelle Phase zur nicht betroffenen Seite schlägt, Dauer >24 h
D. Unilaterale peripher vestibuläre Funktionsstörung des VOR: sicher pathologischer „Bedside HIT", vHIT-Verstärkungsfaktor <0,7 und/oder Seitendifferenz der kalorischen Prüfung >25% und/oder Summe der langsamen Phase der kalorischen Erregbarkeit für die Kalt- plus Warmspülung <6°/s
E. Keine zentralen Okulomotorikstörungen, im Besonderen keine deutliche vertikale Deviation („Skew Deviation") oder Blickrichtungsnystagmus entgegen der Richtung des Spontannystagmus oder vertikal.
F. Keine anderen zentralen Symptome oder klinischen Zeichen, keine akuten Hörstörungen.
G. Nicht besser erklärt durch andere Erkrankung.

Wahrscheinliche AUVP (wAUVP)/Neuritis vestibularis

A. Keine Symptome einer zentralen Störung oder akuten Hörstörung
B. Akut oder subakut einsetzender, ohne Therapie >24 h anhaltender Drehschwindel mit Oszillopsien, Fallneigung zur betroffenen Seite und Übelkeit
C. Horizontal torsioneller Spontannystagmus, dessen Intensität bei reduzierter visueller Fixation zunimmt und dessen schnelle Phase zur nicht betroffenen Seite schlägt, Dauer >24 h
D. Fraglich pathologischer „Bedside-HIT"
E. Keine zentralen Okulomotorikstörungen, im Besonderen keine deutliche vertikale Deviation („Skew Deviation") oder ein Blickrichtungsnystagmus entgegen der Richtung des Spontannystagmus oder vertikal
F. Keine anderen zentralen Symptome oder klinischen Zeichen, keine akuten Hörstörungen
G. Nicht besser erklärt durch andere Erkrankung

Der Terminus „akute unilaterale Vestibulopathie" (AUVP) (Strupp und Magnusson 2015) wird vorgeschlagen, weil eine entzündliche Genese wahrscheinlich (s. u.), aber nicht sicher belegt ist und den o. g. typischen Symptomen nicht immer zugrunde liegen muss; Neuritis vestibularis kann weiterhin als Synonym verwendet werden.

■ ■ Epidemiologie

Die jährliche Inzidenz liegt zwischen 3,5–15,5/100.000 Einwohner (Sekitani et al. 1993; Adamec et al. 2015), wobei es aufgrund der bislang nicht einheitlichen Diagnosekriterien dazu keine validen Studien gibt (Neuhauser 2016). Eine saisonale Häufung findet sich nicht (Adamec et al. 2015; Koors et al. 2013). In der Kohorte unserer interdisziplinären Schwindelambulanz von mehr als 37.000 Patienten war die AUVP mit 9% (Tab. 1.1) die

2

dritthäufigste Ursache peripher vestibulären Schwindels nach dem BPPV und Morbus Menière. Das gilt auch für Schwindel im Kindesalter (▶ Abschn. 6.1.). Beide Ge-

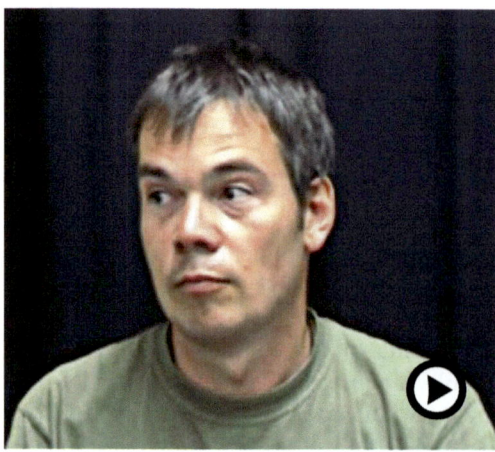

◼ Abb. 2.17 Symptome und klinische Zeichen des AUVP. Es bestehen ein peripherer vestibulärer Spontannystagmus, der typischerweise durch visuelle Fixation reduziert/unterdrückt werden kann, und Drehschwindel jeweils zur nicht betroffenen Seite, begleitet von Fallneigung, Augenverrollung sowie Auslenkung der subjektiven visuellen Vertikalen und des subjektiven Geradeaus zur betroffenen Seite

◼ Abb. 2.18 Akute unilaterale Vestibulopathie: Anamnese (▶ https://doi.org/10.1007/000-2k1)

schlechter sind gleich häufig betroffen. Die Rezidivrate der AUVP wird in der Literatur zwischen 1,9% (Huppert et al. 2006) und 10,7% (Kim et al. 2011) angegeben.

▪▪ Diagnosestellung
Die Schritte zur Diagnosestellung werden nachfolgend beschrieben.

Anamnese **Leitsymptome** der AUVP (◼ Abb. 2.17 und 2.18) sind:
- Akut oder subakut einsetzender, mindestens 24 h bis viele Tage anhaltender, initial meist heftiger Dauerdrehschwindel. Diese Beschwerden verstärken sich typischerweise bei Kopf- und Körperbewegungen, sodass die Patienten intuitiv Ruhe suchen. Dem akuten Beginn können kurze Schwindelattacken vorausgehen (Lee et al. 2009).
- Spontane Scheinbewegungen der Umgebung (Oszillopsien) bedingt durch den Spontannystagmus, die sich beim Blick in die Richtung der schnellen Phase des Nystagmus verstärken.
- Stand- und Gangunsicherheit mit meist gerichteter Fallneigung zur betroffenen Seite, die sich bei Augenschluss verstärken.
- Übelkeit bis hin zum Erbrechen, die sich bei Bewegung verstärken.

Akute Hörstörungen, Tinnitus oder zentrale neurologische Symptome gehören **nicht** zum Krankheitsbild. Die Patienten müssen explizit nach diesen Symptomen befragt werden.

Körperliche Untersuchung Bei der körperlichen Untersuchung sind die folgenden sechs Tests mit den entsprechenden Befunden besonders wichtig (◼ Abb. 2.17):
- Untersuchung auf einen Spontannystagmus ohne und mit Frenzel-/M-Brille (◼ Abb. 2.19) (Übersicht: in Halmagyi et al. 2020; Strupp et al. 2021b): Hier zeigt sich meist ein horizontal torsioneller Spontannystagmus, dessen schnelle Phase zur nichtbetroffenen Seite schlägt. Die Intensität nimmt bei

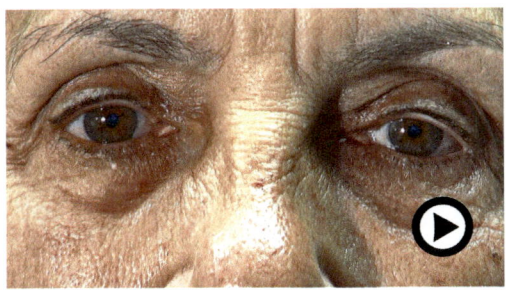

◘ Abb. 2.19 Befund Akute unilaterale Vestibulopathie: Befund (▶ https://doi.org/10.1007/000-2k2)

reduzierter visueller Fixation unter der Frenzel/M-Brille sowie beim Blick in Richtung der schnellen Phase zu. Dies sind die typischen Charakteristika eines peripheren vestibulären Spontannystagmus. Ein Nystagmus, der durch visuelle Fixation *nicht* abschwächbar/unterdrückbar ist, ist *kein* peripherer Spontannystagmus.

— „Bedside-HIT": Bei Kopfdrehung zur betroffenen Seite findet sich eine Refixationssakkade, die ein VOR-Defizit anzeigt.

— Bestimmung der subjektiven visuellen Vertikalen (SVV): pathologische mon- und binokuläre Auslenkung zur Seite des betroffenen Labyrinths.

— Romberg-Test: vermehrtes Schwanken, typischerweise zur Seite der Läsion, Zunahme nach Augenschluss.

— Untersuchung auf zentrale Okulomotorikstörung: **Nicht** vorhanden sein dürfen im Besonderen:
  - deutliche vertikale Deviation vestibuläre „Skew deviation" (Korda et al. 2022)
  - Blickrichtungsnystagmus, zu untersuchen beim Blick entgegen der Richtung der schnellen Phase des Spontannystagmus sowie
  - rein vertikaler oder rein torsioneller Nystagmus.

— Untersuchung des Hörvermögens, die keine akut aufgetretene Beeinträchtigung aufweisen darf sowie unauffällige Otoskopie.

Apparative Funktionsdiagnostik Die Diagnose einer AUVP erfordert den quantitativen Nachweis einer einseitig deutlich reduzierten Funktion des VOR. Diese kann gemessen werden mit
— dem Videokopfimpulstest (vHIT) (Halmagyi et al. 2017) im hohen Frequenzbereich mit einem Defizit auf der betroffenen Seite (gain <0,7) (◘ Abb. 2.20) und/oder
— der kalorischen Testung im niedrigen Frequenzbereich (ca. 0,003 Hz) mit einer relativen (>25%) Seitendifferenz nach der „Vestibular Paresis Formula von Jongkees"; Jongkees et al. 1962) und/oder absoluten Untererregbarkeit (Summe der langsamen Phase des kalorische induzierten Nystagmus für die Kalt- plus Warmspülung <6°/s (◘ Abb. 2.21). Ein Vorteil der kalorischen Testung ist, dass jedes Labyrinth separat untersucht werden kann.

Komplementäre apparative Funktionsuntersuchungen Im Gegensatz zu vHIT und kalorischer Testung sind die **zervikalen und okulären VEMP (c/oVEMP)** für die Diagnose einer AUVP sehr viel weniger relevant (Übersicht in: Fife et al. 2017). Mittels c/oVEMP lässt sich meist zwischen einer superioren, sehr seltenen inferioren und noch selteneren kompletten AUVP unterscheiden.

Die oVEMP (Rosengren et al. 2019), die im Wesentlichen die Utrikulusfunktion prüfen, sind typischerweise bei der superioren (und bei der kompletten) AUVP reduziert/fehlend (Oh et al. 2013; Curthoys et al. 2011), da die Pars superior des N. vestibularis den Utrikulus versorgt (s. u.).

Die cVEMP, die im Wesentlichen die Sakkulusfunktion prüfen, die von der Pars inferior versorgt wird, sind hingegen bei der inferioren (und bei der kompletten) AUVP reduziert/fehlend (Chihara et al. 2012; Curthoys 2012; Manzari et al. 2013; Murofushi et al. 1996; Oh et al. 2013). Sie sind bei mehr als zwei Drittel der Patienten mit superiorer AUVP normal (Oh et al. 2013; Curthoys 2012; Manzari et al. 2013).

2

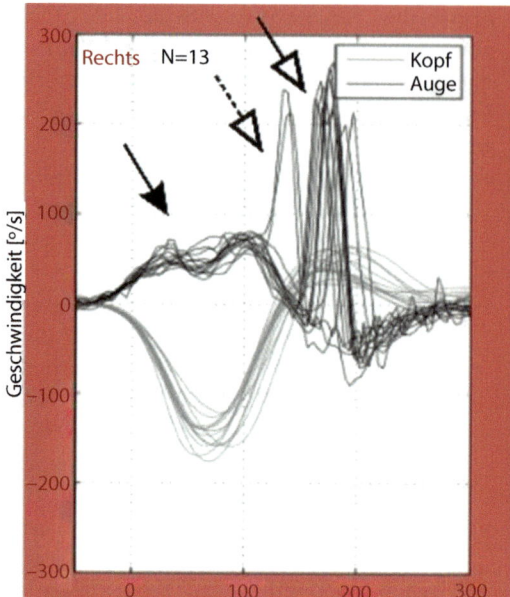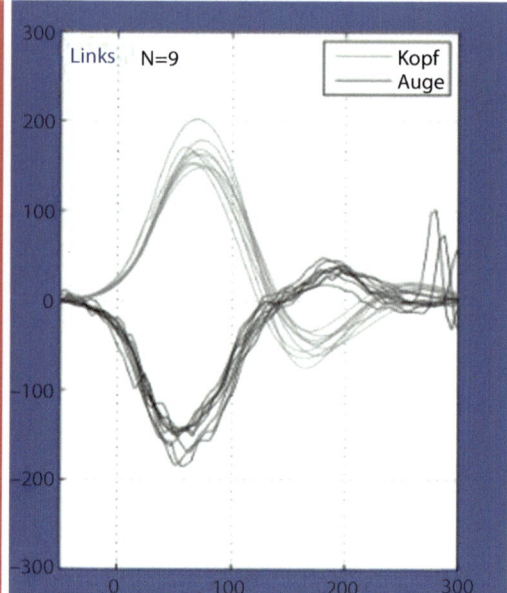

⬛ **Abb. 2.20** Horizontaler Videokopfimpulstest von einem Patienten mit akuter rechtsseitiger Vestibulopathie (linkes Bild). Gemessen wurden die Augen- und Kopfwinkelgeschwindigkeiten in °/s über eine Zeit von 300 ms, das Integral gebildet und daraus der VOR-gain berechnet. Der VOR-gain ist rechts auf ca. 0,3 reduziert (*schwarzer Pfeil*) und es sind Refixationssakkaden zu sehen (*weiße Pfeile*). Zum Vergleich, Befund der gesunden linken Seite (rechtes Bild)

Bildgebung Ergeben sich in der Anamnese oder klinischen Untersuchung Hinweise für ein **akutes zentrales vestibuläres Syndrom** (AZVS), ist eine notfallmäßige Bildgebung indiziert. Mittels CT kann eine Blutung ausgeschlossen werden; eine CT-Angiografie erfolgt mit der Frage nach einer Vertebralis-/Basilarisstenose oder -thrombose. Es ist zu betonen, dass selbst ein diffusionsgewichtetes MRT im Bereich des Hirnstamms/Kleinhirns bei Läsionen <10 mm innerhalb der ersten 24 h nach Symptombeginn bei 50% der Patienten unauffällig ist (Saber Tehrani et al. 2018). Umso wichtiger ist eine systematische klinische Untersuchung mit der Frage nach zentralen Zeichen, die eine Differenzierung zwischen einer AUVP und einem AZVS mit einer Sensitivität und Spezifität von ca. 90% erlaubt (Cnyrim et al. 2008; Kattah et al. 2009; Saber Tehrani et al. 2018).

Neuere bildgebende Studien des Labyrinths zeigen, dass sich bei der AUVP mit entsprechender Technik eine KM-Aufnahme des N. vestibularis, insbesondere der Pars superior (s. u.), 1–4 h nach der KM-Gabe nachweisen lässt (Byun et al. 2018; Eliezer et al. 2019; Venkatasamy et al. 2019); dies hat aber bislang noch keine große klinische Relevanz.

Hochauflösende cMRT-Untersuchungen fanden ≥6 Monate nach einer AUVP mit zum Zeitpunkt der Messung noch persistierenden peripheren vestibulären Defiziten eine Atrophie des N. vestibularis bei 5 von 10 untersuchten Patienten, insbesondere der Pars superior (Freund et al. 2020).

Audiogramm Ergeben sich in der Anamnese und/oder klinischen Testung mittels Rinne und Weber Hinweise für eine akut aufgetretene Hörstörung, ist ein Audiogramm indiziert, weil sowohl ein Morbus Menière mit einer typischen Tieftonhörminderung (Lopez-Escamez et al. 2015) als auch ein AICA-Infarkt (s. u.) mit einer Hörstörung einhergehen und abgegrenzt werden müssen.

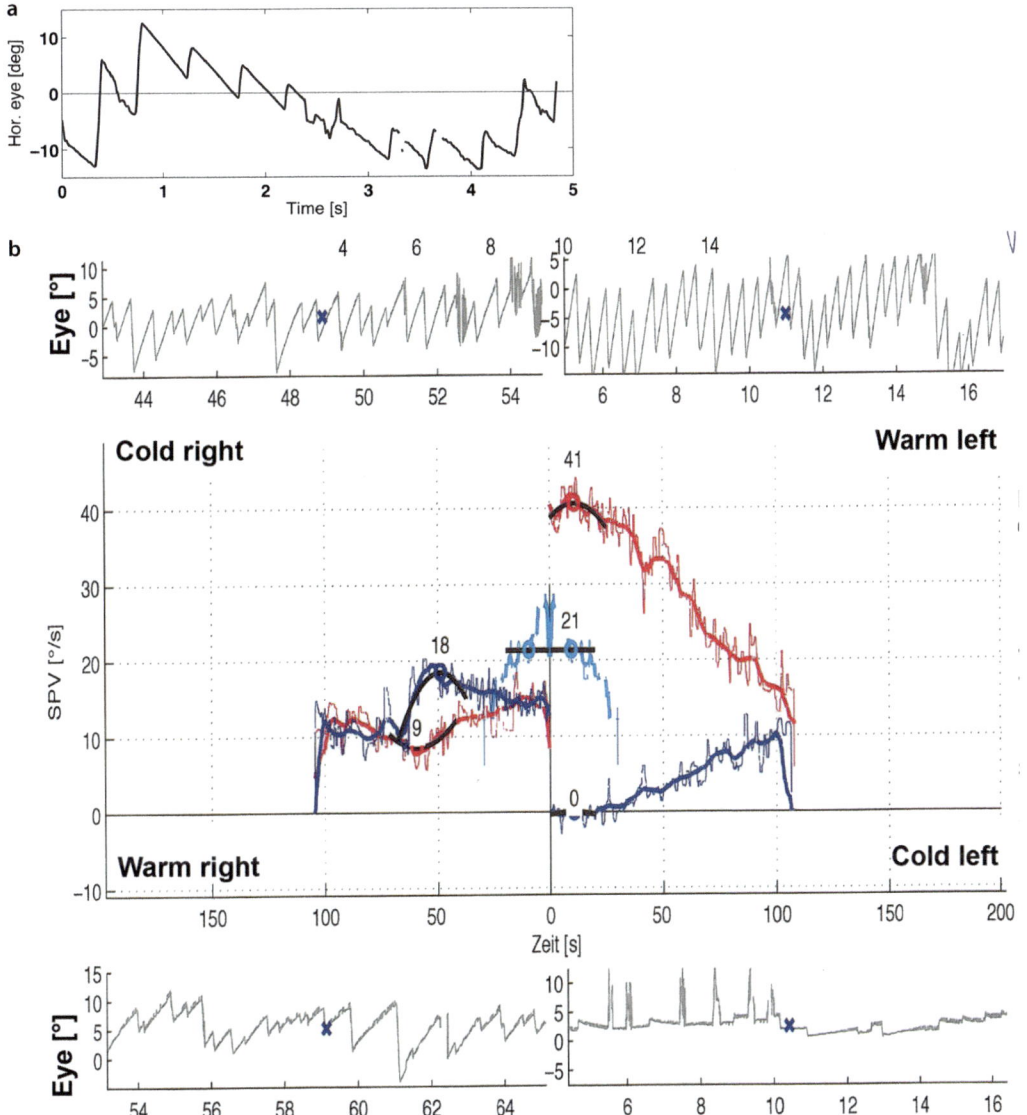

● **Abb. 2.21** Kalorische Testung bei einem Patienten mit akuter rechtsseitiger Vestibulopathie. **a** Spontannystagmus nach links: langsame Phase 21°/s; dies erklärt die Verschiebung der Grundlinie; **b** kalorische

Untererregbarkeit rechts: Seitendifferenz nach der „Vestibular Paresis Formula von Jongkees" (Jongkees et al. 1962) zu ungunsten von rechts von 45%

Diagnosestellung: Fazit für die klinische Praxis Die Diagnose der AUVP ist eine Ausschlussdiagnose. Sie erfordert eine sorgfältige Anamneseerhebung, unter besonderer Berücksichtigung des ABCD^2-Scores (s.u.), und eine systematische neurologische, neurootologische Testung einschließlich vHIT, neuroophthalmologischer Untersuchung, ins-

besondere mit der Frage nach einer deutlichen vertikalen Deviation (Korda et al. 2022) und zentralen Okulomotorikstörungen sowie Prüfung des Hörvermögens und Otoskopie. Schließlich kommt der „Ferndiagnose" mittels virtueller Befragung und Untersuchung eine immer größere Bedeutung zu (Green et al. 2021; Shaikh et al. 2021).

▪▪ Differenzialdiagnosen und klinische Probleme

Die wichtigsten DD sind:

- das AZVS durch einen Infarkt im Bereich des Hirnstamms oder Kleinhirns,
- kombinierte akute zentrale und periphere Läsionen, z. B. durch einen AICA-Infarkt des Labyrinths und Kleinhirns,
- andere zentrale Syndrome, z. B. vestibuläre Migräne,
- andere Innenohrstörungen, z. B. Morbus Menière oder Zoster oticus.

Akutes zentrales vestibuläres Syndrom Das AZVS kann durch Läsionen im Eintrittsbereich des N. vestibularis (faszikuläre Läsion, „Pseudoneuritis vestibularis", ◘ Abb. 2.22), Nucleus vestibularis (nukleäre Läsion, ◘ Abb. 2.23), anderen Bereichen des Hirnstamms oder des Zerebellums (s. u.) verursacht sein (siehe ▶ Abschn. 3.2). Als sensitives und spezifisches Instrument zur Differenzierung zwischen einer akuten peripheren und zentralen Läsion gilt die Kombination aus Anamnese mit besonderer Berück-

sichtigung des „ABDC²-Score" (Übersicht in: Diener und Frank 2015) und klinischer Untersuchung, v. a. des „HINTS" (Cnyrim et al. 2008; Kattah et al. 2009; Saber Tehrani

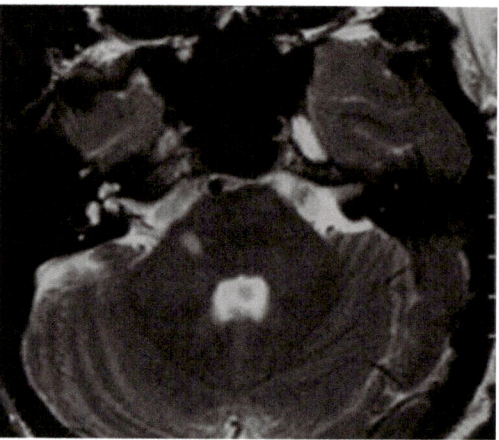

◘ Abb. 2.22 Faszikuläre Läsion des rechten N. vestibularis, d. h. zwischen dem Eintritt in den Hirnstamm und dem Nucleus vestibularis, bei Multipler Sklerose unter dem klinischen Bild einer „Pseudoneuritis vestibularis"/akutes zentrales vestibuläres Syndrom

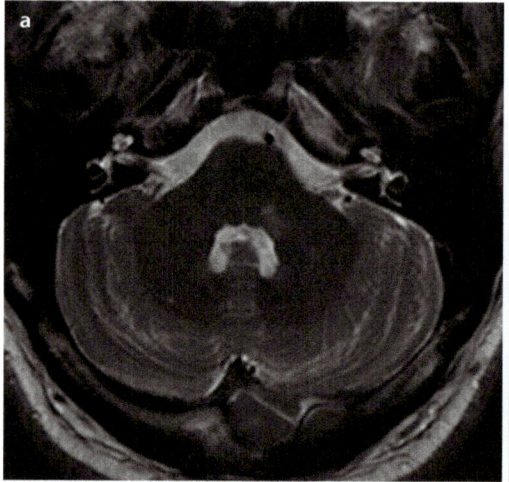

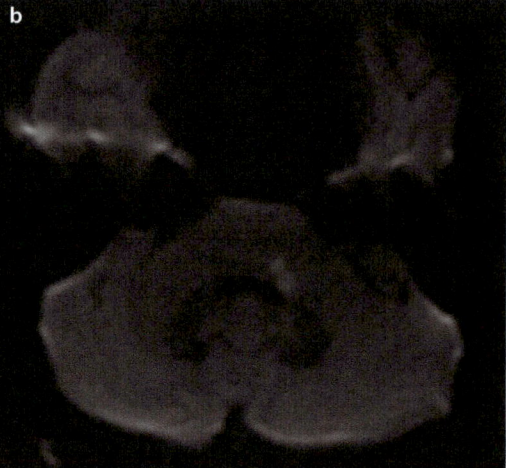

◘ Abb. 2.23 Akute ischämische Läsion des linken Nucleus vestibularis unter dem klinischen Bild einer „Pseudoneuritis vestibularis"/eines akuten zentralen vestibulären Syndroms. **a** T2-gewichtete Sequenz, **b** diffusionsgewichtete Sequenz

et al. 2018) mit der Frage nach zentralen Zeichen (Übersichten in: Zwergal und Dieterich 2020; Kerber 2020; Gurley und Edlow 2019) und des „HINTS plus Protokolls" mit zusätzlicher Testung des Hörvermögens (wichtig zur Differenzierung der AUVP zum Morbus Menière und AICA-Infarkt) (Kattah 2019).

- **Anamnese**

Die folgenden sechs Aspekte der Anamnese sprechen mehr für eine zentrale Genese:
- keine vorherigen Schwindelbeschwerden, d. h. erstmaliges Auftreten der Symptome,
- spontanes Auftreten der Symptome ohne vorausgegangenen Trigger,
- zentrale Begleitsymptome wie Doppelbilder, Hemiataxie, -parese, -hypästhesie,
- kardiovaskuläre Risikofaktoren wie arterielle Hypertonie, Diabetes, Nikotinkonsum sowie
- höheres Alter (>60 Jahre).

- **Klinische Untersuchung**

Die folgenden fünf klinischen Zeichen (HINTS und HINTS-plus, d.h. zusätzliche Testung des Hörvermögens) sprechen für eine *zentrale* Genese (Cnyrim et al. 2008; Kattah et al. 2009; Saber Tehrani et al. 2018; Kattah 2019):
- Deutliche vertikale Deviation „Skew Deviation" (▶ Kap. 1, ▶ Abb. 1.8): diese ist ein Zeichen einer zentralen Läsion, hat aber nur eine geringe Sensitivität: sie findet sich nur bei 30% aller Patienten mit einer akuten Hirnstamm- oder Kleinhirnläsion (Brandt und Dieterich 1993) eine diskrete „Skew deviation" kann sich auch bei peripheren Läsionen finden (Korda et al. 2022).
- Art des Spontannystagmus: ein Spontannystagmus, der *nicht* durch visuelle Fixation abschwächbar/unterdrückbar ist, ist *kein* peripherer vestibulärer Spontannystagmus (Übersicht in: Halmagyi et al. 2020); hier gilt zu beachten, dass auch Patienten mit einem AZVS ihren Nystagmus durch Fixation reduzieren können (Mantokoudis et al. 2021).

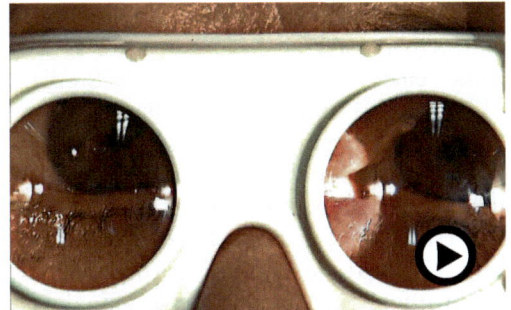

☐ **Abb. 2.24** Kopfschüttelnystagmus mit „Cross-coupling" mit vertikalem Nystagmus nach horizontalem Kopfschütteln (▶ https://doi.org/10.1007/000-2k3)

- Ein Blickrichtungsnystagmus *entgegen* der Richtung der schnellen Phase des Spontannystagmus (sog. Bruns Nystagmus) (nach dem Alexanderschen-Gesetz nimmt die Intensität des Spontannystagmus beim Blick in Richtung der schnellen Phase typischerweise zu und damit als klinisches Zeichen nicht hilfreich) oder ein rein vertikaler oder rein torsioneller Nystagmus.
- Normaler Kopfimpulstest bei AVS spricht gegen eine AUVP. Es ist zu betonen, dass auch bei zentralen Läsionen der Kopfimpulstest pathologisch sein kann, insbesondere bei faszikulären oder nukleären Läsionen (☐ Abb. 2.22 und 2.23).
- Kopfschüttelnystagmus: Horizontales Kopfschütteln führt zu einer Richtungsumkehr des Nystagmus oder einem vertikalen Nystagmus („Cross-coupling"; ☐ Abb. 2.24) (Choi et al. 2016a; Huh und Kim 2011), wobei dies aber nicht spezifisch für eine zentrale Läsion ist (Yang et al. 2020).

Isolierte klinische Zeischen wie deutliche vertikale Deviation „Skew Deviation" oder ein normaler HIT sind spezifisch, aber per se nicht sehr sensitiv (Cnyrim et al. 2008; Kattah et al. 2009; Newman-Toker et al. 2008). Die Kombination dieser Zeichen hat aber eine Sensitivität und Spezifität von 80–95% (Cnyrim et al. 2008; Newman-Toker et al. 2008; Kattah et al. 2009; Chen et al. 2011; Kattah 2019; Mantokoudis et al. 2021;

2

Korda et al. 2022). Eine klinische Studie bei 38 Patienten mit AVS (Machner et al. 2021b) sowie eine eine Metaanalyse (5 Studien, 617 Patienten) kommen zu der klinisch wichtigen Schlussfolgerung, dass es auch davon abhängt, wer die klinische Untersuchung durchführt (Ohle et al. 2020): Bei Neurologen, die den HINTS anwendeten, lag die Sensitivität bei 96,7% und die Spezifität bei 94,8%. Hingegen waren bei Ärzten aus Notaufnahmen einschließlich Neurologen die Sensitivität bei 83% und die Spezifität bei nur 44%.

Insbesondere vHIT kann zur Differenzierung beitragen: zentrale Zeichen sind ein *beidseits* normaler, reduzierter oder erhöhter VOR-gain oder sog. gekreuzte vertikale Refixationssakkaden (Choi et al. 2018a; Machner et al. 2021a).

Zerebelläre Infarkte Infarkte im Versorgungsgebiet der A. cerebelli posterior inferior (PICA) und der A. cerebelli anterior (AICA) können sich auch als AVS manifestieren (Übersicht in Choi et al. 2016b). Dies gilt insbesondere für PICA-Infarkte (Duncan et al. 1975; Huang und Yu 1985; Magnusson und Norrving 1993), die z. B. auch zu isolierten Infarkten des Nodulus führen können (Moon et al. 2009). Zerebelläre Infarkte können auch mit einer inkompletten „Ocular Tilt Reaction" (OTR) einhergehen (Mossman und Halmagyi 2000), insbesondere wenn der Nucleus dentatus (Baier et al. 2008), der Flokkulus (Park et al. 2013) oder Nodulus (Lee et al. 2019) betroffen ist.

Infarkte im Bereich der AICA, die Hirnstamm, Kleinhirn und Innenohr versorgt, können sich dementsprechend als AVS mit peripherem vestibulärem Defizit, Spontannystagmus und Fallneigung in Kombination mit Hörstörungen und/oder zusätzlichen zentralen Zeichen manifestieren (Lee et al. 2002, 2006). Sie gehen oft mit einer akuten unilateralen hochgradigen Hörstörung durch einen Infarkt im Versorgungsgebiet der A. labyrinthi einher, die Cochlea und Bogengänge/Otolithenorgane versorgt.

■ **Fazit für die klinische Praxis zur Differenzierung zwischen einer AUVP und AZVS**

Die Kombination aus Anamnese und klinischer Untersuchung mit der Suche zentraler Zeichen, insbesondere zentraler Okulomotorikstörungen, erlaubt meist eine Differenzierung zwischen einer akuten peripheren und zentralen Läsion (▶ Kap. 3).

Vestibuläre Migräne Bei der vestibulären Migräne ▶ Kap. 4; diagnostische Kriterien (Lempert et al. 2012) ist das Leitsymptom ebenfalls akuter Schwindel, der bis zu 72 h oder länger anhalten und auch mit einem peripheren vestibulären Nystagmus (von-Brevern et al. 2005; Young et al. 2021) einhergehen kann. Deshalb kann die Differenzialdiagnose gerade bei der ersten Attacke einer vestibulären Migräne schwierig sein. Differenzialdiagnostisch hilfreich sind die Anamnese mit einer Migräne in der Vorgeschichte, die Begleitsymptome der vestibulären Migräne sowie der klinische Untersuchungsbefund mit zentralen Okulomotorikstörungen oder einem normalen HIT in der Attacke.

Periphere vestibuläre Schwindelsyndrome Die Differenzialdiagnose anderer peripherer vestibulärer Störungen umfasst eine ganze Reihe, teilweise auch seltener Erkrankungen, die das Labyrinth und/oder den N. vestibularis betreffen können. Wichtige Differenzialdiagnosen sind ein monosymptomatisch beginnender Morbus Menière (▶ Abschn. 2.4) oder länger dauernde Attacken einer Vestibularisparoxysmie, die beide mit einem Spontannystagmus einhergehen (Hüfner et al. 2008; Brandt und Dieterich 1994). Die Kürze der Attacken und die meist rasche Erholung erlauben häufig eine Differenzierung. Ferner entwickeln Patienten mit einem Morbus Menière im Verlauf der Erkrankung andere Ohrsymptome.

Die Kupulolithiasis des horizontalen Bogengangs (▶ Abschn. 2.3.2.2) führt ebenfalls zu Drehschwindel und einem lang an-

◨ **Tab. 2.2** Periphere vestibuläre Syndrome als Differenzialdiagnosen der AUVP

Diagnose	Klinische Charakteristika
Cogan-Syndrom	Typische doppelte Trias aus Symptomen und Befunden: - Schwindel, Hörminderung/Tinnitus, „rote Augen" - Peripher vestibuläre Läsion, Hypakusis und interstitielle Keratitis
Herpes zoster oticus (Ramsay-Hunt-Syndrom)	Beginnend mit brennenden Ohrenschmerzen und Effloreszenzen, dann Schwindel, Hörstörungen und/oder Fazialisparese; kann zu kompletter AUVP führen, die mit einer vertikalen Deviation „Skew Deviation" assoziiert sein kann (Arbusow et al. 1998); in der MRT oft KM-Aufnahme der betroffenen Hirnnerven
Kupulolithiasis des horizontalen Bogengangs	Bei der klinischen Untersuchung findet sich ein horizontaler Nystagmus, der im „Lean-and -bow-Test" die Richtung wechselt (Choi et al. 2018b) und bei den diagnostischen Lagerungsmanövern in Rückenlage jeweils apogeotrop schlägt, was diagnostisch hilfreich ist. Siehe dazu auch ▶ Abschn. 2.3.2.2 und die aktuellen diagnostischen Kriterien (von Brevern et al. 2015)
Labyrinthitis	Geht mit Ohrschmerzen, Hörminderung und/oder Tinnitus einher. Der Verlauf kann akut, subakut oder langsam progredient sein
Morbus Menière	Kann mono- oder oligosymptomatisch beginnen. Dann ist die Differenzialdiagnose schwierig und meist erst aus dem Verlauf zu stellen. Siehe dazu auch ▶ Abschn. 2.4 und die diagnostischen Kriterien (Lopez-Escamez et al. 2015)
Vestibularis-paroxysmie	In Einzelfällen können die oligosymptomatischen Attacken auch Stunden anhalten und gehen mit einem peripheren vestibulären Spontannystagmus einher. Dann lässt sich die Diagnose erst aus dem Verlauf mit rezidivierenden kurzen Attacken stellen. Siehe dazu auch ▶ Abschn. 2.5 und die diagnostischen Kriterien (Strupp et al. 2016)
Vestibularis-schwannom	Meistens schleichend chronisch progredienter Verlauf, mit Hörminderung und/oder Tinnitus einhergehend; wird deshalb heutzutage oft im Rahmen der Diagnose einer Hörstörung mittels cMRT mit KM diagnostiziert. Wird oft erst spät symptomatisch. Kann in seltenen Fällen auch mit Schwindelattacken einhergehen

haltenden horizontalen Nystagmus. Beides hängt jedoch von der Kopfposition ab und beim sog. Lean-and-bow-Test kommt es zu einer Richtungsumkehr des horizontalen Nystagmus (Choi et al. 2018b).

Wichtige entzündliche Innenohrerkrankungen, die mit akutem Drehschwindel einhergehen können, sind der Zoster oticus und die Labyrinthitis. Ersterer ist praktisch immer mit Effloreszenzen und oft mit anderen Hirnnervenausfällen und ebenso wie die Labyrinthitis mit Ohrenschmerzen assoziiert. Die wichtigsten peripher vestibulären Differenzialdiagnosen mit deren klinischen Merkmalen sind in ◨ Tab. 2.2 zusammengefasst.

■■ **Pathophysiologie und pathologische Anatomie**

Drehschwindel und horizontal-torsioneller, peripher vestibulärer Spontannystagmus zur nicht betroffenen Seite beruhen auf einer vestibulären Tonusimbalance zwischen dem intakten und gestörten Labyrinth. Diese vestibuläre Tonusdifferenz entsteht dadurch, dass der N. vestibularis auch ohne Kopfbewegungen schon beidseits „aktiv" ist. Die Aktionspotenzialfrequenz in Ruhe liegt bei etwa 100 Hz (Goldberg und Fernandez 1971), sodass schon in Ruhe – bei 18.000 Fasern pro Nerv (Bergstrom 1973) – jede Sekunde etwa 1,8 Millionen Aktionspotenziale von jedem Vestibularnerv aus-

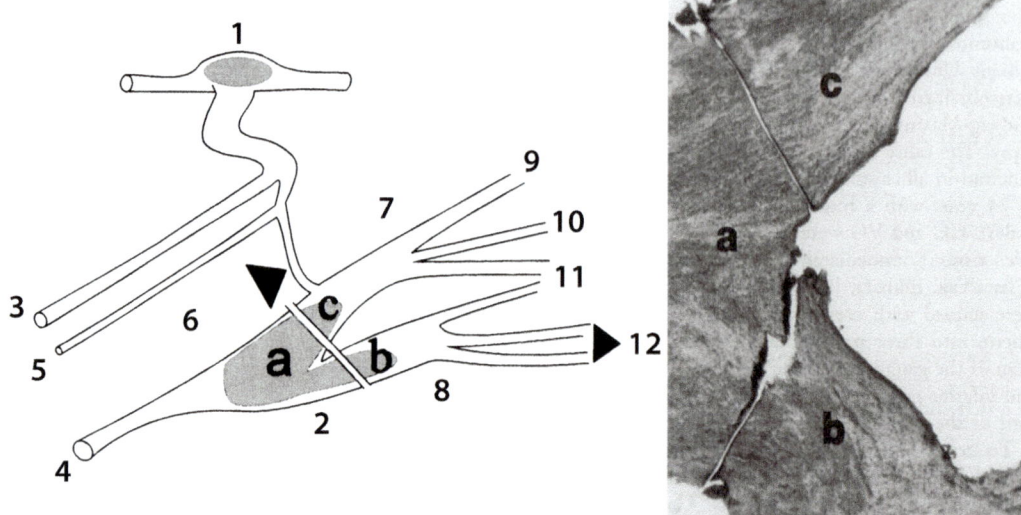

☐ Abb. 2.25 Nervi vestibularis und facialis. **a** Schematische Darstellung der Nervi vestibularis und facialis, der „fazio-vestibulären Anastomose", des Ganglion geniculi und der unterschiedlichen Abschnitte des Ganglion vestibulare (*a* Stamm; *b* unterer Abschnitt; *c* oberer Abschnitt). **b** Längsschnitt durch ein menschliches Vestibularganglion mit Trennung der einzelnen Abschnitte. Der Nachweis von HSV-1-DNA mittels PCR gelang in etwa 60% aller Vestibularganglien. Ferner ist die doppelte Innervation des posterioren Bogengangs zu erkennen, die zu dessen Funktionserhaltung bei der Neuritis vestibularis beitragen kann (Arbusow et al. 1999). *1* Ganglion geniculi; *2* Ganglion vestibulare; *3* N. facialis; *4* N. vestibularis; *5* N. intermedius; *6* fazio-vestibuläre Anastomose; *7* N. vestibularis superior; *8* N. vestibularis inferior; *9* anteriorer, horizontaler Bogengang; *10* Utrikulus; *11* Sakkulus; *12* posteriorer Bogengang

gehen. Die Fallneigung zur Läsionsseite entsteht dadurch, dass die Tonusimbalance durch vestibulospinale Haltungsreflexe überkompensiert wird (☐ Abb. 2.17). Das statische Defizit wird durch verschiedene Mechanismen über Tage bis Wochen zentral kompensiert, sodass sich der Drehschwindel, Spontannystagmus und Auslenkung der SVV zurückbilden.

Das dynamische Defizit des VOR lässt sich beim HIT (Halmagyi und Curthoys 1988) und vHIT durch rasche Drehung des Kopfes zur Seite des betroffenen Vestibularnervs nachweisen. Bei Persistieren des vestibulären Defizits kann dieses nicht kompensiert werden.

Anatomisch betrachtet, gibt es drei Formen einer AUVP: Pars superior, Pars inferior und beide Anteile des N. vestibularis. Die AUVP befällt bevorzugt die Pars superior des Vestibularisnervs, die den horizontalen und anterioren Bogengang sowie den Utrikulus und Teile des Sakkulus versorgt. Ursachen dafür sind der längere und engere knöcherne Kanal, durch den die Pars superior verläuft (Gianoli et al. 2005), und die Doppelversorgung der Pars inferior mit zwei Nerven (Arbusow et al. 2003) (☐ Abb. 2.25). Funktionell bedeutet dies, dass die AUVP meist nicht zu einem kompletten Vestibularisausfall führt. Dafür sprechen auch die c/oVEMP-Untersuchungen: Die cVEMP sind meist erhalten und die oVEMP reduziert oder ausgefallen (Chihara et al. 2012; Curthoys 2012; Manzari et al. 2013; Murofushi et al. 1996; Oh et al. 2013). Die Aussparung des posterioren Bogengangs wurde wegen des gemeinsamen Auftretens einer AUVP und eines BPPV desselben Ohrs bereits früher vermutet (Büchele und Brandt 1988) und durch 3D-Analyse des Nystagmus und der Bogengangfunktion bestätigt (Fetter und Dichgans 1996).

▪▪ Ätiologie

Eine virale Genese der AUVP ist – analog zur idiopathischen Fazialisparese und manchen Formen des Hörsturzes – wahrscheinlich, aber bislang nicht sicher bewiesen (Schuknecht und Kitamura 1981; Nadol, Jr. 1995; Baloh et al. 1996; Gacek und Gacek 2002; Baloh 2003; Le et al. 2019). Hierfür sprechen autoptische Studien, die entzündliche Degenerationen des Vestibularisnervs zeigten (Schuknecht 1993), der Nachweis des Herpes simplex-Virus Typ 1, des „latency-associated transcripts" in vestibulären Ganglien und aktivierte CD8+ T-Zellen (Arbusow et al. 1999, 2000a, b, 2003, 2010; Theil et al. 2001). Diese Hypothese wird durch eine aktuelle genomweite Assoziationsstudie, die einen Zusammenhang mit sog. „Single Nucleotid"-Varianten des „host-factor" für die HSV-1-Replikation gezeigt hat, gestützt (Rujescu et al. 2018) und dem „high-risk" Allel für Herpes labialis (IFNL3/4 Locus) (Rujescu et al. 2020). Die wesentliche Schädigung des Vestibularisnervs kommt wahrscheinlich indirekt durch die Schwellung und den Druck innerhalb des knöchernen Kanals zustande; dies erklärt wahrscheinlich auch die präferenzielle Schädigung der Pars superior (s. o.) und den Therapieeffekt von Steroiden (s. u.).

▪▪ Verlauf

Die erste Phase des manifesten Funktionsverlusts ist meist durch starken Drehschwindel, gerichtete Fallneigung, Übelkeit bis hin zum Erbrechen sowie meist schweres Krankheitsgefühl gekennzeichnet. Da sich die Symptome bei Bewegung verstärken, suchen die Patienten oft intuitiv Ruhe. Die Beschwerden klingen langsam über Tage bis 1–2 Wochen ab. Anschließend ist i. d. R. in Ruhe, d. h. unter statischen Bedingungen, Beschwerdefreiheit erreicht. Die „Erholung" ist das Produkt verschiedener Vorgänge:

- zentrale Kompensation des peripheren vestibulären Tonusungleichgewichts, ein multimodaler Prozess mit unterschiedlichen Zeitverläufen auf verschiedenen Ebenen von Hirnstamm, Zerebellum bis hin zum Kortex. In einem entsprechenden Tiermodell wurden mittels FDG-PET sehr frühe Veränderungen (schon am Tag drei nach unilateraler Läsion) im Bereich neuronaler Netzwerke auf kortikaler und subkortikaler Ebene nachgewiesen, die funktionell zur Substitution, Rekalibration und Reorganisation beitragen (Grosch et al. 2021).
- partielle Kompensation des Funktionsausfalls durch das kontralaterale vestibuläre System sowie Substitution durch somatosensorische, v. a. Halspropriozeption (Strupp et al. 1998a), und visuelle Afferenzen,
- Restitution der peripheren vestibulären Funktion im weiteren Verlauf (häufig inkomplett).

Im Verlauf erholt sich bei den meisten Patienten die periphere vestibuläre Funktion nicht spontan (Brandt et al. 2010). Eine Studie mit 60 Patienten zeigte, dass nach einem Monat 90% und nach sechs Monaten noch 80% der Patienten eine relevante periphere vestibuläre Funktionsstörung hatten; in nur 42% kam es im weiteren Verlauf zu einer Normalisierung (Okinaka et al. 1993). Selbst bei einem kompletten peripheren Defekt bilden sich die „statischen" (ohne Kopfbewegung) Symptome wie Spontannystagmus, Schwindel und Fallneigung zurück. Das bleibende Defizit zeigt sich jedoch in Form „dynamischer" Funktionsstörungen bei raschen hochfrequenten Kopfbewegungen. Hier treten durch Insuffizienz des VOR retinale Bildwanderungen und Oszillopsien auf. Selbst wenn sich die kalorische Prüfung normalisiert, bleibt bei diesen Patienten in 30% der Kopfimpulstest auf der betroffenen Seite pathologisch (Schmid-Priscoveanu et al. 2001). In einer retrospektiven Untersuchung von 64 Patienten wurden verschiedene Faktoren untersucht, die einen Einfluss auf die Dauer eines stationären Aufenthalts haben könnten: nur die Intensität des Spontannystagmus bei Aufnahme korrelierte damit (Kim et al. 2020).

Mittels „Lesion-mapping" wurde bei der AUVP die Zahl der betroffenen Bogengänge mit dem Verlauf der Erkrankung bei 50 Patienten korreliert: in 97% war der horizontale, in 83% der anteriore und in 46% der posteriore Kanal betroffen sowie in 73% der Utriculus und in 44% der Sacculus; in 32% waren alle fünf, in 22% nur die Endorgane des Nervus vestibularis superior beeinträchtigt. Je mehr Endorgane betroffen, umso schlechter war der Verlauf (Navari and Casani 2020). In einer anderen Studie fanden sich die geringsten Symptome, kürzeste Krankheitsdauer und Intensität des Nystagmus bei der inferioren Form (Lee et al. 2020). Ein niedriger VOR-gain und viele Refixationssakkaden im vHIT korrelieren mit einer schlechteren Prognose (Cerchiai et al. 2018); diese Patienten sollten länger besonders intensives Gleichgewichtstraining (s. u.) erhalten. Das Ausmaß der Erholung der peripheren vestibulären Funktion ist bei einer superioren AUVP signifikant besser als bei einer kombinierten superioren und inferioren AUVP (Hwang et al. 2019). Für die Langzeitprognose nach einer AUVP spielen schließlich auch visuo-vestibuläre, psychophysische Faktoren und Persönlichkeitsmerkmale eine wichtige Rolle (Bronstein und Dieterich 2019).

Die Rezidivrate wird zwischen 1,9% (Huppert et al. 2006) und 10,7% (Kim et al. 2011) angegeben; dies ist eine wichtige Information für die betroffenen Patienten.

■ ■ Therapie: Prinzipien, Ziele und pragmatische Behandlung

Ausgehend von der angenommenen Pathogenese und Pathophysiologie lassen sich die nachfolgenden Therapieprinzipien ableiten: kausale und symptomatische Behandlung sowie Verbesserung der zentralen Kompensation und Substitution durch Physiotherapie und Pharmakotherapie.

Kausale Therapie Studien aus den 1990er-Jahren ergaben schon Hinweise dafür, dass Glukokortikoide den Verlauf des „akuten Schwindels" verbessern können (Ariyasu et al. 1990; Ohbayashi et al. 1993). Eine prospektive,

randomisierte, placebokontrollierte Studie mit 141 Patienten zeigte, dass eine Monotherapie mit Methylprednisolon zu einer signifikanten Verbesserung der Erholung der peripheren vestibulären Funktion nach 12 Monaten führte (Strupp et al. 2004) und zwar von 39% unter Placebo auf 62%. Valaciclovir hatte weder als Monotherapie noch in Kombination mit Methylprednisolon einen Einfluss auf den Verlauf der Erkrankung. Der Wirkmechanismus ist am ehesten ein antiödematöser Effekt mit Reduktion der Schwellung des Nervs im Knochenkanal und der dadurch verursachten sekundären Schädigung. Der fehlende Effekt des Virostatikums lässt sich dadurch erklären, dass die Replikation von HSV-1 zum Beginn der Behandlung weitgehend abgeschlossen ist. Diese Befunde werden sowohl durch Metaanalysen (Goudakos et al. 2010; Leong et al. 2021) als auch weitere Studien (Karlberg und Magnusson 2011; Ismail et al. 2018) gestützt.

In einer Cochrane-Analyse wird dieser Trend einen Monat nach Erkrankung zwar auch gesehen, allerdings noch keine allgemeine Behandlungsempfehlung der akuten Neuritis vestibularis mit Kortikosteroiden gegeben, da nicht genügend Studien vorlagen und die Auswirkungen auf die Lebensqualität nicht ausreichend untersucht worden seien (Fishman et al. 2011).

In einer anderen aktuelleren Studie wurde gezeigt, dass der Behandlungserfolg von Steroiden von der Latenz zwischen Symptombeginn und Therapiebeginn abhängt. Alle neun Patienten, die innerhalb von 24 h therapiert worden waren, hatten eine normale kalorische Testung nach drei Monaten, wohingegen bei den 14 Patienten mit einem Behandlungsbeginn zwischen 25 h und 72 h in nur 58% eine Normalisierung beobachtet wurde (p <0,05) (Sjogren et al. 2019). Wir möchten betonen, dass es sich dabei um keine verblindete oder placebo-kontrollierte Studie handelt mit einer zusätzlich nur kurzen Verlaufskontrolle. Eine Metaanalyse von sechs Studien ergab, dass Kortikosteroide zu einer signifikanten Verbesserung der kalorischen Erregbarkeit nach einem Monat führen (95%

CI, -16.33 - -0.32), jedoch nicht nach 12 Monaten oder für für die subjektive Verbesserung (Leong et al. 2021). Die Autoren schließen daraus, dass Kortikosteroide nur in der akuten Phase einen positiven Effekt haben. Eiine andere Metaanalyse kam ebenfalls zu dem Schluss, dass Kortikosteroide die Erholung der peripheren vestibulären Funktion verbessern, insbesondere die langfristige (Kim et al. 2022).

Daraus folgt, dass mindestens eine weitere randomisierte, prospektive placebo-kontrollierte Studie notwendig ist, die über mehrere Monate sowohl die Erholung der peripher vestibulären Funktion mittels vHIT und kalorischer Testung als auch Lebensqualität und Funktionsfähigkeit des Patienten im Alltag erfasst.

Symptomatische Therapie von akutem Schwindel, Übelkeit und Erbrechen   In der akuten Phase können Antivertiginosa gegeben werden (Übersicht in: Soto et al. 2013; Chabbert 2016; Strupp und Zwergal 2020). Diese interagieren je nach Substanz mit folgenden Rezeptoren: Histamin (HR), Muskarin (MR), Dopamin (DR), Serotonin/5-HT3 (SR/5-HT3R) und/oder GABA, was auch die verschiedenen unerwünschten Wirkungen erklären kann.

- **Histamin-1-Rezeptor-Antagonisten**: Diese werden auch „First-generation"-Antistaminika genannt und haben einen hemmenden Effekt sowohl auf das zentrale als auch periphere vestibuläre System (Übersicht in: Soto et al. 2013; Chabbert 2016; Takumida et al. 2016). Beispiele sind
  - *Dimenhydrinat*: Kombination aus Diphenhydramin, einem inversen Agonisten des H1R und 8-Chlortheophyllin (einem Adenosin-Rezeptor Antagonisten), um die Müdigkeit als wesentliche unerwünschte Wirkung von Diphenhydramin zu reduzieren und
  - *Promethazin*, welches auch ein moderater MR- und D2R-Antagonist, sowie Neuroleptikum ist. Deshalb kann es zu einer tardiven Dyskinesie führen

und sollte dementsprechend zurückhaltend eingesetzt werden.
- **Histamin-4-Rezeptor-Antagonisten**: Diese hemmen das periphere vestibuläre System und reduzieren so die vestibuläre Tonusimbalance. Ihre Wirksamkeit wurde bislang nur in Tiermodellen gezeigt (Kiss und Keseru 2014; Wersinger et al. 2013; Desmadryl et al. 2012; Venail et al. 2018).
- **Histamin-1-Rezeptor-Agonist und Histamin-3-Rezeptor-inverser Agonist, d. h. Antagonist:** *Betahistin*: Dies ist die Substanz, die weltweit am häufigsten zur Behandlung von akutem Schwindel eingesetzt wird (Agus et al. 2013). In Tiermodellen bessert Betahistin die zentrale Kompensation. Dazu sind hohe Dosen erforderlich. Alternativ kann eine Kombination mit dem MAO-B-Hemmer *Selegilin* versucht werden (Tighilet et al. 2018). Eine andere tierexperimentelle Studie zeigte, dass der positive Effekt auf die zentrale Kompensation über die Aktivierung des H1R erfolgt; seine Blockade verzögert diese hingegen (Chen et al. 2019). Ein Cochrane-Review und eine Metaanalyse kommen zu dem Schluss, dass die Substanz möglicherweise bei akutem Schwindel wirksam ist (Murdin et al. 2016; Nauta 2014); hierzu liegen bislang keine ausreichenden Daten klinischer placebo-kontrollierter Studien vor.
- **Muskarin-Rezeptor-Antagonisten (Anticholinergika)**: Diese hemmen sowohl das periphere als auch das zentrale vestibuläre System. Scopolamin, ein unspezifischer MR-Antagonist (transdermales Pflaster), wurde oft eingesetzt, hat aber typische unerwünschte anticholinerge Wirkungen wie trockener Mund oder Verschwommensehen, sodass es nur noch selten zum Einsatz kommt (Ausnahme: Prophylaxe der Bewegungskrankheit, ▶ Abschn. 6.4).
- **Dopamin-2-Rezeptor-Antagonisten**: z. B. *Metoclopramid*, hemmen die Chemorezeptortriggerzone im Hirnstamm; gleichzeitig wirken sie im Gastrointestinaltrakt über MR propulsiv. Wie aufgrund des

Wirkmechanismus zu erwarten, sind die häufigsten unerwünschten Wirkungen fokale Dystonien (insbesondere bei Kindern) und eine Akathisie.

- **Serotonin-(5-Hydroxytryptamin-3)-Rezeptor-Antagonisten**: Dies sind z. B. *Ondansetron* oder *Granisetron*, sie sind gut wirksam und verträglich und werden zunehmend häufiger eingesetzt. In einer offenen Studie wurde die Wirksamkeit von Promethazin (i.m.) mit Ondansetron (i.v.) bei 170 Patienten mit AVS untersucht: Ondansetron war effektiver gegen Übelkeit und Erbrechen, Promethazin gegen Schwindel (Saberi et al. 2019), hatte aber wesentlich mehr unerwünschte Wirkungen.
- **GABA$_A$-Agonisten**, d. h. im Wesentlichen Benzodiazepin z. B. Lorazepam. GABA ist der wichtigste inhibitorische Transmitter vestibulärer Neurone (Balaban 2016). Unerwünschte Wirkungen sind Müdigkeit, Schwankschwindel und Gangunsicherheit; es besteht die Gefahr einer Abhängigkeit bei längerem Gebrauch.

Die Wirksamkeit dieser Substanzen wurde in tierexperimentellen und einigen klinischen Studien nachgewiesen (Übersichten in: Soto et al. 2013; Chabbert 2016; Zwergal et al. 2019). Da diese aber die vestibuläre Tonusimbalance reduzieren – die in der Akutphase die wesentliche treibende Kraft der zentralen Kompensation darstellt – und (außer Betahistin, das den H1R aktiviert) sedierend wirken, können sie die zentrale Kompensation verlangsamen (Dutia 2010). In einem Tiermodel der AUVP wurde z. B. gezeigt, dass der Kaliumkanalblocker *4-Aminopyridin* zwar die posturale Instabilität reduziert, gleichzeitig aber die vestibuläre Kompensation verlangsamt (Beck et al. 2014) und zwar wahrscheinlich aufgrund einer Reduktion der vestibulären Tonusimbalance.

Für die Klinik bedeutet dies weiterhin, dass sedierende Antivertiginosa nur maximal ein bis drei Tage und nur bei schwerer Übelkeit und Erbrechen gegeben werden

sollten. Darüber hinaus richtet sich die eingesetzte Substanz auch nach den unerwünschten Wirkungen und den individuellen Kontraindikationen.

Verbesserung der zentralen vestibulären Kompensation Die zentrale Kompensation umfasst unterschiedliche elektrophysiologische und strukturelle Veränderungen, die in verschiedenen anatomischen Strukturen (Hirnstamm, Rückenmark, Kleinhirn bis zum Kortex) mit unterschiedlichem Zeitverlauf stattfinden (Übersichten in: Brandt et al. 1997; Lacour et al. 2016) und die statischen Defizite (Drehschwindel, Spontannystagmus, Fallneigung) innerhalb weniger Wochen zum Abklingen bringen. Es ist zu betonen, dass die dynamischen Defizite trotz zentraler Kompensation weitgehend persistieren, wenn sich die periphere Funktion nicht erholt, d. h. HIT/vHIT und kalorische Testung bleiben pathologisch bzw. die VOR Funktion reduziert.

Physiotherapie Das bislang wichtigste Behandlungsprinzip zur Förderung der zentralen Kompensation ist physikalische Therapie mit aktivem Gleichgewichtstraining (Übersichten in: Sulway und Whitney 2019; Tjernstrom et al. 2016; Crane und Schubert 2018; Whitney et al. 2020). Die zentrale Kompensation der AUVP wird gefördert und beschleunigt, wenn Bewegungsreize inadäquate und intersensorisch inkongruente afferente Signale auslösen. Die Wirksamkeit von Gleichgewichtstraining wurde in tierexperimentellen Studien und bei der AUVP in mehreren kontrollierten Patientenstudien belegt (z. B. Strupp et al. 1998b; Tokle et al. 2020). Dies wird durch eine Cochrane-Analyse (McDonnell und Hillier 2015) gestützt. Besonders wichtig sind dabei horizontale Drehungen des Kopfes (Lehnen et al. 2018), um die vestibuläre Tonusimbalance als Störreiz für die vestibuläre Kompensation zu erhöhen. Diese können vom Patienten bereits durchgeführt werden, wenn er noch bettlägerig ist und gehen dann nicht mit Sturzgefahr einher. Für die Wirksamkeit von Gleichgewichtstraining spielen verschiedene

Faktoren eine Rolle, insbesondere Alter, körperliche Aktivität, Dauer der Symptome, Komorbiditäten, Kognition und Medikamente (Whitney et al. 2020).

Vestibuläre Trainingsprogramme, von Cawthorne bereits 1944 empfohlen (Cawthorne und Cawthorne 1944), umfassen unter Berücksichtigung heutiger Kenntnisse der Vestibularisfunktion (Brandt 1999; Übersichten in: Whitney et al. 2020; Dunlap et al. 2019; Sulway und Whitney 2019):

- Willkürliche Augenbewegungen und Fixationen zur Verbesserung der gestörten Blickstabilisation durch den Spontannystagmus,
- aktive Kopfbewegungen zur Neueinechung des VOR,
- dynamische Balance-, Zielbewegungen und Gehübungen zur Verbesserung der vestibulospinalen Haltungsregulation und Zielmotorik.

Pharmakotherapie zur Verbesserung der zentralen Kompensation Verschiedene Pharmaka sind in Tiermodellen der AUVP untersucht worden (Übersichten in: Chabbert 2016; Zwergal et al. 2019; Strupp und Zwergal 2020). Dabei konnten signifikante Effekte auf die zentrale Kompensation gezeigt werden für:

- Betahistin, dosisabhängig sowohl als Monotherapie (z. B. Fukuda et al. 2021) in hoher Dosierung als auch in niedriger Dosierung in Kombination mit dem MAO-B-Hemmer Selegilin (Tighilet et al. 2018). Der positive Effekt auf die zentrale Kompensation beruht auf der Aktivierung des H1-Rezeptors (Chen et al. 2019),
- Ginkgo-biloba-Extrakt EGb 761 (Lindner et al. 2019) und
- Acetyl-DL-Leucin (Tighilet et al. 2015).

Bislang gibt es dazu aber keine äquivalenten prospektiven randomisierten placebokontrollierten Studien an Patienten.

Klinische Beobachtungsstudien und Metaanalysen zeigen einen möglichen posi-

tiven Effekt von Betahistin (Nauta 2014; Ramos et al. 2015; Sanchez-Vanegas et al. 2020). Bislang kann keine generelle Behandlungsempfehlung gegeben werden. Ein wesentliches Problem bei Betahistin ist die wahrscheinlich zu niedrige Dosierung, da 99% des Betahistins im Gastrointestinaltrakt von Monoaminoxidasen abgebaut wird. Eine randomisierte Studie zu Ginkgo biloba war negativ (Sokolova et al. 2014), ebenso eine Metaanalyse zu Acetyl-DL-Leucin (Vanderkam et al. 2019).

Pragmatische Therapie Wie oben dargestellt beruht die Behandlung der AUVP auf drei Prinzipien: kausale und symptomatische pharmakologische Therapie sowie Verbesserung der zentralen vestibulären Kompensation durch Physiotherapie.

■ **Kausale Therapie**
Obwohl dies bislang nicht hinreichend sicher belegt ist (es fehlt eine zweite placebokontrollierte Studie), empfehlen wir eine kurze Behandlung mit Glukokortikoiden (Methylprednisolon, initial 100 mg oral pro Tag, Dosis schrittweise jeden 3. Tag um 20 mg reduzieren) (Strupp et al. 2004), mit der so früh wie möglich nach Symptombeginn begonnen werden sollte (Sjogren et al. 2019).

■ **Symptomatische Therapie**
Zur akuten Behandlung von Schwindel, Übelkeit und Erbrechen ist die Gabe von

- Dimenhydrinat (50–100 mg p.o. oder iv. oder rektal; max. tgl. Dosis 400 mg), oder
- Ondansetron (4–8 mg p.o., bis zu 4 × 8 mg/d; oder 4–8 mg i.v. (max. Dosis 32 mg/d), oder
- Lorazepam (0,5–1 mg p.o., bis 4 mg/d) sinnvoll (◘ Tab. 1.6).

Die maximale Behandlungsdauer mit diesen die zentrale Kompensation hemmenden Medikamenten, die zudem ein Abhängigkeitspotenzial haben können, sollte ein bis maximal drei Tage nicht überschreiten!

2

■ **Physiotherapie**

Zur Verbesserung der zentralen vestibulären Kompensation des peripheren Defizits erfolgt ein stufenförmiges physikalisches Training für ca. 3 × 15 min pro Tag über einen Zeitraum von etwa vier Wochen. Dieses sollte zunächst unter krankengymnastischer Betreuung erfolgen und beinhaltet v. a. rasche Kopfdrehungen nach rechts und links und Übungen zur Verbesserung der Blickstabilisation. Dann sollten Trainingseinheiten zur Verbesserung der Stand-, Haltungs- und Gangregulation während Augen-Kopf-Körper-Bewegungen erfolgen, die der Patient im Verlauf selbst durchführen kann. Wichtig ist, dass der Schwierigkeitsgrad der Gleichgewichts- und Balanceübungen bis zu einem Grad oberhalb der „Normalanforderung" sukzessiv gesteigert wird, sowohl mit als auch ohne visuelle Stabilisation.

Zur Verlaufskontrolle des Therapieeffekts sind ambulante Wiedervorstellungen des Patienten nach vier Wochen sowie sechs und 12 Monaten sinnvoll, auch um das Ausmaß der Erholung der peripheren vestibulären Funktion beurteilen und den Patienten entsprechend beraten zu können. Wichtig ist auch, den Patienten darüber zu informieren, dass es in etwa 15% zu einem postinfektiösen BPPV kommen kann, ein Teil der Patienten einen sekundären funktionellen (somatoformen) Schwindel entwickelt und das Rezidivrisiko eines AVS gering (unter 11%) ist.

2.3 Benigner peripherer paroxysmaler Lagerungsschwindel

Leitsymptom des benignen peripheren paroxysmalen Lagerungsschwindels (BPPV), der häufigsten Ursache peripher vestibulären Schwindels, sind rezidivierende, durch Kopflageänderungen relativ zur Schwerkraft ausgelöste kurze Drehschwindelattacken mit gleichzeitigem Lagerungsnystagmus. Ursa-

che sind meist freibewegliche Otokonien, die im betroffenen Bogengang bei Lageänderung zu einer Auslenkung der Kupula führen. Der BPPV geht am häufigsten vom posterioren Bogengang (ca. 85–95%), seltener vom horizontalen und sehr selten vom anterioren Bogengang aus. Mit den diagnostischen Lagerungsmanövern lassen sich sowohl die betroffene Seite als auch der Bogengang identifizieren. 95% der Fälle sind idiopathisch. Therapie der Wahl sind Befreiungsmanöver, mit denen man praktisch alle Patienten erfolgreich behandeln kann. Das kumulative individuelle Rezidivrisiko liegt bei 50%.

■■ **Epidemiologie**

Der BPPV ist die zweithäufigste Schwindelform (relative Verteilung ► Kap. 1 ◘ Abb. 1.3 und ◘ Tab. 1.1). Die berichtete Prävalenz liegt zwischen 10–140/100.000 Einwohner und die Lebenszeitprävalenz bei mindestens 2,4% (von-Brevern et al. 2007; van der Zaag-Loonen et al. 2015). In einer Population von über 75-Jährigen wurden Prävalenzen von 9–11% gefunden (Oghalai et al. 2000; Kollen et al. 2012), wobei die Diagnose meist vorher nicht gestellt wurde. Der BPPV kann von der Kindheit (Balzanelli et al. 2021; Wang et al. 2021; ► Abschn. 6.1) bis zum Senium auftreten, ist aber zumindest für die idiopathische Form eine typische Alterserkrankung mit einem Maximum in der 5.–7. Lebensdekade (Neuhauser 2016). Schließlich leiden bis zu 40% geriatrischer Patienten, die über Schwindel berichten, unter einem BPPV (Ekvall et al. 2005).

2.3.1 BPPV des posterioren Bogengangs

Diagnostische Kriterien der Bárány-Society für den BPPV des posterioren Bogengangs (von Brevern et al. 2015)

A. Rezidivierende Attacken mit Lagerungsschwindel, hervorgerufen durch Hinlegen oder Umdrehen in der Rückenlage
B. Dauer der Attacken <1 min
C. Lagerungsnystagmus, der nach einer Latenz von einer oder wenigen Sekunden durch das seitliche Lagerungsmanöver (diagnostisches Sémont-Manöver) oder Dix-Hallpike-Manöver ausgelöst wird. Der Nystagmus ist eine Kombination aus einem torsionellen Nystagmus (oberer Pol der Augen schlägt zum untenliegenden Ohr) und einem vertikalen Nystagmus nach oben (in Richtung der Stirn), der typischerweise <1 min dauert
D. Nicht auf eine andere Erkrankung zurückzuführen

■ ■ **Diagnosestellung**
Die Schritte zur Diagnosestellung werden nachfolgend beschrieben.

Anamnese **Leitsymptom** (◘ Abb. 2.26) des BPPV sind jeweils durch Kopflageänderung – relativ zur Schwerkraft – ausgelöste rezidivierende Sekunden bis zu einer Minute an-

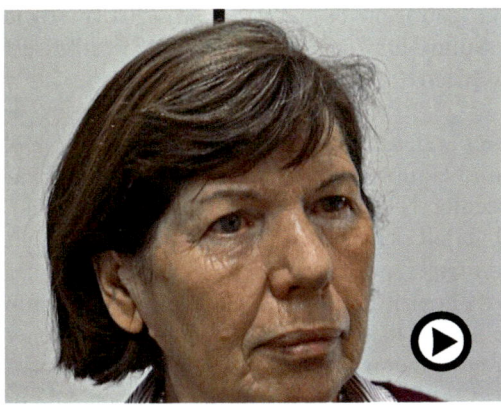

◘ **Abb. 2.26** Benigner peripherer paroxysmaler Lagerungsschwindel (BPPV): Anamnese (► https://doi.org/10.1007/000-2k4)

haltende Drehschwindelattacken. Diese können mit Übelkeit oder Oszillopsien einhergehen. Typische Auslöser sind Hinlegen, Aufrichten oder Umdrehen im Bett, Bücken oder Kopfreklination beim Hochschauen oder Arbeiten über Kopf. Wird der BPPV in aufrechter Körperhaltung (z. B. Kopfbeugungen) ausgelöst, besteht Fallgefahr. Die Auslösbarkeit der Drehschwindelattacken ist teilweise sehr wechselhaft. Typisch ist, dass die ersten und stärksten Symptome morgens bei den ersten Lagerungswechseln einsetzen: „mein jeden Morgen Schwindel". Dies beruht darauf, dass sich die Otokonien über Nacht zu einem Konglomerat zusammenfügen, was einen größeren Einfluss auf die Endolymphströmung hat als einzelne Kristalle (Obrist et al. 2010). Dann kann wieder Beschwerdefreiheit für Stunden oder Tage bestehen; wiederholte Lagewechsel führen oft zu einer vorübergehenden Abschwächung der Attacken.

Die Symptome sind häufig so typisch, dass die Diagnose oft schon aufgrund der Anamnese gestellt werden kann; dies gilt auch für die betroffene Seite („der Drehschwindel tritt v. a. dann auf, wenn ich mich auf das rechte Ohr lege"). Spezielle Fragebögen können dabei die diagnostische Sicherheit weiter verbessern (Kim et al. 2020).

Neben den Drehschwindelattacken berichtet etwa die Hälfte der Patienten (von Brevern et al. 2007) – meist erst auf Nachfragen – auch über Schwankschwindel und Gangunsicherheit. Ursache ist ein sog. Postrepositions-Otolithenschwindel, der auf der partiellen Reposition der Otokonien zurück auf den Utrikulus (s. u.) beruht.

Körperliche Untersuchung Zur Diagnose des pBPPV kann das diagnostische Sémont-, das Epley- oder das diagnostische Sémont-Plus-Manöver erfolgen. Die übrigen klinischen Untersuchungen dienen zur Diagnose oder zum Ausschluss anderer vestibulärer oder okulomotorischer Störungen.

2

■ Diagnostisches Sémont-Manöver

Wie in ► Abschn. 1.3.1 (◘ Abb. 1.23 und 1.24) dargestellt, wird dazu der Kopf des aufrecht sitzenden Patienten zunächst jeweils um 45° zu einer Seite gedreht. Anschließend wird der Patient zur gegenüberliegenden Seite um mindestens 90°, besser 150° (diagnostisches SémontPLUS-Manöver, ◘ Abb. 2.27), mit mittlerer Geschwindigkeit (vom Untersucher geführt) „geworfen". In dieser Position beobachtet man die Augenbewegungen unter der Frenzel-/oder M-Brille für 1 min und fragt den Patienten gleichzeitig, ob er einen Schwindel bemerkt. Liegt ein BPPV vor und ist ein posteriorer Bogengang betroffen, so findet sich nach einer Latenz von einer bis wenigen Sekunden ein vertikal-torsioneller Lagerungsnystagmus (◘ Abb. 1.25 in ► Abschn. 1.3.1) mit einem Crescendo-Decrescendo-Zeitverlauf und einer Dauer von weniger als 1 min. Die schnelle vertikale Phase schlägt nach oben (in Richtung der Stirn), die torsionelle Phase (oberer Pol der Augen) zum unten liegenden Ohr. Die Schlagrichtung des Nystagmus hängt auch von der Blickrichtung ab: beim Blick in der

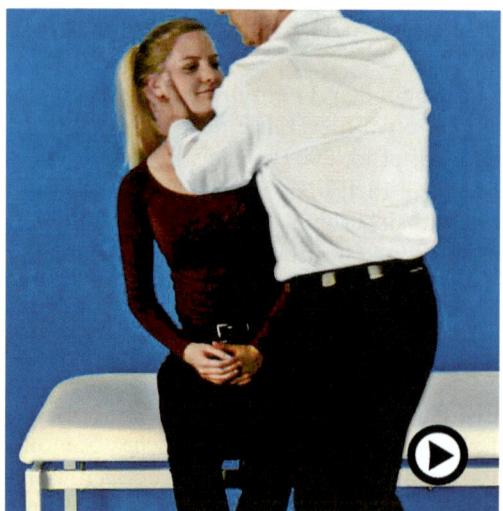

◘ **Abb. 2.27** Diagnostisches SémontPLUS-Manöver für den rechten posterioren Bogengang (► https://doi.org/10.1007/000-2k5)

Ebene des posterioren Bogengangs ist diese überwiegend vertikal, beim Blick zum unten liegenden Ohr überwiegend rotierend. Der Nystagmus entspricht einer ampullofugalen Erregung des hinteren vertikalen Bogengangs des unten liegenden Ohrs.

■ Dix-Hallpike-Manöver

Dazu wird der Patient aus sitzender Position mit dem zu einer Seite um 45° gedrehten Kopf in Rückenlage gebracht und der Kopf um 20° überstreckt; Beobachtung der Augen wie oben. Anschließend erfolgt das Manöver für die andere Seite.

Kann man aus der Anamnese schon auf den mutmaßlich betroffenen Bogengang schließen, beginnt man auf dieser Seite mit den diagnostischen Lagerungsmanövern. Ist die Seite nicht bekannt, sollte man mit der Untersuchung des rechten posterioren Bogengangs beginnen, da er häufiger betroffen ist als der linke (Lopez-Escamez et al. 2002). Es wird vermutet, dass dies darauf beruht, dass die meisten Menschen auf der rechten Seite schlafen.

Ist bei der klinischen Untersuchung kein Nystagmus auslösbar, kann die Genauigkeit der Diagnose des BPPV durch Aufzeichnung der Augenbewegungen durch den Patienten selbst während der Lagerungsmanöver mittels Smartphone (Shah et al. 2019), durch Screening-Techniken mit einem speziellen Fragebogen (Lindell et al. 2018) sowie „Smart-Devices" (Feil et al. 2018) verbessert werden.

Apparative Diagnostik Wie schon von Dix und Hallpike 1952 in deren Serie von 100 Patienten beschrieben (Dix und Hallpike 1952), handelt es sich um eine relativ benigne, „nicht destruierende" und per se nicht zu vestibulären Defiziten führende Erkrankung. Deshalb sind i. d. R. bei sicherer Diagnose keine weiteren Untersuchungen notwendig (Bhattacharyya et al. 2017). Bei nicht typischer Anamnese oder nicht sicherem Befund dient die apparative Diagnostik der Frage nach anderen Ursachen (insbesondere zentraler Lageschwindel/-nystagmus). Ferner sollte diese erfolgen bei Hinweisen für mögliche andere vorangegangene (z. B. akute unilaterale Vestibulopathie) oder zusätzliche Erkrankungen, die mit einem höheren Risiko für einen BPPV einhergehen (z. B. Morbus Menière).

Diagnosestellung: Fazit für die klinische Praxis Bei allen Patienten mit Schwindel müssen die diagnostischen Lagerungsmanöver durchgeführt werden. Bei typischer Anamnese und korrekter Durchführung der diagnostischen Lagerungsmanöver sind Diagnose, betroffene Seite, betroffener Bogengang (p > h >> a) und beim hBPPV (s. u.) auch der Mechanismus (Kanalolithiasis >> Kupulolithiasis) in den meisten Fällen gut festzustellen. Wichtigste Differenzialdiagnose ist der zentrale Lagerungs-/Lageschwindel/-nystagmus, der sich meist durch die Richtung des Nystagmus differenzieren lässt. In unklaren Fällen, insbesondere wenn bei passender Anamnese weder Schwindel noch Nystagmus auslösbar sind, ist die Aufzeichnung von Augenbewegungen durch den Patienten mittels Smartphones während der Lagerungsmanöver hilfreich.

Der klinische Alltag zeigt, dass der BPPV zu häufig vermutet wird und man sich in jedem Fall selbst von der Diagnose überzeugen muss. Andererseits wird er insbesondere bei Hochbetagten oft nicht diagnostiziert, weil diese nur noch langsame Bewegungen ausführen, einen Schwank- oder Benommenheitsschwindel angeben und nicht auf einen BPPV untersucht werden.

■ ■ **Differenzialdiagnosen und klinische Probleme**

In ◩ Tab. 2.3 sind die wichtigsten Differenzialdiagnosen des pBPPV zusammengefasst. Diese lassen sich einteilen in

a. peripher vestibuläre Erkrankungen, die mit rezidivierenden Schwindelattacken einhergehen. In erster Linie handelt es sich dabei um
   ▬ den selteneren horizontalen BPPV (hBPPV, ▶ Abschn. 2.3.2) und den sehr seltenen anterioren Kanal BPPV (aBPPV, ▶ Abschn. 2.3.3); hier lässt sich jeweils aus der Richtung des Nystagmus der betroffene Bogengang identifizieren,

◩ **Tab. 2.3** Differenzialdiagnosen zum pBPPV beim Leitsymptom rezidivierende kurze lageabhängige Schwindelattacken

Periphere vestibuläre Erkrankungen	Zentrale Störungen	Andere Erkrankungen	Erkrankungen oder Umstände, die mit einem höheren Risiko für einen BPPV einhergehen
- Horizontaler Bogengang BPPV - Anteriorer Bogengang BPPV - Posteriorer Bogengang-BPPV vom kurzen Arm oder Kupulolithiasis - Mehrere Bogengänge oder beide Labyrinthe betroffen - Syndrome des dritten mobilen Fensters - Vestibularisparoxysmie	- Zentraler Lagerungs-/Lageschwindel oder -nystagmus - Vestibuläre Migräne - TIA - „vertebral artery compression/occlusion syndrome" - Paroxysmale Hirnstammattacken	- Orthostatischer Schwindel - Stoffwechselerkrankungen, z. B. Hypoglykämie - Panikattacken - Medikamente	- Schädel-Hirn-Trauma - Längere Bettlägerigkeit - Reduzierte körperliche Aktivität - Höheres Alter - Z. n. akuter unilateraler Vestibulopathie/Neuritis vestibularis - Morbus Meniére - Vestibuläre Migräne - Innenohrschwerhörigkeit

2

- einen BPPV, bei dem zwei oder drei Bogengänge betroffen sind; hier sollte man zunächst einen Tag abwarten und dann den Patienten erneut untersuchen, weil die spontanen Remissionsraten insbesondere des hBPPV und aBPPV hoch sind,
- einen bilateralen BPPV, der relativ häufiger posttraumatisch auftritt: etwa 10% der posttraumatischen Fälle sind bilateral; für die klinische Praxis bedeutet dies, dass immer beide Seiten untersucht werden müssen,
- eine Vestibularisparoxysmie (▶ Abschn. 2.5),
- Syndrom des dritten mobilen Fensters (▶ Abschn. 2.6), meistens Bogengangdehiszenzsyndrom des anterioren Bogengangs,

b. zentrale Ursachen, insbesondere der zentrale Lageschwindel/-nystagmus bei infratentoriellen Kleinhirnläsionen (▶ Abschn. 3.4) (Übersicht in: Lemos und Strupp 2022) oder vestibulärer Migräne (▶ Abschn. 4.1),

c. andere Erkrankungen, z. B. orthostatischer Schwindel (Kim et al. 2019a); hier treten die Symptome typischerweise beim Aufstehen und Aufrichten aus der Links- und Rechtsseitenlage und nicht beim Hinlegen auf, was zur klinischen Differenzierung wichtig ist.

Weiterhin ist zu betonen, dass der BPPV bei einer Reihe anderer vestibulärer Syndrome relativ häufiger auftritt. So nach einer akuten unilateralen Vestibulopathie/Neuritis vestibularis (Büchele und Brandt 1988; Karlberg et al. 2000) oder bei Morbus Menière und vestibulärer Migräne (Ätiologie: s.u.), weshalb auch bei diesen Patienten die diagnostischen Lagerungsmanöver stets durchzuführen sind, um einen gleichzeitig bestehenden BPPV nicht zu übersehen. Schließlich ist in therapierefraktären Fällen an einen beidseitigen BPPV, der insbesondere nach einem SHT auftritt (Gordon et al. 2004), oder einen Übergang vom pBPPV in einen hBPPV zu denken.

Zentraler Lageschwindel und Lagenystagmus Diese beruhen auf infratentoriellen Läsionen, insbesondere im Bereich des Nodulus (Tateno und Sakakibara 2019) oder dorsalen Vermis (Kremmyda et al. 2013) oder den Verbindungen zwischen den Vestibulariskernen in der Medulla oblongata und den mittelliniennahen zerebellären Strukturen.

Die Unterscheidung zwischen peripheren und zentralen vestibulären Funktionsstörungen ist wichtig, da letztere eine weiterführende apparative Diagnostik erfordern. Man kann vier charakteristische Formen zentralen Lageschwindels/-nystagmus unterscheiden, wobei die Symptome überlappend auftreten und Kombinationen vorkommen:

- zentraler Downbeat-Nystagmus, typischerweise in Kopfhängelage (mit oder ohne begleitenden Schwindel),
- zentraler Lagenystagmus ohne Schwindel,
- zentraler paroxysmaler Lage-/Lagerungsschwindel mit Nystagmus,
- zentrales Lagerungserbrechen (mit oder meist ohne Schwindel und Nystagmus).

Diese zentralen vestibulären Lageschwindel-/nystagmusformen sind viel seltener als der typische BPPV. Bei einzelnen Patienten kann die Unterscheidung zwischen peripherer und zentraler Funktionsstörung schwierig sein (◘ Tab. 2.4). Die folgenden klinischen Regeln sind nach wie vor wichtig für die Diagnose eines zentralen Lageschwindels/-nystagmus (Büttner et al. 1999):

- Lage-/Lagerungsnystagmus mit einer Schlagrichtung, die *nicht* mit der Ebene des Bogengangs korrespondiert, der durch die Kopflagerung gereizt wird (z. B. vertikaler Nystagmus nach potentieller Reizung des horizontalen Bogengangs; ◘ Abb. 1.29); dies erscheint uns das wichtigste Unterscheidungskriterium.
- Anhaltender Lagenystagmus (Geschwindigkeit der langsamen Phase >5°/s) ohne begleitenden Schwindel (**Cave**: Ausnahme ist die Kupulolithiasis

■ **Tab. 2.4** Klinische Merkmale zur Unterscheidung eines peripheren BPPV von einem zentralen Lagerungs-, Lageschwindel/-nystagmus. (Mod. aus Büttner et al. 1999)

Merkmale	BPPV	Zentraler Lagerungs-/Lagenystag-mus/-schwindel
Latenz nach auslösendem Lagerungs-manöver	1–15 s (kürzer beim hBPPV)	Keine Latenz oder 1–5 s
Drehschwindel	Typisch	Typisch
Dauer der Atta-cke	5–60 s (länger beim hBPPV und der seltenen Kupulolithiasis)	5–60 s
Nystagmus-richtung	Torsionell/vertikal bei Kopflagerungen in der Ebene des posterioren (pBPPV) oder des anterioren (aBPPV) Bogen-gangs; horizontal bei Kopflagerungen in der Ebene des horizontalen (hBPPV) Bogengangs	Rein vertikal oder torsionell, kombiniert torsionell/linear; die Richtung des Nystagmus korrespondiert nicht mit der Ebene des durch die Kopfbewegung potentiell gereizten Bogengangs
Zeitverlauf von Schwindel und Nystagmus in der Attacke	Crescendo/decrescendo (bei typischer Kanalolithiasis)	Crescendo/decrescendo möglich, aber selten
Übelkeit und Erbrechen	Selten bei einzelnen Kopflagerungs-manövern (wenn, dann mit heftigem Lagerungsnystagmus); bei wiederholten Lagerungsmanövern häufig	Häufig bei einzelnen Kopflagerungen (nicht notwendigerweise mit heftigem Nystagmus assoziiert)
Spontanverlauf	Spontane Erholung innerhalb von Tagen bis Monaten in 70–80% der Fälle	Abhängig von Ätiologie, manchmal spontane Erholung innerhalb von Wochen (z. B. nach Ischämie) oder persistierend über Jahre
Neurologische Begleitsympto-matik	Keine (bei idiopathischem BPPV)	Häufig zerebelläre und okulomotorische Funktionsstörungen wie Ataxie, sakkadierte Blickfolge, Blickrichtungs-nystagmus, Downbeat-Nystagmus oder gestörte Fixationssuppression des VOR
Bildgebung	Normal	Läsion dorsolateral des IV. Ventrikels, Nodulus oder des dorsalen Vermis (Tumor, Blutungen, Infarkte oder MS-Plaques); weniger spezifische Läsionen umfassen zerebelläre Degenerationen, paraneo-plastische/autoimmunologische Syndrome, Enzephalopathie oder Intoxikationen

des hBPPV mit einem langanhaltenden linear horizontalen ageotropen Nystag-mus und einem linearen horizontalen Nystagmus in aufrechter Position, ► Abschn. 2.3.2.2).

— Durch einzelne Kopflagerungen aus-gelöstes Erbrechen ohne wesentlichen Schwindel und Nystagmus.

— Lage-/Lagerungsschwindel mit Nystag-mus, der rein torsionell oder vertikal

2

(„downbeat"/„upbeat") schlägt (ein rein horizontal schlagender Lagenystagmus ist typisch für den hBPPV).

■ ■ Pathophysiologie und therapeutische Prinzipien

Dem pBPPV liegt in den meisten Fällen eine Kanalolithiasis zugrunde (Brandt und Steddin 1993; Brandt et al. 1994; Hall et al. 1979; Parnes und McClure 1992). Danach werden die Attacken durch frei im Bogengang bewegliche Otokonien ausgelöst (▣ Abb. 1.26). Die Bewegung des Konglomerats von Otokonien übt über die Endolymphe je nach Sedimentationsrichtung eine ampullofugale oder -petale Auslenkung aus und führt damit zu einer Erregung oder Hemmung der vestibulären Haarzellen. Dieser Mechanismus, der schon 1992 durch histologische Untersuchungen (Parnes und McClure 1992) gestützt und in mechanischen Modellen des Labyrinths verifiziert und weiter untersucht wurde (Obrist et al. 2010, 2016), kann alle Charakteristika des BPPV erklären. Diese sind im Einzelnen (Brandt und Steddin 1993):

— **Nystagmusrichtung**: Durch die ampullofugale Reizung des posterioren Bogengangs werden über den VOR kompensatorische Augenbewegungen um eine zur Bogangebene senkrechte Augendrehachse ausgelöst, entsprechend dem 1. Ewaldschen Gesetz. Dem betrachtenden Arzt erscheint dies als eine Kombination von linearen (zur Stirn) und torsionellen (zum unten liegenden Ohr) Nystagmus mit der schnellen Phase zum betroffenen Ohr.

— **Latenz**: Drehschwindel und Nystagmus treten auf, sobald sich die Teilchen im Bogengang durch die Schwerkraft bewegen und die dadurch verursachte Kupula-Auslenkung nach 1–5 Sekunden die Reizschwelle des Sinnesepithels überschreitet.

— **Dauer**: Die Teilchen bewegen sich nach dem Lagewechsel auf den relativ zur Gravitation tiefsten Punkt innerhalb des Bogengangs zu und bleiben dort liegen.

Abhängig von ihrer Größe und Beschaffenheit benötigen sie dazu etwa 10–60 Sekunden (Obrist et al. 2010, 2016).

— **Attackenverlauf**: Die Teilchen führen nach der Lagerung eine durch die Gravitation beschleunigte, von der gekrümmten Bogengangswand geführte Fallbewegung aus. Sie werden aus dem Stillstand beschleunigt, erreichen im Fallen die maximale Geschwindigkeit und kommen am tiefsten Punkt des Bogengangs wieder zum Stillstand. Dementsprechend ist der zeitliche Crescendo-decrescendo-artige Verlauf der Attacken, wobei die Kupula-Zeitkonstante die Dauer verlängert.

— **Nystagmus-Umkehr**: Wird die Richtung der Lagerungsbewegung beim Aufrichten umgekehrt, so bewegen sich die Teilchen ebenfalls in Gegenrichtung. Nun wird die Kupula in die entgegengesetzte (ampullopetale) Richtung ausgelenkt, woraus die Umkehr des Drehschwindels und der Nystagmusrichtung aufgrund einer Hemmung der vestibulären Haarzellen resultiert.

— **Ermüdbarkeit**: Die ein Konglomerat bildenden Teilchen hängen lose zusammen und fallen bei den Kopflagewechseln zunehmend auseinander (Dix und Hallpike 1952; Honrubia et al. 1999). Unabhängig voneinander bewegte kleine Teilchen können auf die Kupula nicht den Sog oder Druck ausüben, den ein einzelner, das Volumen des Bogengangs ausfüllender „Klumpen" erzeugt (Obrist et al. 2010). Wenn der Patient seinen Kopf für mehrere Stunden ruhig hält (z. B. im Schlaf), so fügen sich die vorher auseinandergefallenen Teilchen an der tiefsten Stelle innerhalb des Bogengangs wieder zu einem Konglomerat zusammen und lösen bei Kopflagewechsel erneut Schwindelattacken aus.

— **Befreiungsmanöver**: Mit der Kanalolithiasis-Hypothese, d. h. bei einem frei beweglichen Konglomerat im Bogengang, kann man die wirkungsvolle Therapie durch Kopflagerungsmanöver erklären (Details s. u.).

▪▪ Ätiologie

Über 95% aller Fälle sind als degenerativ oder idiopathisch (Frauen : Männer = 2:1) einzuordnen, während die symptomatischen Fälle (Frauen : Männer = 1:1) am häufigsten auf ein Schädeltrauma (17%) oder eine vorangegangene AUVP (15%) zurückgeführt werden (Karlberg et al. 2000). In einer epidemiologischen Studie an 1240 Personen zeigte eine multivariate Analyse, dass Alter, stattgehabte Stürze, und reduzierte körperliche Aktivität signifikant mit einem BPPV assoziiert waren (Park et al. 2019). Andere epidemiologische Studien ergaben ein höheres Risiko für einen BPPV bei Migräne mit einem 2,54-fach höheren Risiko (Studie an mehr als 200.000 Personen) (Kim et al. 2019b) und Innenohrschwerhörigkeit (nach Ausschluss von Patienten mit einem Morbus Menière) mit einem 2,9-fach höheren Risiko (Lee et al. 2019a). Seit 2003 wird eine mögliche Assoziation zwischen Osteoporose sowie Vitamin-D-Mangel und BPPV diskutiert, wobei es offensichtlich Unterschiede zwischen verschiedenen ethnischen Gruppen gibt (Metanalyse: (Yang et al. 2020). Eine Metaanalyse von 37 Studien fand keinen sicheren Zusammenhang (Algarni et al. 2018). Eine Studie bei 680 Patienten zeigte auch keinen Unterschied der Vitamin-D-Serumkonzentrationen bei BPPV versus andere Schwindelsyndromen; bei anderen neurologischen Erkrankungen war die Vitamin-D-Konzentrationen sogar signifikant niedriger (Goldschagg et al. 2021). Es sind weitere epidemiologische Studien erforderlich.

▪▪ Verlauf und Auswirkungen der Erkrankung

Im eigenen Krankengut betrug die Anamnesedauer bis zur Diagnosestellung bei 50% der BPPV-Patienten mehr als 4 Wochen und bei 10% mehr als ½ Jahr. „Benigne" wird diese Erkrankung genannt, weil ihr keine gravierenden peripheren oder gar zentralen Ursachen zugrunde liegen, sie teilweise spontan abklingt und sich gut behandeln lässt. In etwa 20% der Fälle klingen die Beschwerden nach einem Monat und in 50% nach drei Monaten spontan ab (Lynn et al. 1995; Burton et al. 2012). Eine andere Studie zeigte, dass er unbehandelt bei etwa 30% der Patienten persistiert (Imai et al. 2005).

Die Auswirkungen von nicht diagnostiziertem und nicht behandeltem BPPV sind allerdings nicht „benigne" (Lopez-Escamez et al. 2003; Benecke et al. 2013), sondern betreffen insbesondere aufgrund des erhöhten Sturzrisikos und der Einschränkungen im täglichen beruflichen oder privaten Leben bis zu 86% der Patienten (Li et al. 2000).

▪▪ Therapieprinzipen

Mit der o. g. Kanalolithiasis-Hypothese, d. h. bei einem frei beweglichen Konglomerat oder einzelnen Otokonien im Bogengang, kann man die wirkungsvolle Therapie durch Kopflagerungsmanöver erklären (Brandt und Steddin 1993; Brandt et al. 1994). Kopf-/Körperlageänderungen können das Konglomerat aus dem betroffenen Bogengang herausspülen.

1980 haben Brandt und Daroff ein Lagerungstrainingsprogramm in der Vorstellung beschrieben, rein mechanisch das spezifisch schwerere degenerierte Otolithenmaterial von der Kupula durch Lageänderung zu lösen, bis es verteilt in anderen Labyrinthräumen zu liegen kommt und damit die Bogengangfunktion nicht mehr beeinträchtigt (Brandt und Daroff 1980).

1988 haben Sémont et al. (Sémont et al. 1988) ein bogengangspezifisches Befreiungsmanövers publiziert mit einer 45°-Kopfrotation zur nicht betroffenen Seite und einer raschen Körperkippung um 90° zur betroffenen Seite gefolgt von einer 180° Lagerung zur Gegenseite (◘ Abb. 2.30).

1992 wurde von Epley (Epley 1992) ein anderes Befreiungsmanöver durch Drehung

2

des liegenden Patienten in Kopfhängelage vorgeschlagen (◘ Abb. 2.33).

Basierend auf biophysikalischen Experimenten (Obrist et al. 2016) wurde das sog. SémontPLUS-Manöver (Strupp et al. 2021) vorgeschlagen. Schließlich stellt die Simulation der verschiedenen Manöver ein wirkungsvolles Instrument zur theoretischen Überprüfung der Wirksamkeit sowie Verbesserung und Entwicklung neuer Therapieverfahren dar (Bhandari et al. 2021a, b, c).

Therapie der Wahl des pBPPV sind heutzutage beide Manöver: das Sémont-, das Epley-Manöver (Evidenzlevel 1) (Übersicht in: Bhattacharyya et al. 2017) und das SémontPLUS Manöver. Bei korrekter Durchführung liegt die Erfolgsrate bei 95% und mehr (Hilton und Pinder 2014). Nach unserer Erfahrung und Auffassung besteht keine Indikation für eine operative Behandlung beim BPPV, zumal diese oft mit erheblichen Komplikationen einhergeht (Maas et al. 2020).

Pragmatische Therapie Diese umfasst die physikalischen Befreiungsmanöver nach Sémont, SémontPlus oder Epley.

▪ **Sémont-Manöver**

Beim von Sémont entwickelten Befreiungsmanöver führt der Patient zunächst eine Rotation des Kopfes um 45° zur Seite des nicht betroffenen Labyrinths durch, um den posterioren Bogengang in die Ebene der Lagerungsmanöver zu bringen (Sémont

et al. 1988). Wichtig ist eine korrekte Drehung des Kopfes um 45° zur Frontalebene, um den betroffenen Bogengang in die Lagerungsebene zu bringen. Mittels eines in-vitro Modells eines Bogengangs wurde gezeigt, dass die Manöver nur bei einem Winkel von 45°±20° wirksam sind. Ferner: je weiter man sich von 45° entfernt, umso länger muss die Position eingehalten werden (Gebhart et al. 2021). Beides ist für die klinische Praxis wichtig zu wissen. Nach 60 Sek. wird der Patient mit mittlerer Geschwindigkeit um 90° zur Seite des betroffenen Labyrinths gelagert; diese Position muss er 1 min einhalten (Obrist et al. 2016). Nach weiteren 60 Sek. erfolgt der sog. große Wurf: Der Patient wird um 195° zur Seite des betroffenen Labyrinths gelagert, wo er auch 1 min liegen bleiben muss:

— Ein Lagerungsnystagmus zum oben liegenden Ohr (◘ Abb. 2.28, Spalte 3) zeigt an, dass der Pfropf den Bogengang verlässt, d. h., dass die Therapie erfolgreich war.

— Ein Lagerungsnystagmus zum unten liegenden, gesunden Ohr zeigt an, dass das Befreiungsmanöver nicht erfolgreich war und wiederholt werden muss (◘ Abb. 2.29).

— Abschließend setzt sich der Patient auf.

Dieses Manöver sollte jeweils 3-mal morgens, mittags und abends bis zur Beschwerdefreiheit durchgeführt werden. Die meisten Patienten sind nach drei Tagen von

---

ren Bogengangs vor der jeweiligen Lageänderung) und schwarz gefüllter Kreis (entspricht der Position am Ende der jeweiligen Lageänderung). *1* In sitzender Ausgangsposition wird der Kopf um 45° zum nicht betroffenen („gesunden") Ohr gedreht. Die Teilchen befinden sich am Boden des posterioren Bogengangs. *2* Lagerung des Patienten nach links, d. h. zum betroffenen Ohr unter Beibehaltung der Kopfposition: dies löst eine Bewegung der Teilchen im Bogengang entsprechend der Schwerkraft aus und führt zu einem rotierenden, Crescendo-Decrescendo-artigen, erschöpflichen Nystagmus, der zur Stirn und zum unten liegenden Ohr schlägt. Diese Position sollte der Patient ca. 1 min einnehmen. *3* Im nächsten Schritt wird

der Patient unter Beibehaltung der Kopfdrehung in raschem Schwung zum nicht betroffenen Ohr gekippt, wobei nun die Nase nach unten zeigt. Jetzt bewegen sich die Teilchen in Richtung des Ausgangs des posterioren Bogengangs; auch diese Position soll etwa 1 min beibehalten werden. *4* Der Patient richtet sich langsam auf, und die Teilchen gelangen in den Utrikulusraum, wo sie keinen Drehschwindel mehr auslösen können. *A, P, H* anteriorer, posteriorer und horizontaler Bogengang; *KUP* Kupula; *UT* Utrikulus. *RE* rechtes Auge; *LE* linkes Auge. Fotos unten: Durchführung des Sémont-Manövers bei einem BPPV des linken posterioren Bogengangs. (Oberer Teil der Abb.: mit freundl. Genehmigung aus: Brandt et al. 1994)

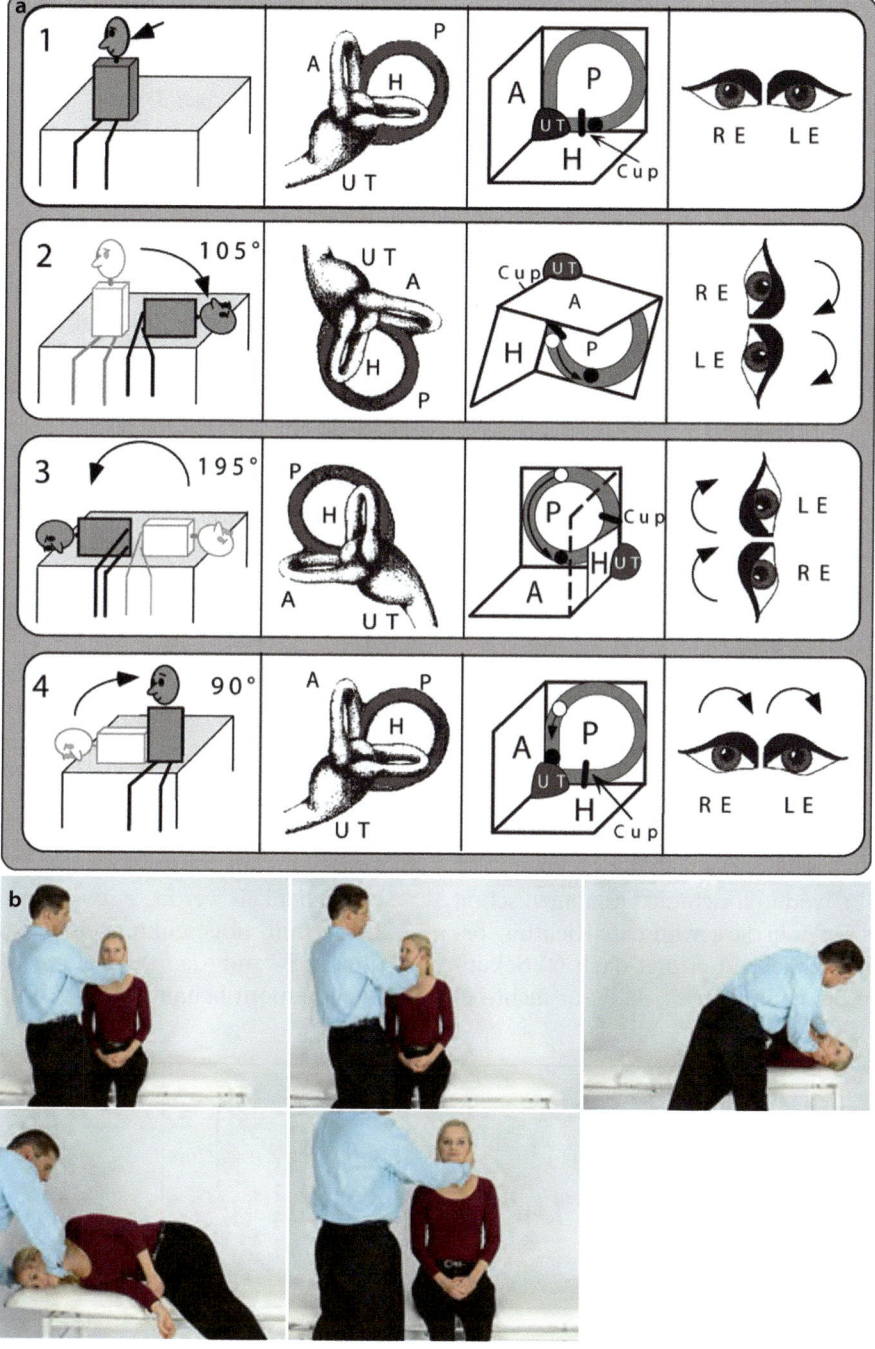

● **Abb. 2.28** Schematische Darstellung des therapeutischen Lagerungsmanövers nach Sémont (Sémont et al. 1988) bei einem Patienten mit linksseitigem BPPV. In den Spalten sind von links nach rechts angegeben: Position des Kopfes und Körpers, Position des Labyrinths im Raum, Position und Bewegung der (gegenüber der Endolymphe) spezifisch schwereren Teilchen (Pfropf) im posterioren Bogengang (die zu einer Auslenkung der Kupula führen) sowie, ganz rechts, die Richtung des Nystagmus. Die spezifisch schwereren Teilchen sind dargestellt als ein offener Kreis (entspricht der Position innerhalb des posterio-

2

Seiten der Drehschwindelattacken beschwerdefrei.

Die Wirksamkeit des Sémont-Manövers ist etwas weniger gut dokumentiert als die des Epley-Manövers (s. u.), da nur wenige randomisierte Studien gegenüber Unbehandelten bzw. Sham-Behandelten vorliegen: Nach ein- oder mehrmaliger Behandlung wurden mit dem Sémont-Manöver bis zu 94% der Patienten gegenüber nur 36–55% der Kontrollen im gleichen Zeitraum beschwerdefrei (Salvinelli et al. 2003). Nach retrospektiven Fallserien liegen die Erfolgsraten des Sémont-Manövers bei 50–70% nach einmaliger und über 90–98% nach mehrmaliger Behandlung (Sémont et al. 1988; Coppo et al. 1996; Serafini et al. 1996; Levrat et al. 2003; Steenerson und Cronin 1996).

■ **SémontPLUS-Manöver**

Eine wirksamere Modifikation des Sémont-Manövers ist das sog. SémontPLUS-Manöver, das auf den Ergebnissen an dem mechanischen Modell des BPPV basiert (Obrist et al. 2016): Beim ersten Wurf wird der Körper/Kopf des Patienten um mindestens 150° zur betroffenen Seite geworfen (■ Abb. 2.30, 2.31 und 2.32), wodurch sich die Otokonien schon sehr viel weiter in die gewünschte Richtung bewegen. Anschließend erfolgt nach 60 Sekunden eine Bewegung um ca. 240° zur nicht-be-

troffenen Seite mit um 45° zur nicht-betroffenen Seite gedrehtem Kopf. Damit konnte gegenüber dem Sémont-Manöver die Zeit bis zur Beschwerdefreiheit von 3,6 auf 1,8 Tage reduziert werden (Strupp et al. 2021).

■ **Epley-Manöver**

Das Repositionsmanöver nach Epley erfolgt durch Kopf- und Rumpfrotation des liegenden Patienten in leichter Kopfhängelage (Epley 1992) (■ Abb. 2.33). Seine Wirksamkeit ist durch mehrere kontrollierte, randomisierte Studien und Metaanalysen belegt (Lynn et al. 1995; Froehling et al. 2000; Yimtae et al. 2003; Cohen und Kimball 2004; von Brevern et al. 2006b; Strupp et al. 2007). Eine Metaanalyse zeigte, dass behandelte Patienten bei der ersten Verlaufskontrolle 4,6-mal häufiger beschwerdefrei waren als unbehandelte Patienten (Woodworth et al. 2004).

Zur erfolgreichen Durchführung des Epley-Manövers sind folgende Details zu beachten:
— Der Übergang von einer Position in die nächste wird zügig, aber nicht abrupt durchgeführt.
— Patienten mit eingeschränkter Nackenbeweglichkeit werden entweder auf einer Liege mit abgesenktem Kopfteil oder alternativ mit dem Befreiungsmanöver nach Sémont behandelt.

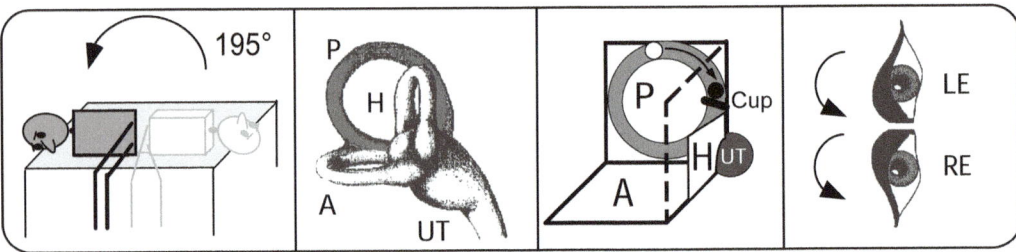

■ **Abb. 2.29** Schematische Darstellung eines unwirksamen Befreiungsmanövers (■ Abb. 2.28, Spalte 3). Nachdem der Patient mit linksseitigem BPPV aus der symptomatischen Position zur Gegenseite gekippt wird, verlässt der Pfropf nicht den Kanal, sondern sedimentiert wieder ampullopetal auf die Kupula zurück. Dies bewirkt nun eine ampullope-

tale Kupulaauslenkung mit einem Lagerungsnystagmus, der in dieser Lage zum nicht betroffenen rechten Ohr schlägt. Dieser Lagerungsnystagmus zeigt das Versagen des Befreiungsmanövers an; eine Wiederholung ist notwendig. (Mit freundl. Genehmigung aus: Brandt et al. 1994)

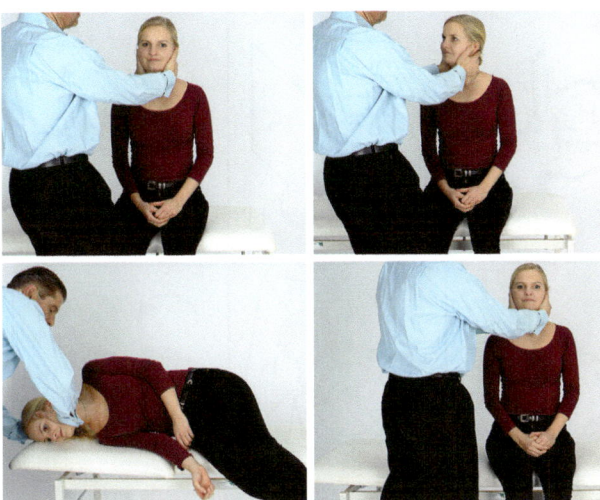

■ **Abb. 2.30** SémontPLUS-Manöver. Dazu wird der Kopf des Patienten beim Wurf zur betroffenen Seite (Bild oben rechts) um mindestens 60° unter die Erdhorizontale gebracht (Bild rechts oben). In einer randomi-sierten Studie verkürzte dies im Vergleich zum normalen Sémont-Manöver die Zeit bis zur Beschwerdefreiheit signifikant auf die Häfte (Strupp et al. 2021)

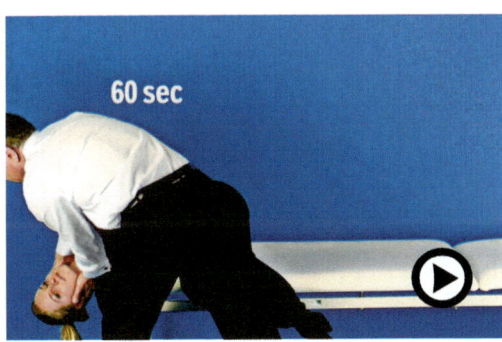

■ **Abb. 2.31** SémontPlus-Manöver für den rechten posterioren Bogengang
(▶ https://doi.org/10.1007/000-2k6)

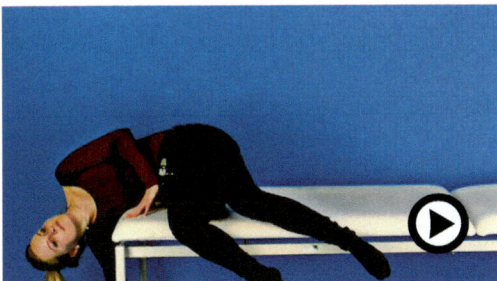

■ **Abb. 2.32** SémontPlus-Manöver Selbstmanöver (Selbstmanöver): jede Position muss 60 sec eingehalten werden (▶ https://doi.org/10.1007/000-2k7)

– Bei ausgeprägter Angst oder Übelkeit empfiehlt sich eine Prämedikation mit Dimenhydrinat oder anderen Antivertiginosa etwa 30 min vor Beginn der Übungen.
– Zwei bis drei Durchgänge während einer Behandlungssitzung erhöhen die Erfolgsrate (Gordon und Gadoth 2004).
– Die von Epley ursprünglich vorgeschlagene Vibration am Mastoid während des Manövers erhöht die Erfolgsrate nicht (Hain et al. 2000; Macias et al. 2004; Ruckenstein und Shepard 2007).
– Die Empfehlung, nach erfolgreicher Behandlung 48 h aufrecht zu bleiben, um ein Frührezidiv zu verhindern, hat sich als unnötig erwiesen (Marciano und Marcelli 2002; Roberts et al. 2005)
– Das gilt in gleicher Weise auch für das Sémont-Manöver (Massoud und Ireland 1996). Das Auftreten eines orthotropen Nystagmus (sog. Befreiungsnystagmus) in der zweiten Position des Epley-Manövers sagt einen wahrscheinlichen Erfolg der Behandlung voraus (Oh et al. 2007).

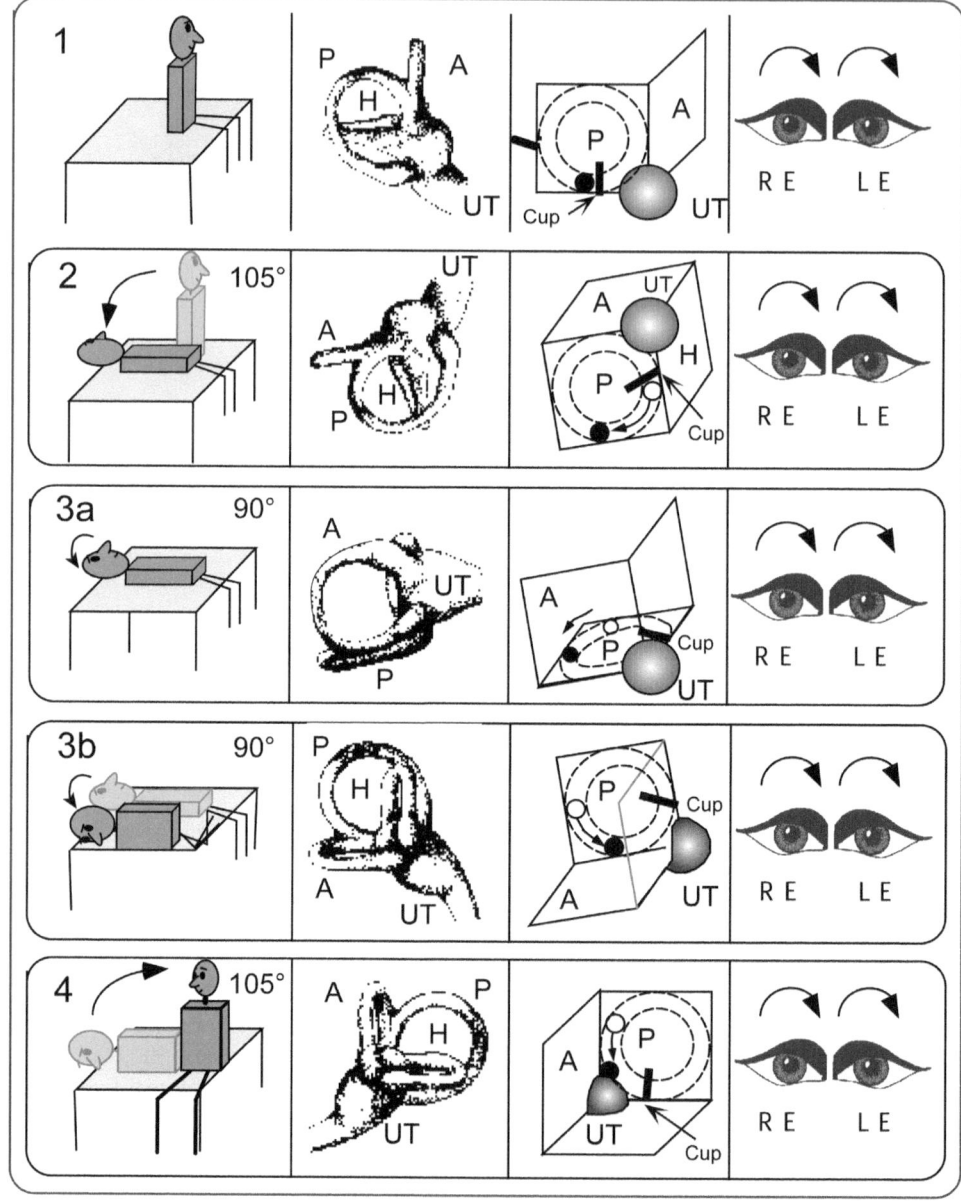

◻ Abb. 2.33 Schematische Darstellung des modifizierten Epley-Repositionsmanövers (Epley 1992) bei einem Patienten mit linksseitigem BPPV (Darstellung in den horizontalen Spalten und Abkürzungen wie in ◻ Abb. 2.28). *1* In sitzender Ausgangsposition wird der Kopf um 45° zum betroffenen (linken) Ohr gedreht. *2* Kopf und Oberkörper werden rückwärts in leichte Kopfhängeposition gekippt. Dies löst eine Bewegung der schweren Teilchen im Kanal aus, mit ampullofugaler Kupulaauslenkung der BPPV-Attacke. In dieser Position bleibt der Patient für ca. 1 min. *3a* Der Kopf wird jetzt um 90° zum nicht betroffenen („gesunden") Ohr gedreht. *3b* Kopf und Oberkörper werden in gleicher Richtung weitere 90° nach rechts gedreht, wodurch sich die Teilchen in Richtung des Ausgangs des posterioren Bogengangs bewegen. Diese Position wird etwa 1 min beibehalten. Ein Lagenystagmus zum betroffenen, oben liegenden Ohr während der Lagerungsschritte *3a* und *3b* zeigt an, dass die Therapie erfolgreich war. *4* Der Patient wird wieder in die sitzende Position aufgerichtet (Mit freundl. Genehmigung aus Brandt et al. 1994)

Selbstbehandlung Die Manöver nach Epley, Sémont und SémontPLUS können auch erfolgreich in der Selbstbehandlung eingesetzt werden (Radtke et al. 2004; Strupp et al. 2021). Die Behandlung wird jeweils 3-mal morgens und mittags bis zur Beschwerdefreiheit durchgeführt. Erforderlich ist eine gründliche Anleitung durch Demonstration und Bildmaterial. Die Erfolgsraten (50–90% nach einer Woche = 21 Behandlungen) sind jedoch je nach Manöver nicht so hoch wie bei ärztlich durchgeführten Manövern, (Radtke et al. 1999). Zur Selbstbehandlung können Patienten auch Apps verwenden (z. B. *Lagerungsschwindel App*) und zur Therapiekontrolle der Selbstbehandlung Patienten/Angehörige auch Videos der Durchführung machen und dem Behandler zukommen lassen, um ggf. die Manöver zu korrigieren.

Vergleich unterschiedlicher Therapieoptionen und weitere Maßnahmen Im Direktvergleich des Sémont und Epley Manövers finden sich keine Unterschiede (Cohen und Jerabek 1999; Herdman und Tusa 1996; Massoud und Ireland 1996; Soto-Varela et al. 2001; Steenerson und Cronin 1996; Hilton und Pinder 2014). Eine prospektive Studie zeigte, dass das SémontPLUS-Manöver dem Sémont-Manöver signifikant überlegen ist (Strupp et al. 2021). Die Entscheidung, welches Manöver eingesetzt wird, sollte davon abhängen, mit welchem Verfahren der Therapeut besser vertraut ist, und ob individuelle Kontraindikationen vorliegen. Sehr adipöse Patienten sind leichter nach Epley zu behandeln, während für Patienten mit Schulter-Nacken-Problemen das Sémont-Manöver geeigneter ist. In therapierefraktären Fällen (z. B. bei sehr adipösen Patienten) können spezielle 3D-Stühle zur Durchführung der Befreiungsmanöver verwendet werden (Luryi et al. 2018). Eine operative Behandlung wird nicht mehr empfohlen.

Der posttraumatische BPPV, der in 10% beidseitig ist, erfordert häufig eine längere Behandlungsdauer (Gordon et al. 2004), lässt sich aber ebenso gut therapieren (Aron et al. 2015).

Erfolgreiche Therapie bedeutet, dass der Patient sowohl vom Lagerungsschwindel als auch von Symptomen während normaler Alltagsaktivitäten frei sein sollte (Guerra-Jimenez et al. 2019). Eine wirksame Therapie reduziert auch die Ängste der Patienten nach ein bis vier Wochen (Gunes und Yuzbasioglu 2019). Schließlich hängt die Wirksamkeit dieser Therapieverfahren weder vom Alter des Patienten noch von vorbestehenden neurologischen Erkrankungen ab (Chen et al. 2018).

Eine generelle Behandlung von Patienten mit BPPV mit sedierenden Antivertiginosa wird nicht empfohlen, außer für wenige Tage bei starker Übelkeit während der Lagerungsmanöver (s. u.). Auch sind nach erfolgreichen Manövern Bewegungsrestriktionen oder bestimmte Schlafpositionen nicht notwendig und nicht sinnvoll (Bhattacharyya et al. 2017).

Eine randomisierte, aber nicht Placebo-kontrollierte prospektive Studie zeigte für eine koreanische Population einen signifikanten Effekt einer Vitamin D- plus Calcium-Substitution bei Patienten mit BPPV auf die Rezidivrate (Jeong et al. 2020). Da die Studie aber methodische Schwächen hat und eine andere Studie dazu negativ gewesen ist (Rhim 2020), kann keine spezifische Therapieempfehlung abgegeben werden, außer dass Menschen mit niedrigem Vitamin D Spiegel substituiert werden sollten. Obwohl die Repositionsmanöver in Studien per se gegen den Lagerungsschwindel und -nystagmus wirksam sind, zeigt eine umfangreiche Metaanalyse, dass insbesondere ältere Patienten sehr viel länger unter den Folgen eines BPPV leiden und da-

2

durch erheblicher beeinträchtigt sind, als meist angenommen wird (Sim et al. 2019). Eine Verlaufskontrolle nach zwei bis vier Wochen wird in aktuellen Leitlinien empfohlen (Bhattacharyya et al. 2017).

Schließlich können Patienten nach einem BPPV oft verstärkte Angst oder einen sekundären funktionellen Schwindel entwickeln (▶ Abschn. 5.1), die einer spezifischen Behandlung bedürfen, um die Lebensqualität langfristig zu verbessern und einem chronischen Problem vorzubeugen (Vaduva et al. 2018; Wei et al. 2018).

Unerwünschte Wirkungen der Befreiungsmanöver Als unerwünschte Wirkung kann vorübergehend Übelkeit auftreten, v. a. bei der notwendigen wiederholter Lagerung während einer Sitzung (hier Vorbeugung mit einem Antivertiginosum indiziert, z. B. 50 mg Dimenhydrinat eine halbe Stunde vor den Manövern).

Bei etwa 20–40% der erfolgreich behandelten Patienten kommt es für ein bis drei Wochen bei Bewegung zu einem (positiv zu bewertenden) Schwankschwindel mit Gangunsicherheit durch die partielle Reposition der Otokonien zum Utrikulus (Bremova et al. 2013), im Sinne eines „Postrepositions-Otolithenschwindels" (von Brevern et al. 2006a); darüber sollte der Patient vor Beginn der Behandlung informiert werden, damit er dies auch als positives Zeichen wertet.

Gelegentlich wird ein Lagerungsschwindel des posterioren Bogengangs durch die Behandlung in die horizontale Bogengangvariante überführt (Herdman und Tusa 1996; Lee et al. 2019b) was man an der Änderung der Richtung des Nystagmus erkennen kann.

▪▪ Rezidive nach erfolgreichen Befreiungsmanövern

Nach Verlaufsbeobachtungen über im Mittel 10 Jahre liegt die Rezidivrate behandelter Patienten bei insgesamt ca. 50%. Hiervon rezidivieren 80% im ersten Jahr unabhängig von der Art des Befreiungsmanövers (Brandt et al. 2006). Frauen sind mit 58% häufiger von Rezidiven betroffen als Männer. Die Rezidivrate ist in der siebten Dekade deutlich geringer als in der sechsten. Die Therapie erfolgt wiederum durch ein für den betroffenen Bogengang geeignetes Befreiungsmanöver.

2.3.2 BPPV des horizontalen Bogengangs

Der BPPV des horizontalen Bogengangs (hBPPV) ist die zweithäufigste Form des BPPV (5–15% der Patienten mit dieser Erkrankung (Übersichten in: Bhattacharyya et al. 2017; Zuma e Maia et al. 2020). Dieser unterscheidet sich im Wesentlichen in vier Aspekten vom pBPPV:

1. Zur Auslösung von Schwindel und Nystagmus wird der Kopf des Patienten in Rückenlage mit um 30° erhöhtem Kopf jeweils um 60–90° nach rechts und links gedreht (◘ Abb. 2.34).
2. Der Nystagmus ist linear horizontal und wechselt in Abhängigkeit von der Kopfposition seine Richtung.
3. Der Lagerungsnystagmus kann entweder linear horizontal zum jeweils
   a. unten liegenden Ohr schlagen: geotrop. Dies spricht (praktisch immer) für eine Kanalolithiasis, d. h. frei im horizontalen Bogengang bewegliche Otokonien oder
   b. oben liegenden Ohr schlagen: apogeotrop. Dies spricht (praktisch immer) für eine Kupulolithiasis, d. h. an der Kupula des horizontalen Bogengangs haftende Otokonien.
4. Die Spontanheilungsrate ist höher als beim pBPPV (Imai et al. 2011). In einer Studie an 106 Patienten (43 mit geotropem Nystagmus, 63 mit apogeotro-

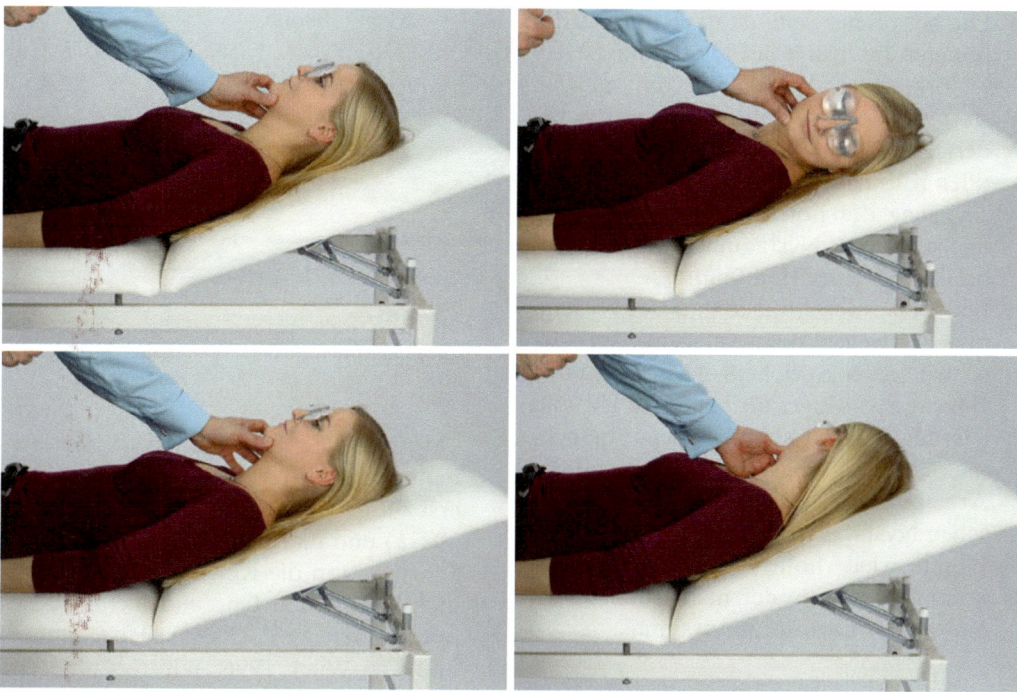

☐ Abb. 2.34 Diagnostische Manöver für einen hBPPV

pem Nystagmus) dauerte es im Mittel bei geotropem Nystagmus 6,7 Tage bis zur Remission und bei apogeotropem Nystagmus 3,7 Tage (Shim et al. 2015). Diese hohe Spontanheilungsrate erklärt wahrscheinlich auch die unterschiedlichen berichteten relativen Häufigkeiten des h/pBPPV, je nachdem, wann die Patienten nach Beginn der Symptomatik untersucht wurden.

Kanalolithiasis des horizontalen Bogengangs

> **Definition der Kanalolithiasis des hBPPV (von Brevern et al. 2015)**
> A. Rezidivierende Attacken mit Lagerungsschwindel, hervorgerufen durch Hinlegen oder Umdrehen in der Rückenlage
> B. Dauer der Attacken <1 min
> C. Lagerungsnystagmus, der nach keiner oder nach kurzer Latenz beim Um-
>
> drehen in Rückenlage nach rechts und links auftritt und linear horizontal zum jeweils unten liegenden Ohr schlägt (**geotrop**); Dauer des Nystagmus <1 min
> D. Nicht auf eine andere Erkrankung zurückzuführen

■■ Körperliche Untersuchung

— Die diagnostischen Lagerungsmanöver erfolgen im Liegen bei 30° nach oben angehobenem Kopf durch 60- bis 90°-Kopfdrehung nach rechts und nach links um die Körperlängsachse (► Abschn. 1.3.1, ☐ Abb. 1.27).

— Lässt sich dadurch ein linear horizontaler richtungswechselnder Nystagmus zum jeweils untenliegenden Ohr auslösen (**geotrop**), so handelt es sich (praktisch immer) um eine Kanalolithiasis.

2

- Die betroffene Seite ist die Seite mit der höheren Intensität des Nystagmus.

  Erklärung: Wird der Kopf zur *betroffenen* Seite gedreht, so kommt es bei der Kanalolithiasis zu einer ampullopetalen Kupulaauslenkung und damit einer *Erregung* des horizontalen Bogengangs mit stärkerem Nystagmus (und Schwindel) als bei einer Hemmung.
- Die Dauer der Attacke und des Nystagmus ist wegen des sog. zentralen Geschwindigkeitsspeichers des horizontalen Bogengangs länger als beim pBPPV, und der Lagerungsnystagmus zeigt manchmal eine Richtungsumkehr während der Attacke entsprechend dem postrotatorischen Nystagmus P I und P II.
- Durch wiederholte Lagerungsmanöver kommt es kaum oder nicht zur Ermüdbarkeit des Lagerungsnystagmus.

Für eine spezifische Therapie (s. u.) ist es notwendig, die betroffene Seite zu identifizieren, was aber nicht immer gelingt. Hilfreich können sein:

1. Liegt ein Übergang von einem pBPPV in einen hBPPV vor, so handelt sich sehr wahrscheinlich um dieselbe Seite.
2. „Bow and lean test" bei der Kanalolithiasis: bei nach v*O*rne gebeugtem Kopf (Gesicht nach unten) schlägt der Nystagmus zur betr*O*ffenen Seite, bei nach hinten überstrecktem Kopf (Gesicht nach oben) schlägt dieser zur nichtbetroffenen Seite (Choung et al. 2006; Choi et al. 2018b).

▪▪ Therapie der Kanalolithiasis des hBPPV

Bei der Therapie der Kanalolithiasis des hBPPV ist zu beachten, dass die Prognose ohne Behandlung bereits günstig ist (s. o.).

In der Literatur wurden verschiedene Manöver beschrieben (Übersichten in: Bhattacharyya et al. 2017; Zuma e Maia et al. 2020; Bhandari et al. 2021a):

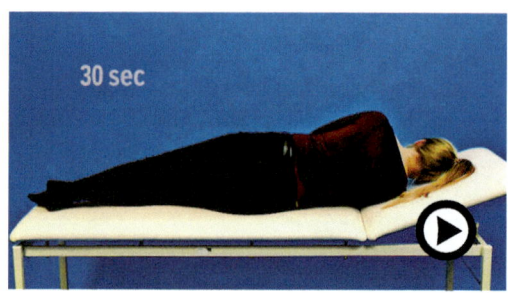

◘ **Abb. 2.35**   Roll-Manöver zur Behandlung einer Kanalolithiasis des linken horizontalen Bogengangs (▶ https://doi.org/10.1007/000-2k8)

- „Modifiziertes Roll-Manöver": Der Patient dreht sich aus der Rückenlage zuerst zur betroffenen Seite (Bhandari et al. 2021a) und dann in möglichst vielen 90° Schritten um die Körperlängsachse zum nichtbetroffenen Ohr und bleibt 30 Sekunden in jeder Position liegen (Lempert und Tiel-Wilck 1996; White et al. 2005; ◘ Abb. 2.35). Dieses Manöver ist wirksamer als eine Scheinbehandlung (RCT: 61% versus 35%) (Kim et al. 2012a). Die klinische Erfahrung zeigt, dass die Patienten meist erst nach einigen Tagen beschwerdefrei werden.
- 12 Stunden auf der nicht-nbetroffenen Seite ruhen (Vannucchi et al. 1997). Eine Vergleichsstudie zeigte Erfolgsraten von 70% für beide Verfahren nach einmaliger Anwendung, gegenüber 30% bei unbehandelten Kontrollen (Nuti et al. 1998). Die Wirksamkeit der prolongierten Seitenlage beim hBPPV wird durch eine RCT mit 221 Patienten gestützt: 57,8% vs 12,4% nach einem Tag (Mandala et al. 2021).
- Kombination von beidem, die bei etwa 90% der Patienten erfolgreich ist (Casani et al. 2002).
- Gufoni-Manöver (Gufoni et al. 1998), mit dem sich sowohl Patienten mit einer Kanalolithiasis als auch Patienten mit Kupulolithiasis (s. u.) therapieren lassen. Der Vorteil dieses Manövers ist,

dass man dazu nicht unterscheiden muss, welche Form eines horizontalen BPPV vorliegt. Aus sitzender Position wird der Patient auf die Seite gelegt, auf der der Nystagmus am geringsten ist. Danach erfolgt eine Drehung des Kopfes um 45° nach unten („Ausbechern") (Gufoni et al. 1998; Casani et al. 2002; Asprella 2005). Das Gufoni-Manöver ist wirksam (RCT: 69% versus 35% unter Scheinbehandlung) (Kim et al. 2012a).

— Zuma-Manöver, bei dem es sich um ein leicht verändertes Gufoni-Manöver handelt (Übersicht in Zuma e Maia et al. 2020)

Pragmatische Therapie Wir setzen in unserer Klinik meist die Kombination aus dem „modifizierten Roll-Manöver" mit 30° erhöhtem Oberkörper und möglichst vielen Drehungen um die Körperlängsachse sowie anschließendem „12 h auf der nichtbetroffenen Seite ruhen" ein; „Roll and Rest".

Kupulolithiasis des horizontalen Bogengangs

Die Kupulolithiasis des hBPPV ist sehr viel seltener.

Definition der Kupulolithiasis des hBPPV (von Brevern et al. 2015)

A. Rezidivierende Attacken mit Lagerungsschwindel, hervorgerufen durch Hinlegen oder Umdrehen in der Rückenlage

B. Lagerungsnystagmus, der nach keiner oder nach kurzer Latenz beim Umdrehen in Rückenlage nach rechts und links auftritt und horizontal zum jeweils obenliegenden Ohr schlägt (**apogeotrop**); Dauer >1 min

C. Nicht auf eine andere Erkrankung zurückzuführen

■■ Klinische Untersuchung

— Bei der Kupulolithiasis des hBPPV findet sich oft schon in aufrechter Position ein linear horizontaler Spontannystagmus. Dies beruht darauf, dass in dieser Position der horizontale Bogengang parallel zur Achse zwischen äußerem Gehörgang und Augenwinkel um etwa 30° nach oben gerichtet ist und es deshalb zu einer permanenten Auslenkung der Kupula mit Drehschwindel und Nystagmus kommt.

— Bei den diagnostischen Lagerungsmanövern in Rückenlage mit um 30° nach oben angehobenem Kopf lässt sich in Rechts- und Linksseitenlage jeweils ein apogeotroper Nystagmus auslösen (◘ Abb. 1.28 in ▶ Abschn. 1.3; Bisdorff und Debatisse 2001), der theoretisch permanent anhält.

— Die betroffene Seite ist die Seite mit dem geringeren Nystagmus.

— „Bow and lean test" bei der Kupulolithiasis: mit nach vorne gebeugtem Kopf (Gesicht nach unten) schlägt der Nystagmus zur nichtbetroffenen Seite, mit nach hinten überstrecktem Kopf (Gesicht nach oben) schlägt dieser zur betroffenen Seite (Choi et al. 2018b); dies ist spiegelbildlich zur Kanalolithiasis des hBPPV (s. o.).

Insgesamt finden sich somit in Bezug auf Richtung und Intensität des Nystagmus spiegelbildliche Befunde zur Kanalolithiasis. Wegen des o. g. Spontannystagmus und Drehschwindels in aufrechter Kopfposition wird die Kupulolithiasis manchmal fälschlich als AUVP (▶ Abschn. 2.2) eingeordnet. Hier helfen v. a. die Lagerungsmanöver mit dem richtungswechselnden Nystagmus zur Differenzierung.

Wichtigste Differenzialdiagnose bei einem horizontalen apogeotropen Nystagmus ist ein zentraler Lagenystagmus, meist bedingt durch Läsionen im Bereich des Vestibulozerebellums (Übersicht in: Lemos und

2

Strupp 2022). Der wesentliche Unterschied zwischen beiden Formen ist die beim hBPPV durch Kupulolithiasis höhere Intensität des Nystagmus in Rückenlage im Vergleich zur sitzenden Position (Choi et al. 2015, 2018a). Auch bei der vestibulären Migräne kann sich in der Attacke ein horizontaler, die Richtung wechselnder Lagerungsnystagmus finden (Beh 2018).

■ ■ **Therapie der Kupulolithiasis des horizontalen BPPV**

Für die Kupulolithiasis des hBPPV sind mehrere Manöver beschrieben und in Studien untersucht worden:

— Umwandlung der Kupulolithiasis in eine Kanalolithiasis durch Schütteln des im Sitzen um 120° nach vorne gesenkten Kopfes (◻ Abb. 2.36) mit 3 Hz und danach eine Behandlung wie die der Kanalolithiasis (s. o.) (Kim et al. 2012b).

— Gufoni-Manöver: Aus sitzender Position wird der Patient auf die Seite gelegt, auf der der Nystagmus am geringsten auftritt. Danach erfolgt eine Drehung des Kopfes um 45° nach unten („Ausbechern") (Gufoni et al. 1998; Casani et al. 2002; Asprella 2005).

Beide Manöver sind wirksam, wie eine RCT gezeigt hat: 35% Scheinbehandlung, 62% Kopfschütteln, 69% Gufoni-Manöver (Kim et al. 2012b). Schließlich wurden in einer prospektiven randomisierten Studie drei Manöver zur Behandlung der Kupulolithiasis (nur Kopfschütteln, Gufoni oder nur „Roll-Manöver") direkt miteinander verglichen: es zeigte sich kein Unterschied in der Wirksamkeit (Kong et al. 2020).

Pragmatische Therapie In unserer Klinik setzten wir mit gutem Erfolg die Kombination aus Kopfschütteln (◻ Abb. 2.36 und 2.37) zur Umwandlung in eine Kanalo-

lithiasis und anschließend das „modifizierte Roll-Manöver" (◻ Abb. 2.35) ein.

2.3.3 BPPV des anterioren Bogengangs

Die relative Häufigkeit des aBPPV ist gering. In einer Untersuchung an 577 Patienten mit BPPV lag der Anteil bei 2,2% (Yacovino et al. 2009). Unserer Auffassung nach handeltes sich um eine seltene Form eines BPPV, da die meisten Patienten sich aufgrund der anatomischen Lage des anterioren Kanals selbst heilen. Bei vielen unserer auswärts so diagnostizierten Patienten handelte es sich meist um einen zentralen Lagenystagmus (s. u.). Dies deckt sich mit der Einschätzung der Clinical Practice Guideline aus den USA (Bhattacharyya et al. 2017) und einer Fallserie (Joshi et al. 2020).

Die Leitsymptome des aBPPV entsprechen denen des pBPPV. Bei der klinischen Untersuchung findet sich theoretisch in den diagnostischen Lagerungsmanövern ein vertikal nach **unten** schlagender Nystagmus mit torsioneller Komponente zur betroffenen Seite (Imai et al. 2006; Porwal et al. 2021), d. h. einer spiegelbildlichen Richtung zum pBPPV. Bei einem nach unten schlagendem Nystagmus ist die wichtigste Differenzialdiagnose ein zentraler Lagenystagmus (s. o.).

Für den aBPPV wurde ein einfaches Behandlungsmanöver beschrieben (Yacovino et al. 2009): Der Patient muss seinen Kopf aus der Kopfhängelage 30° zur Brust beugen und sich nach einer Minute aufsetzen. Nach einem einzigen Manöver lag in dieser Studie die Erfolgsrate bei 85%; die Wirksamkeit dieses Manövers wird durch eine Fallserie gestützt (Yang et al. 2019). Theoretisch wirksamer als diese Manöver ist - basierend auf Simulationen - das modifizierte Yaconino-Manöver (Bhandari et al. 2021c).

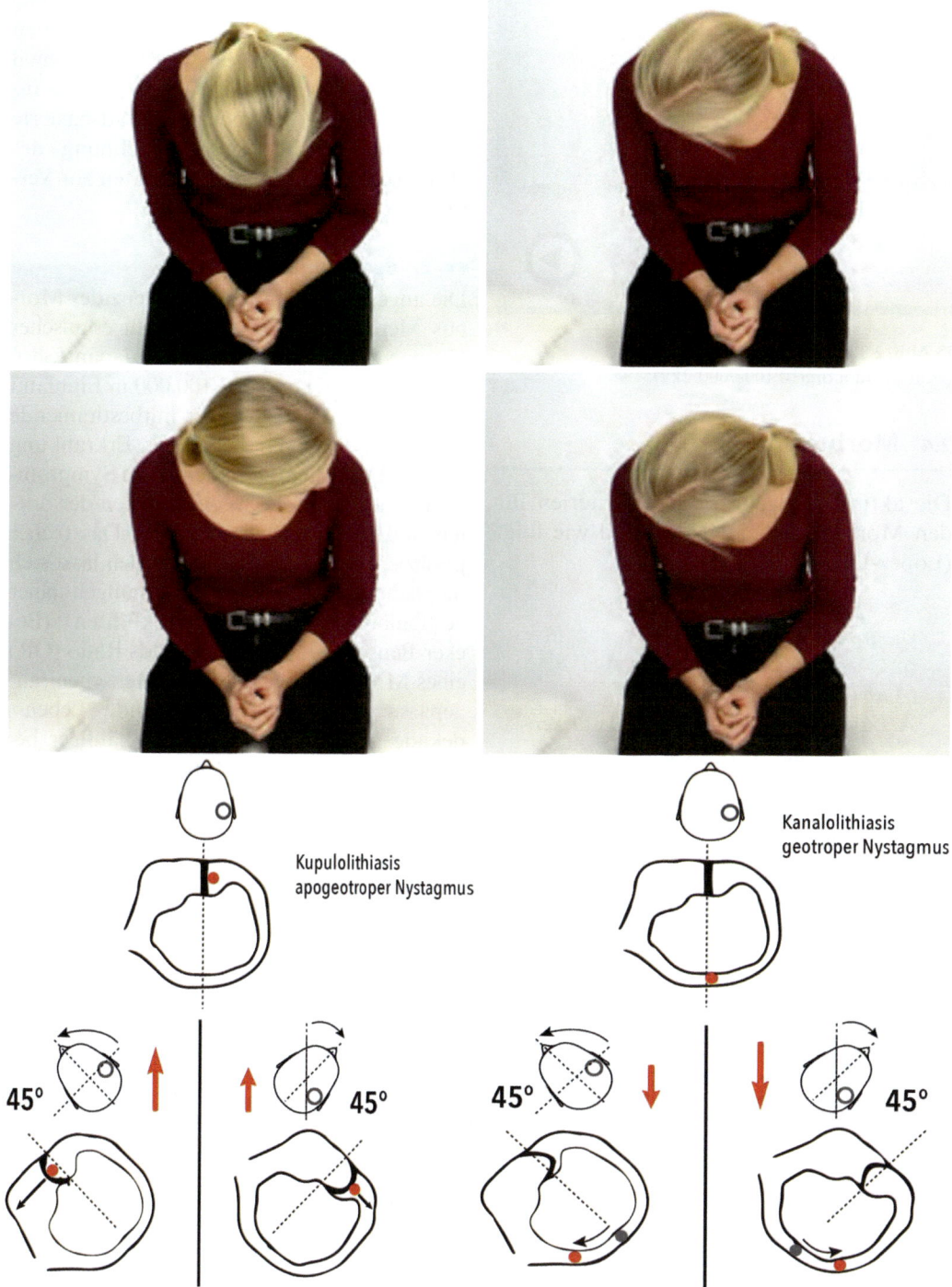

Abb. 2.36 Therapie der Kupulolithiasis des horizontalen Bogengangs zur Umwandlung in eine Kanalolithiasis durch Kopfschütteln. Der Patient schüttelt den nach vorne gebeugten Kopf mit etwa 3 Hertz mindestens 100mal pro Tag. Die Umwandlung erkennt man bei den diagnostischen Lagerungsmanövern daran, dass aus einem apogeotropen Nystagmus ein geotroper Nystagmus wird, der dann entsprechend behandelt wird

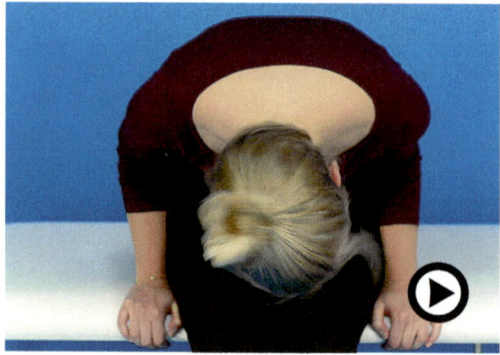

Abb. 2.37   Therapie Kupulolithiasis
(► https://doi.org/10.1007/000-2k9)

2.4   Morbus Menière

Die aktuellen diagnostischen Kriterien für den Morbus Menière (MM) sind wie folgt (Lopez-Escamez et al. 2015):

> **Diagnostischen Kriterien für den Morbus Menière (Lopez-Escamez et al. 2015)**
>
> **Morbus Menière**
> A. Zwei oder mehr Schwindelattacken von 20 min bis 12 h Dauer
> B. Nachgewiesene Hörminderung (<2000 Hz, mindestens -30 dB), assoziiert mit Schwindelattacke, d. h. ±24 h
> C. Fluktuierender Tinnitus oder Ohrdruck im betroffenen Ohr
> D. Nicht besser erklärt durch andere Erkrankungen
>
> **Wahrscheinlicher Morbus Menière**
> E. Zwei oder mehr Episoden mit Dreh- oder Schwankschwindel, Dauer 20 min bis 24 h
> F. Fluktuierende Ohrsymptome (Hören, Tinnitus oder Ohrdruck im betroffenen Ohr)
> G. Nicht besser erklärt durch andere Erkrankungen

Bei der Diagnose des MM spielt der audiometrische Nachweis einer Tieftonschwerhörigkeit in zeitlicher Nähe zu einer Atta-cke (±24 h) eine wesentliche Rolle. Ohne diesen lässt sich nach den o. g. Kriterien nur die Diagnose eines „wahrscheinlichen MM" stellen. Umso wichtiger ist es, dass inzwischen Apps und portable iPad-basierte Audiometriegeräte zur Aufzeichnung des Hörvermögens durch den Patienten zur Verfügung stehen (Tse et al. 2019).

■ ■ Epidemiologie

Die angegebene jährliche Prävalenz des Morbus Menière (MM) liegt je nach ethnischer Gruppe zwischen 35/100.000 in Japan (Shojaku et al. 2005) und 513/100.000 in Finnland (Havia et al. 2005), was für mitbestimmende genetische Faktoren bei dieser Erkrankung spricht. Das Alter der Patienten zu Symptombeginn liegt typischerweise zwischen der dritten und sechsten Lebensdekade. Das früher publizierte Überwiegen von Frauen lässt sich möglicherweise auf Fehlzuordnungen einer vestibulären Migräne zurückführen (Becker-Bense et al. 2019). Die Odds Ratio (OR) eines MM ist höher für ältere Menschen (angepasste OR pro fortschreitende Lebensdekade 1,5; ebenso sind Weiße häufiger betroffen (OR 1,7) und Patienten mit deutlichem Übergewicht (OR 1,7) (Alexander und Harris 2010; Tyrrell et al. 2014). Darüber hinaus ist der MM assoziiert mit anderen Komorbiditäten wie Arthritis (OR 1,8), Psoriasis (OR 1,8), und Migräne (OR 2,0) (Tyrrell et al. 2014).

■ ■ Diagnosestellung

Die Schritte zur Diagnosestellung werden nachfolgend beschrieben.

Anamnese   **Leitsymptome** des MM sind rezidivierende, viele Minuten bis Stunden anhaltende Attacken von Schwindel und auf dem betroffenen Ohr Hörminderung, Tinnitus und Ohrdruckgefühl (◘ Abb. 2.38). Die einzelnen Attacken treten oft ohne Prodromi oder erkennbare Auslöser und ohne tageszeitliche Bindung auf. In etwa einem Drittel der Fälle gehen eine Verstärkung des Ohrgeräuschs, des Ohrdrucks und eine Hörminderung dem meist abrupt einsetzenden Schwindel voraus. Die Dauer

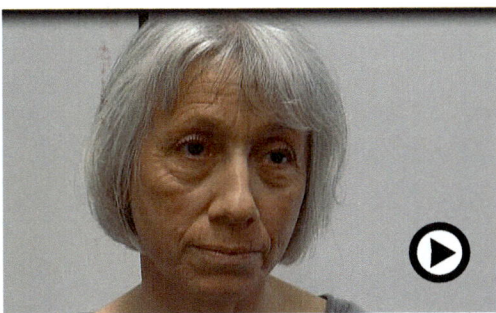

◘ Abb. 2.38   Morbus Menière: Anamnese
(► https://doi.org/10.1007/000-2ka)

der Episode ist definiert durch die Zeit, die der Patient sich ruhig verhalten muss und sich nicht bewegen kann. Sie kann durchaus kürzer als die definierten 20 min oder länger als 12 h sein, wobei beides selten auftritt, weshalb dann andere Differenzialdiagnosen in Betracht gezogen werden sollten (s. u.). Insgesamt ist es jedoch für viele Patienten schwierig, die genaue Dauer der „Attacken" anzugeben, weil nach dem Drehschwindel auch Symptome wie Schwankschwindel und Gangunsicherheit folgen und länger anhalten können (als Zeichen einer peripher vestibulären Unterfunktion).

Eine zeitliche Assoziation zwischen der Hörminderung und den Schwindelepisoden innerhalb von ±24 h wird oft vom Patienten erst auf Nachfragen berichtet. Dies ist nach den o. g. Kriterien für die Diagnose aber wichtig. In den ersten Jahren der Erkrankung fluktuiert das Hörvermögen typischerweise spontan. Nach rezidivierenden Attacken kann die Hörminderung fortschreiten und permanent werden; die Schwindelepisoden sind dann öfter nicht mehr assoziiert mit anderen Ohrsymptomen.

Monosymptomatische, rein vestibuläre oder rein cochleäre Attacken sind v. a. zu Beginn eines MM möglich. Im Verlauf der Erkrankung entwickelt sich meist eine bleibende sensorineurale Hörminderung (<2000 Hz oder pantonal) auf dem betroffenen Ohr. Nicht simultanes Auftreten von Schwindelattacken und Hörstürzen wird ebenfalls beobachtet: die sensorineurale Hörminderung kann dem Beginn der Schwindelattacken über Monate oder

Jahre vorausgehen. Diese Variante wird „verzögert beginnender Morbus Menière" genannt. Ebenso können rezidivierende Schwindelattacken der Hörminderung Wochen bis Monate vorausgehen, wohingegen Tinnitus und Ohrdruckgefühl meist mit den ersten Schwindelattacken assoziiert sind. Innerhalb der ersten Jahre der Erkrankung ist eine Zunahme der Intensität des Tinnitus und des Ohrdruckgefühls oft mit den Schwindelepisoden vergesellschaftet. Der Tinnitus kann persistieren, insbesondere wenn auch die Hörminderung permanent ist.

Da der Phänotyp des MM durch eine Kombination von vestibulären und audiologischen Symptomen charakterisiert ist, erscheint eine klinische Subtypisierung sowohl für die Diagnosestellung als auch für zukünftige Therapiestudien sinnvoll (Phillips et al. 2018). Es wurden vom „Menière's Disease Consortium" fünf Untergruppen für den unilateralen und bilateralen MM vorgeschlagen, die in ◘ Tab. 2.5 dargestellt sind. Dazu erfolgten sog. Clusteranalysen mit Variablen wie Beginn der Hörstörung, positiver Familienanamnese, Vorliegen einer Migräne oder autoimmunologischer Erkrankungen, die zur Identifizierung dieser fünf Subtypen geführt haben (Frejo et al. 2016, 2017a). Es wurden 1073 Patienten mit MM untersucht (Frejo et al. 2017a).

■ **Unilateraler MM**
Der Typ 1, sporadischer Typ (◘ Tab. 2.5) wurde in 53% gefunden; der Typ 2 wurde als verzögert beginnender MM bezeichnet und war mit 8% selten, hier gehen den Schwindelattacken Hörstörungen voraus. Beim Typ 3 (13%) fand sich eine positive Familienanamnese für einen MM. Typ 4 (15%) war mit einer Migräne assoziiert und Typ 5 (11%) mit Autoimmunerkrankungen.

■ **Bilateraler MM**
Der bilaterale MM Typ 1 (46% der Patienten) wurde definiert als primär sensorineurale Hörstörung, die in einem Ohr beginnt und

2

◘ **Tab. 2.5**   Klinische Subtypisierung des Morbus Menière (Frejo et al. 2017a)

Unilateraler Morbus Menière	
Typ 1	Sporadischer Morbus Menière (falls gleichzeitig eine Migräne, Autoimmunerkrankung oder familiärer Morbus Menière vorliegt, gehören die Patienten nicht zu dieser Untergruppe)
Typ 2	Verzögert beginnender Morbus Menière (die Hörstörung geht den Schwindelattacken um Monate bis Jahre voraus)
Typ 3	Familiärer Morbus Menière (mindestens zwei Patienten ersten oder zweiten Verwandtschaftsgrades)
Typ 4	Sporadischer Morbus Menière mit Migräne (zeitgleiches Bestehen nicht gefordert)
Typ 5	Sporadischer Morbus Menière mit Autoimmunerkrankung
Bilateraler Morbus Menière	
Typ 1	Übergang eines unilateralen in einen bilateralen Morbus Menière
Typ 2	Sporadische simultane bilaterale Hörminderung (meist symmetrisch)
Typ 3	Familiärer Morbus Menière (in den meisten Familien bilaterale Hörminderung, aber eine unilaterale Hörminderung kann innerhalb derselben Familie vorkommen)
Typ 4	Sporadischer Morbus Menière mit Migräne
Typ 5	Sporadischer Morbus Menière mit Autoimmunerkrankung

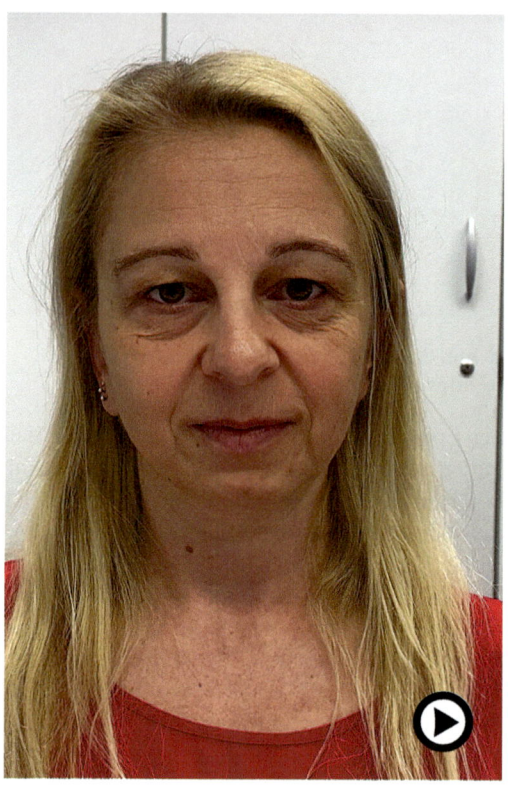

◘ **Abb. 2.39**   Drop Attacks bzw. Turmakinsche Otolithenkatastrophen
(► https://doi.org/10.1007/000-2kb)

■   **Tumarkinsche Otolithenkatastrophen**

„Tumarkinsche Otolithenkatastrophen" („otolithic catastrophe"; Tumarkin 1936; auch vestibuläre „Drop Attacks" oder Otolithenkrisen genannt) sind eine andere Manifestationsform des MM (◘ Abb. 2.39): Es handelt sich um Attacken mit plötzlichem vestibulospinalem Tonusverlust, die zu schlagartigen Stürzen aus dem Nichts heraus führen, selten auch Fallneigung zu einer Seite. Sie dauern meist Sekunden, selten wenige Minuten, i. d. R. ohne Bewusstseinsverlust (Black et al. 1982; Kutlubaev et al. 2022). Diese führen zu einer erheblichen Beeinträchtigung der Lebensqualität (Pyykkö et al. 2018).

■   **Syndrome des dritten mobilen Fensters**

Darüber hinaus gibt es Patienten mit Symptomen des dritten mobilen Fensters: Druck-

sich nach Monaten bis Jahren auch im anderen Ohr entwickelt ohne Migräne oder eine Autoimmunerkrankung. Der bilaterale Typ 2 (17% der Patienten) ist charakterisiert durch das simultane Auftreten der bilateralen Hörstörung. Typ 3 (13%) umfasst Patienten mit positiver Familienanamnese und Typ 4 ist mit Migräne assoziiert (12%). Typ 5 (11%) zeigt eine Assoziation mit Autoimmunerkrankungen.

änderungen und/oder niederfrequente Töne (Tullio-Phänomen) können Sekunden bis Minuten anhaltende Attacken auslösen. Diese entstehen meist erst im weiteren Verlauf der Erkrankung, möglicherweise aufgrund eines ausgeprägten Endolymphhydrops, der das membranöse Labyrinth nahe an die Stapesfußplatte heranbringt.

Körperliche Untersuchung Im Intervall zwischen den Attacken:
- Testung des Hörvermögens mit Rinne und Weber. Dieses muss durch die Audiometrie ergänzt und quantifiziert werden.
- Klinische Untersuchung der vestibulären und okulomotorischen Systeme, um nach anderen peripheren oder zentralen differenzialdiagnostisch in Frage kommenden Erkrankungen zu suchen. Der HIT ist beim Morbus Menière meist pseudo- normal trotz reduzierter kalorischer Erregbarkeit (s. u.).
- In der Attacke:
  Es kommt zunächst zu einer unilateralen, vorübergehenden, Minuten dauernden vestibulären Erregung, dann zu einem länger dauernden vestibulocochleären Ausfall mit dem folgenden klinischen Befund:
- Während der initialen vestibulären Erregung besteht Drehschwindel und ein Nystagmus zur Seite des betroffenen Labyrinths (im Sinne eines Reiznystagmus; ▣ Abb. 2.40 und 2.42).
- Während des vestibulären Funktionsausfalls entstehen Drehschwindel und Nystagmus zur Seite des nicht betroffenen Labyrinths (im Sinne eines Ausfallnystagmus; ▣ Abb. 2.41 und 2.43).

Als diagnostisch hilfreich hat es sich erwiesen, dass der Patient während einer Attacke seine Augenbewegungen filmt und das Hörvermögen (s. u.) mittels einer App selbst untersucht (Tse et al. 2019).

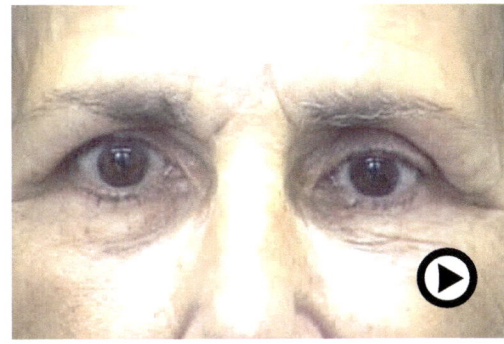

▣ **Abb. 2.41** Ausfallnystagmus bei Menière Attacke (▶ https://doi.org/10.1007/000-2kd)

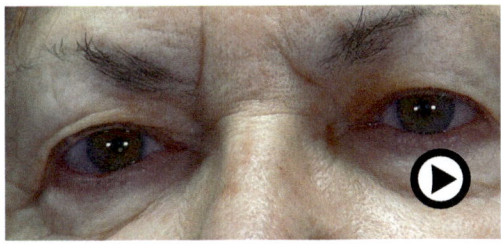

▣ **Abb. 2.42** Reiznystagmus bei Menière Attacke (▶ https://doi.org/10.1007/000-2ke)

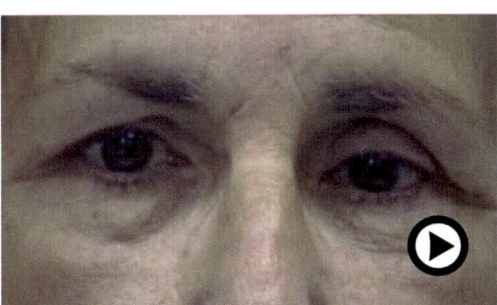

▣ **Abb. 2.40** Reiznystagmus bei Menière Attacke (▶ https://doi.org/10.1007/000-2kc)

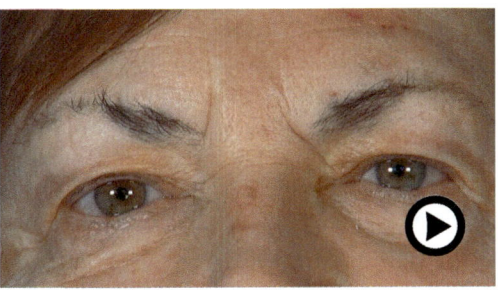

▣ **Abb. 2.43** Nur noch dezenter SPN nach Menière Attacke (▶ https://doi.org/10.1007/000-2kf)

2

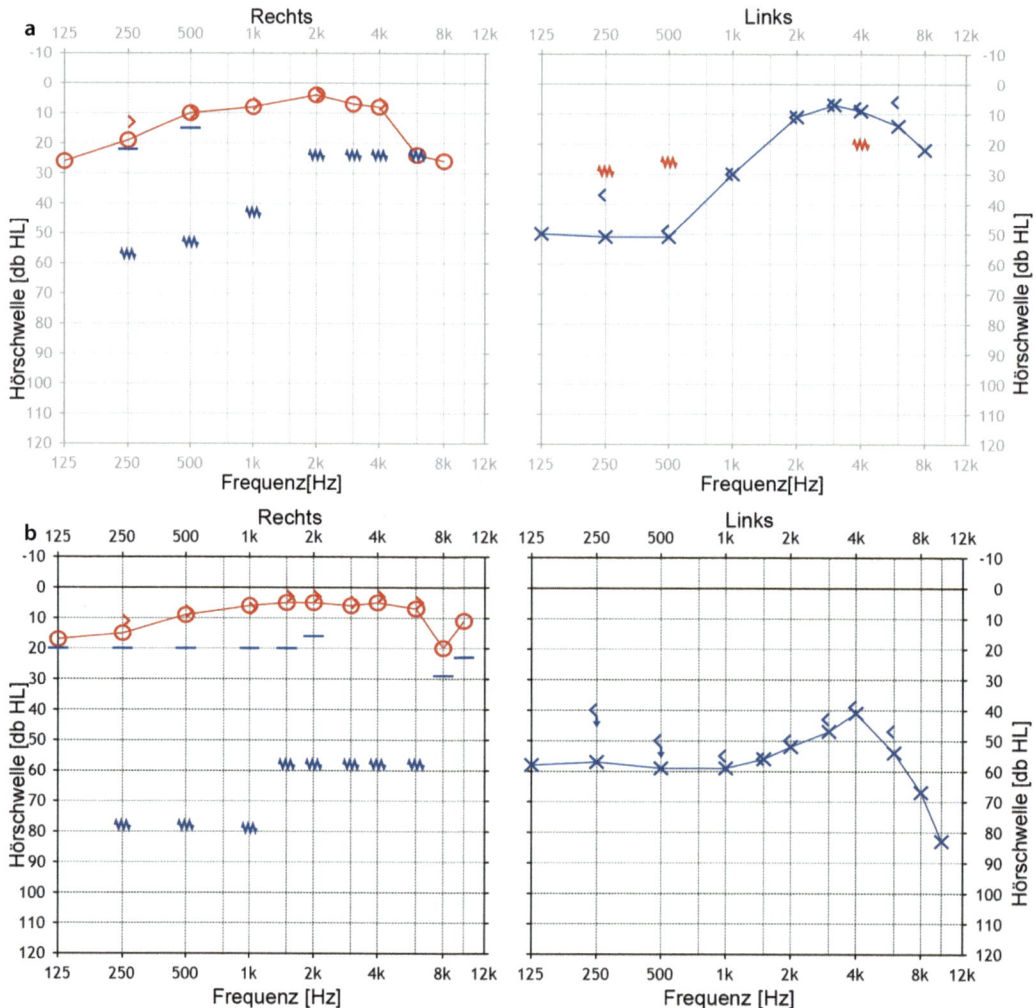

Abb. 2.44 Audiogramme von zwei Patienten mit linksseitigem Morbus Menière. (roter Kreis: Luftleitung rechts, blaues Kreuz: Luftleitung links, roter >: Knochenleitung rechts, blauer <: Knochenleitung links) **a** Linksseitige sensorineurale Schwerhörigkeit im Tieftonbereich. Gefordert wird für die Diagnose eine Hörminderung von mindestens 30 dB für zwei zusammenhängende Frequenzen unter 2000 Hz (Lopez-Escamez et al. 2015). **b** Linksseitige sensorineurale pantonale Schwerhörigkeit

Apparative Untersuchungen Die **Audiometrie** ist nach den aktuellen diagnostischen Kriterien die wichtigste apparative Untersuchung. Gefordert wird dabei der Nachweis einer sensorineuralen Hörminderung im niedrigen Frequenzbereich, auch um das betroffene Ohr zu identifizieren (Lopez-Escamez et al. 2015). Diese ist definiert als eine erhöhte Schwelle der Knochenleitung, um mehr als 30 dB bei wenigstens zwei aufeinanderfolgenden Frequenzen unter 2000 Hz im Ver-

gleich zum anderen Ohr (■ Abb. 2.44 und 2.45). Bei Vorliegen einer bilateralen sensorineuralen Hörminderung im niedrigen Frequenzbereich muss die Schwelle für die Knochenleitung wenigstens 35 dB Hörminderung betragen, ebenfalls für mindestens zwei aufeinanderfolgende Frequenzen unter 2000 Hz. Liegen mehrere audiometrische Messungen vor, so kann der Nachweis einer Erholung der Hörminderung im niedrigen Frequenzbereich im Intervall die Diagnose

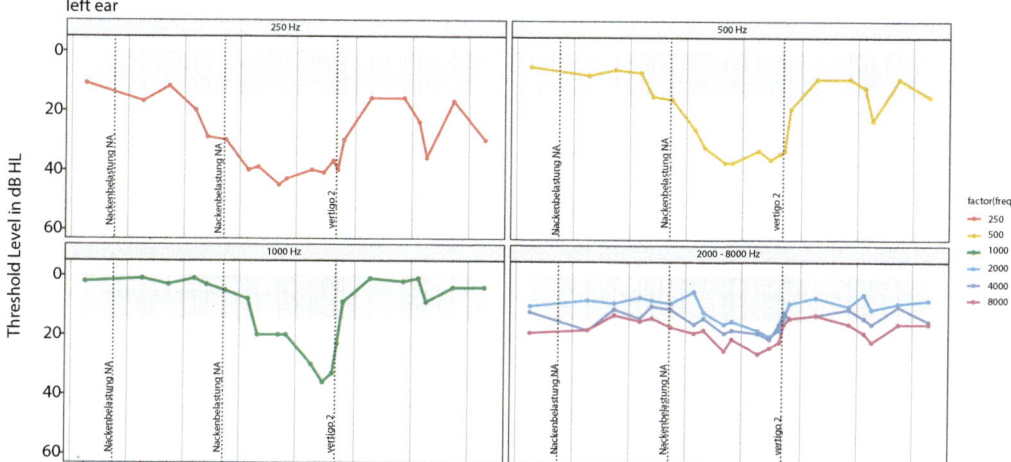

Abb. 2.45 Vom Patienten selbst mittels einer App engmaschig durchgeführte Audiogramme für unterschiedliche Frequenzbereiche vor, während und nach einer Attacke (links oben 250 Hz, rechts oben 500 Hz, links unten 1000 Hz, rechts unten für die höheren Frequenzen). Man kann die Entwicklung der deutlich tieftonbetonten Hörminderung mit Besserung nach der Attacke gut erkennen

eines MM weiter stützen (◘ Abb. 2.45). In den meisten, aber nicht in allen Fällen hilft die audiologische Testung auch bei der Differenzierung zwischen MM und vestibulärer Migräne (Battista 2004; Cha et al. 2007; De Valck et al. 2007). Eine bilaterale, synchrone, symmetrische oder asymmetrische sensorineurale Hörminderung (Nabi und Parnes 2009; Belinchon et al. 2011) sollte differenzialdiagnostisch auch an eine autoimmunologische Innenohrerkrankung denken lassen.

Komplementäre apparative Untersuchungen Beim MM findet sich oft bei meist pathologischer kalorischer **vestibulärer Testung** ein pseudonormaler vHIT (◘ Abb. 2.46) (Jerin et al. 2019; Hannigan et al. 2019). Die Ursache für diese Dissoziation ist noch nicht abschließend geklärt (Shaw und Raghavan 2018), beruht aber am ehesten auf der Zunahme des Durchmessers des Endolymphraums mit veränderter Hydrodynamik und pseudonormalem HIT.

Mittels Videookulografie mit kalorischer Prüfung und den VEMP lassen sich das periphere vestibuläre Defizit und dessen Verlauf dokumentieren. Sie dienen auch dazu, die betroffene Seite zu identifizieren, und die Frage zu beantworten, ob ein beidseitiger MM vorliegt.

Bildgebung Bei den meisten Patienten mit MM lässt sich im **kontrastverstärkten Innenohr-MRT** – nach intratympanaler (Nakashima et al. 2007; Gürkov et al. 2011) oder auch intravenöser KM-Gabe (Naganawa et al. 2010; Kirsch et al. 2019; Gerb et al. 2020; Oh et al. 2021; Bögle et al. 2021) – ein **Endolymphhydrops** (ELH) als Aussparung durch Aufweitung des Endolymphraums darstellen (◘ Abb. 2.47) (Übersichten in: Bernaerts und De 2019; Loureiro et al. 2020; Eliezer et al. 2021). Der ELH wurde in einer größeren Studie bei 148 Patienten mit MM und einer gesunden Kontrollgruppe untersucht (Bernaerts et al. 2019): Die Sensitivität für die Diagnose lag bei 84,6 %, die Spezifität bei 92,3 %. Dies wurde in anderen Studien mit Volumetrie des

2

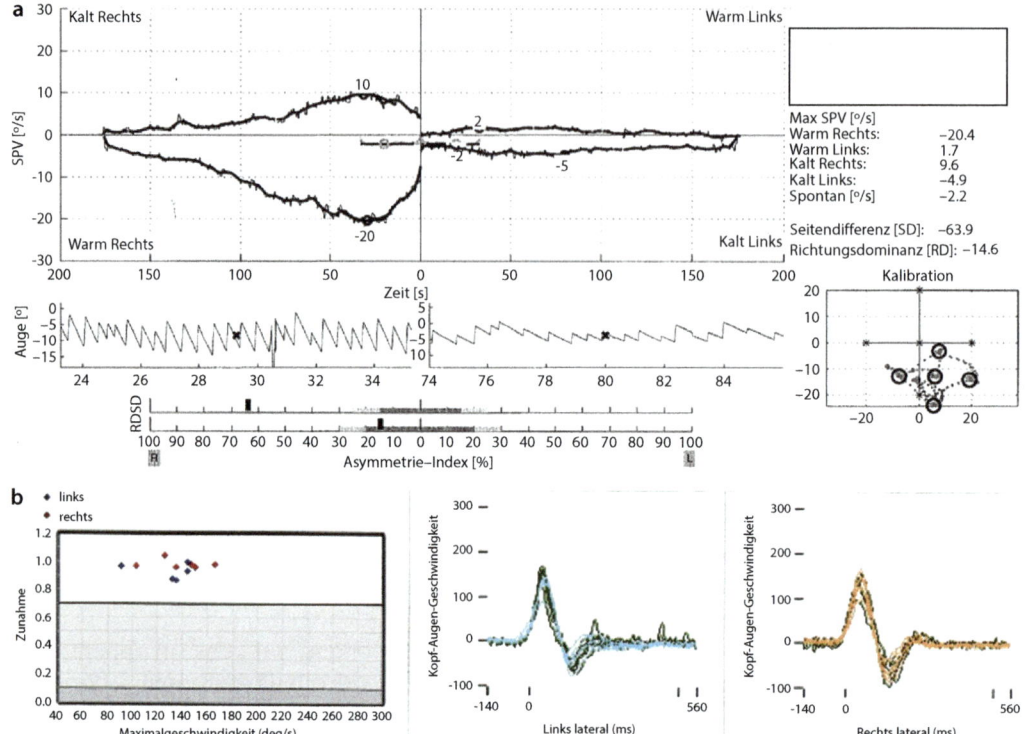

Abb. 2.46 Vestibuläre Testung bei einem Patienten mit linksseitigem Morbus Menière. **a** Kalorische Testung: linksseitiges partielles VOR Defizit, d. h. im niedrigen Frequenzbereich. **b** Video-HIT: normaler (oder pseudo-normaler) Befund bei Messung des VOR im hohen Frequenzbereich (Verstärkungsfaktor des VOR ca, 1). Diese Dissoziation ist typisch für den Morbus Menière, wahrscheinlich aufgrund des Endolymphhydrops, der zu einem pseudo-normalen Video-HIT führt

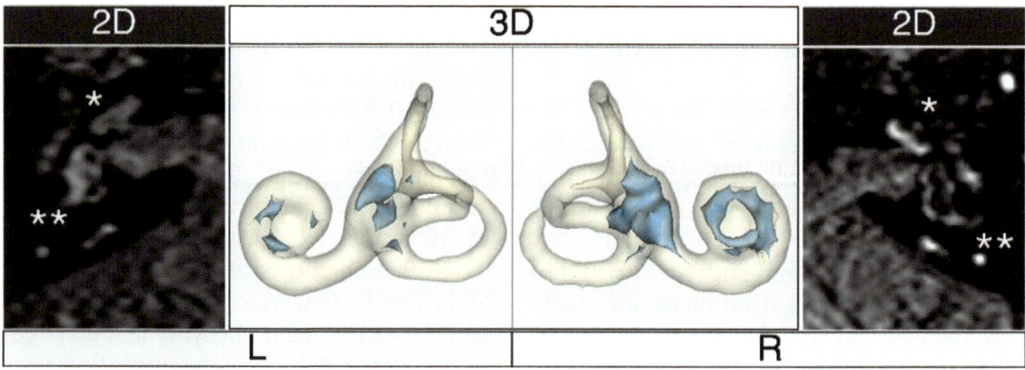

Abb. 2.47 Hochauflösendes MRT des Innenohrs nach intravenöser Kontrastmittelgabe bei einem Patienten mit klinisch rechtsbetontem Morbus Menière und asymmetrischem Nachweis eines Endolymphhydrops (ELH) rechts (*R*) und Normalbefund links (*L*). Das Kontrastmittel diffundiert nur in den Perilymphraum (*weiß, *Cochlea, **Labyrinth*), weshalb sich der ELH nur indirekt als Kontrastmittelaussparung zeigt. In der 2D-Darstellung wird dieser, je nach Dicke und Ausrichtung der Schichten, zum Teil nur auf wenigen Schichten sichtbar. In der 3D-Rekonstruktion (*Mitte*) ist der ELH blau schattiert dargestellt

ELH bestätigt (Ito et al. 2019; Oh et al. 2021); hier fand sich aber auch bei einem Teil von Gesunden ein ELH (s. u.). Ferner wurde eine signifikante Korrelation zwischen dem Ausmaß des ELH und dem Ausmaß der Hörstörungen aber nicht der vestibulären Defizite gefunden (Zhang et al. 2021).

Die Rolle des ELH für die Diagnose des MM wird schon seit den 1980er-Jahren (Rauch et al. 1989) und auch weiterhin kontrovers diskutiert (siehe dazu auch: Pathologische Anatomie, Pathophysiologie und Ätiologie) (Lopez-Escamez und Attye 2019). Bildgebend findet sich ein ELH auch bei Gesunden (Ito et al. 2019) z. B. bei 10% im Bereich des Sakkulus. In 40% wurde er bei Patienten mit sensorineuraler Hörminderung >45 dB ohne vestibuläre Symptome festgestellt (Attye et al. 2018). Ferner scheinen zwar nahezu alle Patienten mit sicherem MM einen ELH zu zeigen, dieser kann aber auch bei anderen Schwindelsyndromen mit Beteiligung des Innenohrs wie der vestibulären Migräne mit Hörstörungen (in bis zu 20%) (Gürkov et al. 2014; Kirsch et al. 2018; Oh et al. 2021) nachgewiesen werden. In einem Review werden die folgenden Zahlen für den Nachweis eines ELH genannt: Histopathologisch bei MM (99.4%), Vestibularisschwannom (48.2%) und gesunden Kontrollen (12.5%); bildgebend: MM (82,3%), Vestibularisschwannom (25,9%), vestibuläre Migräne (28,1%) und gesunde Kontrollen (31%) (van der Lubbe et al. 2020). Aus diesen Befunden kann man schlussfolgern, dass der ELH eine notwendige, aber keine hinreichende Bedingung für den MM darstellt. Somit kann momentan keine generelle Empfehlung für ein kontrastverstärktes Innenohr-MRT zur Darstellung des ELH und Diagnosesicherung abgegeben werden. Die Kombination eines ELH und einer KM-Aufnahme des Perilymphraums (Nahmani et al. 2020) kann zur Diagnose eines MM wahrscheinlich noch mehr beitragen (van Steekelenburg et al. 2020; Bögle et al. 2021).

Eine kontrastverstärkte MRT sollte in der klinischen Routine vor allem zum Aus-schluss eines Vestibularisschwannoms durchgeführt werden, zumal sich dieses auch mit Schwindelattacken, Hörstörungen und Tinnitus manifestieren kann.

Diagnosestellung: Fazit für die klinische Praxis Die aktuellen diagnostischen Kriterien (Übersicht „Diagnostischen Kriterien für den Morbus Menière") mit der geforderten apparativen Testung des Hörvermögens in zeitlichem Zusammenhang mit einer Schwindelattacke erlauben in den meisten Fällen eine relativ sichere Diagnose. Es gibt verschiedene klinische Subtypen des uni- und bilateralen Morbus Menière. Patienten können sowohl die Diagnosekriterien eines MM als auch einer vestibulären Migräne erfüllen, welche gleichzeitig die wichtigste Differenzialdiagnose ist. Eine (einmalige) Bildgebung – kontrastverstärktes MRT – mit der Frage nach einem Vestibularisschwannom ist indiziert.

▪▪ Differenzialdiagnosen und klinische Probleme

Die typische Anamnese in Kombination mit einem Audiogramm ist der Schlüssel zur Diagnose. Die wichtigsten Differenzialdiagnosen sind in folgender Übersicht zusammengefasst.

Wichtigste DD des Morbus Menière (in alphabetischer Reihenfolge)

- Autoimmunologische Innenohrerkrankungen
- Cogan-Syndrom mit rezidivierenden Symptomen
- Meningiome oder andere Raumforderungen im Kleinhirnbrückenwinkel
- Otogene Syphilis
- Rezidivierende unilaterale Vestibulopathie
- Susac-Syndrom
- Syndrome des dritten mobilen Fensters (meist Bogengangdehiszenz des anterioren Bogengangs)

2

- Tumor des Saccus endolymphaticus
- Vergrößerter Ductus endolymphaticus
- Vestibuläre Migräne
- Vestibularisparoxysmie
- Vestibularisschwannom
- Zerebrovaskuläre Erkrankungen: Schlaganfall, TIA im vertebrobasilären Strombahngebiet, AICA-Infarkt

Die beiden relevantestes Differenzialdiagnosen sind

- bei rezidivierenden Attacken die vestibuläre Migräne: hier ist zu betonen, dass es Patienten gibt, die die diagnostischen Kriterien für **beide** Erkrankungen erfüllen (Murofushi et al. 2018; siehe dazu ◘ Tab. 2.5 und ◘ Abb. 2.37) sowie
- bei der ersten Menière-Attacke die akute unilaterale Vestibulopathie/Neuritis vestibularis (► Abschn. 2.2).).

Bei rezidivierenden Schwindelattacken ist die **vestibuläre Migräne** die wichtigste Differenzialdiagnose, die sich wegen ihrer variablen Attackendauer von 5 min bis 72 h mit der Dauer typischer Menière-Attacken überlappt (Lempert et al. 2012) (► Abschn. 3.2). Erschwerend kommt hinzu, dass selten Patienten gleichzeitig unter einem MM und einer vestibulären Migräne leiden können (Murofushi et al. 2018). Es besteht hier auch eine pathogenetische Assoziation (Radtke et al. 2002; Sarna et al. 2020; Teggi et al. 2021), da die vestibuläre Migräne auch Störungen im Innenohr verursachen und so zu einem ELH führen kann (Gürkov et al. 2014; Kirsch et al. 2018; Oh et al. 2021). Für eine vestibuläre Migräne sprechen

- das Fehlen einer progredienten Hörminderung (v. a. <2000 Hz) trotz vieler Attacken,
- migränetypische Symptome während der Attacke,
- Migräne in der Anamnese,
- leichte zentrale Okulomotorikstörungen im Intervall, die sich bei bis zu. 60% der Patienten finden (Dieterich und Brandt 1999; von Brevern et al. 2005),
- das Ansprechen auf Medikamente zur Behandlung der Migräneattacke und zur Prophylaxe.

Hilfreich zur Differenzierung der **akuten unilateralen Vestibulopathie** sind die fehlenden Ohrsymptome und die Dauer der Episode, die bei der AUVP >24 h, meist mehrere Tage dauert. Eine mögliche Differentialdiagnose des MM ist die rezidivierende unilaterale Vestibulopathie, deren klinische Relevanz, Pathophysiologie und Ätiologie weiterhin ungeklärt sind. Es wurde hier auch eine Sonderform, der oligosymptomatische MM diskutiert. Dies wird gestützt durch eine retrospektive MRI Studie an 128 Patienten mit der Frage nach einem EHL: 23% zeigten einen EH, wobei der horizontale Kanal am häufigsten betroffen war, der mit dem peripheren vestibulären Defizit korrelierte (Ducroz et al. 2022).

Beim **Cogan-Syndrom**, einer meist subakut einsetzenden und unbehandelt oft rasch progredient verlaufenden autoimmunologischen Erkrankung, kommt es ebenfalls zu Schwindelattacken in Kombination mit häufig beidseitigen Ohrsymptomen (Durtette et al. 2017). Hier ist auf zusätzliche Augensymptome zu achten; die klinische Untersuchung zeigt eine interstitielle Keratitis in Kombination mit beidseitigen audiovestibulären Defiziten sowie entzündliche Laborveränderungen. Bei dieser seltenen Erkrankung ist eine rasche und aggressive immunsuppressive Therapie (initial schon bei Verdacht: z. B. Methylprednisolon i.v.: 1 g/d für 5 Tage) notwendig, um die audiovestibuläre Funktion erhalten zu können (Durtette et al. 2017).

Bei rezidivierenden kurzen Schwindelattacken ist differenzialdiagnostisch an die **Vestibularisparoxysmie** (VP) zu denken (► Abschn. 2.5); diese kann auch mit Ohrsymptomen einhergehen. Die Dauer der Attacken ist aber deutlich kürzer und ohne relevante bleibende Hörminderung. Wichtig für die Diagnosestellung der VP ist ein Ansprechen auf einen Natriumkanalblocker.

Eine weitere relevante Differenzialdiagnose insbesondere bei einer ersten Attacke ist ein Infarkt im Versorgungsgebiet der AICA, von der auch die A. labyrinthi abgeht. Dieser manifestiert sich typischerweise mit akutem Drehschwindel, Ohrsymptomen – bis hin zur akuten unilateralen Ertaubung – und/oder zentralen Zeichen (▶ Kap. 3).

Bei Tumarkinschen Otolithenkatastrophen ist differenzialdiagnostisch an „Hirnstamm-Drop-attacks" oder TIAs im vertebrobasilären Versorgungsgebiet zu denken.

▪▪ Pathologische Anatomie, Pathophysiologie und Ätiologie

Ätiologie und Pathophysiologie des MM sind trotz vieler Untersuchungen bislang nicht sicher geklärt (Übersicht in: Nakashima et al. 2016). Der pathognomische histopathologische Befund ist ein ELH und wurde bereits 1938 beschrieben (Hallpike und Cairns 1938). Pathophysiologisch entsteht dieser durch eine relativ zu hohe Produktion und/oder zu geringe Resorption der Endolymphe. Der erhöhte endolymphatische Druck kann zu einer Ruptur der Endolymphmembran und/oder Öffnung spannungssensitiver unselektiver Kationenkanäle (Yeh et al. 1998) führen. Dies bedingt eine Erhöhung der Kaliumkonzentration im Perilymphraum mit kaliuminduzierter Depolarisation, die zunächst zu einer Exzitation und dann Depolarisation und damit zu den Attacken und dem richtungswechselnden Nystagmus (s. o.) führt. Bildgebend konnte bei zwei Patienten nach einer Attacke tatsächlich eine Abnahme des ELH und im Verlauf eine erneute Zunahme nachgewiesen werden (Fukushima et al. 2021).

Ein ELH kann sich aber auch bei Patienten, die nicht an einem MM leiden, finden. Dies wurde schon 1989 in einer verblindeten histopathologischen Untersuchung gezeigt (Rauch et al. 1989). Die damalige Diskussion wiederholt sich heute, nachdem sich der ELH in der kontrastverstärktem MRT des Felsenbeins darstellen lässt: Erstbeschreibung 2007 (Nakashima et al. 2007; Naganawa et al. 2010; Gürkov et al. 2011; Kirsch et al. 2019) (◻ Abb. 2.47).

Die Ursachen, die zu einem ELH führen können, sind vielfältig. Es wird eine komplexe Störung der Innenohrhomöostase multifaktorieller Genese mit der gemeinsamer Endstrecke eines ELH angenommen. Relevant sind dabei v. a. autoimmunologische (Caulley et al. 2018; Tyrrell et al. 2014; Frejo et al. 2017b) und genetische Faktoren mit einer familiären Häufung bei 6–9% der Patienten (Lee et al. 2015; Requena et al. 2014), was sich auch in der o. g. Subklassifizierung widerspiegelt (◻ Tab. 2.5). Es werden zunehmend mehr genetische Faktoren identifiziert (Übersicht (Gallego-Martinez and Lopez-Escamez 2020)) mit bei familiärem MM autosomal dominanten und rezessiven Erbgängen. Es wurden auch eine Reihe von Assoziationen mit sog. single nucleotid Variationen gefunden (Escalera-Balsera et al. 2020; Roman-Naranjo et al. 2020). Somit liegt bei einem Teil der Patienten eine relevante genetische Komponente zugrunde.

▪▪ Verlauf

Beim individuellen Patienten ist der MM durch einen sehr variablen Verlauf und die Entwicklung von audiologischen und vestibulären Symptomen über Jahre gekennzeichnet. Der bevorzugte Beginn der Erkrankung liegt zwischen der 4.–6. Lebensdekade, selten in der Kindheit (Choung et al. 2006). Die Erkrankung beginnt einseitig mit sehr unregelmäßiger, zunächst zunehmender, dann wieder abfallender Frequenz der Attacken, die im weiteren Verlauf auch das andere Ohr betreffen können. Je länger man Patienten mit MM verfolgt, desto häufiger sieht man bilaterale Erkrankungen. Im frühen Stadium bis zu 2 Jahren sind etwa 15% der Fälle bilateral. Nach 10 Jahren entwickeln etwa 35% eine bilaterale Form, nach 20 Jahren bis zu 47% (Takumida et al. 2006; Huppert et al.

2010). Dies erklärt auch, warum der MM die zweithäufigste nachweisbare Ursache einer bilateralen Vestibulopathie darstellt (Zingler et al. 2007). Zunächst sind die Patienten im Intervall beschwerdefrei, dann entwickeln sich zunehmend Tinnitus und Hörminderung (meist Tieftonverlust), die gegenüber anderen Innenohrerkrankungen in ihrem Ausmaß ungewöhnlich stark wechseln. Inzwischen ist allgemein anerkannt, dass im Verlauf bei vielen Patienten die Frequenz der Attacken innerhalb der ersten 5–10 Jahre abnimmt (Huppert et al. 2010). Turmarkinsche Otolithenkatastrophen (s. o.) treten bei 3–7% der Patienten mit MM auf, sowohl im Früh- als auch Spätverlauf. Häufig kommt es zu deren spontaner Remission, obwohl die anderen Symptome fortschreiten (Huppert et al. 2010).

▪▪ Therapie

Die Therapie des MM beruht auf prophylaktischen Maßnahmen, meist wenn Patienten mehr als zwei relevante Attacken pro Monat haben, einer kurzzeitigen symptomatischen Therapie der Attacken sowie bei persistierenden peripheren vestibulären Defiziten auf Gleichgewichtstraining zur Verbesserung der zentralen Kompensation und Substitution. Bei höhergradiger Hörstörung ist eine Versorgung mit Hörgeräten oder selten einem kochleären Implantat indiziert.

Prophylaktische Therapie: Prinzipien, Ziele und pragmatische Behandlung Bislang gibt es keinen Konsens für die prophylaktische Therapie des MM (Übersichten in: Magnan et al. 2018; Ahmadzai et al. 2020; Basura et al. 2020; Christopher und Wilkinson 2021). Die Beurteilung der Wirksamkeit einzelner therapeutischer Verfahren wird durch die klinische Heterogenität der Erkrankung, deren fluktuierenden Verlauf und die hohe Placeborate (bis zu 70%) (Adrion et al. 2016) erschwert. Letzteres impliziert, dass zukünftige Studien placebo-kontrolliert sein müssen, bis es eine etablierte Behandlung gibt. Ferner sollten die o. g. verschiedenen Subtypen, insbesondere

die Überlappung mit der vestibulären Migräne, berücksichtigt werden.

Aktuell wird ein Stufenkonzept empfohlen mit zuerst konservativen (vor allem hochdosiertem Betahistin, s. u.), dann invasiven nichtdestruktiven Verfahren (z. B. intratympanale Prednisolonapplikation) sowie schließlich semi- und invasiven destruktiven Verfahren (z. B. die intratympanale Gentamicinapplikation und – als sehr seltene ultima ratio – die Labyrinthektomie). Das heißt, man muss abwägen, zwischen potenzieller Wirksamkeit und einer Schädigung der vestibulären und audiologischen Funktion und immer berücksichtigen, dass im Langzeitverlauf bis zu 47% der Patienten einen bilateralen MM entwickeln (Takumida et al. 2006; Huppert et al. 2010), was den Einsatz destruierender Verfahren stark einschränkt.

Bislang gibt es keine Evidenz für die Wirksamkeit von salzarmer Kost, Kaffee- oder Alkoholverzicht (Hussain et al. 2018), Diuretika (Thirlwall und Kundu 2006), Sakkotomie (Pullens et al. 2013), des „Meniett device" (Russo et al. 2017) sowie einer Behandlung mit Betahistin (von bis zu 144 mg/d) (Adrion et al. 2016).

Orale medikamentöse Behandlung **Betahistin** ist ein H1-Agonist und H3-Antagonist. Als inverser Agonist des H3-Rezeptors verbessert es dosisabhängig die Durchblutung im Innenohr (Ihler et al. 2012; Bertlich et al. 2015, 2017). Obwohl Metaanalysen einen positiven Effekt bei der Behandlung des MM gezeigt hatten (Nauta 2014), ist es in Dosierungen von 48 mg/d und 144 mg/d in einer RCT an 221 Patienten Placebo nicht überlegen, wobei hier ein starker Placeboeffekt beobachtet wurde (Adrion et al. 2016). Weitere Metaanalysen fanden auch keine Hinweise für die Wirksamkeit von Betahistin in den bisher untersuchten Dosierungen (Devantier et al. 2020; Holmes et al. 2021; van Esch et al. 2022). Nicht-kontrollierte Beobachtungsstudien zeigten, dass höhere Dosierungen bis 480 mg/d (Lezius et al. 2011)

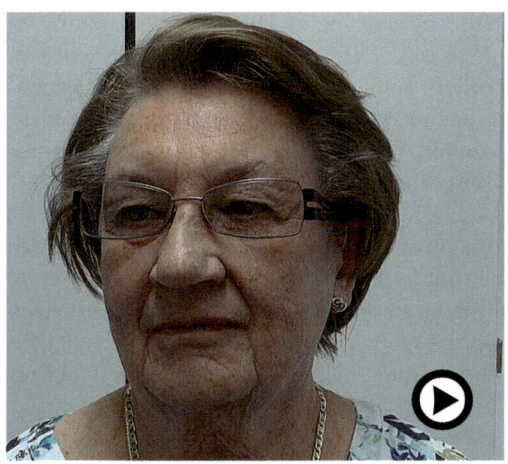

◘ **Abb. 2.48**   Behandlung mit hochdosiertem Betahistin (▶ https://doi.org/10.1007/000-2kg)

und sogar bis zu 1920 mg/d wirksam sein
können (◘ Abb. 2.48).

Ein wesentliches Problem beim Einsatz
von oral appliziertem Betahistin ist dessen
Metabolismus: 99% werden im Gastrointestinaltrakt und Leber vorwiegend über
Monoaminoxidase B (MAO B) metabolisiert
(Sternson et al. 1974). Dies lässt sich z. B.
durch den MAO-B-Hemmer Selegilin in-
hibieren (Myllyla et al. 1992). Basierend auf
diesen pharmakokinetischen Überlegungen
und einer tierexperimentellen Studie bei
der akuten unilateralen Vestibulopathie
(Tighilet et al. 2018) wurde in „Individuellen
Heilversuchen" gesehen, dass die Kombination von Betahistin mit Selegilin (5 mg/d)
oder Rasagilin (1 mg/d) die Wirksamkeit
von oralem Betahistin erhöht (◘ Abb. 2.49)
dies wird gestützt durch eine Phase I Studie
bei gesunden Probanden, welche eine Erhöhung der Bioverfügbarkeit von Betahistin
durch die zusätzliche Gabe von 5 mg Selegilin um den Faktor 100 gezeigt hat (Strupp et
al., persönliche Mitteilung).

Insgesamt bedarf es weiterer randomi-
sierter placebokontrollierter Studien zur
Untersuchung der Therapieeffekte von Be-
tahistin sowohl als Monotherapie als auch
Kombinationstherapie mit einem MAO-B
Hemmer.

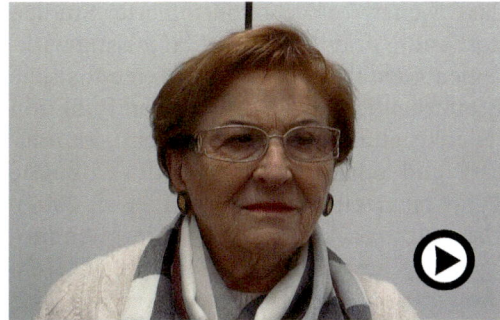

◘ **Abb. 2.49**   Behandlung mit Betahistin plus Selegilin (▶ https://doi.org/10.1007/000-2kh)

**Intratympanale Behandlung mit Kortiko-
steroiden oder Gentamicin**   Die Studienlage
zur intratympanalen Behandlung mit
Kortikosteroiden und Gentamicin ist hetero-
gen und teilweise widersprüchlich (Übersicht
in: Schoo et al. 2017).

▪ **Kortikosteroide**

Eine doppeltblinde placebokontrollierte
Studie zeigte einen positiven Effekt der intratympanalen Gabe von Dexamethason
(82% gegenüber 57% in der Placebogruppe)
(Garduno-Anaya et al. 2005). Eine andere
Studie mit einer hohen Dosis und Langzeit-
applikation von Dexamethason fand jedoch
keinen Unterschied für den primären End-
punkt zu Placebo (Lambert et al. 2016).
Diese negativen Befunde werden durch eine
weitere Placebo-kontrollierte Studie mit intratympanalem Dexamethason bestätigt
(Otonomy, press release 30.8.2017).

▪ **Gentamicin**

Die intratympanale Gabe von Gentamicin
ist effektiv im Hinblick auf die Attackenreduktion (mehrere RCT, Metanalysen)
(Übersicht in: Schoo et al. 2017 und ein älte-
res Cochrane-Review von 2011 Pullens und
van Benthem 2011). Eine umfangreiche
Metaanalyse kommt aber zu einer anderen
Schlussfolgerung: „Overall, our results seem
to provide the limited evidence about efficacy and toxicity effects of ITG (intratympanic gentamicin)" (Zhang et al. 2019), so-

dass weitere placebokontrollierte Studien notwendig sind. Basis einer langfristig wirksamen Gentamicintherapie ist eine toxische Beeinträchtigung der vestibulären Funktion (Nicolas et al. 2019). Gentamicin akkumuliert und schädigt vorwiegend vestibuläre Typ-I-Haarzellen (Lyford-Pike et al. 2007). Die ototoxische Wirkung der Aminoglykoside setzt aber mit Verzögerung ein (Magnusson et al. 1991), weshalb das Therapieregime geändert wurde: entweder Einzelinjektionen im Abstand von mindestens vier Wochen oder eine einzige Injektion und dann regelmäßige Verlaufskontrollen und erst bei weiteren Attacken weitere Injektionen (Lange et al. 2004). Schließlich ist zu betonen, dass es bei etwa 20% der Patienten abhängig von Dosis und Frequenz der Applikation zu einer ototoxisch bedingten Hörminderung kommt (Colletti et al. 2007; Flanagan et al. 2006). Dies schränkt den Einsatz von Gentamicin auf die Patienten ein, die bereits eine deutliche Hörstörung haben, zumal knapp die Hälfte der Patienten einen bilateralen MM entwickelt (s. o.).

■ **Direkter Vergleich zwischen Kortikosteroiden und Gentamicin**

Solche Studien sind methodisch aufgrund des hohen Placeboeffektes und der Tatsache, dass es bislang keinen etablierten Goldstandard gibt, als kritisch anzusehen und ergaben daher auch widersprüchliche Ergebnisse. Eine RCT kam zu der Schlussfolgerung, dass Gentamicin Dexamethason überlegen war (Gentamicin wirksam in 93%, Dexamethason in 61%) (Casani et al. 2012). Eine andere RCT fand jedoch keinen Unterschied in der Wirksamkeit zwischen Methylprednisolon und Gentamicin (Patel et al. 2016), auch nicht im Langzeitverlauf (Harcourt et al. 2019). Schließlich wurden in zwei Metaanalysen die Wirksamkeit und die unerwünschten Wirkungen von intratympanalem Gentamicin mit Steroiden verglichen: In Bezug auf die Attackenreduktion war Gentamicin den Steroiden überlegen ohne

Unterschiede beim Hörvermögen (Jiang et al. 2021). Die zweite Metaanalyse kam in beiden Kategorien zu einem genau gegenteiligen Ergebnis: kein Unterschied bei Wirksamkeit und stärkere Hörminderung unter Gentamicin (Hao et al. 2022).

Operative Behandlung   Auch wenn die endolymphatische Shunt-Operation (Sakkotomie) (Lim et al. 2015; Sood et al. 2014) von vielen Operateuren empfohlen wird, ist deren Effizienz bislang nicht sicher zu belegen (Cochrane-Review: Pullens et al. 2013).

Pragmatische Therapie   Die pragamtische Therapie besteht aus Behandlung der Attacken, einer Prophylaxe sowie einer Stufentherapie.

■ **Behandlung der Attacken**

Die akute Attacke selbst ist begrenzt. Schwindel und Nausea können durch Antivertiginosa vermindert werden, wie sie auch zur Behandlung anderer akuter vestibulärer Syndrome eingesetzt werden, z. B. Dimenhydrinat 50–100 mg oral oder als Suppositorien oder Infusion (1- bis 3-mal 100 mg/d), in schweren Fällen Ondansetron (4–8 mg) oder Benzodiazepine (z. B. Lorazepam 0,5–1,0 mg sublingual).

■ **Prophylaktische Therapie**

Ziel der prophylaktischen Behandlung ist es, den Endolymphhydrops zu vermindern, um so die Attacken und das Fortschreiten der vestibulokochleären Defizite zu verhindern. Wenn Patienten zwei oder mehr Attacken pro Monat haben, ist eine prophylaktische Therapie indiziert.

❯ Wie oben dargestellt, gibt es bisher nur unzureichende Evidenzen für die verschiedenen Behandlungsverfahren, sodass die jetzt gegebenen Vorschläge für ein Stufenschema auch die persönliche Erfahrung und Auffassung der Autoren widerspiegeln.

■ **Betahistindihydrochlorid**

Betahistindihydrochlorid, z. B. Vasomotal 24 mg, ≥3 × 4 Tbl. à 24 mg/d wird über mindestens 12 Monate gegeben (off-label). Ist der Patient 6 Monate attackenfrei oder weitgehend attackenfrei, kann die Dosis langsam reduziert werden (um 1 Tbl. alle 3 Monate). Es handelt sich um eine Langzeitbehandlung zur Prophylaxe. Diese Empfehlungen beruhen auf der o. g. Anwendungsbeobachtung. Nimmt die Attackenfrequenz nach drei Monaten nicht merklich ab, wurde die Dosis sukzessive weiter bis auf 960 mg/d (d. h. 40 Tbl. à 24 mg/d) und in Einzelfällen noch weiter erhöht. Eine mögliche Alternative als anderer „individueller Heilversuch" ist die kombinierte Gabe von Betahistin-dihydrochlorid (≥3 × 48 mg/d) in Kombination mit 5 mg/d Selegilin oder 1 mg/d Rasagilin unter strenger Beachtung der Kontraindikationen und Interaktionen des MAO-B-Hemmers (Strupp et al. persönliche Mitteilung); die Kombinationstherapie führt zu 100fach höheren Serumkonzentrationen (Strupp et al.).

■ **Intratympanale Instillation**

Selten ergibt sich bei medikamentös therapieresistenten häufigen Menière-Attacken mit Innenohrschwerhörigkeit und Identifizierung der betroffenen Seite die Indikation für eine intratympanale Instillation und zwar zunächst mit Glukokortikoiden, da diese nicht ototoxisch sind: 50 mg Methylprednisolon, zwei Injektionen in zweiwöchigem Abstand.

Bei unzureichender Wirksamkeit – auch nach mehr als sechs Monaten und bereits vorbestehender deutlicher Hörminderung auf der betroffenen Seite – ist Gentamicin indiziert: 12–40 mg intratympanal als Einzeldosis, mindestens vier Wochen den Therapieeffekt beobachten (Stokroos und Kingma 2004; Postema et al. 2008; Pullens und van Benthem 2011), bis bei unzureichendem Ansprechen eine weitere Injektion erfolgt. Parallel muss die audiologische und vestibuläre Funktion kontrolliert werden.

■ **Operative Behandlung**

Bei fehlendem Ansprechen auf die o. g. Therapieoptionen – was unserer Erfahrung nach extrem selten ist – sollte zunächst die Diagnose hinterfragt werden und bei hoher Diagnosesicherheit die Indikation für eine operative Behandlung diskutiert werden. Bei fortgeschrittenem MM mit ausgeprägter vestibulärer und cochleärer Funktionseinschränkung führt die Labyrinthdestruktion mit simultaner Kochlea-Implantation zum Sistieren der Schwindelattacken und zur Hörverbesserung (Westhofen 2013; Chien et al. 2022).

■ **Behandlung der vestibulären „Drop Attacks" (Tumarkinsche Otolithenkatastrophen)**

Rezidivierende vestibuläre „Drop Attacks" oder Tumarkinsche Otolithenkatastrophen sind für die Patienten im Alltag außerordentlich beeinträchtigend und wegen der hohen Verletzungsrate gefährlich. Je nach klinischer Einschätzung der Schwere der Störung wird hier – falls die hochdosierte Behandlung mit Betahistin und die Kombinationstherapie von Betahistin mit Selegilin oder Rasagilin zu keiner Besserung führt – die intratympanale Gentamicinbehandlung eingesetzt. Voraussetzung dieser Behandlung ist, dass das betroffene Ohr ausreichend sicher (mit Audiogramm, kalorischer Prüfung und/oder VEMP) identifiziert werden kann. Dazu liegen bislang aber keine kontrollierten Studien vor.

■ **Physiotherapie**

Tägliches Balancetraining und Gangschulung (Übersicht in: Dunlap et al. 2019) ist bei Patienten mit einem funktionsrelevanten vestibulären Defizit, die unter Schwankschwindel und Gangunsicherheit leiden, indiziert, insbesondere bei bilateralem MM.

2.5 Vestibularisparoxysmie

Die diagnostischen Kriterien der Vestibularisparoxysmie (VP) (Brandt und Dieterich

2

1994), die auf einem Gefäß-Nerv-Kontakt des N. vestibularis beruht, sind in folgender Übersicht aufgeführt (Strupp et al. 2016).

Diagnostische Kriterien der Vestibularisparoxysmie (VP)

Vestibularisparoxysmie

A. Mindestens zehn spontan auftretende Schwindelattacken
B. Dauer weniger als 1 min
C. Gleichförmige Symptome beim individuellen Patienten
D. Besserung auf eine Therapie mit einem Natriumkanalblocker in adäquater Dosis
E. Nicht besser erklärt durch andere Erkrankung

Wahrscheinliche Vestibularisparoxysmie

F. Mindestens fünf Schwindelattacken
G. Dauer weniger als 5 min
H. Gleichförmige Symptome beim individuellen Patienten
I. Spontan auftretend oder (selten) durch Kopfbewegungen ausgelöst (die nicht typisch für einen BPPV sind)
J. Nicht durch andere Erkrankung besser erklärt

Leitsymptom der VP sind rezidivierende, i. d. R. spontan auftretende, beim individuellen Patienten relativ gleichförmig ablaufende kurze Schwindelattacken. Für die Diagnosestellung der VP wird ein Ansprechen auf eine Behandlung mit einem Natriumkanalblocker in adäquater Dosis gefordert (also ex juvantibus), sonst kann nur die Diagnose einer wahrscheinlichen VP gestellt werden.

▪▪ Epidemiologie

Die relative Häufigkeit der VP in unserer Spezialambulanz liegt in einem Kollektiv von 37.328 Patienten bei 3,2% (siehe Tab. 1.1.). Das mittlere Alter der Patienten war in drei Fallserien (mit jeweils mindestens 10 Patienten) 51 Jahre (Bereich 25–67 Jahre) (Brandt und

Dieterich 1994), 48,0 ± 15,3 Jahre (Hüfner et al. 2008a) und 47,2 ± 14,7 Jahre (17–78 Jahre) (Best et al. 2013). In den drei Studien war der Anteil von Frauen und Männern gleich. Die Erkrankung kann auch schon im Kindesalter auftreten mit den gleichen Charakteristika wie beim Erwachsenen (Lehnen et al. 2015), jedoch häufig benignem Verlauf mit Spontanremission (Huppert et al. 2017; ► Abschn. 6.1).

Anamnese   **Leitsymptom** der VP sind rezidivierende, i. d. R. kurze; meist Sekunden bis zu einer Minute anhaltende, selten auch längere Schwindelattacken (◘ Abb. 2.50). In Extremfällen kann es bis zu 200 Attacken pro Tag kommen (◘ Abb. 2.51). In der großen Mehrzahl der Fälle treten die Attacken spontan auf. Bei einigen Patienten können die Attacken

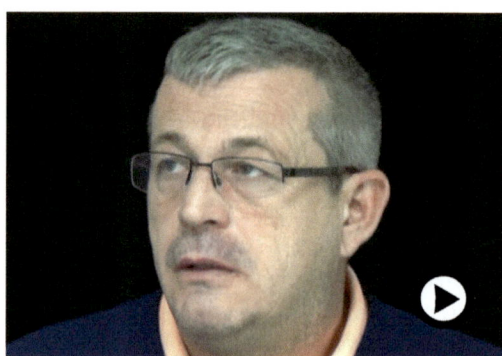

◘ **Abb. 2.50** Vestibularisparoxysmie: Anamnese (► https://doi.org/10.1007/000-2kj)

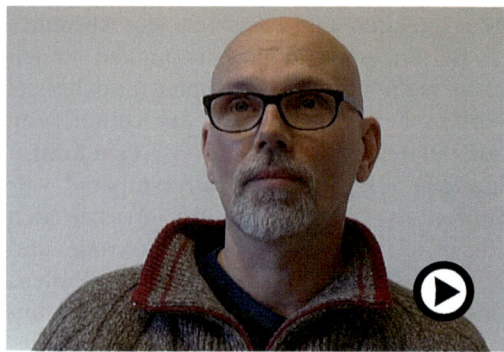

◘ **Abb. 2.51** Vestibularisparoxysmie: Anamnese mit bis zu 200 Attacken pro Tag (► https://doi.org/10.1007/000-2kk)

durch Kopfdrehungen nach rechts und links ausgelöst werden. Hier sollte man nachfragen, ob die Schwindelattacken auch in aufrechter Körper-/Kopfposition auftreten, da dies zur Differenzierung eines BPPV wichtig ist. Attacken können auch durch Hyperventilation ausgelöst werden (Hüfner et al. 2008a; Lee et al. 2020), was ein zusätzliches, aber nicht spezifisches Zeichen ist.

Bei manchen Patienten gehen die Attacken auch mit Hörstörungen einher: Hyper- oder Hypakusis und/oder Tinnitus auf dem betroffenen Ohr (Kim und Choi 2021; Koo et al. 2021). Wenn die Attacken regelhaft mit unilateralen Hörstörungen oder anderen unilateralen Symptomen (s. u.) auftreten, lässt sich in solchen Fällen auch die wahrscheinlich betroffene Seite identifizieren, wie in Einzelfällen gezeigt werden konnte (Strupp et al. 2013).

Wichtig für die Diagnosestellung einer VP ist ein Ansprechen auf eine Behandlung mit einen Natriumkanalblocker, z. B. Oxcarbazepin, Carbamazepin oder Lacosamid in adäquater Dosis (Übersicht „Diagnostische Kriterien der Vestibularisparoxysmie (VP)"); d. h. die Diagnose wird ex juvantibus gestellt (Brandt und Dieterich 1994; Strupp et al. 2016). Solange ein positiver Therapieeffekt nicht nachgewiesen ist, kann man nur die Diagnose einer wahrscheinlichen VP stellen. Spricht ein Patient auf eine adäquate Pharmakotherapie nicht an, bestehen begründete Zweifel an der Diagnose (siehe Differenzialdiagnosen).

Es gibt auch Patienten mit gleichzeitig neben den Schwindelattacken auftretenden weiteren Symptomen, wie z. B. einem Hemispasmus facialis (Straube et al. 1994; Han et al. 2018; Silva-Hernandez et al. 2019), was auf eine Irritation der VIII. und VII. Hirnnerven im Meatus acusticus internus hindeutet, wo beide nahe beieinander liegen. Auch wurde die Kombination mit einer Trigeminusneuralgie und einem Hemispasmus facialis beschrieben (Han et al. 2018).

Schließlich gibt es ein analoges Krankheitsbild des N. cochlearis mit rezidivierenden kurzen Attacken eines Tinnitus („typewriter tinnitus") (Russell und Baloh 2009; Sunwoo et al. 2017), bei der die Diagnose auch ex juvantibus zu stellen ist.

Körperliche Untersuchung **Zwischen den Attacken** Bei ca. 20% der Patienten finden sich im Intervall zwischen den Attacken bei der körperlichen Untersuchung Zeichen für eine leichte unilaterale periphere Unterfunktion in Form von pathologischem Kopfimpulstest, Kopfschüttelnystagmus (◘ Abb. 2.52). Bei einem Teil der Fälle lässt sich auch hyperventilationsinduzierter Nystagmus auslösen (Hüfner et al. 2008a; Lee et al. 2020) oder es besteht eine leichte Hörminderung.

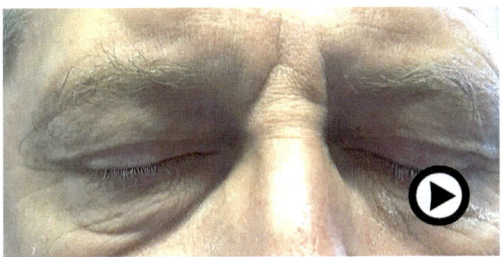

◘ **Abb. 2.52** Kopfschüttelnystagmus bei Vestibularisparoxysmie (▶ https://doi.org/10.1007/000-2km)

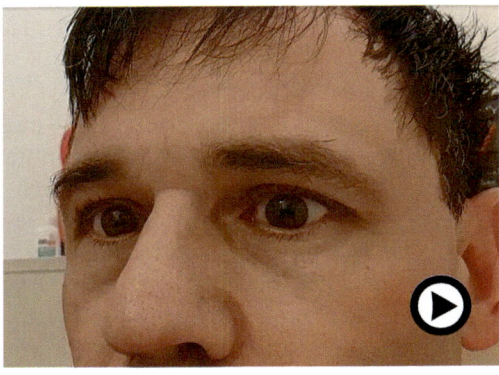

◘ **Abb. 2.53** Spontannystagmus bei Vestibularisparoxysmie (▶ https://doi.org/10.1007/000-2kn)

2

Während einer Attacke: Hier findet sich typischerweise ein Spontannystagmus, den Patienten heutzutage gut mit einer Videokamera dokumentieren (◻ Abb. 2.53) und so zur Diagnosestellung beitragen können (siehe apparative Untersuchungen).

Apparative Untersuchungen Apparative Untersuchungen erfolgen zwischen den Attacken mit der Frage nach vestibulären oder audiologischen Defiziten zur Diagnose oder zum Ausschluss anderer vestibulärer Erkrankungen. Sehr selten können Patienten während einer Attacke untersucht werden; hier ist es aber differentialdiagnostisch hilfreich, wenn Patienten während einer Attacke ihre Augenbewegungen mit Hilfe eines Smartphones filmen.

- **Zwischen den Attacken**

Bei 45–50% der Patienten zeigt die vestibuläre Testung leichte bis mäßige periphere vestibulocochleäre Defizite (Hüfner et al. 2008a; Best et al. 2013) mit Hörminderung im Audiogramm einiger Patienten, wobei diese deutlich geringer ausgeprägt ist als beim Morbus Menière. Neben milden Defiziten können gleichzeitig auch Reizzustände desselben Nervs vorhanden sein, woraus sich bei ca. 30% der Patienten ein „gemischtes" Muster aus Defizit und Reiz (Inhibition und Exzitation) in den verschiedenen Tests ergibt (Best et al. 2013).

- **Während der Attacken**

In einem gut dokumentierten Fall mit rechtsseitigem Gefäß-Nerv-Kontakt konnte videookulografisch ein nach links schlagender Nystagmus beobachtet worden, der jeweils nach 47 s für 10 s nach rechts schlug, vereinbar mit einer Inhibition und Exzitation (Choi et al. 2018) (siehe ▸ Abschn. 6.7.2). In einem anderen Fall wurde ein Reiznystagmus registriert (Young et al. 2019), der die angenommene Pathophysiologie (s. u.) und das Ansprechen auf Natriumkanalblocker stützt.

Bildgebung Zur Frage eines Gefäß-Nerv-Kontakts (GNK) (◻ Abb. 2.54) bei der VP liegen mehrere Studien mit hochauflösender MRT vor. In einer Fallserie an 32 Patienten konnte bei 95% der betroffenen Patienten ein GNK im Austrittsbereich des N. vestibulocochlearis nachgewiesen werden; bei 42% dieser Patienten kamen beidseitige GNK zur Darstellung (Hüfner et al. 2008a). In einer anderen Untersuchung an 20 Patienten mit VP fand sich in allen Fällen ein GNK, aber auch in 7 von 20 gesunden Kontrollen (Sensitivität: 100%, Spezifität: 65% für die Diagnose VP mittels MRT) (Best et al. 2013). Die Distanz zwischen Hirnstamm und GNK lag zwischen 0,0 und 10,2 mm. Dieser Teil des Nervs ist damit proximal der sog. Übergangszone (bis 15 mm reichend) (Lang 1982) und damit sind die Axone mit Oligodendrozyten umgeben (s. u.). In 15 der 20 Fälle handelte es sich um die AICA (75%), in einem die PICA (5%), in zwei Fällen um eine Vene (10%) und bei den beiden restlichen um die A. vertebralis (10%).

In einer dritten Fallserie ließ sich aber auch bei 45% der Gesunden ein GNK im Bereich des N. vestibulocochlearis nachweisen (Sivarasan et al. 2019); auffällig war in dieser Studie (mit einer allerdings geringen Fallzahl von 9 Patienten mit VP und 20 gesunden Kontrollpatienten), dass vier der fünf Patienten mit VP an der Stelle des GNK einen leicht bogenförmigen Verlauf des Nervs zeigten, was sich bei keiner der Kontrollen fand.

In einer 7Tesla MRT bei sechs Patienten mit GNK im 1,5 oder 3,0 T Gerät zeigte sich keine strukturelle Schädigung des Nervs (Rommer et al. 2015). Das spricht dafür, dass die Symptome bei VP nicht durch eine strukturelle Läsion ausgelöst werden, sondern einem exzitatorischen Phänomen entsprechen.

Somit kann der Nachweis eines GNK im Austrittsbereich des N. vestibulocochlearis in der MRT mittels CISS/FIESTA-Sequenzen und MRA die Diagnose einer

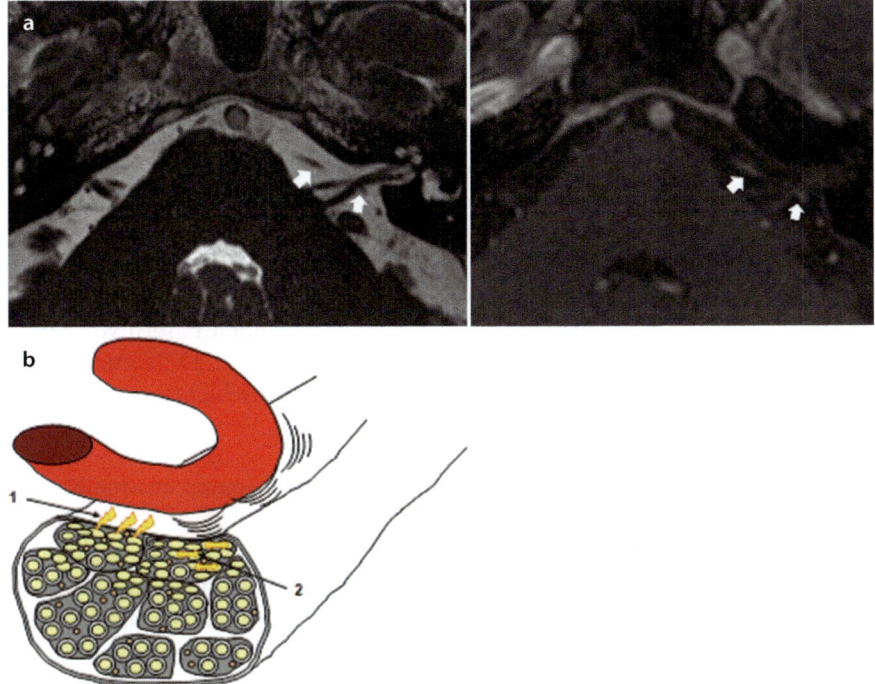

VP stützen, hat aber nur eine sehr geringe Spezifität (Teh et al. 2021).

Da rezidivierende spontane Schwindelattacken auch andere Ursachen (siehe Differenzialdiagnosen) haben können, sollte eine kontrastverstärkte kranielle MRT primär zum Ausschluss anderer Pathologien wie Raumforderungen im Bereich des Kleinhirnbrückenwinkels, Megalodolichovertebrobasiliaris, Plaques bei Multipler Sklerose oder Z.n. Infarkt im Bereich des Hirnstamms, die zu paroxysmalen Hirnstammattacken führen können, andere Hirnstammläsionen (z. B. Hirnstammmelanozytom) (Lee et al. 2018) oder Arachnoidalzyste (Arbusow et al. 1998) durchgeführt werden. Eine weitere Differenzialdiagnose ist das „Vertebral artery compression/occlusion syndrome" (▶ Abschn. 6.7.2).

Diagnosestellung: Fazit für die klinische Praxis Leitsymptom der VP sind rezidivierende meist spontan auftretende kurze Schwindelattacken, die beim individuellen Patienten relativ gleichförmig ablaufen und auf die Gabe eines „Natriumkanalblockers" ansprechen sollten. Somit ist die Diagnose ex juvantibus zu stellen, zumal es keinen beweisenden Test gibt. Diagnostisch hilfreich ist heutzutage die Videodokumentation der Augenbewegungen durch den Patienten während einer Attacke mit Nystagmus. Die neurootologische Testung zeigt allenfalls geringe periphere vestibuläre und/oder audiologische Defizite. Der Nachweis eines GNK in der MRT hat zwar eine hohe Sensitivität, aber nur eine geringe Spezifität, da bis zu 45 % aller Gesunden auch einen GNK aufweisen; die Bildgebung dient

2

daher vorwiegend dem Ausschluss anderer Pathologien im Bereich des N. vestibulocochlearis und Hirnstamms.

▪▪ Differenzialdiagnosen

Wichtig für die Diagnosestellung sind ein Ansprechen der rezidivierenden oligosymptomatischen kurzen Schwindelattacken auf eine Behandlung mit einem Natriumkanalblocker und der Ausschluss anderer Pathologien mittels cMRT. Die wichtigsten Differenzialdiagnosen der VP sind in folgender Übersicht zusammengefasst.

Die wichtigsten DD der VP in alphabetischer Reihenfolge
- BPPV
- Episodische Ataxien
- Funktioneller Schwindel
- Morbus Menière
- Orthostatischer Schwindel
- Panikattacken
- Paroxysmale Hirnstammattacken
- Raumforderungen im Bereich des Hirnstamms (z. B. Melanozytom) oder Kleinhirnbrückenwinkels (z. B. Vestibularisschwannom)
- Syndrome des dritten mobilen Fensters
- Tumarkinsche Otolithenkatastrophen
- „Vertebral artery compression/occlusion syndrome"
- Vertebrobasiläre TIA
- Vestibuläre Epilepsie
- Vestibuläre Migräne
- Zentraler Lage-/Lagerungsschwindel

Wegen der charakteristischen Dauer (Sekunden bis wenige Minuten, sehr selten auch länger), der rezidivierenden und in aller Regel spontan auftretenden Schwindelattacken ergeben sich bei gutem Ansprechen auf einen Natriumkanalblocker differenzialdiagnostisch meist keine wesentlichen Probleme.

▪ Paroxysmale Hirnstammattacken

Diese gehen neben der typischen Dysarthrie mit Schwindelattacken (Li et al. 2011) und Ataxie/Fallneigung einher und können schwer von der VP abzugrenzen sein, zumal diese auch auf die Gabe von Natriumkanalblockern reagieren. Als Ursache hierfür wird eine Hirnstammläsion (meist MS oder Z.n. Infarkt) angenommen, die ebenfalls zu ephaptischen Fehlschlüssen an nebeneinander liegenden Fasern von Hirnstammbahnen führt. Zur Differenzierung ist eine Hirnstammfeinschichtung im MRT indiziert.

▪ Raumforderungen im Kleinhirnbrückenwinkel

Auch beim Vestibularisschwannom können kurze Schwindelattacken auftreten, die z. B. durch Hyperventilation auslösbar sind. Selten findet sich als Ursache von Sekunden dauernden, kopfbewegungsabhängigen Schwindelattacken eine Arachnoidalzyste, die den Nerv spannt (Arbusow et al. 1998). Bei dieser Pathogenese kann es zu einer Kombination aus länger andauernden Ausfallssymptomen in eine Richtung (Stunden bis Tage) mit aufgepfropften, kopfbewegungsabhängigen, Sekunden dauernden Reizsymptomen in die entgegengesetzte Richtung kommen.

▪ Lagerungsschwindel

Der BPPV (► Abschn. 2.3) kann aufgrund der Anamnese mit durch Lageänderung relativ *zur Schwerkraft* ausgelösten Drehschwindelattacken, dem typischen Befund bei den Lagerungsmanövern und dem Therapieeffekt der Befreiungsmanöver differenziert werden. Bei der VP können aber auch Schwindelattacken durch horizontale Kopfdrehungen in aufrechter Körperposition induziert werden, die aber nicht typisch für einen BPPV sind. Eine weitere Differenzialdiagnose ist der zentrale Lagerungsschwindel/-nystagmus, der oft mit einem Lagerungs-Downbeat-Nystagmus einhergeht.

▪ **Morbus Menière (▶ Abschn. 2.4)**

Bei länger dauernden Attacken ist differenzialdiagnostisch an einen Morbus Menière zu denken; hier ist die Dauer aber typischerweise zwischen 20 min und 12 h und es findet sich im Verlauf der Erkrankung eine mit den Attacken einhergehende, dann oft persistierende deutliche Hörminderung (>30 dB, <2000 Hz) (Lopez-Escamez et al. 2015). Im Rahmen des Morbus Menière kann es auch zu „Tumarkinschen Otolithenkatastrophen" (vestibuläre „Drop Attacks") kommen: diese treten typischerweise im Stehen auf und führen zum Sturz, während die Attacken bei der VP in allen Körperpositionen auftreten können und meist nicht mit Stürzen verbunden sind.

▪ **Vestibuläre Migräne (▶ Abschn. 3.2)**

Eine weitere Differenzialdiagnose ist die vestibuläre Migräne (Dieterich und Brandt 1999; Lempert et al. 2012). Auch bei der vestibulären Migräne können spontane kurze und auch lageabhängige Schwindelattacken auftreten. Wichtig für die Diagnose einer vestibulären Migräne sind eine bekannte Migräne und/oder migränetypische Symptome in den Attacken.

▪ **Transiente vertebrobasiläre ischämische Attacken**

Diese können sich auch durch kurze oligosymptomatische Schwindelattacken manifestieren (Paul et al. 2013), aber die Frequenz ist deutlich niedriger als bei der VP. Auch bei hochgradigen vertebrobasilären Stenosen können – meist vom Blutdruck abhängig - kurze Schwindelattacken auftreten; hier ist eine Gefäßdarstellung diagnostisch weiterführend.

▪ **Panikstörung**

Nach DSM-5 sind die diagnostischen Kriterien für Panikattacken: klare abgrenzbare Episode intensiver Angst und Unbehagens, abrupt einsetzend (Höhepunkt innerhalb von 10 min) mit mindestens vier der folgen-

den Begleitsymptome: Palpitationen, Schwitzen, Zittern, Atemnot, Erstickungsgefühl, Beklemmung in der Brust, Übelkeit, Schwindel, Hitzewallungen oder Kälteschauer, Taubheit, Kribbelgefühle, Derealisation, Angst vor Kontrollverlust oder Angst zu sterben. Die Differenzierung zur VP kann in Einzelfällen schwierig sein; hilfreich ist gerade hier die Aufzeichnung der Augenbewegungen während einer Attacke durch den Patienten (◘ Abb. 2.53) und das Ansprechen auf die Therapie.

▪ **Syndrome des dritten mobilen Fensters (▶ Abschn. 2.6)**

Hier ist das Leitsymptom rezidivierende, durch Druckänderungen (wie Husten, Pressen, Niesen oder Heben schwerer Lasten) oder laute Geräusche ausgelöste, kurze Schwindelattacken (Minor et al. 1998); häufig besteht auch eine sog. Autophonie. Manchmal werden die Attacken hier auch durch Lageänderung ausgelöst.

▪ **Episodische Ataxien (EA; ▶ Kap. 3 und 6)**

Die Dauer der Attacken ist meistens länger. Die Attacken werden typicherweise durch körperliche Aktivität oder Stress ausgelöst und z. B. bei der EA 2 haben mehr als 90% der Patienten zerebelläre Zeichen, insbesondere einen Downbeat-Nystagmus (Jen und Wan 2018).

▪ **Vestibuläre Epilepsie**

Diese kann sich auch als kurze Schwindelattacken manifestieren (Tarnutzer et al. 2015) und in der Attacke kann ein Nystagmus bestehen (Pfefferkorn et al. 2004). Diese Anfälle, die sich typischerweise bei Temporallappenepilepsie finden, gehen meist mit anderen epileptischen Symptomen einher, was differenzialdiagnostisch hilfreich ist.

▪ **„Vertebral artery compression/occlusion syndrome" (▶ Abschn. 6.7.2)**

Hierunter wird ein durch horizontale Kopfdrehungen ausgelöstes Kompressions-/

2

Okklusionssyndrom der A. vertebralis verstanden. Die kurzen Schwindelattacken werden typischerweise reproduzierbar durch horizontale Kopfdrehungen zu einer Seite induziert und können wie bei der VP mit einem Reiznystagmus einhergehen (Strupp et al. 2000; Choi et al. 2005).

■ Orthostatischer Schwindel

Leitsymptom dieser häufigen Schwindelursache sind rezidivierende, durch den Übergang von Sitzen oder Liegen in die *aufrechte Position* ausgelöste Schwindelattacken. Notwendig für die Diagnosestellung ist der Nachweis einer orthostatischen Hypotension (Kim et al. 2019).

■ ■ Verlauf

Bislang liegen keine validen Langzeitstudien vor, im Verlauf nehmen die Attacken meist spontan ab (Brandt et al. 2010).

■ ■ Pathophysiologie und Ätiologie

Wie bereits von P.J. Jannetta 1975 postuliert („Neurovascular cross-compression in patients with hyperactive dysfunction symptoms of the eighth cranial nerve"), wird – wie bei der Trigeminusneuralgie, Glossopharyngeusneuralgie, dem Hemispasmus facialis und der Obliquus-superior-Myokymie (Yousry et al. 2002; Hüfner et al. 2008b) – eine hirnstammnahe Gefäßkompression des N. vestibularis als Ursache der VP angenommen (Brandt und Dieterich 1994; Möller et al. 1986; Strupp et al. 2013). Pathophysiologisch kann diese Kompression zu einer segmentalen Schädigung des Myelins führen, was in Einzelfällen auch im Rahmen einer Operation sichtbar wurde (◘ Abb. 2.55) (Strupp et al. 2013). Allerdings wurden in einer Studie mit 7 Tesla-MRT bei sechs Patienten mit VP und GNK keine strukturellen Veränderungen

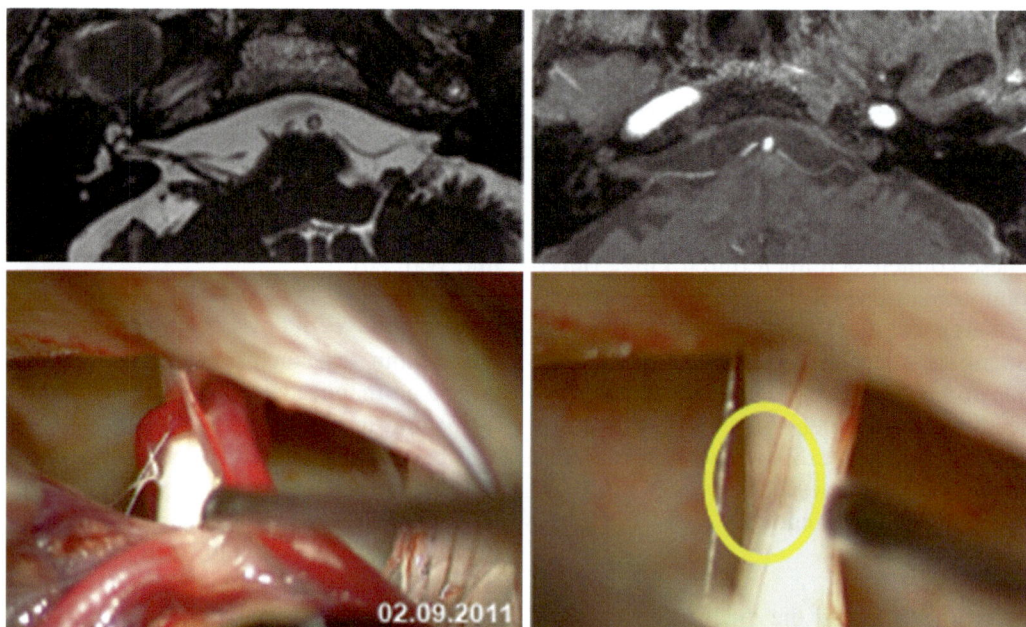

◘ **Abb. 2.55**   Patient mit rechtsseitiger Vestibularisparoxysmie. *Oben* MRT: *links*: "Constructive interference in steady-state sequence"; *rechts* "Time-of-flight", die beide einen Gefäß-Nerv-Kontakt zwischen der AICA und dem 8. Hirnnerv zeigen. *Unten*: intraoperative Aufnahmen, die *links* ebenfalls einen Gefäß-Nerv-Kontakt zeigen und *rechts* die Kompression des 8. Hirnnervs nach Verschiebung der AICA (*gelber Kreis*). Der Patient ist nach der Operation seit 2011 attackenfrei. (Mod. nach Strupp et al. 2013)

des N. vestibularis gefunden (Rommer et al. 2015).

Es wird angenommen, dass die Attacken durch direkte pulsatorische Kompressionen und/oder ephaptische Fehlschlüsse, d. h. pathologische paroxysmale Reizübertragung zwischen benachbarten, teilweise demyelinisierten Axonen entstehen. Diese sollte zur pathologischen Erregung des N. vestibularis führen, was durch Arbeiten unterstützt wird, die einen „Reiznystagmus" in der Attacke gefunden haben (Young et al. 2019) und Läsions- und Reizphänomene im Intervall nachweisen konnten (Best et al. 2013). In einem anderen gut dokumentierten Fall ist eine Kombination aus einem Ausfall- und Reiznystagmus nachgewiesen worden (Choi et al. 2018). Schließlich wird angenommen, dass die Kompressionszone typischerweise im Bereich des proximalen zentralen Oligodendroglia-Myelins liegt (Übergangszone des N. vestibularis bis 15 mm vom Austrittsbereich reichend (Lang 1982; Best et al. 2013)), in dem Axone weniger gegenüber Druck geschützt sein sollen als in dem peripheren, von Schwann-Zellen bedeckten Bereich.

Wie oben unter Bildgebung beschrieben, handelt es sich bei den Gefäßen meist um eine Schlinge der AICA (Hüfner et al. 2008a; Best et al. 2013). Daneben können auch eine Elongation, vermehrte Schlängelung, vertebrobasiläre Ektasie (Megadolichovertebrobasilaris) oder andere Gefäßmalformationen vorliegen.

■■ Therapie: Prinzipien und pragmatische Behandlung

Basierend auf der oben beschriebenen, angenommenen Pathophysiologie wird analog zur Trigeminusneuralgie und anderen GNK primär eine prophylaktische Behandlung der Schwindelattacken mit Natriumkanalblockern empfohlen, da diese die Erregbarkeit peripherer Nerven reduzieren (Brandt und Dieterich 1994; Übersicht in: Strupp et al. 2016).

Ist die Diagnose sicher, insbesondere mit einem überzeugenden Ansprechen auf einen Natriumkanalblocker, und die betroffene Seite zweifelsfrei identifiziert, kann bei starker Unverträglichkeit gegenüber Natriumkanalblockern in Einzelfällen eine operative Behandlung nach Jannetta (Jannetta 1975) erwogen werden (Strupp et al. 2013).

Pharmakotherapie In nicht kontrollierten Fallserien wurde ein Therapieeffekt des Natriumkanalblockers Carbamazepin (CBZ) beschrieben: Ansprechen auf die Therapie bei 11 von 11 Patienten (Brandt und Dieterich 1994). In einer anderen Fallserie besserten sich sieben von acht Patienten unter CBZ (Kanashiro et al. 2005). Eine Verlaufsstudie an 32 Patienten über einen mittleren Zeitraum von drei Jahren fand eine signifikante anhaltende Reduktion der Attackenfrequenz auf 10% der Ausgangswerte sowie eine Verminderung der Attackenintensität und -dauer unter CBZ oder Oxcarbazepin (Hüfner et al. 2008a). Für dieses Medikament bestehen jedoch einige Kontraindikationen, viele unerwünschte Wirkungen und Interaktionen mit anderen Präparaten, sodass es für viele Patienten entweder kontraindiziert ist oder im Verlauf wieder abgesetzt wird.

In einer randomisierten placebokontrollierten Studie konnte ein signifikanter Behandlungseffekt von Oxcarbazepin (900 mg/d), das weniger unerwünschte Wirkungen und Interaktionen als CBZ hat, gezeigt werden (Reduktion auf 0,53, p<0,001) (◘ Abb. 2.56). Jedoch lag die Drop-out-Rate in der Studie mit Oxcarbazepin wegen unerwünschter Wirkungen bei 60% (Bayer et al. 2018).

Eine gut verträgliche (Li et al. 2020) und gut wirksame Alternative scheint Lacosamid (100–400 mg/d) zu sein, wie in einer Beobachtungsstudie an sieben Patienten gezeigt wurde (Strupp et al. 2019); die mittlere Zahl der Attacken pro Monat nahm von 13 auf 3 ab, und alle Patienten tolerierten das Medikament sehr gut.

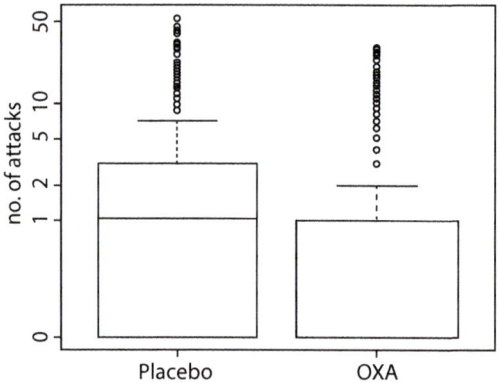

◨ **Abb. 2.56** Therapie mit Oxcarbazepin (OXA: 300 mg 1-1-1 vs. Placebo). In dieser randomisierten prospektiven kontrollierten doppelblinden Studie führte OXA zu einer Attackenreduktion von 5,9/d auf 3,2/d. Die Wahrscheinlichkeit „eines Tages mit mindestens einer Schwindelattacke" war unter Placebo 0,62 und unter OXA 0,41; damit wurde das relative Risiko auf 0,67 (95% CI 0,47–0,95, p = 0,025) reduziert. Die Drop-out-Rate betrug aber 60%: 43 Patienten wurden randomisiert. Nur 18 Patienten beendeten die beiden Behandlungsphasen, die anderen schieden vorzeitig aus, meist wegen unerwünschter Wirkungen (Bayer et al. 2018)

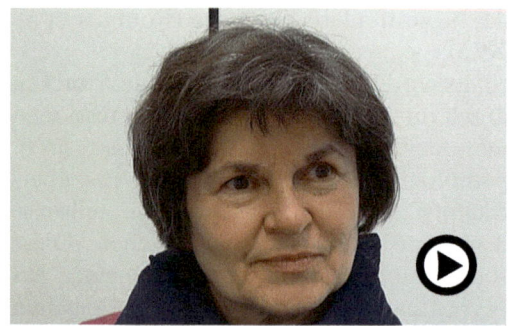

◨ **Abb. 2.57** Rezidivierende Schwindelattacken bei Vestibularisschwannom: Anamnese
(▶ https://doi.org/10.1007/000-2kp)

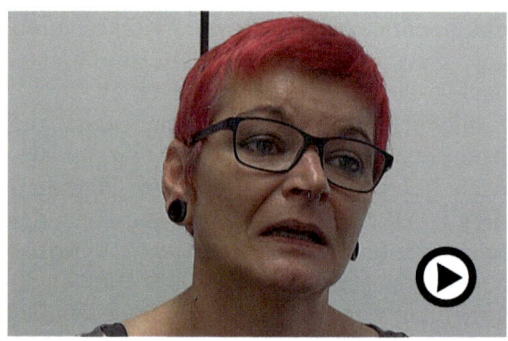

◨ **Abb. 2.58** Vestibularisparoxysmie: Besserung auf medikamentöse Behandlung
(▶ https://doi.org/10.1007/000-2kq)

Operative Behandlung In Fallserien aus den 1980er-Jahren an einem jedoch heterogenen Kollektiv von Patienten mit „disabling positioning vertigo", die nur zum Teil die heutigen Kriterien einer VP erfüllen würden, wurde der folgende Behandlungseffekt einer Operation nach Jannetta (Jannetta 1975) berichtet: 21 Patienten dekomprimiert, davon 16 gebessert; weitere Studien an 41 bzw. 207 Patienten mit der Besserungsrate von 73%-80% (Möller et al. 1986). Diese Zahlen werden durch eine neuere Studie gestützt, bei der eine sorgfältige Vorauswahl der Patienten getroffen worden war: 11 der 12 Patienten hatten im Langzeitverlauf keine weiteren Attacken mehr (Liu et al. 2020).

Pragmatische Therapie Im Vordergrund steht eine medikamentöse prophylaktische Behandlung, wenn Patienten mehr als zwei Attacken pro Monat haben; das Ansprechen auf eine solche Therapie ist auch wichtig für

die Diagnosestellung. In ganz seltenen Fällen mit sicherer Diagnose und Nichtverträglichkeit der Medikamente ist eine operative Therapie mittels Dekompression indiziert.

■ **Medikamentöse Therapie**
Zur prophylaktischen Behandlung der Attacken sind – basierend auf der angenommenen Pathophysiologie – Natriumkanalblocker zu empfehlen. Ein Ansprechen auf diese Therapie ist auch notwendig zur Diagnosestellung. Zur Beurteilung des Therapieeffekts sollte der Patient einen Schwindelkalender führen. Ein Therapieversuch mit Oxcarbazepin (z. B. Trileptal® 300–900 mg/d) oder Carbamazepin (z. B. Tegretal retard® 200–1000 mg/d) über mindestens vier Wochen ist sinnvoll (◨ Abb. 2.57 und 2.58).

Bei Unverträglichkeit und/oder fehlender Wirksamkeit stehen als Alternativen andere Natriumkanalblocker zur Verfügung: Lacosamid (z. B. Vimpat®) 100–400 mg/d; individueller Heilversuch (Strupp et al. 2019) mit guter Verträglichkeit, Phenytoin (z. B. Zentropil® 300–900 mg/d) oder Lamotrigin (z. B. Lamictal, mit 25 mg beginnend, sehr langsam auf dosieren auf 100–200 mg/d); zu den beiden letzteren liegen aber weder Fallserien noch Studiendaten vor.

■ **Operative Therapie**

Die Indikation zur operativen mikrovaskulären Dekompression nach Jannetta (Jannetta 1975) sollte trotz der o. g. beschriebenen Teilerfolge (Möller et al. 1986) sehr zurückhaltend gestellt werden, auch weil die Gefahr eines intra- oder postoperativen Vasospasmus mit Infarkten besteht (ca. 1–3%). Diese sollte nur dann erwogen werden, wenn drei Bedingungen erfüllt sind:

1. die Diagnose ist sicher (mit einem überzeugenden Ansprechen auf die medikamentöse Therapie und Verschlechterung bei Auslassversuch);
2. die medikamentöse Behandlung wird in der notwendigen Dosierung nicht vertragen; und
3. die betroffene Seite kann eindeutig identifiziert werden.

Bei nachgewiesenen anderen Ätiologien, wie z. B. Arachnoidalzyste im Kleinhirnbrückenwinkel (Arbusow et al. 1998), ist die Operation anzustreben, da es bei diesen Formen unter medikamentöser Therapie nur selten zur Beschwerdefreiheit kommt.

2.6 Syndrome des dritten mobilen Fensters

Leitsymptom dieser seltenen Erkrankungen sind rezidivierende durch Druckänderungen und/oder bestimmte Töne ausgelöste kurze Schwindelattacken, die mit Oszillopsien einhergehen können. Daneben hören viele Patienten körpereigene Geräusche auf dem betroffenen Ohr lauter (Autophonie) was zu einer erheblichen Beeinträchtigung führen kann. Oft werden derartige Beschwerden fälschlich als funktionell eingeordnet. Die Symptome beruhen auf einer pathologischen Druckübertragung auf das Innenohr aufgrund eines knöchernen Defekts, der zu einem „dritten mobilen Fenster" führt. Dabei sind Bogengangsdehiszenzsyndrome sehr viel häufiger als die sog. Perilymphfistel (wobei letzterer Terminus offensichtlich nicht korrekt ist ▶ Abschn. 2.6.2). Bei den Bogengangsdehiszenzsyndromen ist der anteriore Bogengang am häufigsten betroffen: das von Minor et al. 1989 beschriebene „Superior semicircular canal dehiscence syndrome" (Minor et al. 1998).

2.6.1 Bogengangsdehiszenzsyndrome

Die Kriterien des „Superior semicircular canal dehiscence Syndrome" (SCDS) sind wie folgt (mod. nach: Ward et al. 2021):

Diagnostische Kriterien des anterioren Bogengangsdehiszenssyndroms (SCDS)

A. Mindestens eines der folgenden Symptome:
   1. Durch Druckänderungen ausgelöste Schwindelattacke und/oder Oszillopsien
   2. Durch bestimmte Töne ausgelöste Schwindelattacken und/oder Oszillopsien
   3. Hyperakusis (Autophonie) über Knochenleitung
   4. Pulssynchroner Tinnitus

B. Mindestens eines der folgenden klinischen Zeichen oder apparativen Befunde:

5. Durch Druckänderungen im Bereich des Mittelohrs (Hennebert-Zeichen), intrakranielle Druckänderungen oder bestimmte Töne (Tullio-Phänomen) ausgelöster Nystagmus in der Ebene des anterioren Bogengangs
6. Im Reintonaudiogramm erniedrigte Knochenleitung im niedrigen Frequenzbereich
7. Erhöhte vestibulär evozierte myogene Potenziale (VEMP), d. h. vergrößerte Amplitude der okulären VEMP oder erniedrigte Schwelle der zervikalen VEMP auf dem betroffenen Ohr

C. Im hochaufgelösten CT des Felsenbeins (≤0,6 mm Schichtdicke) mit 3D-Rekonstruktion Nachweis eines knöchernen Defekts des anterioren Bogengangs

D. Symptome nicht besser erklärt durch andere Erkrankung

Anamnese Bei den verschiedenen Syndromen des dritten mobilen Fensters findet sich ein weites Spektrum möglicher vestibulärer und audiologischer Symptome (Übersichten in: Ward et al. 2017; Steenerson et al. 2020), was die Diagnose erschwert. Dabei gibt es auch selten Patienten, die nur Schwindelbeschwerden oder nur Hörstörungen, insbesondere eine Hyperakusis oder Autophonie, haben (Watson et al. 2000). Leitsymptome sind (◘ Abb. 2.59):

— durch Druckänderungen, z. B. Husten, Pressen, Niesen oder Heben und/oder durch Geräusche (Tullio-Phänomen) meist niedriger Frequenz, ausgelöste kurze Sekunden bis Minuten anhaltende Dreh- oder Schwankschwindelattacken. Diese können mit Scheinbewegungen der

Umwelt (Oszillopsien) oder Stand- und Gangunsicherheit einhergehen. Andere mögliche Auslöser sind Überwindung größerer Höhenunterschiede (z. B. Liftfahren, Bergtouren, Fliegen), Einfahren in einen Tunnel, Änderungen der Kopfposition (z. B. Bücken) oder Drücken mit dem Finger auf den Gehörgang des betroffenen Ohrs. Selten kann es auch zu pulssynchronen Oszillopsien kommen.

— Auch können die Patienten über bewegungsabhängigen Schwankschwindel und Gangunsicherheit berichten, am ehesten bedingt durch bewegungsinduzierte intrakranielle Druckänderungen. Selten treten rezidivierende lageabhängige

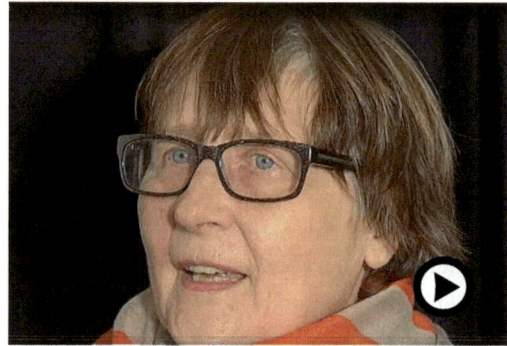

◘ **Abb. 2.59** Syndrom des dritten mobilen Fensters: Anamnese (► https://doi.org/10.1007/000-2kr)

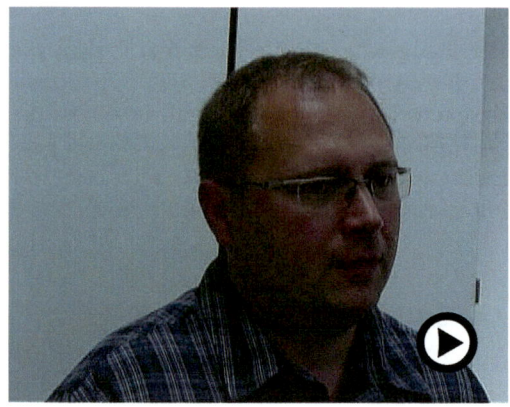

◘ **Abb. 2.60** Autophonie bei Syndrom des dritten mobilen Fensters: Anamnese (► https://doi.org/10.1007/000-2ks)

Schwindelattacken auf (Young et al. 2019).

- Hörstörungen in Form einer Autophonie (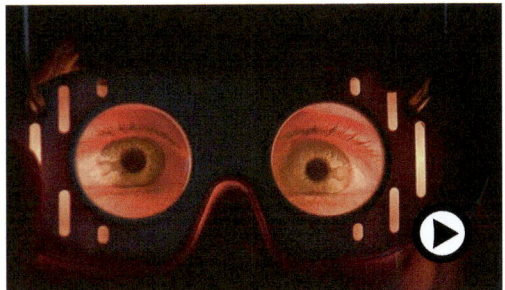 Abb. 2.60), d. h. körpereigene Geräusche wie Pulsschlag, Schlucken, Sprechen, Augenbewegungen, Blinzeln, bis hin zu Darmgeräuschen, werden im betroffenen Ohr gehört. Ferner können die Patienten unter einer Hyperakusis die sehr beeinträchtigend sein kann und oft als funktionelle Störung fehl-diagnostiziert wird, und einem pulsatilen Tinnitus leiden.

Meist tritt die Erkrankung spontan auf. Anamnestisch ist es aber wichtig, nach ursächlichen oder auslösenden Traumata zu fragen, wie z. B. Baro-, Schädel-Hirn- oder Ohrtraumata, Ohr-OP oder exzessivem Valsalva-Manöver durch schweres Heben. Syndrome des dritten mobilen Fensters gibt es auch bei Kindern, häufig zunächst nur mit auditorischen Manifestationen (Lee et al. 2011).

Körperliche Untersuchung Hierzu gehören die klinische Untersuchung des vestibulären Systems sowie eine HNO-ärztliche Untersuchung.

- **Klinische Untersuchung des vestibulären Systems**

Typischerweise führen Änderungen des intrakraniellen Drucks und des Mittelohrdrucks zur Auslösung von kurzen Schwindelattacken, Oszillopsien und einem Nystagmus in der Ebene des betroffenen Bogengangs. Die einzelnen Provokationsmanöver sind:

Druckänderungen im Bereich des äußeren Gehörgangs durch Tragusdruckversuch oder Politzer-Ballon (► Abschn. 1.3.1, ► Abb. 1.34); die Druckerhöhung sollte für mindestens 30 s erfolgen. Dabei beobachtet man die Augen unter der Frenzel-, M-Brille oder Videookulografie. Ein Nystagmus kann bei Druckerhöhung und/oder der anschließenden Druckerniedrigung auftreten. Typischerweise findet sich beim SCDS ein

Abb. 2.61 SCDS: vertikal torsioneller Nystagmus in der Ebene des anterioren Bogengangs, induziert durch Pressen, Druckerhöhung im äußeren Gehörgang (► https://doi.org/10.1007/000-2kt)

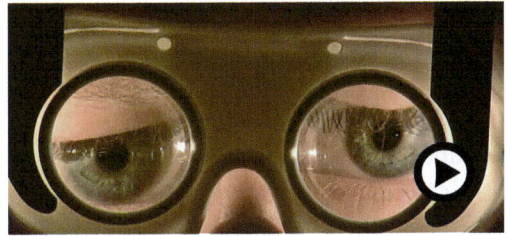

Abb. 2.62 SCDS: vertikal torsioneller Nystagmus in der Ebene des anterioren Bogengangs, induziert durch Pressen gegen die geschlossene Nase (► https://doi.org/10.1007/000-2kv)

vertikal torsioneller Nystagmus in der Ebene des anterioren Bogengangs (Abb. 2.61) (horizontaler und posteriorer Bogengang s. u.): sog. Hennebert-Zeichen. Positiver Druck von außen führt über das ovale Fenster zu einer Erregung des betroffenen anterioren Bogengangs durch ampullofugale Kupulaauslenkung. Diese Tests können sowohl zur Identifizierung der betroffenen Seite als auch des betroffenen Bogengangs beitragen, weil die Druckänderung nur einseitig ist.

Valsalva-Manöver: Intrakranielle Druckänderung durch Bauchpresse bei geschlossener Stimmritze. Hier kann ein vertikal torsioneller Nystagmus ausgelöst werden. Das Manöver führt zu einem Druckgradient in Richtung des ovalen Fensters mit einer Hemmung des anterioren Bogengangs (ampullopetale Auslenkung). Das Pressen

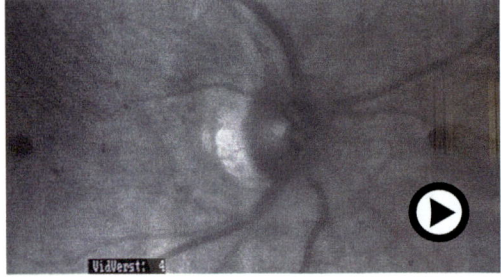

◘ **Abb. 2.63** SCDS: Funduskopie mit vertikalen torsionellen Augenbewegungen bei Pressen gegen geschlossene Nase (► https://doi.org/10.1007/000-2kw)

gegen die geschlossene Nase bedingt eine kombinierte intrakranielle und Mittelohrdruckänderung, was ebenfalls einen Nystagmus auslösen kann (◘ Abb. 2.62), der sich z. B. funduskopisch sehr genau beurteilen lässt (◘ Abb. 2.63). Diese beiden Manöver erlauben aber keine sichere Identifizierung der betroffenen Seite, da es zu beidseitigen Druckänderungen kommt.

Klinische Testung des Hörvermögens und HNO-Untersuchung Im Weber-Test (512 Hz) wird der Ton typischerweise stärker auf der betroffenen Seite gehört und zwar als Ausdruck der Autophonie. Im Rinne-Test können sich Hinweise für eine Schallleitungsstörung auf dem betroffenen Ohr im niedrigen Frequenzbereich ergeben.

Bei der Testung des Vibrationsempfindens an den Extremitäten können Patienten das Vibrieren im betroffenen Ohr selbst vom Malleolus medialis aus wahrnehmen (◘ Abb. 2.64), was auf einfache Weise auch zur Identifikation des betroffenen Ohrs beitragen kann (Strupp und Zwergal 2019).

HNO-ärztlich kann bei begründetem Verdacht eine Tympanoskopie erfolgen mit der Frage nach einer Hypermobilität des Stapes, die man typischerweise bei den Syndromen des dritten mobilen Fensters findet, unabhängig von der Lokalisation.

Apparative Diagnostik Patienten mit V. a. SCDS bedürfen einer kombinierten vestibu-

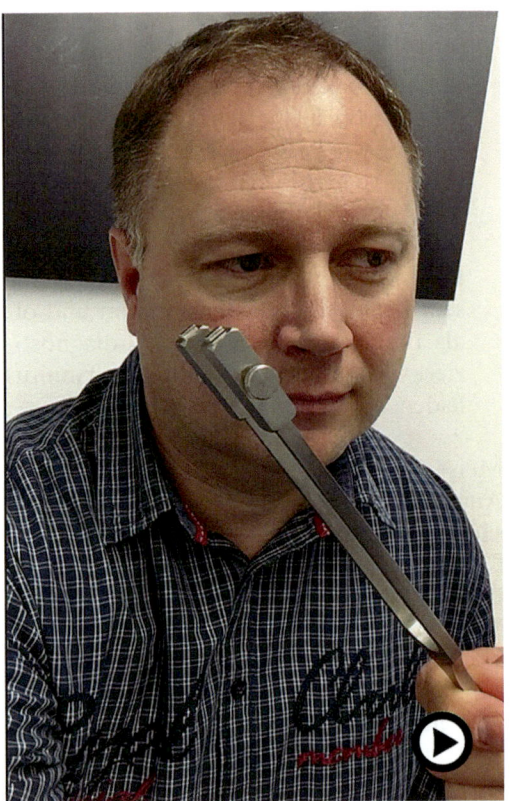

◘ **Abb. 2.64** SCDS mit Autophonie: Testung des Vibrationsempfindens durch Stimmgabel auf Sternum und Malleous; Ton wird im betroffenen Ohr wahrgenommen. (► https://doi.org/10.1007/000-2jp)

lären, audiologischen und hochauflösenden CT-bildgebenden Diagnostik, bevor die Diagnose gestellt und die betroffene Seite identifiziert werden kann. Auch die Vibration des Schädels mittels eines Vibrators kann zur Diagnose beitragen, da dies bei vielen Patienten zur Auslösung eines Nystagmus in der Ebene des Bogengangs führt (Dumas et al. 2019).

Vestibuläre Untersuchungen Die typischen vestibulären und audiologischen Untersuchungen werden nachfolgend beschrieben.

▪ **Videookulografie**
Diese dient der Aufzeichnung der durch Druckänderungen oder bestimmte Töne ausgelösten Augenbewegungen, insbeson-

dere um die Richtung des induzierten Nystagmus besser beurteilen zu können. Der Nystagmus tritt in der Ebene des betroffenen Bogengangs auf, wobei es je nach Stimulation zu einer Exzitation oder Hemmung kommen kann (s. o.). Hilfreich ist es auch, den Patienten in Richtung der Ebene des anterioren Bogengangs blicken zu lassen (d. h. Blick nach links bei angenommenem linksseitigen SCDS), weil sich dann ein nahezu rein vertikaler Nystagmus findet (◘ Abb. 2.65).

■ **Vestibulär evozierte Potenziale (VEMP)**
Viele Studien (Übersichten in: Fife et al. 2017; Papathanasiou und Straumann 2019; Taylor et al. 2020) haben gezeigt, dass VEMP wesentlich zur Diagnose des SCDS beitragen, da typischerweise die Reizantworten auf der betroffenen Seite erhöht sind. Liegt die Amplitude der okulären VEMP (oVEMP) über 16,7 µV, ist die Sensitivität bei 100% und die Spezifität bei 89% (Verrecchia et al. 2019) (Beispiel in ◘ Abb. 2.66). Für die zervikalen VEMP (cVEMP) mit Schwellenmessung ist die beste Stimulationsfrequenz 2000 Hz; diese haben eine Spezifität von nahezu 100% und eine Sensitivität von 92% (Noij et al. 2019). Im klinischen Alltag sind die oVEMP einfacher durchzuführen und nicht von einer Schwellenmessung abhängig. Als ideale Stimulationsfrequenz für die oVEMP werden aktuell 4-kHz empfohlen (Tran et al. 2020) Ferner sind diese unter Berücksichtigung

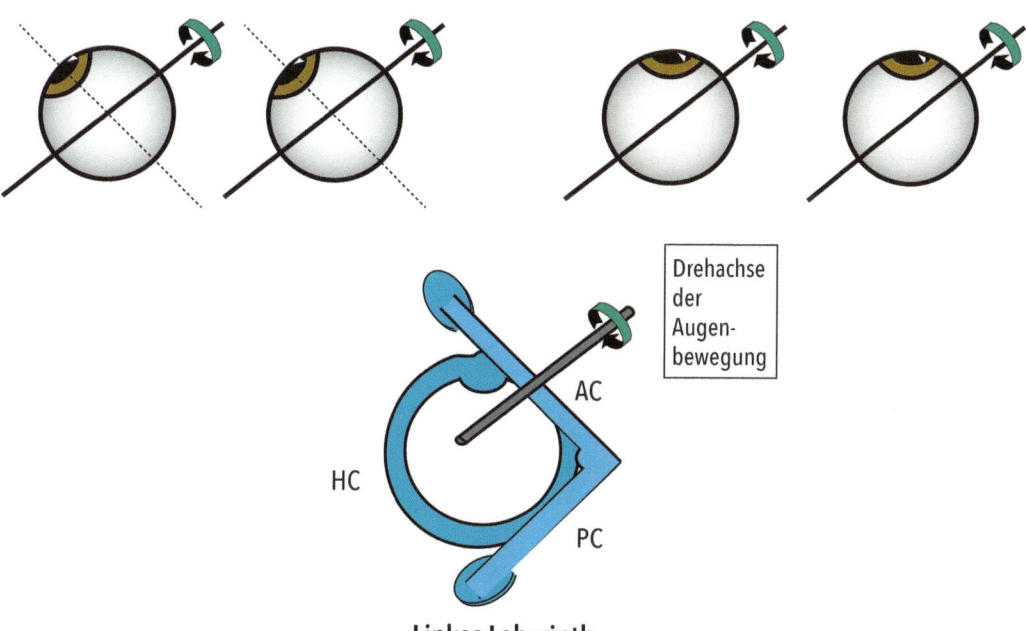

Augenbewegungen: abhängig von Blickrichtung

Drehachse der Augenbewegung

AC

HC

PC

Linkes Labyrinth

◘ **Abb. 2.65** Abhängigkeit der Richtung des Nystagmus von der Blickrichtung bei einer Dehiszenz des anterioren Bogengangs (SCDS). Beim linksseitigen SCDS findet sich durch Seitblick um 45° nach links (links oben) ein rein vertikaler Nystagmus, beim Geradeausblick (rechts oben) ein vertikal torsioneller Nystagmus.

2

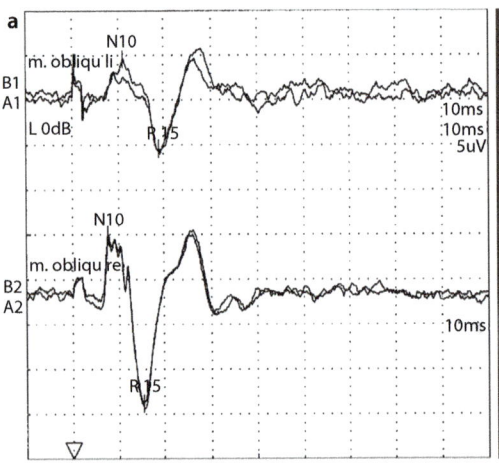

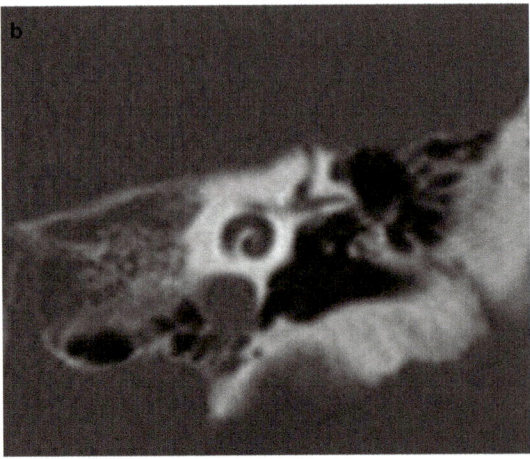

☐ **Abb. 2.66** Defekt des linken anterioren Bogengangs. **a** Okuläre vestibulär evozierte myogene Potenziale (oVEMP) bei einem Patienten mit linksseitiger Bogengangdehiszenz des anterioren Bogengangs. Bei der Ableitung vom rechten M. obliquus inferior und Stimulation des linken Labyrinths zeigt sich eine relativ und absolut hohe N10-P15-Amplitude von 19,8 µV gegenüber 10,1 µV auf der anderen Seite. **b** Das Felsenbein CT des Patienten zeigt den knöchernen Defekt des linken anterioren Bogengangs

der bisherigen Publikationen offensichtlich sensitiver als die cVEMP (Fife et al. 2017). Erhöhte oVEMP Amplituden finden sich aber auch bei anderen Erkrankungen, insbesondere beim MM (Hassannia et al. 2021), so dass diese per se für die Diagnose eines SCDS natürlich nicht hinreichend sind.

■ **Testung auf ein Tullio-Phänomen mittels Audiometer**

Bestimmte Töne können zur Auslösung von Schwindel und einem Nystagmus in der Ebene des betroffenen Bogengangs führen, der idealerweise mittels VOG oder Video aufgezeichnet werden sollte.

Die übrigen vestibulären Untersuchungsverfahren dienen vorwiegend zum Ausschluss anderer Erkrankungen.

Audiologische Untersuchungen Im Reintonaudiogramm findet sich oft eine Schallleitungsstörung in niedrigen Frequenzbereich (≤1000 Hz) bei intaktem Stapediusreflex. Manche Patienten können eine negative Knochenleitung (d. h. weniger als 0 dB) im niedrigen Frequenzbereich (≤500 Hz) aufweisen (☐ Abb. 2.67) und zwar als Korrelat der Autophonie.

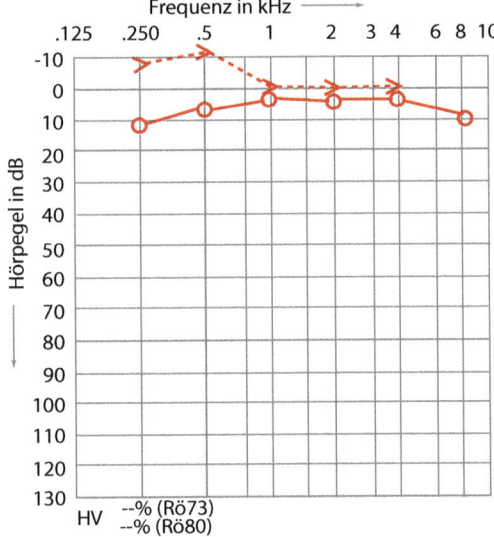

☐ **Abb. 2.67** Audiogramm mit einer negativen Knochenleitung im niedrigen Frequenzbereich auf dem betroffenen Ohr (roter >: Knochenleitung; Roter Kreis: Luftleitung)

Bildgebung Der knöcherne Defekt des anterioren Bogengangs (☐ Abb. 2.68), der spezifisch für den petrösen Teil des Felsenbeins ist (Miao et al. 2021), lässt sich mittels

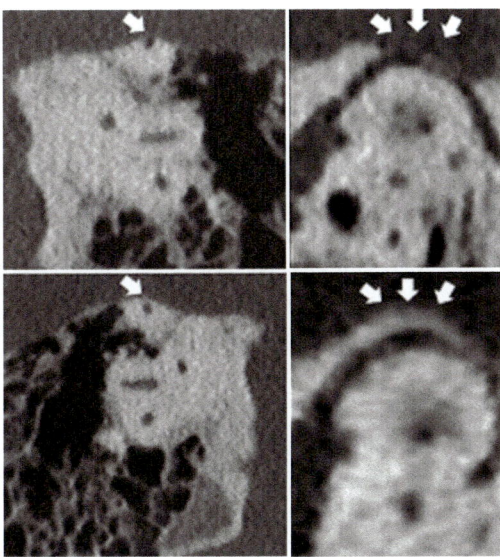

Abb. 2.68 Hochauflösendes CT des Felsenbeins in zwei Ebenen. *Oben*: Knöcherner Defekt des linken anterioren Bogengangs (weiße Pfeile zeigen die Stelle des Defekts). Dies allein ist aber nicht ausreichend für die Diagnose, da etwa 2% aller Gesunden einen ähnlichen Befund zeigen können, der die Erkrankung bildgebend vortäuscht. *Unten*: Zum Vergleich ein unauffälliger Befund

Felsenbein-CT darstellen. Notwendig ist dazu ein hochauflösendes Dünnschicht-CT (≤0,6 mm) mit 3D-Rekonstruktion senkrecht („Stenvers") und parallel („Poschel") zum Bogengang (Mau et al. 2018; Ho 2019; Duman und Dogan 2020) idealerweise mit dem „Flat panel-CT" (Tunkel et al. 2019). Wichtig ist es dabei, keine falschpathologischen Befunde zu erheben, weil auch Gesunde einen knöchernen Defekt im CT aufweisen können. Dieser wurde in einer Studie an 500 Gesunden in 2% einseitig und in 0,6% beidseitig gefunden; bei 110 Patienten mit Ohrsymptomen wiesen sogar 14% einen einseitigen und 1,8% einen beidseitigen Defekt auf, ohne an einem SCDS zu leiden (Berning et al. 2019). Dies zeigt deutlich, dass ein „pathologisches CT" allein für die Diagnose eines SCDS nicht ausreicht (Noij et al. 2021). Auf der anderen Seite können selbst kleine punktförmige knöcherne Defekte zu einem SCDS führen, die mittels CT kaum darstellbar sind (Niesten

et al. 2015). Die MRT dient zum Ausschluss anderer Pathologien (Spear et al. 2016).

Diagnosestellung: Fazit für die klinische Praxis Wie in der Übersicht zusammengefasst, beruht die Diagnose der Syndrome des dritten mobilen Fensters (in den allermeisten Fällen vom anterioren Bogengang ausgehend: SCDS) auf konsistenten Ergebnissen und zwar in der Kombination typischer Symptome, klinischer Befunde und apparativer Diagnostik, insbesondere o/cVEMP und der hochauflösenden Feinschicht-CT des Felsenbeins mit 3D-Rekonstuktion. Damit soll auch verhindert werden, dass Patienten unnötigerweise operiert werden.

Wurden früher derartige Beschwerden fälschlicherweise auf eine „Perilymphfistel" (► Abschn. 2.6.2) zurückgeführt, so besteht inzwischen Konsens darüber, dass die meisten dieser Patienten Syndrom des dritten mobilen Fensters ohne eine Fistel haben.

■■ **Die verschiedenen Syndrome des dritten mobilen Fensters, Differenzialdiagnosen und klinische Probleme**
Besonders wichtig erscheinen die folgenden Unterformen:

■ **Bogengangsdehiszenz des horizontalen oder posterioren Bogengangs**
Die Symptome sind wie beim SCDS. Die Analyse der Richtung des induzierten Nystagmus und die Bildgebung erlauben eine Differenzierung zwischen den drei Unterformen (Chien et al. 2011; Philip et al. 2019; Zhang et al. 2011).

■ **Bilaterales SCDS**
Bis zu 50% der Patienten mit SCDS haben anatomisch beidseits eine dünne knöcherne Abdeckung des vorderen Bogengangs (Carey et al. 2000), ohne dass beide Seiten symptomatisch sein müssen. Um die Diagnose eines symptomatischen bilateralen SCDS stellen zu können, sollten deshalb nicht nur die bildgebenden, sondern auch die o. g. anderen diagnostischen Kriterien für beide Seiten erfüllt sein.

2

■ **Erweiterter vestibulärer Aquädukt**

Die Symptome sind wie bei den anderen Syndromen des dritten mobilen Fensters. In der Bildgebung findet sich aber eine ein- oder beidseitige Erweiterung des vestibulären Aquadukts (Westhofen 2020; Stahl und Otteson 2022).

■ **Sekundäre Syndrome des dritten mobilen Fensters**

Die o. g. Symptome können ebenso bei anderen Innenohrerkrankungen auftreten, die die Integrität des Felsenbeins beeinträchtigen, insbesondere bei Raumforderungen im Bereich des Mittelohrs, Felsenbeins oder Kleinhirnbrückenwinkels wie Cholesteatom, Meningeom oder Meningozele.

■ **„Near Dehiscence Syndrome"**

Das „Near Dehiscence Syndrome" (N-SCDS) geht mit einer dünnen, aber nicht fehlenden Knochendecke über dem anterioren Bogengang einher. In einer Studie wurden die klinischen und neurophysiologischen Aspekte sowie Prädiktoren des postoperativen Erfolgs bei 17 Patienten analysiert und mit denen von 16 Patienten mit einem SCDS verglichen (Baxter et al. 2019). Es zeigte sich beim N-SCDS seltener ein Druck- oder Ton-induzierter Nystagmus, die cVEMP-Schwellen waren höher und die oVEMP-Amplituden kleiner. In beiden Kollektiven konnten gleich gute postoperative Ergebnisse erzielt werden. Daraus kann man schließen, dass das SCDS und N-SCDS ein breites Spektrum darstellen, welches die Diversität des Krankheitsbilds miterklären kann.

■ **Perilymphfisteln**

▶ Abschn. 2.6.2

In folgender Übersicht sind die wichtigsten Differenzialdiagnosen der Syndrome des dritten mobilen Fensters in alphabetischer Reihenfolge zusammengefasst.

Differenzialdiagnosen der Syndrome des dritten mobilen Fensters
- Bilaterales Syndrom des dritten mobilen Fensters
- Bilaterale Vestibulopathie
- BPPV
- Funktioneller Schwindel
- Morbus Menière
- Panikattacken
- „Vertebral artery compression/occlusion syndrome"
- Vestibularisparoxysmie
- Vestibuläre Migräne
- Zentraler Lageschwindel

■ **Pathophysiologie**

Die Symptome und klinischen Zeichen beruhen auf einer pathologischen Druckübertragung über ein „drittes Fenster" (neben dem ovalen und runden Fenster) (◘ Abb. 2.68). Damit lassen sich sowohl die vestibulären und audiologischen Symptome als auch die Befunde der klinischen und apparativen Untersuchungen erklären. Beim Gesunden wird normalerweise Druck über das ovale Fenster auf das Innenohr übertragen und über das runde Fenster wieder abgeleitet. Das „dritte Fenster" verändert die Biomechanik des Innenohrs erheblich (Rosowski et al. 2004): Schallenergie wird dadurch teilweise in Richtung des „dritten Fensters" weitergeleitet, was zum Tullio-Phänomen, d. h. durch Töne ausgelösten Nystagmus (in der Ebene des betroffenen Kanals), führt; der Schallwiderstand des Innenohrs wird reduziert, was die Autophonie, verbesserte Knochenleitung (Mikulec et al. 2004) sowie erhöhte oVEMP-Amplituden und erniedrigte cVEMP-Schwellen erklären kann (Übersicht in: Ward et al. 2017).

■ **Ätiologie**

Diese ist weiterhin unklar. Angenommen wird eine primäre kongenitale Verlangsamung des Knochenwachstums über dem vorderen Bogengang (Carey et al. 2000); daneben fanden sich auch Hinweise für eine destruierende osteoklastische Aktivität (Kamakura und Nadol Jr. 2017). Schließlich gibt es Fälle, in denen die Symptome nach einem Schädel-Hirn-Trauma, Barotrauma oder starken Druckänderungen wie Heben schwerer Lasten, Husten oder Pressen aufgetreten sind, mit angenommen erhöhtem intrakraniellen Druck auf die darüber liegende Dura.

▪▪ Therapie: Prinzipien und pragmatische Behandlung

Bei Patienten, die leicht betroffen sind, reicht es meist aus, den Mechanismus der Erkrankung zu erklären und ihnen zu empfehlen, Druckänderungen zu vermeiden. Bei starker Beeinträchtigung kann eine operative Behandlung diskutiert werden.

Pragmatische Therapie

1. Erklärung des Mechanismus und der Ursache der Erkrankung.
2. Bei leichten und erträglichen Beschwerden konservative Behandlung, d. h. Empfehlung, Druckänderungen soweit wie möglich zu vermeiden.
3. Bei stärken Beschwerden und Beeinträchtigung der Lebensqualität ist eine operative Therapie durch auf diesem Gebiet erfahrene Operateure möglich (◻ Abb. 2.69) (Übersicht in Walsh 2020):
   1. „Canal plugging", d. h. Verstopfen des Kanals. Dieses ist wirksam, führt zwar oft zu vermehrtem Schwindel, insgesamt dennoch zu einer Ver-

besserung der Lebensqualität (Allsopp et al. 2020).
2. „Resurfacing", d. h. Wiederherstellen der anatomischen Oberfläche und
3. „Capping", d. h. einfaches Abdecken des Defekts.

▪ Operative Therapie

Mögliche operative Zugänge sind über die mittlere Schädelgrube oder durch das Mastoid, wobei für beide größere Fallserien vorliegen (z. B. bei Romiyo et al. 2019). Eine retrospektive Studie an 10 Patienten zeigte, dass das transmastoidale „Resurfacing" mittels Knorpel des SCDS mit vielen Komplikationen (33%), v. a. Liquorleck, zu keinen guten Langzeitergebnissen führt: 33% benötigten eine zweite Operation (Al et al. 2019). Wie eine Studie an 118 Patienten gezeigt hat, führt das „Canal plugging" zu signifikant mehr Schwindelbeschwerden, bei allerdings geringerem Tinnitus (Wung et al. 2019).

Es besteht bislang kein Konsens über die beste Operationsmethode und Zugangswege (Ward et al. 2017; Ossen et al. 2017). Wichtig für die Beurteilung von Therapieeffekten ist auch die Beurteilung der Lebensqualität der operierten Patienten (Allsopp et al. 2020) was in einer größeren Therapiestudie gezeigt werden konnte (de Wolf et al. 2021).

Alternativ kann auch eine Fixierung des Stapes oder Stabilisierung des ovalen Fensters erfolgen (Gona und Phillips 2020). Dies reduziert die Resonanzschwingungen, was allerdings nur in einem geringen Teil der Fälle zu einer Linderung der Beschwerden führt (Ahmed et al. 2019), aber auch erklärt, warum Patienten früher unter der fälschlichen Diagnose einer Perilymphfistel auf diese Behandlung angesprochen hatten.

SUPERIOR CANAL DEHISCENCE (SCD) ▶

◻ **Abb. 2.69** SCDS: Fallbeispiel und operative Therapiemöglichkeiten (freundlicherweise von Louis Hofmeyr, Südafrika, zur Verfügung gestellt) (▶ https://doi.org/10.1007/000-2ky)

2.6.2 Perilymphfisteln

Leitsymptom der im engeren Sinne sehr seltenen Perilymphfisteln (PLF) sind durch Druckänderungen oder bestimmte Töne

2

ausgelöste kurze Schwindelattacken, die damit ebenfalls auf einem „dritten mobilen Fenster" beruhen (Übersichten in: Deveze et al. 2018; Weinreich und Carey 2019; Sarna et al. 2020). Die meisten Patienten, die vor der Beschreibung des SCDS als PLF diagnostiziert und operativ behandelt wurden, hatten rückblickend wahrscheinlich ein SCDS, zumal die Fixierung des Stapes am ovalen Fenster zu einer Reduktion der Symptome beim SCDS führen kann (► Abschn. 2.6.1). Insgesamt handelt es sich bei der PLF um eine sehr seltene Unterform der Syndrome des dritten mobilen Fensters.

Obwohl diese bereits vor 100 Jahren beschrieben worden ist, wird die Erkrankung weiterhin kontrovers diskutiert in Bezug auf die diagnostischen Kriterien und Therapie. Die aktuelle Klassifikation ist in ◘ Tab. 2.6 zusammengefasst. Neben den o. g. Tests wie beim SCDS und der Bildgebung des Felsenbeins hat sich die Bestimmung von Cochlin-Tomoprotein als diagnostisch hilfreich erwiesen (Ikezono et al. 2018).

▪▪ Terminologie
Eine Fistel (lateinisch fistula, d. h. Röhre oder Pfeife) ist per definitionem eine pathologische röhrenförmige Verbindung zwischen zwei Hohlorganen oder einem Hohlorgan und der Körperoberfläche. Überträgt man diese Terminologie auf den Perilymphraum, so müsste diese dazu führen, dass Perilymphe austritt, was einen schwere Funktionsstörung oder Funktionsverlust des Organs zur Folge hat.

▪▪ Pathophysiologie
Der Peri- und Endolymphraum liegt innerhalb des knöchernen Labyrinths. Die bindegewebige Grenze zwischen dem knöchernen Labyrinth und dem Mittelohr bilden das Ligamentum annulare stapediale und die Membran des runden Fensters. Die PLF kann am runden oder ovalen Fenster lokalisiert sein oder an knöchernen Defekten wie Frakturlinien, Knochenarrosionen oder Mikrofissuren des knöchernen Labyrinths. Die PLF beruht somit auf einer pathologischen Verbindung zwischen dem Perilymphraum des Innenohrs mit dem Mittelohr, dem Mastoid oder nach intrakraniell.

▪▪ Ätiologien
Mögliche Ursachen sind SHT, Barotraumata, chronische Entzündungen mit Arrosion des Knochens, Tumoren, insbesondere

---

◘ **Tab. 2.6** Vorgeschlagene japanische Klassifikation der Unterformen und möglicher Ätiologien der Perilymphfisteln (2017)

Kategorie 1	Zusammenhang mit Trauma, Erkrankungen des Mittel- oder Innenohrs, Operationen
	1.a) Direktes Labyrinthtrauma (Stapesluxation, Fraktur der Capsula otocius, etc.)
	1.b) Anderes Trauma (Schädel-Hirn-Trauma, Polytrauma, etc.)
	2.a) Erkrankungen des Mittel- oder Innenohrs (Cholesteatom, anderer Tumor, Fehlbildungen, Dehiszenz etc.
	2.b) Iatrogen (Operationen oder andere medizinische Behandlungen etc.)
Kategorie 2	Zusammenhang mit externem Barotrauma: vorangegangene externe Druckänderungen (z. B. Fliegen oder Tauchen)
Kategorie 3	Zusammenhang mit internem Barotrauma: vorausgegangene interne Druckänderungen (z. B. körperliche Anstrengung, Schnäuzten, Husten)
Kategorie 4	Ohne erkennbares vorangegangenes Ereignis

Cholesteatome, oder operative Eingriffe wir Stapedektomie oder Cochleaimplantation. Aber auch Bagatelltraumen wie z. B. Schnäuzen oder Heben schwerer Lasten können bei dünnen Membranen oder Knochenabdeckungen zur PLF führen (◘ Tab. 2.6). Spezifische Ursachen können sein:

a. Knöcherner Defekt zum Epiduralraum wie beim SCDS (► Abschn. 2.6.1);
b. pathologische Beweglichkeit des Stapes bzw. der Membran des ovalen oder runden Fensters oder der Gehörknöchelchenkette mit Hypermobilität des ovalen Fensters (Dieterich et al. 1989);
c. angeborene pathologische Vorwölbung des ovalen Fensters als Ursache einer transstapedialen PLF, die zu einem Perilymphhydrops und sensorineuralen Hörverlust bei Kindern führt;
d. angeborene Anomalien des Innenohrs wie z. B. die Mondini-Dysplasie, die oft mit einer unvollständigen Ausbildung der Stapesfußplatte einhergeht;
e. Frakturen oder Mikrofissuren, die sich z. B. von der Ampulle des hinteren Bogengangs zum runden Fenster ausdehnen;
f. knöcherne Defekte im Bereich der lateralen Wand des Labyrinths (zum Mittelohr), zusammen mit einem partiellen Kollaps des Perilymphraums („floating labyrinth") (Nomura et al. 1992), oder im Rahmen einer chronischen Otitis media, die mit einer Dehiszenz des horizontalen Bogengangs assoziiert sein kann (Chien et al. 2011). Beide führen zu einer pathologischen Druckübertragung vom Mittelohr zum Labyrinth, z. B. beim Valsalva-Manöver. Aus der Pathophysiologie und den möglichen Ätiologien leiten sich die therapeutischen Prinzipien ab: spontaner oder operativer Verschluss der PLF.

■ ■ **Pragmatische Therapie**
Die Therapie der ersten Wahl ist bei den PLF konservativ, da sich die meisten spontan bei Druckvermeidung schließen.

Konservative und semikonserative Therapie Die konservative Therapie besteht in 1- bis 3-wöchiger weitgehender Bettruhe, mäßiger Kopfhochlagerung, eventuell milder Sedierung und Gabe von Abführmitteln (Vermeiden von Pressen beim Stuhlgang) sowie – auch nach Besserung – noch mehrwöchiger körperlicher Schonung unter Vermeidung von z. B. schwerem Heben, Bauchpressen, heftigem Husten oder Nase schnäuzen. Hierunter kommt es fast immer zur Heilung. Versagt die konservative Therapie, und halten die störenden vestibulären Symptome an, so ist eine explorative Tympanoskopie zur Inspektion des ovalen und runden Fensters angezeigt. Die vielfach durchgeführte explorative Tympanoskopie und das Verschließen angenommener Membrandefekte führt in weniger als 15% der untersuchten Fällen zu einer Verbesserung (Heilen et al. 2020).

Chirurgische Therapie Die chirurgische Therapie durch Fisteloperation ist nur in bis zu 70% erfolgreich in Bezug auf den vestibulären Schwindel; der vorher bestehende Hörverlust bessert sich meist nicht (Übersicht in: Deveze et al. 2018). Bei der operativen Behandlung wird im Bereich der Fistel die Schleimhaut entfernt und stattdessen autologes Gewebe (perichondrales Gewebe von Tragus oder Faszie mit „Gelfoam") aufgetragen. Fisteln im ovalen Fenster an der Stapesfußplatte erfordern eine Stapedektomie mit Prothese. Auch bei erfolgreicher Behandlung ist die postoperative Resistenz der Patienten gegenüber extremer sportlicher Belastung (Bauchpresse, Barotrauma) geringer als bei Gesunden, sodass es nicht selten zu Rezidiven kommt.

Literatur

Literatur zu Einleitung

Hülse R, Biesdorf A, Hörmann K, Stuck B, Erhart M, Hülse M, Wenzel A (2019) Peripheral vestibular disorders: an epidemiologic survey in 70 million individuals. Otol Neurotol 40(1):88–95

Literatur zu 2.1

Agrawal Y, Bremova T, Kremmyda O, Strupp M (2013) Semicircular canal, saccular and utricular function in patients with bilateral vestibulopathy: analysis based on etiology. J Neurol 260(3):876–883

Agrawal Y, van de Berg R, Wuyts F, Walther L, Magnusson M, Oh E, Sharpe M, Strupp M (2019) Presbyvestibulopathy: diagnostic criteria consensus document of the classification committee of the Barany Society. J Vestib Res 29(4):161–170

Brandt T, Schautzer F, Hamilton D, Brüning R, Markowitsch HJ, Kalla R, Darlington CL, Smith PF, Strupp M (2005) Vestibular loss causes hippocampal atrophy and impaired spatial memory in humans. Brain 128:2732–2741

Brantberg K, Lofqvist L (2007) Preserved vestibular evoked myogenic potentials (VEMP) in some patients with walking-induced oscillopsia due to bilateral vestibulopathy. J Vestib Res 17(1):33–38

Bremova-Ertl T, Schiffmann R, Patterson MC, Belmatoug N, Billette d, V, Bardins S, Frenzel C, Malinova V, Naumann S, Arndt J, Mengel E, Reinke J, Strobl R, Strupp M (2017) Oculomotor and Vestibular Findings in Gaucher Disease Type 3 and Their Correlation with Neurological Findings. Front Neurol 8:711

Chen L, Halmagyi GM (2018) Central lesions with selective semicircular canal involvement mimicking bilateral vestibulopathy. Front Neurol 9:264

Chow MR, Ayiotis AI, Shoo DP et al. (2021) Postural, gait, quality of life, and haering with a vestibular implant. N Engl J Med 384:521–532

Colebatch JG, Rosengren SM, Welgampola MS (2016) Vestibular-evoked myogenic potentials. Handb Clin Neurol 137:133–155

Cortese A, Simone R, Sullivan R, Vandrovcova J, Tariq H, Yau WY, Humphrey J, Jaunmuktane Z, Sivakumar P, Polke J, Ilyas M, Tribollet E, Tomaselli PJ, Devigili G, Callegari I, Versino M, Salpietro V, Efthymiou S, Kaski D, Wood NW, Andrade NS, Buglo E, Rebelo A, Rossor AM, Bronstein A, Fratta P, Marques WJ, Zuchner S, Reilly MM, Houlden H (2019) Biallelic expansion of an intronic repeat in RFC1 is a common cause of late-onset ataxia. Nat Genet 51(4):649–658

Deutschländer A, Glaser M, Strupp M, Dieterich M, Brandt T (2005) Steroid treatment in bilateral vestibulopathy with inner ear antibodies. Acta Otolaryngol (Stockh) 125:848–851

Dieterich M, Bauermann T, Best C, Stoeter P, Schlindwein P (2007) Evidence for cortical visual substitution of chronic bilateral vestibular failure (an fMRI study). Brain 130(Pt 8):2108–2116

Dobbels B, Mertens G, Gilles A, Claes A, Moyaert J, van de Berg R, Van de Heyning P, Vanderveken O, Van Rompaey V (2019a) Cognitive function in acquired bilateral vestibulopathy: a cross-sectional study on cognition, hearing, and vestibular loss. Front Neurosci 13:340

Dobbels B, Peetermans O, Boon B, Mertens G, Van de Heyning P, Van Rompaey V (2019b) Impact of bilateral vestibulopathy on spatial and nonspatial cognition: a systematic review. Ear Hear 40(4):757–765

Dunlap PM, Holmberg JM, Whitney SL (2019) Vestibular rehabilitation: advances in peripheral and central vestibular disorders. Curr Opin Neurol 32(1):137–144

Durtette C, Hachulla E, Resche-Rigon M, Papo T, Zenone T, Lioger B, Deligny C, Lambert M, Landron C, Pouchot J, Kahn JE, Lavigne C, De WB, Dhote R, Gondran G, Pertuiset E, Quemeneur T, Hamidou M, Seve P, Le GT, Grasland A, Hatron PY, Fain O, Mekinian A (2017) Cogan syndrome: characteristics, outcome and treatment in a French nationwide retrospective study and literature review. Autoimmun Rev 16(12):1219–1223

Eliezer M, Hautefort C, Van NC, Duquesne U, Guichard JP, Herman P, Kania R, Houdart E, Attye A, Toupet M (2020) Electrophysiological and inner ear MRI findings in patients with bilateral vestibulopathy. Eur Arch Otorhinolaryngol May;277(5):1305–1314

Feil K, Strobl R, Schindler A, Krafczyk S, Goldschagg N, Frenzel C, Glaser M, Schoberl F, Zwergal A, Strupp M (2019) What is behind cerebellar vertigo and dizziness? Cerebellum 18(3):320–332

Fornos AP, van de Berg R, Armand S, Cavuscens S, Ranieri M, Cretallaz C, Kingma H, Guyot JP, Guinand N (2019) Cervical myogenic potentials and controlled postural responses elicited by a prototype vestibular implant. J Neurol 266(Suppl 1):33–41

Fujimoto C, Murofushi T, Chihara Y, Suzuki M, Yamasoba T, Iwasaki S (2009) Novel subtype of idiopathic bilateral vestibulopathy: bilateral absence of vestibular evoked myogenic potentials in the presence of normal caloric responses. J Neurol 256(9):1488–1492

Fujimoto C, Murofushi T, Chihara Y, Ushio M, Suzuki M, Yamaguchi T, Yamasoba T, Iwasaki S (2013) Effect of severity of vestibular dysfunction on postural instability in idiopathic bilateral vestibulopathy. Acta Otolaryngol 133(5):454–461

Fujimoto C, Yagi M, Murofushi T (2019) Recent advances in idiopathic bilateral vestibulopathy: a literature review. Orphanet J Rare Dis 14(1):202

Gerb J, Ahmadi SA, Kierig E, Ertl-Wagner B, Dieterich M, Kirsch V (2020) VOLT: a novel open-source pipeline for automatic segmentation of endolymphatic space in inner ear MRI. J Neurol. 267(Suppl 1):185–196. J Neurol. 267(Suppl 1):185–196.

Gimmon Y, Migliaccio AA, Kim KJ, Schubert MC (2019) VOR adaptation training and retention in a patient with profound bilateral vestibular hypofunction. Laryngoscope 129(11):2568–2573

Göttlich M, Jandl NM, Sprenger A, Wojak JF, Münte TF, Kramer UM, Helmchen C (2016) Hippocampal gray matter volume in bilateral vestibular failure. Hum Brain Mapp 37(5):1998–2006

Goulson AM, McPherson JH, Shepard NT (2014) Background and introduction to whole-body rotational testing. In: Jacobson GP, Shepard NT (Hrsg) Balance Function Assessment and Management. Plural Publishing Inc. San Diego, CA

Guinand N, van de Berg R, Cavuscens S, Ranieri M, Schneider E, Lucieer F, Kingma H, Guyot JP, Perez FA (2017) The video head impulse test to assess the efficacy of vestibular implants in humans. Front Neurol 8:600

Gürkov R, Manzari L, Blodow A, Wenzel A, Pavlovic D, Luis L (2018) Amiodarone-associated bilateral vestibulopathy. Eur Arch Otorhinolaryngol 275(3):823–825

Guyot JP, Perez FA (2019) Milestones in the development of a vestibular implant. Curr Opin Neurol 32(1):145–153

Hall CD, Herdman SJ, Whitney SL, Cass SP, Clendaniel RA, Fife TD, Furman JM, Getchius TS, Goebel JA, Shepard NT, Woodhouse SN (2016) Vestibular rehabilitation for peripheral vestibular hypofunction: an evidence-based clinical practice guideline. J Neurol Phys Ther 40(2):124–155

Halmagyi GM, Curthoys IS (1988) A clinical sign of canal paresis. Arch Neurol 45:737–739

Halmagyi GM, Chen L, MacDougall HG, Weber KP, McGarvie LA, Curthoys IS (2017) The video head impulse test. Front Neurol 8:258

Hong SK, Kim JH, Kim HJ, Lee HJ (2014) Changes in the gray matter volume during compensation after vestibular neuritis: a longitudinal VBM study. Restor Neurol Neurosci 32(5):663–673

Hüfner K, Hamilton DA, Kalla R, Stephan T, Glasauer S, Ma J, Bruning R, Markowitsch HJ, Labudda K, Schichor C, Strupp M, Brandt T (2007) Spatial memory and hippocampal volume in humans with unilateral vestibular deafferentation. Hippocampus 17(6):471–485

Ishai R, Seyyedi M, Chancellor AM, Mclean CA, Rodriguez ML, Halmagyi GM, Nadol JB, Jr., Szmulewicz DJ, Quesnel AM (2021) The pathology of the vestibular system in CANVAS. Otol Neurotol 42(3):e332–e340

Iwasaki S, Fujimoto C, Egami N, Kinoshita M, Togo F, Yamamoto Y, Yamasoba T (2018) Noisy vestibular stimulation increases gait speed in normals

and in bilateral vestibulopathy. Brain Stimul 11(4):709–715

Kim S, Oh YM, Koo JW, Kim JS (2011) Bilateral vestibulopathy: clinical characteristics and diagnostic criteria. Otol Neurotol 32(5):812–817

Kingma H, Felipe L, Gerards MC, Gerits P, Guinand N, Perez-Fornos A, Demkin V, van de Berg R (2019) Vibrotactile feedback improves balance and mobility in patients with severe bilateral vestibular loss. J Neurol 266(Suppl 1):19–26

Kirchner H, Kremmyda O, Hüfner K, Stephan T, Zingler V, Brandt T, Jahn K, Strupp M (2011) Clinical, electrophysiological, and MRI findings in patients with cerebellar ataxia and a bilaterally pathological head-impulse test. Ann NY Acad Sci 1233(1):127–138

Kremmyda O, Hüfner K, Flanagin VL, Hamilton DA, Linn J, Strupp M, Jahn K, Brandt T (2016) Beyond dizziness: virtual navigation, spatial anxiety and hippocampal volume in bilateral vestibulopathy. Front Hum Neurosci 10:139

Lee SH, Kim SH, Kim JM, Tarnutzer AA (2018) Vestibular dysfunction in Wernicke's encephalopathy: predominant impairment of the horizontal semicircular canals. Front Neurol 9:141

Lehnen N, Kellerer S, Knorr AG, Schlick C, Jahn K, Schneider E, Heuberger M, Ramaioli C (2018) Head-movement-emphasized rehabilitation in bilateral vestibulopathy. Front Neurol 9:562

Lucieer F, Vonk P, Guinand N, Stokroos R, Kingma H, van de Berg R (2016) Bilateral vestibular hypofunction: insights in etiologies, clinical subtypes, and diagnostics. Front Neurol 7:26

Lucieer F, Duijn S, Van Rompaey V, Perez FA, Guinand N, Guyot JP, Kingma H, van de Berg R (2018) Full spectrum of reported symptoms of bilateral vestibulopathy needs further investigation-a systematic review. Front Neurol 9:352

Magnusson M, Padoan S (1991) Delayed onset of ototoxic effects of gentamicin in treatment of Meniere's disease. Rationale for extremely low dose therapy. Acta Otolaryngol (Stockh) 111:671–676

Migliaccio AA, Halmagyi GM, McGarvie LA, Cremer PD (2004) Cerebellar ataxia with bilateral vestibulopathy: description of a syndrome and its characteristic clinical sign. Brain 127(Pt 2):280–293

Müller KJ, Becker-Bense S, Strobl R, Grill E, Dieterich M (2022) Chronic vestibular syndromes in the elderly: Presbyvestibulopathy-an isolated clinical entity? Eur J Neurol. https://doi.org/10.1111/ene.15308

Neuhauser HK (2016) The epidemiology of dizziness and vertigo. Handb Clin Neurol 137:67–82

Oh SY, Dieterich M, Lee BN, Boegle R, Kang JJ, Lee NR, Gerb J, Hwang SB, Kirsch V (2021) Endolymphatic hydrops in patients with vestibular migraine and concurrent meniere's disease. Front Neurol. 12:594481.

2

Orsoni JG, Zavota L, Pellistri I, Piazza F, Cimino L (2002) Cogan syndrome. Cornea 21(4):356–359

Perez FA, Cavuscens S, Ranieri M, van de Berg R, Stokroos R, Kingma H, Guyot JP, Guinand N (2017) The vestibular implant: a probe in orbit around the human balance system. J Vestib Res 27(1):51–61

Popp P, Wulff M, Finke K, Rühl M, Brandt T, Dieterich M (2017) Cognitive deficits in patients with a chronic vestibular failure. J Neurol 264(3):554–563

Pothier DD, Rutka JA, Ranalli PJ (2011) Double impairment: clinical identification of 33 cases of cerebellar ataxia with bilateral vestibulopathy. Otolaryngol Head Neck Surg 146:804–808

Rafehi H, Szmulewicz DJ, Bennett MF, Sobreira NLM, Pope K, Smith KR, Gillies G, Diakumis P, Dolzhenko E, Eberle MA, Barcina MG, Breen DP, Chancellor AM, Cremer PD, Delatycki MB, Fogel BL, Hackett A, Halmagyi GM, Kapetanovic S, Lang A, Mossman S, Mu W, Patrikios P, Perlman SL, Rosemergy I, Storey E, Watson SRD, Wilson MA, Zee DS, Valle D, Amor DJ, Bahlo M, Lockhart PJ (2019) Bioinformatics-based identification of expanded repeats: a non-reference intronic pentamer expansion in RFC1 causes CANVAS. Am J Hum Genet 105(1):151–165

Ramos MA, de MA R, Rodriguez M, Montesdeoca IR, Borkoski BS, Falcon Gonzalez JC (2020) Chronic electrical stimulation of the otolith organ: preliminary results in humans with bilateral vestibulopathy and sensorineural hearing loss. Audiol Neurootol 25(1–2):79–90

Rinne T, Bronstein AM, Rudge P, Gresty MA, Luxon LM (1998) Bilateral loss of vestibular function: clinical findings in 53 patients. J Neurol 245(6–7):314–321

Schniepp R, Schlick C, Schenkel F, Pradhan C, Jahn K, Brandt T, Wuehr M (2017) Clinical and neurophysiological risk factors for falls in patients with bilateral vestibulopathy. J Neurol 264(2):277–283

Schniepp R, Boerner JC, Decker J, Jahn K, Brandt T, Wuehr M (2018) Noisy vestibular stimulation improves vestibulospinal function in patients with bilateral vestibulopathy. J Neurol 265(Suppl 1):57–62

Schüler O, Strupp M, Arbusow V, Brandt T (2003) A case of possible autoimmune bilateral vestibulopathy treated with steroids. J Neurol Neurosurg Psychiatry 74(6):825

Schöberl F, Pradhan C, Grosch M, Brendel M, Jostes F, Obermaier K, Sowa C, Jahn K, Bartenstein P, Brandt T, Dieterich M, Zwergal A (2021) Bilateral vestibulopathy causes selective deficits in recombining novel routes in real space. Sci Rep 11(1):2695

Smith PF (1997) Vestibular-hippocampal interactions. Hippocampus 7(5):465–471

Sprenger A, Wojak JF, Jandl NM, Helmchen C (2017) Postural control in bilateral vestibular failure: its relation to visual, proprioceptive, vestibular, and cognitive input. Front Neurol 8:444

Starkov D, Guinand N, Lucieer F, Ranieri M, Cavuscens S, Pleshkov M, Guyot JP, Kingma H, Ramat S, Perez-Fornos A, van de Berg R (2020) Restoring the high-frequency dynamic visual acuity with a vestibular implant prototype in humans. Audiol Neurootol 25(1–2):91–95

Strupp M, Kim JS, Murofushi T, Straumann D, Jen JC, Rosengren SM, Della Santina CC, Kingma H (2017) Bilateral vestibulopathy: diagnostic criteria Consensus Document of the Classification Committee of the Barany Society. J Vestib Res 27(4):177–189

Stultiens JJA, Postma AA, Guinand N, Perez FA, Kingma H, van de Berg R (2020) Vestibular implantation and the feasibility of fluoroscopy-guided electrode insertion. Otolaryngol Clin North Am 53(1):115–126

Sulway S, Whitney SL (2019) Advances in vestibular rehabilitation. Adv Otorhinolaryngol 82:164–169

Szmulewicz DJ, Waterston JA, Halmagyi GM, Mossman S, Chancellor AM, Mclean CA, Storey E (2011) Sensory neuropathy as part of the cerebellar ataxia neuropathy vestibular areflexia syndrome. Neurology 76(22):1903–1910

Tarnutzer AA, Bockisch CJ, Buffone E, Weiler S, Bachmann LM, Weber KP (2016) Disease-specific sparing of the anterior semicircular canals in bilateral vestibulopathy. Clin Neurophysiol 127(8):2791–2801

Tarnutzer AA, Bockisch CJ, Buffone E, Weber KP (2018) Hierarchical cluster analysis of semicircular canal and otolith deficits in bilateral vestibulopathy. Front Neurol 9:244

Traschütz A, Cortese A, Reich S, Dominik N, Faber J, Jacobi H, et al. (2021) Natural History, Phenotypic Spectrum, and Discriminative Features of Multisystemic RFC1 Disease. Neurology 96(9):e1369–e1382

Van de Berg R, Guinand N, Ranieri M, Cavuscens S, Khoa Nguyen TA, Guyot JP, Lucieer F, Starkov D, Kingma H, van HM, Perez-Fornos A (2017a) The vestibular implant input interacts with residual natural function. Front Neurol 8:644

Van de Berg R, Lucieer F, Guinand N, van TJ, George E, Guyot JP, Kingma H, van HM, Temel Y, van OJ, Perez-Fornos A, Stokroos R (2017b) The vestibular implant: hearing preservation during intralabyrinthine electrode insertion - a case report. Front Neurol 8:137

Vital D, Hegemann SC, Straumann D, Bergamin O, Bockisch CJ, Angehrn D, Schmitt KU, Probst R (2010) A new dynamic visual acuity test to assess peripheral vestibular function. Arch Otolaryngol Head Neck Surg 136(7):686–691

Wagner JN, Glaser M, Brandt T, Strupp M (2008) Downbeat nystagmus: aetiology and comorbidity in 117 patients. J Neurol Neurosurg Psychiatry 79(6):672–677

Ward BK, Agrawal Y, Hoffman HJ, Carey JP, Della Santina CC (2013) Prevalence and impact of bilateral vestibular hypofunction: results from the 2008 US National Health Interview Survey. JAMA Otolaryngol Head Neck Surg 139(8):803–810

Whitney SL, Sparto PJ, Furman JM (2020) Vestibular rehabilitation and factors that can affect outcome. Semin Neurol 40(1):165–172

Wuehr M, Nusser E, Decker J, Krafczyk S, Straube A, Brandt T, Jahn K, Schniepp R (2016) Noisy vestibular stimulation improves dynamic walking stability in bilateral vestibulopathy. Neurology 86(23):2196–2202

Wuehr M, Decker J, Schniepp R (2017) Noisy galvanic vestibular stimulation: an emerging treatment option for bilateral vestibulopathy. J Neurol 264(Suppl 1):81–86

Yacovino DA, Zanotti E, Hain TC (2019) Is cerebellar ataxia, neuropathy, and vestibular areflexia syndrome (CANVAS) a vestibular ganglionopathy? J Int Adv Otol 15(2):304–308

Yip CW, Glaser M, Frenzel C, Bayer O, Strupp M (2016) Comparison of the bedside head-impulse test with the video head-impulse test in a clinical practice setting: a prospective study of 500 outpatients. Front Neurol 7:58

Zingler VC, Cnyrim C, Jahn K, Weintz E, Fernbacher J, Frenzel C, Brandt T, Strupp M (2007) Causative factors and epidemiology of bilateral vestibulopathy in 255 patients. Ann Neurol 61(6):524–532

Zingler VC, Weintz E, Jahn K, Botzel K, Wagner J, Huppert D, Mike A, Brandt T, Strupp M (2008a) Saccular function less affected than canal function in bilateral vestibulopathy. J Neurol 255:1332–1336

Zingler VC, Weintz E, Jahn K, Mike A, Huppert D, Rettinger N, Brandt T, Strupp M (2008b) Follow-up of vestibular function in bilateral vestibulopathy. J Neurol Neurosurg Psychiatry 79:284–288

zu Eulenburg P, Stoeter P, Dieterich M (2010) Voxel-based morphometry depicts central compensation after vestibular neuritis. Ann Neurol 68(2):241–249

Literatur zu 2.2

Adamec I, Krbot SM, Handzic J, Habek M (2015) Incidence, seasonality and comorbidity in vestibular neuritis. Neurol Sci 36(1):91–95

Agus S, Benecke H, Thum C, Strupp M (2013) Clinical and demographic features of vertigo: findings from the REVERT registry. Front Neurol 4:48

Arbusow V, Dieterich M, Strupp M, Dreher V, Jäger L, Brandt T (1998) Herpes zoster neuritis involving superior and inferior parts of the vestibular nerve causes ocular tilt reaction. Neuro-Ophthalmology 19:17–22

Arbusow V, Schulz P, Strupp M, Dieterich M, von Reinhardstoettner A, Rauch E, Brandt T (1999) Distribution of herpes simplex virus type 1 in human geniculate and vestibular ganglia: implications for vestibular neuritis. Ann Neurol 46(3):416–419

Arbusow V, Strupp M, Wasicky R, Horn AK, Schulz P, Brandt T (2000a) Detection of herpes simplex virus type 1 in human vestibular nuclei. Neurology 55(6):880–882

Arbusow V, Theil D, Strupp M, Mascolo A, Brandt T (2000b) HSV-1 not only in human vestibular ganglia but also in the vestibular labyrinth. Audiol Neurootol 6(5):259–262

Arbusow V, Theil D, Schulz P, Strupp M, Dieterich M, Rauch E, Brandt T (2003) Distribution of HSV-1 in human geniculate and vestibular ganglia: implications for vestibular neuritis. Ann NY Acad Sci 1004:409–413

Arbusow V, Derfuss T, Held K, Himmelein S, Strupp M, Gurkov R, Brandt T, Theil D (2010) Latency of herpes simplex virus type-1 in human geniculate and vestibular ganglia is associated with infiltration of CD8+ T cells. J Med Virol 82(11):1917–1920

Ariyasu L, Byl FM, Sprague MS, Adour KK (1990) The beneficial effect of methylprednisolone in acute vestibular vertigo. Arch Otolaryngol Head Neck Surg 116(6):700–703

Baier B, Bense S, Dieterich M (2008) Are signs of ocular tilt reaction in patients with cerebellar lesions mediated by the dentate nucleus? Brain 131(Pt 6):1445–1454

Balaban CD (2016) Neurotransmitters in the vestibular system. Handb Clin Neurol 137:41–55

Baloh RW (2003) Clinical practice. Vestibular neuritis. N Engl J Med 348(11):1027–1032

Baloh RW, Ishyama A, Wackym PA, Honrubia V (1996) Vestibular neuritis: clinical-pathologic correlation. Otolaryngol Head Neck Surg 114(4):586–592

Beck R, Gunther L, Xiong G, Potschka H, Boning G, Bartenstein P, Brandt T, Jahn K, Dieterich M, Strupp M, la FC, Zwergal A (2014) The mixed blessing of treating symptoms in acute vestibular failure – evidence from a 4-aminopyridine experiment. Exp Neurol 261:638-645

Bergstrom B (1973) Morphology of the vestibular nerve. I. Anatomical studies of the vestibular nerve in man. Acta Otolaryngol Stockh 76(2):162–172

Brandt T (1999) Vertigo, its Multisensory syndromes, 2. Aufl. Springer, London

Brandt T, Dieterich M (1993) Skew deviation with ocular torsion: a vestibular brainstem sign of topographic diagnostic value. Ann Neurol 33(5):528–534

Brandt T, Dieterich M (1994) VIIIth nerve vascular compression syndrome: vestibular paroxysmia. Baillieres Clin Neurol 3(3):565–575

Brandt T, Strupp M, Arbusow V, Dieringer N (1997) Plasticity of the vestibular system: central compensation and sensory substitution for vestibular deficits. Adv Neurol 73:297–309

2

Brandt T, Huppert T, Hüfner K, Zingler VC, Dieterich M, Strupp M (2010) Long-term course and relapses of vestibular and balance disorders. Restor Neurol Neurosci 28(1):69–82

von Brevern M, Zeise D, Neuhauser H, Clarke AH, Lempert T (2005) Acute migrainous vertigo: clinical and oculographic findings. Brain 128(Pt 2):365–374

von Brevern M, Bertholon P, Brandt T, Fife T, Imai T, Nuti D, Newman-Toker D (2015) Benign paroxysmal positional vertigo: diagnostic criteria. J Vestib Res 25(3–4):105–117

Bronstein AM, Dieterich M (2019) Long-term clinical outcome in vestibular neuritis. Curr Opin Neurol 32(1):174–180

Büchele W, Brandt T (1988) Vestibular neuritis – a horizontal semicircular canal paresis? Adv Otorhinolaryngol 42:157–161

Byun H, Chung JH, Lee SH, Park CW, Park DW, Kim TY (2018) Clinical value of 4-hour delayed gadolinium-enhanced 3D FLAIR MR images in acute vestibular neuritis. Laryngoscope 128(8):1946–1951

Cawthorne T, Cawthorne D (1944) The physiological basis for head exercises. J Chart Soc Physiother 106–107

Cerchiai N, Navari E, Sellari-Franceschini S, Re C, Casani AP (2018) Predicting the outcome after acute unilateral vestibulopathy: analysis of vestibulo-ocular reflex gain and catch-up saccades. Otolaryngol Head Neck Surg 158(3):527–533

Chabbert C (2016) Principles of vestibular pharmacotherapy. Handb Clin Neurol 137:207–218

Chen L, Lee W, Chambers BR, Dewey HM (2011) Diagnostic accuracy of acute vestibular syndrome at the bedside in a stroke unit. J Neurol 258(5):855–861

Chen ZP, Zhang XY, Peng SY, Yang ZQ, Wang YB, Zhang YX, Chen X, Wang JJ, Zhu JN (2019) Histamine H1 receptor contributes to vestibular compensation. J Neurosci 39(3):420–433

Chihara Y, Iwasaki S, Murofushi T, Yagi M, Inoue A, Fujimoto C, Egami N, Ushio M, Karino S, Sugasawa K, Yamasoba T (2012) Clinical characteristics of inferior vestibular neuritis. Acta Otolaryngol 132(12):1288–1294

Choi JY, Jung I, Jung JM, Kwon DY, Park MH, Kim HJ, Kim JS (2016a) Characteristics and mechanism of perverted head-shaking nystagmus in central lesions: video-oculography analysis. Clin Neurophysiol 127(9):2973–2978

Choi KD, Lee H, Kim JS (2016b) Ischemic syndromes causing dizziness and vertigo. *Handb Clin Neurol* 137:317–340

Choi JY, Kim HJ, Kim JS (2018a) Recent advances in head impulse test findings in central vestibular disorders. Neurology 90(13):602–612

Choi S, Choi HR, Nahm H, Han K, Shin JE, Kim CH (2018b) Utility of the bow and lean test in predic

ting subtype of benign paroxysmal positional vertigo. Laryngoscope 128(11):2600–2604

Cnyrim CD, Newman-Toker D, Karch C, Brandt T, Strupp M (2008) Bedside differentiation of vestibular neuritis from central „vestibular pseudo-neuritis". J Neurol Neurosurg Psychiatry 79(4):458–460

Crane BT, Schubert MC (2018) An adaptive vestibular rehabilitation technique. Laryngoscope 128(3): 713–718

Curthoys IS (2012) The interpretation of clinical tests of peripheral vestibular function. Laryngoscope 122(6):1342–1352

Curthoys IS, Iwasaki S, Chihara Y, Ushio M, McGarvie LA, Burgess AM (2011) The ocular vestibular-evoked myogenic potential to air-conducted sound; probable superior vestibular nerve origin. Clin Neurophysiol 122(3):611–616

Desmadryl G, Gaboyard-Niay S, Brugeaud A, Travo C, Broussy A, Saleur A, Dyhrfjeld-Johnsen J, Wersinger E, Chabbert C (2012) Histamine H4 receptor antagonists as potent modulators of mammalian vestibular primary neuron excitability. Br J Pharmacol 167(4):905–916

Diener HC, Frank B (2015) Stroke: stroke prevention – time to say goodbye to the ABCD2 score? Nat Rev Neurol 11(10):552–553

Duncan GW, Parker SW, Fisher CM (1975) Acute cerebellar infarction in the PICA territory. Arch Neurol 32(6):364–368

Dutia MB (2010) Mechanisms of vestibular compensation: recent advances. Curr Opin Otolaryngol Head Neck Surg 18(5):420–424

Eliezer M, Maquet C, Horion J, Gillibert A, Toupet M, Bolognini B, Magne N, Kahn L, Hautefort C, Attye A (2019) Detection of intralabyrinthine abnormalities using post-contrast delayed 3D-FLAIR MRI sequences in patients with acute vestibular syndrome. Eur Radiol 29(6):2760–2769

Fetter M, Dichgans J (1996) Vestibular neuritis spares the inferior division of the vestibular nerve. Brain 755–763

Fife TD, Colebatch JG, Kerber KA, Brantberg K, Strupp M, Lee H, Walker MF, Ashman E, Fletcher J, Callaghan B, Gloss DS (2017) Practice guideline: cervical and ocular vestibular evoked myogenic potential testing: report of the guideline development, dissemination, and implementation subcommittee of the American Academy of Neurology. Neurology 89(22):2288–2296

Fishman JM, Burgess C, Waddell A (2011) Corticosteroids for the treatment of idiopathic acute vestibular dysfunction (vestibular neuritis). Cochrane Database Syst Rev(5)CD008607

Freund W, Weber F, Schneider D, Mayer U, Scheithauer M, Beer M (2020) Vestibular nerve atrophy after vestibular neuritis – results from a prospective high-resolution MRI study. Fortschr Rontgenstr 192(9):854–861

Fukuda J, Matsuda K, Sato G, Kitahara T, Matsuoka M, Azuma T, Kitamura Y, Tomita K, Takeda N (2021) Effects of betahistine on the development of vestibular compensation after unilateral labyrinthectomy in Rats. Brain Sci 11:(3)

Gacek RR, Gacek MR (2002) The three faces of vestibular ganglionitis. Ann Otol Rhinol Laryngol 111(2):103–114

Gianoli G, Goebel J, Mowry S, Poomipannit P (2005) Anatomic differences in the lateral vestibular nerve channels and their implications in vestibular neuritis. Otol Neurotol 26(3):489–494

Goldberg JM, Fernandez C (1971) Physiology of peripheral neurons innervating semicircular canals of the squirrel monkey. I. Resting discharge and response to constant angular accelerations. J Neurophysiol 34(4):635–660

Goudakos JK, Markou KD, Franco-Vidal V, Vital V, Tsaligopoulos M, Darrouzet V (2010) Corticosteroids in the treatment of vestibular neuritis: a systematic review and meta-analysis. Otol Neurotol 31(2):183–189

Grosch M, Lindner M, Bartenstein P, Brandt T, Dieterich M, Ziegler S, Zwergal A (2021) Dynamic whole-brain metabolic connectivity during vestibular compensation in the rat. Neuroimage 226:117588

Green KE, Pogson JM, Otero-Millan J, Gold DR, Tevzadze N, Saber Tehrani AS, Zee DS, Newman-Toker DE, Kheradmand A (2021) Opinion and special articles: remote evaluation of acute vertigo: strategies and technological considerations. Neurology 96(1):34–38

Gurley KL, Edlow JA (2019) Acute dizziness. Semin Neurol 39(1):27–40

Halmagyi GM, Chen L, MacDougall HG, Weber KP, McGarvie LA, Curthoys IS (2017) The video head impulse test. Front Neurol 8:258

Halmagyi GM, McGarvie LA, Strupp M (2020) Nystagmus goggles: how to use them, what you find and what it means. Pract Neurol 20(6):446–450

Huang CY, Yu YL (1985) Small cerebellar strokes may mimic labyrinthine lesions. J Neurol Neurosurg Psychiatry 48(3):263–265

Hüfner K, Barresi D, Glaser M, Linn J, Adrion C, Mansmann U, Brandt T, Strupp M (2008) Vestibular paroxysmia: diagnostic features and medical treatment. Neurology 71(13):1006–1014

Huh YE, Kim JS (2011) Patterns of spontaneous and head-shaking nystagmus in cerebellar infarction: imaging correlations. Brain 134(Pt 12):3662–3671

Huppert D, Strupp M, Theil D, Glaser M, Brandt T (2006) Low recurrence rate of vestibular neuritis: a long-term follow-up. Neurology 67(10):1870–1871

Hwang K, Kim BG, Lee JD, Lee ES, Lee TK, Sung KB (2019) The extent of vestibular impairment is important in recovery of canal paresis of patients with vestibular neuritis. Auris Nasus Larynx 46(1):24–26

Ismail EI, Morgan AE, Abdel Rahman AM (2018) Corticosteroids versus vestibular rehabilitation in long-term outcomes in vestibular neuritis. J Vestib Res 28:417–424

Jongkees LB, Maas J, Philipszoon A (1962) Clinical electronystagmography: a detailed study of electronystagmography in 341 patients with vertigo. Pract Otorhinolaryngol (Basel) 24:65–93

Karlberg ML, Magnusson M (2011) Treatment of acute vestibular neuronitis with glucocorticoids. Otol Neurotol 32(7):1140–1143

Kattah JC (2019) Update on HINTS Plus, With Discussion of Pitfalls and Pearls. *J Neurol Phys Ther* 43 Suppl 2:S42–S45

Kattah JC, Talkad AV, Wang DZ, Hsieh YH, Newman-Toker DE (2009) HINTS to diagnose stroke in the acute vestibular syndrome: three-step bedside oculomotor examination more sensitive than early MRI diffusion-weighted imaging. Stroke 40(11):3504–3510

Kerber KA (2020) Acute vestibular syndrome. Semin Neurol 40(1):59–66

Kim G, Seo JH, Lee SJ, Lee DH (2022) Therapeutic effect of steroids on vestibular neuritis: Systematic review and meta-analysis. Clin Otolaryngol 47(1):34–43

Kim SJ, Lee HY, Lee MY, Choi JY (2020) Initial degree of spontaneous nystagmus affects the length of hospitalization of patients with vestibular neuritis. Otol Neurotol 41(6):836–842

Kim YH, Kim KS, Kim KJ, Choi H, Choi JS, Hwang IK (2011) Recurrence of vertigo in patients with vestibular neuritis. Acta Otolaryngol 131(11): 1172–1177

Kiss R, Keseru GM (2014) Novel histamine H4 receptor ligands and their potential therapeutic applications: an update. Expert Opin Ther Pat 24(11):1185–1197

Koors PD, Thacker LR, Coelho DH (2013) Investigation of seasonal variability of vestibular neuronitis. J Laryngol Otol 127(10):968–971

Korda A, Zamaro E, Wagner F, Morrison M, Caversaccio MD, Sauter TC, Schneider E, Mantokoudis G (2022) Acute vestibular syndrome: is skew deviation a central sign? J Neurol 269(3):1396–1403

Lacour M, Helmchen C, Vidal PP (2016) Vestibular compensation: the neuro-otologist's best friend. J Neurol 263(Suppl 1):S54–S64

Le TN, Westerberg BD, Lea J (2019) Vestibular neuritis: recent advances in etiology, diagnostic evaluation, and treatment. Adv Otorhinolaryngol 82:87–92

Lee H, Sohn SI, Jung DK, Cho YW, Lim JG, Yi SD, Lee SR, Sohn CH, Baloh RW (2002) Sudden deafness and anterior inferior cerebellar artery infarction. Stroke 33(12):2807–2812

Lee H, Sohn SI, Cho YW, Lee SR, Ahn BH, Park BR, Baloh RW (2006) Cerebellar infarction presenting isolated vertigo: frequency and vascular topographical patterns. Neurology 67(7):1178–1183

Lee H, Kim BK, Park HJ, Koo JW, Kim JS (2009) Prodromal dizziness in vestibular neuritis: frequency and clinical implication. J Neurol Neurosurg Psychiatry 80(3):355–356

Lee J, Song K, Yu IK, Lee HY (2019) A case of isolated nodular infarction mimicking vestibular neuritis on the contralateral side. J Audiol Otol 23(3):167–172

Lee JY, Park JS, Kim MB (2020) Clinical characteristics of acute vestibular neuritis according to involvement site. Otol Neurotol 41(1):143

Lehnen N, Kellerer S, Knorr AG, Schlick C, Jahn K, Schneider E, Heuberger M, Ramaioli C (2018) Head-movement-emphasized rehabilitation in bilateral vestibulopathy. Front Neurol 9:562

Lempert T, Olesen J, Furman J, Waterston J, Seemungal B, Carey J, Bisdorff A, Versino M, Evers S, Newman-Toker D (2012) Vestibular migraine: diagnostic criteria. J Vestib Res 22(4):167–172

Leong KJ, Lau T, Stewart V, Canetti EFD (2021) Systematic review and meta-analysis: Effectiveness of corticosteroids in treating adults with acute vestibular neuritis. Otolaryngol Head Neck Surg 194599820982910

Lindner M, Gosewisch A, Eilles E, Branner C, Kramer A, Oos R, Wolf E, Ziegler S, Bartenstein P, Brandt T, Dieterich M, Zwergal A (2019) Ginkgo biloba Extract EGb 761 Improves Vestibular Compensation and Modulates Cerebral Vestibular Networks in the Rat. Front Neurol 10:147

Lopez-Escamez JA, Carey J, Chung WH, Goebel JA, Magnusson M, Mandala M, Newman-Toker DE, Strupp M, Suzuki M, Trabalzini F, Bisdorff A (2015) Diagnostic criteria for Meniere's disease. J Vestib Res 25(1):1–7

Machner B, Erber K, Choi JH, Sprenger A, Helmchen C, Trillenberg P (2021a) A Simple Gain-Based Evaluation of the Video Head Impulse Test Reliably Detects Normal Vestibulo-Ocular Reflex Indicative of Stroke in Patients With Acute Vestibular Syndrome. Front Neurol 12:741859

Machner B, Erber K, Choi JH, Trillenberg P, Sprenger A, Helmchen C (2021b) Usability of the head impulse test in routine clinical practice in the emergency department to differentiate vestibular neuritis from stroke. Eur J Neurol 28:(5)1737–1744

Magnusson M, Norrving B (1993) Cerebellar infarctions and 'vestibular neuritis'. Acta Otolaryngol Suppl Stockh 503:64–66

Mantokoudis G, Wyss T, Zamaro E, Korda A, Wagner F, Sauter TC, Kerkeni H, Kalla R, Morrison M, Caversaccio MD (2021) Stroke Prediction

Based on the Spontaneous Nystagmus Suppression Test in Dizzy Patients: A Diagnostic Accuracy Study. Neurology 97:(1)e42–e51

Manzari L, Burgess AM, MacDougall HG, Curthoys IS (2013) Vestibular function after vestibular neuritis. Int J Audiol 52(10):713–718

McDonnell MN, Hillier SL (2015) Vestibular rehabilitation for unilateral peripheral vestibular dysfunction. Cochrane Database Syst Rev 1:CD005397

Moon IS, Kim JS, Choi KD, Kim MJ, Oh SY, Lee H, Lee HS, Park SH (2009) Isolated nodular infarction. Stroke 40(2):487–491

Mossman S, Halmagyi GM (2000) Partial ocular tilt reaction due to unilateral cerebellar lesion. Neurology 49(2):491–493

Murdin L, Hussain K, Schilder AG (2016) Betahistine for symptoms of vertigo. Cochrane Database Syst Rev(6)CD010696

Murofushi T, Halmagyi GM, Yavor RA, Colebatch JG (1996) Absent vestibular evoked myogenic potentials in vestibular neurolabyrinthitis. An indicator of inferior vestibular nerve involvement? Arch Otolaryngol Head Neck Surg 122(8):845–848

Nadol JB Jr (1995) Vestibular neuritis. Otolaryngol Head Neck Surg 112(1):162–172

Navari E, Casani AP (2020) Lesion Patterns and Possible Implications for Recovery in Acute Unilateral Vestibulopathy. Otol Neurotol 41(2):e250–e255

Nauta JJ (2014) Meta-analysis of clinical studies with betahistine in Meniere's disease and vestibular vertigo. Eur Arch Otorhinolaryngol 271(5):887–897

Neuhauser HK (2016) The epidemiology of dizziness and vertigo. Handb Clin Neurol 137:67–82

Newman-Toker DE, Kattah JC, Alvernia JE, Wang DZ (2008) Normal head impulse test differentiates acute cerebellar strokes from vestibular neuritis. Neurology 70(24 Pt 2):2378–2385

Oh SY, Kim JS, Yang TH, Shin BS, Jeong SK (2013) Cervical and ocular vestibular-evoked myogenic potentials in vestibular neuritis: comparison between air- and bone-conducted stimulation. J Neurol 260(8):2102–2109

Ohbayashi S, Oda M, Yamamoto M, Urano M, Harada K, Horikoshi H, Orihara H, Kitsuda C (1993) Recovery of the vestibular function after vestibular neuronitis. Acta Otolaryngol (Stockh) Suppl 503:31–34

Ohle R, Montpellier RA, Marchadier V, Wharton A, McIsaac S, Anderson M, Savage D (2020) Can emergency physicians accurately rule out a central cause of vertigo using the HINTS exam? A systematic review and meta-analysis, Acad Emerg Med 27:(9)887–896

Okinaka Y, Sekitani T, Okazaki H, Miura M, Tahara T (1993) Progress of caloric response of vestibular neuronitis. Acta Otolaryngol (Stockh) Suppl 503:18–22

Park HK, Kim JS, Strupp M, Zee DS (2013) Isolated floccular infarction: impaired vestibular responses to horizontal head impulse. J Neurol 260(6):1576–1582

Ramos AR, Ledezma Rodriguez JG, Navas RA, Cardenas Nunez JL, Rodriguez M, V, Deschamps JJ, Liviac Ticse JA (2015) Use of betahistine in the treatment of peripheral vertigo. Acta Otolaryngol 135(12):1205–1211

Rosengren SM, Colebatch JG, Young AS, Govender S, Welgampola MS (2019) Vestibular evoked myogenic potentials in practice: methods, pitfalls and clinical applications. Clin Neurophysiol Pract 4: 47–68

Rujescu D, Hartmann AM, Giegling I, Konte B, Herrling M, Himmelein S, Strupp M (2018) Genome-wide association study in vestibular neuritis: involvement of the host factor for HSV-1 replication. Front Neurol 9:591

Rujescu D, Herrling M, Hartmann AM, Maul S, Giegling I, Konte B, Strupp M (2020) High-risk allele for herpes labialis severity at the IFNL3/4 locus is associated with vestibular neuritis. Front Neurol 11:570638

Saber Tehrani AS, Kattah JC, Kerber KA, Gold DR, Zee DS, Urrutia VC, Newman-Toker DE (2018) Diagnosing stroke in acute dizziness and vertigo: pitfalls and pearls. Stroke 49(3):788–795

Saberi A, Pourshafie SH, Kazemnejad-Leili E, Nemati S, Sutohian S, Sayad-Fathi S (2019) Ondansetron or promethazine: which one is better for the treatment of acute peripheral vertigo? Am J Otolaryngol 40(1):10–15

Sanchez-Vanegas G, Castro-Moreno C, Buitrago D (2020) Betahistine in the treatment of peripheral vestibular vertigo: Results of a real-life study in primary care. Ear Nose Throat J 99:(6)356–360

Schmid-Priscoveanu A, Böhmer A, Obzina H, Straumann D (2001) Caloric and search-coil head-impulse testing in patients after vestibular neuritis. J Assoc Res Otolaryngol 2(1):72–78

Schuknecht HF (1993) Pathology of the ear., 2 ed. Lea & Febinger, Phildelphia

Schuknecht HF, Kitamura K (1981) Vestibular neuritis. Ann Otol 90(Suppl. 78):1–19

Sekitani T, Imate Y, Noguchi T, Inokuma T (1993) Vestibular neuronitis: epidemiological survey by questionnaire in Japan. Acta Otolaryngol (Stockh) Suppl 503:9–12

Shaikh AG, Bronstein A, Carmona S, Cha YH, Cho C, Ghasia FF, Gold D, Green KE, Helmchen C, Ibitoye RT, Kattah J, Kim JS, Kothari S, Manto M, Seemungal BM, Straumann D, Strupp M, Szmulewicz D, Tarnutzer A, Tehrani A, Tilikete C, Welgampola M, Zalazar G, Kheradmand A (2021) Consensus on Virtual Management of Vestibular Disorders: Urgent Versus Expedited Care. Cerebellum 20:4–8

Sjogren J, Magnusson M, Tjernstrom F, Karlberg M (2019) Steroids for acute vestibular neuronitis-the

earlier the treatment, the better the outcome? Neurotol Otol 40:372–374

Sokolova L, Hoerr R, Mishchenko T (2014) Treatment of vertigo: a randomized, double-blind trial comparing efficacy and safety of ginkgo biloba extract EGb 761 and betahistine. Int J Otolaryngol 2014:682439

Soto E, Vega R, Sesena E (2013) Neuropharmacological basis of vestibular system disorder treatment. J Vestib Res 23(3):119–137

Strupp M, Magnusson M (2015) Acute unilateral vestibulopathy. Neurol Clin 33(3):669–685

Strupp M, Zwergal A (2020) Pharmacotherapy of peripheral vestibular disorders, 2. Aufl. Elsevier Inc.

Strupp M, Arbusow V, Dieterich M, Sautier W, Brandt T (1998a) Perceptual and oculomotor effects of neck muscle vibration in vestibular neuritis. Ipsilateral somatosensory substitution of vestibular function. Brain 121(Pt 4):677–685

Strupp M, Arbusow V, Maag KP, Gall C, Brandt T (1998b) Vestibular exercises improve central vestibulospinal compensation after vestibular neuritis. Neurology 51(3):838–844

Strupp M, Zingler VC, Arbusow V, Niklas D, Maag KP, Dieterich M, Bense S, Theil D, Jahn K, Brandt T (2004) Methylprednisolone, valacyclovir, or the combination for vestibular neuritis. N Engl J Med 351(4):354–361

Strupp M, Lopez-Escamez JA, Kim JS, Straumann D, Jen JC, Carey J, Bisdorff A, Brandt T (2016) Vestibular paroxysmia: diagnostic criteria. J Vestib Res 26:409–415

Strupp M, Straumann D, Helmchen C (2021) Nystagmus: Diagnosis, Topographic Anatomical Localization and Therapy. Klin Monbl Augenheilkd 238(11):1186–1195

Sulway S, Whitney SL (2019) Advances in vestibular rehabilitation. Adv Otorhinolaryngol 82:164–169

Takumida M, Takumida H, Anniko M (2016) Localization of histamine (H1, H2, H3 and H4) receptors in mouse inner ear. Acta Otolaryngol 136(6):537–544

Theil D, Arbusow V, Derfuss T, Strupp M, Pfeiffer M, Mascolo A, Brandt T (2001) Prevalence of HSV-1 LAT in human trigeminal, geniculate, and vestibular ganglia and its implication for cranial nerve syndromes. Brain Pathol 11(4):408–413

Tighilet B, Leonard J, Bernard-Demanze L, Lacour M (2015) Comparative analysis of pharmacological treatments with N-acetyl-dl-leucine (Tanganil) and its two isomers (N-acetyl-L-leucine and N-acetyl-D-leucine) on vestibular compensation: behavioral investigation in the cat. Eur J Pharmacol 769:342–349

Tighilet B, Leonard J, Watabe I, Bernard-Demanze L, Lacour M (2018) Betahistine treatment in a cat model of vestibular pathology: pharmacokinetic and pharmacodynamic approaches. Front Neurol 9:431

2

Tjernstrom F, Zur O, Jahn K (2016) Current concepts and future approaches to vestibular rehabilitation. J Neurol 263(Suppl 1):S65–S70

Tokle G, Morkved S, Brathen G, Goplen FK, Salvesen O, Arnesen H, Holmeslet B, Nordahl SHG, Wilhelmsen KT (2020) Efficacy of vestibular rehabilitation following acute vestibular neuritis: a randomized controlled trial. Otol Neurotol 41(1):78–85

Vanderkam P, Blanchard C, Naudet F, Pouchain D, Vaillant RH, Perault-Pochat MC, Jaafari N, Boussageon R (2019) Efficacy of acetylleucine in vertigo and dizziness: a systematic review of randomised controlled trials. Eur J Clin Pharmacol 75(5):603–607

Venail F, Attali P, Wersinger E, Gomeni R, Poli S, Schmerber S (2018) Safety, tolerability, pharmacokinetics and pharmacokinetic-pharmacodynamic modelling of the novel H4 receptor inhibitor SENS-111 using a modified caloric test in healthy subjects. Br J Clin Pharmacol 84(12):2836–2848

Venkatasamy A, Huynh TT, Wohlhuter N, Vuong H, Rohmer D, Charpiot A, Meyer N, Veillon F (2019) Superior vestibular neuritis: improved detection using FLAIR sequence with delayed enhancement (1 h). Eur Arch Otorhinolaryngol 276(12):3309–3316

Wersinger E, Gaboyard-Niay S, Travo C, Soto E, Baez A, Vega R, Brugeaud A, Chabbert C (2013) Symptomatic treatment of vestibular deficits: therapeutic potential of histamine H4 receptors. J Vestib Res 23(3):153–159

Whitney SL, Sparto PJ, Furman JM (2020) Vestibular rehabilitation and factors that can affect outcome. Semin Neurol 40(1):165–17

Yang TH, Lee J, Oh SY, Kang JJ, Kim JS, Dieterich M (2020) Clinical implications of head-shaking nystagmus in central and peripheral vestibular disorders: is perverted head-shaking nystagmus specific for central vestibular pathology? Eur J Neurol Jul;27(7):1296–1303

Young AS, Nham B, Bradshaw AP, Calic Z, Pogson JM, D'Souza M, Halmagyi GM, Welgampola MS (2021) Clinical, oculographic, and vestibular test characteristics of vestibular migraine. *Cephalalgia* 41(10):1039–1052

Zwergal A, Dieterich M (2020) Vertigo and dizziness in the emergency room. Curr Opin Neurol 33(1):117–125

Zwergal A, Strupp M, Brandt T (2019) Advances in pharmacotherapy of vestibular and ocular motor disorders. Expert Opin Pharmacother 20(10):1267–1276

Literatur zu 2.3

Algarni MA, Mirza AA, Althobaiti AA, Al-Nemari HH, Bakhsh LS (2018) Association of benign paroxysmal positional vertigo with vitamin D deficiency: a systematic review and meta-analysis. Eur Arch Otorhinolaryngol 275(11):2705–2711

Aron M, Lea J, Nakku D, Westerberg BD (2015) Symptom resolution rates of posttraumatic versus nontraumatic benign paroxysmal positional vertigo: a systematic review. Otolaryngol Head Neck Surg 153(5):721–730

Asprella LG (2005) Diagnostic and treatment strategy of lateral semicircular canal canalolithiasis. Acta Otorhinolaryngol Ital 25(5):277–283

Balzanelli C, Spataro D, Redaelli de Zinis LO (2021) Benign Positional Paroxysmal Vertigo in Children. Audiol Res 11(1):47–54

Beh SC (2018) Horizontal direction-changing positional nystagmus and vertigo: a case of vestibular migraine masquerading as horizontal canal BPPV. Headache 58:1113–1117

Benecke H, Agus S, Kuessner D, Goodall G, Strupp M (2013) The burden and impact of vertigo: findings from the REVERT patient registry. Front Neurol 4:136

Bhandari A, Bhandari R, Kingma H, Zuma e Maia, Strupp M (2021a) Three-dimensional simulations of six treatment maneuvers for horizontal canal benign paroxysmal positional vertigo canalithiasis. Eur J Neurol 28(12):4178–4183

Bhandari A, Bhandari R, Kingma H, Strupp M (2021b) Diagnostic and therapeutic maneuvers for anterior canal BPPV canalithiasis: three-dimensional simulations. Front Neurol 12:740599

Bhandari A, Kingma H, Bhandari R (2021c) BPPV Simulation: A Powerful Tool to Understand and Optimize the Diagnostics and Treatment of all Possible Variants of BPPV. Front Neurol 12:632286

Bhattacharyya N, Gubbels SP, Schwartz SR, Edlow JA, El-Kashlan H, Fife T, Holmberg JM, Mahoney K, Hollingsworth DB, Roberts R, Seidman MD, Steiner RW, Do BT, Voelker CC, Waguespack RW, Corrigan MD (2017) Clinical practice guideline: benign paroxysmal positional vertigo (update). Otolaryngol Head Neck Surg 156(3suppl):S1–S47

Bisdorff AR, Debatisse D (2001) Localizing signs in positional vertigo due to lateral canal cupulolithiasis. Neurology 57(6):1085–1088

Brandt T, Daroff RB (1980) Physical therapy for benign paroxysmal positional vertigo. Arch Otolaryngol 106:484–485

Brandt T, Steddin S (1993) Current view of the mechanism of benign paroxysmal positioning vertigo: cupulolithiasis or canalolithiasis? J Vestib Res 3(4):373–382

Brandt T, Steddin S, Daroff RB (1994) Therapy for benign paroxysmal positioning vertigo, revisited. Neurology 44:796–800

Brandt T, Huppert D, Hecht J, Karch C, Strupp M (2006) Benign paroxysmal positioning vertigo: a long-term follow-up (6–17 years) of 125 patients. Acta Otolaryngol 126(2):160–163

Bremova T, Bayer O, Agrawal Y, Kremmyda O, Brandt T, Teufel J, Strupp M (2013) Ocular VEMPs indicate repositioning of otoconia to the utricle after successful liberatory maneuvers in benign paroxysmal positioning vertigo. Acta Otolaryngol 133(12):1297–1303

Büchele W, Brandt T (1988) Vestibular neuritis – a horizontal semicircular canal paresis? Adv Otorhinolaryngol 42:157–161

Buki B, Simon L, Garab S, Lundberg YW, Junger H, Straumann D (2011) Sitting-up vertigo and trunk retropulsion in patients with benign positional vertigo but without positional nystagmus. J Neurol Neurosurg Psychiatry 82(1):98–10

Burton MJ, Eby TL, Rosenfeld RM (2012) Extracts from the Cochrane Library: modifications of the Epley (canalith repositioning) maneuver for posterior canal benign paroxysmal positional vertigo. Otolaryngol Head Neck Surg 147(3):407–411

Büttner U, Helmchen C, Brandt T (1999) Diagnostic criteria for central versus peripheral positioning nystagmus and vertigo: a review. Acta Otolaryngol 119(1):1–5

Casani AP, Vannucci G, Fattori B, Berrettini S (2002) The treatment of horizontal canal positional vertigo: our experience in 66 cases. Laryngoscope 112(1):172–178

Chen CC, Cho HS, Lee HH, Hu CJ (2018) Efficacy of repositioning therapy in patients with benign paroxysmal positional vertigo and preexisting central neurologic disorders. Front Neurol 9:486

Choi JY, Kim JH, Kim HJ, Glasauer S, Kim JS (2015) Central paroxysmal positional nystagmus: characteristics and possible mechanisms. Neurology 84(22):2238–2246

Choi JY, Glasauer S, Kim JH, Zee DS, Kim JS (2018a) Characteristics and mechanism of apogeotropic central positional nystagmus. Brain 141(3):762–775

Choi S, Choi HR, Nahm H, Han K, Shin JE, Kim CH (2018b) Utility of the bow and lean test in predicting subtype of benign paroxysmal positional vertigo. Laryngoscope 128(11):2600–2604

Choung YH, Shin YR, Kahng H, Park K, Choi SJ (2006) ‚Bow and lean test' to determine the affected ear of horizontal canal benign paroxysmal positional vertigo. Laryngoscope 116(10):1776–1781

Cohen HS, Jerabek J (1999) Efficacy of treatments for posterior canal benign paroxysmal positional vertigo. Laryngoscope 109(4):584–590

Cohen HS, Kimball KT (2004) Treatment variations on the Epley maneuver for benign paroxysmal positional vertigo. Am J Otolaryngol 25(1):33–37

Coppo GF, Singarelli S, Fracchia P (1996) [Benign paroxysmal positional vertigo: follow-up of 165 cases treated by Sémont's liberating maneuver]. Acta Otorhinolaryngol Ital 16(6):508–512

Dix MR, Hallpike CS (1952) The pathology, symptomatology, and diagnosis of certain common disorders of the vestibular system. Ann Otol 61:987–991

Ekvall HE, Mansson NO, Hakansson A (2005) Benign paroxysmal positional vertigo among elderly patients in primary health care. Gerontology 51(6):386–389

Epley JM (1992) The canalith repositioning procedure: for treatment of benign paroxysmal positional vertigo. Otolaryngol Head Neck Surg 107(3):399–404

Feil K, Feuerecker R, Goldschagg N, Strobl R, Brandt T, von Müller A, Grill E, Strupp M (2018) Predictive Capability of an iPad-Based Medical Device (medx) for the Diagnosis of Vertigo and Dizziness. Front Neurol 9:29

Froehling DA, Bowen JM, Mohr DN, Brey RH, Beatty CW, Wollan PC, Silverstein MD (2000) The canalith repositioning procedure for the treatment of benign paroxysmal positional vertigo: a randomized controlled trial. Mayo Clin Proc 75(7):695–700

Gebhart I, Götting C, Hool SL, Morrison M, Korda A, Caversaccio M, Obrist D, Mantokoudis G (2021) Semont maneuver for benign paroxysmal positional vertigo treatment: moving in the correct plane matters. Otol Neurotol 42(3):e341–e347

Goldschagg N, Teupser D, Feil K, Strupp M (2021) No evidence for a specific vitamin D deficit in benign paroxysmal positional vertigo. Eur J Neurol 28(9):3182–3186

Gordon CR, Gadoth N (2004) Repeated vs single physical maneuver in benign paroxysmal positional vertigo. Acta Neurol Scand 110(3):166–169

Gordon CR, Levite R, Joffe V, Gadoth N (2004) Is posttraumatic benign paroxysmal positional vertigo different from the idiopathic form? Arch Neurol 61(10):1590–1593

Guerra-Jimenez G, Domenech-Vadillo E, Alvarez-Morujo de Sande MG, Gonzalez-Aguado R, Galera-Ruiz H, Morales AC, Martin-Mateos AJ, Figuerola-Massana E, Ramos-Macias A, Dominguez-Duran E (2019) Healing criteria: how should an episode of benign paroxysmal positional vertigo of posterior semicircular canal's resolution be defined? Prospective observational study. Clin Otolaryngol 44(3):219–226

Gufoni M, Mastrosimone L, Di NF (1998) Repositioning maneuver in benign paroxysmal vertigo of horizontal semicircular canal. Acta Otorhinolaryngol Ital 18(6):363–367

Gunes A, Yuzbasioglu Y (2019) Effects of treatment on anxiety levels among patients with benign paroxysmal positional vertigo. Eur Arch Otorhinolaryngol 276:(3)711–718

Hain TC, Helminski JO, Reis IL, Uddin MK (2000) Vibration does not improve results of the canalith repositioning procedure. Arch Otolaryngol Head Neck Surg 126(5):617–622

Hall SF, Ruby RR, McClure JA (1979) The mechanics of benign paroxysmal vertigo. J Otolaryngol 8(2):151–158

Herdman SJ, Tusa RJ (1996) Complications of the canalith repositioning procedure. Arch Otolaryngol Head Neck Surg 122(3):281–286

Hilton MP, Pinder DK (2014) The Epley (canalith repositioning) manoeuvre for benign paroxysmal positional vertigo. Cochrane Database Syst Rev 12:CD003162

Honrubia V, Baloh RW, Harris MR, Jacobson KM (1999) Paroxysmal positional vertigo syndrome. Am J Otol 20(4):465–470

Imai T, Ito M, Takeda N, Uno A, Matsunaga T, Sekine K, Kubo T (2005) Natural course of the remission of vertigo in patients with benign paroxysmal positional vertigo. Neurology 64(5):920–921

Imai T, Takeda N, Ito M, Nakamae K, Sakae H, Fujioka H, Kubo T (2006) Three-dimensional analysis of benign paroxysmal positional nystagmus in a patient with anterior semicircular canal variant. Otol Neurotol 27(3):362–366

Imai T, Takeda N, Ito M, Inohara H (2011) Natural course of positional vertigo in patients with apogeotropic variant of horizontal canal benign paroxysmal positional vertigo. Auris Nasus Larynx 38(1):2–5

Jeong SH, Kim JS, Kim HJ, Choi JY, Koo JW, Choi KD, Park JY, Lee SH, Choi SY, Oh SY, Yang TH, Park JH, Jung I, Ahn S, Kim S (2020) Prevention of benign paroxysmal positional vertigo with vitamin D supplementation: A randomized trial. Neurology 95(9):e1117–e112

Joshi P, Mossman S, Luis L, Luxon LM (2020) Central mimics of benign paroxysmal positional vertigo: an illustrative case series. Neurol Sci 41(2):263–269

Karlberg M, Hall K, Quickert N, Hinson J, Halmagyi GM (2000) What inner ear diseases cause benign paroxysmal positional vertigo? Acta Otolaryngol 120(3):380–385

Kim JS, Oh SY, Lee SH, Kang JH, Kim DU, Jeong SH, Choi KD, Moon IS, Kim BK, Kim HJ (2012a) Randomized clinical trial for geotropic horizontal canal benign paroxysmal positional vertigo. Neurology 79(7):700–707

Kim JS, Oh SY, Lee SH, Kang JH, Kim DU, Jeong SH, Choi KD, Moon IS, Kim BK, Oh HJ, Kim HJ (2012b) Randomized clinical trial for apogeotropic horizontal canal benign paroxysmal positional vertigo. Neurology 78(3):159–166

Kim HA, Bisdorff A, Bronstein AM, Lempert T, Rossi-Izquierdo M, Staab JP, Strupp M, Kim JS (2019a) Hemodynamic orthostatic dizziness/vertigo: diagnostic criteria. J Vestib Res 29(2–3):45–56

Kim SK, Hong SM, Park IS, Choi HG (2019b) Association between migraine and benign paroxysmal

positional vertigo among adults in South Korea. JAMA Otolaryngol Head Neck Surg 145(4):307–312

Kim HJ, Song JM, Zhong L, Yang X, Kim JS (2020) Questionnaire-based diagnosis of benign paroxysmal positional vertigo. Neurology 94(9):e942–e949

Kollen L, Frandin K, Moller M, Fagevik OM, Moller C (2012) Benign paroxysmal positional vertigo is a common cause of dizziness and unsteadiness in a large population of 75-year-olds. Aging Clin Exp Res 24(4):317–323

Kong TH, Song MH, Kang JW, Shim DB (2020) Double-blind randomized controlled trial on efficacy of cupulolith repositioning maneuver for treatment of apogeotropic horizontal canal benign paroxysmal positional vertigo. Acta Otolaryngol 140(6):473–478

Kremmyda O, Zwergal A, la FC, Brandt T, Jahn K, Strupp M (2013) 4-Aminopyridine suppresses positional nystagmus caused by cerebellar vermis lesion. J Neurol 260(1):321–323

Lee SY, Kong IG, Oh DJ, Choi HG (2019a) Increased risk of benign paroxysmal positional vertigo in patients with a history of sudden sensory neural hearing loss: a longitudinal follow-up study using a national sample cohort. Otol Neurotol 40(2):e135–e141

Lee G, Lee SG, Park HS, Kim BJ, Choi SJ, Choi JW (2019b) Clinical characteristics and associated factors of canal switch in benign paroxysmal positional vertigo. J Vestib Res 29(5):253–260

Lemos J, Strupp M (2022) Central positional nystagmus: an update. J 269(4):1851–1860

Lempert T, Tiel-Wilck K (1996) A positional maneuver for treatment of horizontal-canal benign positional vertigo. Laryngoscope 106(4):476–478

Leong KJ, Lau T, Stewart V, Canetti EFD (2021) Systematic Review and Meta-analysis: Effectiveness of corticosteroids in treating adults with acute vestibular neuritis. Otolaryngol Head Neck Surg 165(2):255–266

Levrat E, Van Melle G, Monnier P, Maire R (2003) Efficacy of the Sémont maneuver in benign paroxysmal positional vertigo. Arch Otolaryngol Head Neck Surg 129(6):629–633

Li JC, Li CJ, Epley J, Weinberg L (2000) Cost-effective management of benign positional vertigo using canalith repositioning. Otolaryngol Head Neck Surg 122(3):334–339

Lindell E, Finizia C, Johansson M, Karlsson T, Nilson J, Magnusson M (2018) Asking about dizziness when turning in bed predicts examination findings for benign paroxysmal positional vertigo. J Vestib Res 28(3–4):339–347

Lopez-Escamez JA, Gamiz MJ, Finana MG, Perez AF, Canet IS (2002) Position in bed is associated with left or right location in benign paroxysmal positional vertigo of the posterior semicircular canal. Am J Otolaryngol 23(5):263–266

Lopez-Escamez JA, Gamiz MJ, Fernandez-Perez A, Gomez-Finana M, Sanchez-Canet I (2003) Impact of treatment on health-related quality of life in patients with posterior canal benign paroxysmal positional vertigo. Otol Neurotol 24(4):637–641

Luryi AL, Lawrence J, LaRouere M, Babu S, Bojrab DI, Zappia J, Sargent EW, Schutt CA (2018) Treatment of patients with benign paroxysmal positional vertigo and severe immobility using the particle repositioning chair: a retrospective cohort study. Ann Otol Rhinol Laryngol 127(6):390–394

Lynn S, Pool A, Rose D, Brey R, Suman V (1995) Randomized trial of the canalith repositioning procedure. Otolaryngol Head Neck Surg 113(6):712–720

Maas BDPJ, van der Zaag-Loonen HJ, van Benthem PPG, Bruintjes TD (2020) Effectiveness of canal occlusion for intractable posterior canal benign paroxysmal positional vertigo: a systematic review. Otolaryngol Head Neck Surg 162(1):40–49

Macias JD, Ellensohn A, Massingale S, Gerkin R (2004) Vibration with the canalith repositioning maneuver: a prospective randomized study to determine efficacy. Laryngoscope 114(6):1011–1014

Mandala M, Califano L, Casani AP, Faralli M, Marcelli V, Neri G, Pecci R, Scasso F, Scotto di SL, Vannucchi P, Giannoni B, Dasgupta S, Bindi I, Salerni L, Nuti D (2021) Double-blind randomized trial on the efficacy of the forced prolonged position for treatment of lateral canal benign paroxysmal positional vertigo. Laryngoscope 131(4):E1296–E1300

Marciano E, Marcelli V (2002) Postural restrictions in labyrintholithiasis. Eur Arch Otorhinolaryngol 259(5):262–265

Massoud EA, Ireland DJ (1996) Post-treatment instructions in the nonsurgical management of benign paroxysmal positional vertigo. J Otolaryngol 25(2):121–125

Neuhauser HK (2016) The epidemiology of dizziness and vertigo. Handb Clin Neurol 137:67–82

Nuti D, Agus G, Barbieri MT, Passali D (1998) The management of horizontal-canal paroxysmal positional vertigo. Acta Otolaryngol 118(4):455–460

Obrist D, Hegemann S, Kronenberg D, Hauselmann O, Rosgen T (2010) In vitro model of a semicircular canal: design and validation of the model and its use for the study of canalithiasis. J Biomech 43(6):1208–1214

Obrist D, Nienhaus A, Zamaro E, Kalla R, Mantokoudis G, Strupp M (2016) Determinants for a successful Sémont maneuver: an in vitro study with a semicircular canal model. Front Neurol 7:150

Oghalai JS, Manolidis S, Barth JL, Stewart MG, Jenkins HA (2000) Unrecognized benign paroxysmal

positional vertigo in elderly patients. Otolaryngol Head Neck Surg 122(5):630–634

Oh HJ, Kim JS, Han BI, Lim JG (2007) Predicting a successful treatment in posterior canal benign paroxysmal positional vertigo. Neurology 68(15):1219–1222

Park MK, Lee DY, Kim YH (2019) Risk factors for positional vertigo and the impact of vertigo on daily life: the korean national health and nutrition examination survey. J Audiol Otol 23(1):8–14

Parnes LS, McClure JA (1992) Free-floating endolymph particles: a new operative finding during posterior semicircular canal occlusion. Laryngoscope 102(9):988–992

Ping L, Yi-Fei Z, Shu-Zhi W, Yan-Yan Z, Xiao-Kai Y (2020) Diagnosis and treatment of the short-arm type posterior semicircular canal BPPV. Braz J Otorhinolaryngol. 23:S1808–8694

Porwal P, Ananthu V R, Pawar V, Dorasala S, Bijlani A, Nair P, Nayar R (2021) Clinical and VNG Features in Anterior Canal BPPV-An Analysis of 13 Cases. Front Neurol 12:618269

Radtke A, Neuhauser H, von Brevern M, Lempert T (1999) A modified Epley's procedure for self-treatment of benign paroxysmal positional vertigo. Neurology 53(6):1358–1360

Radtke A, von BM, Tiel-Wilck K, Mainz-Perchalla A, Neuhauser H, Lempert T (2004) Self-treatment of benign paroxysmal positional vertigo: Sémont maneuver vs Epley procedure. Neurology 63(1):150–152

Rhim GI (2020) Effect of vitamin D injection in recurrent benign paroxysmal positional pertigo with vitamin D deficiency. Int Arch Otorhinolaryngol 24(4):e423–e428

Roberts RA, Gans RE, DeBoodt JL, Lister JJ (2005) Treatment of benign paroxysmal positional vertigo: necessity of postmaneuver patient restrictions. J Am Acad Audiol 16(6):357–366

Ruckenstein MJ, Shepard NT (2007) The canalith repositioning procedure with and without mastoid oscillation for the treatment of benign paroxysmal positional vertigo. ORL J Otorhinolaryngol Relat Spec 69(5):295–298

Salvinelli F, Casale M, Trivelli M, D'Ascanio L, Firrisi L, Lamanna F, Greco F, Costantino S (2003) Benign paroxysmal positional vertigo: a comparative prospective study on the efficacy of Sémont's maneuver and no treatment strategy. Clin Ter 154(1):7–11

Sémont A, Freyss G, Vitte E (1988) Curing the BPPV with a liberatory maneuver. Adv Otorhinolaryngol 42:290–293

Serafini G, Palmieri AM, Simoncelli C (1996) Benign paroxysmal positional vertigo of posterior semicircular canal: results in 160 cases treated with Sémont's maneuver. Ann Otol Rhinol Laryngol 105(10):770–775

2

Shah MU, Lotterman S, Roberts D, Eisen M (2019) Smartphone telemedical emergency department consults for screening of nonacute dizziness. Laryngoscope 129(2):466–469

Shim DB, Ko KM, Lee JH, Park HJ, Song MH (2015) Natural history of horizontal canal benign paroxysmal positional vertigo is truly short. J Neurol 262(1):74–80

Sim E, Tan D, Hill K (2019) Poor treatment outcomes following repositioning maneuvers in younger and older adults with benign paroxysmal positional vertigo: a systematic review and meta-analysis. J Am Med Dir Assoc 20(2):224

Soto-Varela A, Bartual-Magro J, Santos-Perez S, Velez-Regueiro M, Lechuga-Garcia R, Perez-Carro-Rios A, Caballero L (2001) Benign paroxysmal vertigo: a comparative prospective study of the efficacy of Brandt and Daroff exercises, Sémont and Epley maneuver. Rev Laryngol Otol Rhinol (Bord) 122(3):179–183

Steenerson RL, Cronin GW (1996) Comparison of the canalith repositioning procedure and vestibular habituation training in forty patients with benign paroxysmal positional vertigo. Otolaryngol Head Neck Surg 114(1):61–64

Strupp M, Goldschagg N, Vinck AS, Bayer O, Vandenbroeck S, Salerni L, Hennig A, Obrist D, Mandala M (2021) BPPV: comparison of the semontPLUS with the semont maneuver: a prospective randomized trial. Front Neurol 12:652573

Strupp M, Cnyrim C, Brandt T (2007) Vertigo and dizziness: treatment of benign paroxysmal positioning vertigo, vestibular neuritis and Menère's disease. In: Candelise L (Hrsg) Evidence-based neurology – management of neurological disorders. Blackwell Publishing, Oxford, S 59–69

Tateno F, Sakakibara R (2019) Positional vertigo after isolated cerebellar nodulus stroke: a report of 3 cases, J Stroke Neurovasc Dis 28:487–489

Vaduva C, Esteban-Sanchez J, Sanz-Fernandez R, Martin-Sanz E (2018) Prevalence and management of post-BPPV residual symptoms. Eur Arch Otorhinolaryngol 275(6):1429–1437

Vannucchi P, Giannoni B, Pagnini P (1997) Treatment of horizontal semicircular canal benign paroxysmal positional vertigo. J Vestib Res 7(1):1–6

von Brevern M, Bertholon P, Brandt T, Fife T, Imai T, Nuti D, Newman-Toker D (2015) Benign paroxysmal positional vertigo: diagnostic criteria. J Vestib Res 25(3–4):105–117

von Brevern M, Schmidt T, Schonfeld U, Lempert T, Clarke AH (2006a) Utricular dysfunction in patients with benign paroxysmal positional vertigo. Otol Neurotol 27(1):92–96

von Brevern M, Seelig T, Radtke A, Tiel-Wilck K, Neuhauser H, Lempert T (2006b) Short-term efficacy of Epley's manoeuvre: a double-blind randomised trial. J Neurol Neurosurg Psychiatry 77(8):980–982

von Brevern M., Radtke A, Lezius F, Feldmann M, Ziese T, Lempert T, Neuhauser H (2007) Epidemiology of benign paroxysmal positional vertigo: a population based study. J Neurol Neurosurg Psychiatry 78(7):710–715

Wang A, Zhou G, Kawai K, O'Brien M, Shearer AE, Brodsky JR (2021) Benign paroxysmal positional vertigo in children and adolescents with concussion. Sports Health 13(4):380–386

Wei W, Sayyid ZN, Ma X, Wang T, Dong Y (2018) Presence of anxiety and depression symptoms affects the first time treatment efficacy and recurrence of benign paroxysmal positional vertigo. Front Neurol 9:178

White J, Savvides P, Cherian N, Oas J (2005) Canalith repositioning for benign paroxysmal positional vertigo. Otol Neurotol 26(4):704–710

Woodworth BA, Gillespie MB, Lambert PR (2004) The canalith repositioning procedure for benign positional vertigo: a meta-analysis. Laryngoscope 114(7):1143–1146

Yacovino DA, Hain TC, Gualtieri F (2009) New therapeutic maneuver for anterior canal benign paroxysmal positional vertigo. J Neurol 256(11):1851–1855

Yang B, Lu Y, Xing D, Zhong W, Tang Q, Liu J, Yang X (2020) Association between serum vitamin D levels and benign paroxysmal positional vertigo: a systematic review and meta-analysis of observational studies. Eur Arch Otorhinolaryngol 277(1):169–17

Yang X, Ling X, Shen B, Hong Y, Li K, Si L, Kim JS (2019) Diagnosis strategy and Yacovino maneuver for anterior canal-benign paroxysmal positional vertigo. J Neurol 266(7):1674–1684

Yimtae K, Srirompotong S, Srirompotong S, Sae-Seaw P (2003) A randomized trial of the canalith repositioning procedure. Laryngoscope 113(5):828–832

van der Zaag-Loonen HJ, van Leeuwen RB, Bruintjes TD, van Munster BC (2015) Prevalence of unrecognized benign paroxysmal positional vertigo in older patients. Eur Arch Otorhinolaryngol 272(6):1521–1524

Zuma e Maia, Ramos BF, Cal R, Brock CM, Mangabeira Albernaz PL, Strupp M (2020) Management of lateral semicircular canal benign paroxysmal positional vertigo. Front Neurol 11:1040

Literatur zu 2.4

Adrion C, Fischer CS, Wagner J, Gürkov R, Mansmann U, Strupp M (2016) Efficacy and safety of betahistine treatment in patients with Meniere's disease: primary results of a long term, multicentre, double blind, randomised, placebo controlled, dose defining trial (BEMED trial). BMJ 352:h6816

Ahmadzai N, Cheng W, Kilty S, Esmaeilisaraji L, Wolfe D, Bonaparte J, Schramm D, Fitzpatrick E, Lin V, Skidmore B, Hutton B (2020) Pharmacologic and surgical therapies for patients with Meniere's disease: A systematic review and network meta-analysis. PLoS One 15(9):e0237523

Alexander TH, Harris JP (2010) Current epidemiology of Meniere's syndrome. Otolaryngol Clin North Am 43(5):965–970

Attye A, Eliezer M, Medici M, Tropres I, Dumas G, Krainik A, Schmerber S (2018) In vivo imaging of saccular hydrops in humans reflects sensorineural hearing loss rather than Meniere's disease symptoms. Eur Radiol 28(7):2916–2922

Basura GJ, Adams ME, Monfared A, Schwartz SR, Antonelli PJ, Burkard R, Bush ML, Bykowski J, Colandrea M, Derebery J, Kelly EA, Kerber KA, Koopman CF, Kuch AA, Marcolini E, McKinnon BJ, Ruckenstein MJ, Valenzuela CV, Vosooney A, Walsh SA, Nnacheta LC, Dhepyasuwan N, Buchanan EM (2020) Clinical practice guideline: ménière's disease. Otolaryngol Head Neck Surg 162(2_suppl):S1–S55

Battista RA (2004) Audiometric findings of patients with migraine-associated dizziness. Otol Neurotol 25(6):987–992

Becker-Bense S, Wittmann C, Dieterich M (2019) Balanced sex distribution in patients with Meniere's disease. J Neurol 266(Suppl 1):42–46

Belinchon A, Perez-Garrigues H, Tenias JM, Lopez A (2011) Hearing assessment in Meniere's disease. Laryngoscope 121(3):622–626

Bernaerts A, De FB (2019) Imaging of Meniere disease. Neuroimaging Clin N Am 29(1):19–28

Bernaerts A, Vanspauwen R, Blaivie C, van DJ, Zarowski A, Wuyts FL, Vanden Bossche S, Officiers E, Casselman JW, De Foer B (2019) The value of four stage vestibular hydrops grading and asymmetric perilymphatic enhancement in the diagnosis of Meniere's disease on MRI. Neuroradiology 61(4):421–429

Bertlich M, Ihler F, Freytag S, Weiss BG, Strupp M, Canis M (2015) Histaminergic H-heteroreceptors as a potential mediator of betahistine-induced increase in cochlear blood flow. Audiol Neurootol 20(5):283–293

Bertlich M, Ihler F, Weiss BG, Freytag S, Strupp M, Canis M (2017) Cochlear pericytes are capable of reversibly decreasing capillary diameter in vivo after tumor necrosis factor exposure. Otol Neurotol 38(10):e545–e550

Black FO, Effron MZ, Burns DS (1982) Diagnosis and management of drop attacks of vestibular origin: Tumarkin's otolithic crisis. Otolaryngol Head Neck Surg 90(2):256–262

Bögle R, Gerb J, Kierig E, Becker-Bense S, Ertl-Wagner B, Dieterich M, Kirsch V (2021) Intravenous delayed gadolinium-enhanced MR imaging of the endolymphatic space: a methodological comparative study. Front Neurol. 12:647296

Büchele W, Brandt T (1988) Vestibular neuritis – a horizontal semicircular canal paresis? Adv Otorhinolaryngol 42:157–161

Casani AP, Piaggi P, Cerchiai N, Seccia V, Franceschini SS, Dallan I (2012) Intratympanic treatment of intractable unilateral Meniere disease: gentamicin or dexamethasone? A randomized controlled trial. Otolaryngol Head Neck Surg 146(3):430–437

Caulley L, Quimby A, Karsh J, Ahrari A, Tse D, Kontorinis G (2018) Autoimmune arthritis in Meniere's disease: a systematic review of the literature. Semin Arthritis Rheum 48(1):141–147

Cha YH, Brodsky J, Ishiyama G, Sabatti C, Baloh RW (2007) The relevance of migraine in patients with Meniere's disease. Acta Otolaryngol 127:1241–1245

Chien CY, Kulthaveesup A, Herrmann BS, Rauch SD (2022) Cochlear Implantation Hearing Outcome in Menière's Disease. Otolaryngol Head Neck Surg 166:523–529

Choung YH, Park K, Kim CH, Kim HJ, Kim K (2006) Rare cases of Meniere's disease in children. J Laryngol Otol 120(4):343–352

Christopher LH, Wilkinson EP (2021) Meniere's disease: Medical management, rationale for vestibular preservation and suggested protocol in medical failure. Am J Otolaryngol 42(1):102817

Colletti V, Carner M, Colletti L (2007) Auditory results after vestibular nerve section and intratympanic gentamicin for Meniere's disease. Otol Neurotol 28(2):145–151

De Valck CF, Claes GM, Wuyts FL, Van de Heyning PH (2007) Lack of diagnostic value of high-pass noise masking of auditory brainstem responses in Meniere's disease. Otol Neurotol 28(5):700–707

Dieterich M, Brandt T (1999) Episodic vertigo related to migraine (90 cases): vestibular migraine? J Neurol 246(10):883–892

Devantier L, Hougaard D, Händel MN, Liviu-Adelin GF, Schmidt JH, Djurhuus B, Callesen HE (2020) Using betahistine in the treatment of patients with Menière's disease: a meta-analysis with the current randomized-controlled evidence. Acta Otolaryngol 140(10):845–853

Ducroz C, Dumas G, Quatre R, Attyé A, Fabre C, Schmerber S (2022) Benign recurrent vestibulopathy: MRI and vestibular tests results in a series of 128 cases. Eur Arch Otorhinolaryngol 279(1):169–173

Dunlap PM, Holmberg JM, Whitney SL (2019) Vestibular rehabilitation: advances in peripheral and central vestibular disorders. Curr Opin Neurol 32(1):137–144

Durtette C, Hachulla E, Resche-Rigon M, Papo T, Zenone T, Lioger B, Deligny C, Lambert M, Land-

2

ron C, Pouchot J, Kahn JE, Lavigne C, De WB, Dhote R, Gondran G, Pertuiset E, Quemeneur T, Hamidou M, Seve P, Le GT, Grasland A, Hatron PY, Fain O, Mekinian A (2017) Cogan syndrome: characteristics, outcome and treatment in a French nationwide retrospective study and literature review. Autoimmun Rev 16(12): 1219–1223

Eliezer M, Attyi A, Toupet M, Hautefort C (2021) Imaging of endolymphatic hydrops: A comprehensive update in primary and secondary hydropic ear disease. *J Vestib Res* 31(4):261–268

Escalera-Balsera A, Roman-Naranjo P, Lopez-Escamez JA (2020) Systematic review of sequencing studies and gene expression profiling infamilial meniere disease. Genes (Basel) 11(12):1414

Flanagan S, Mukherjee P, Tonkin J (2006) Outcomes in the use of intra-tympanic gentamicin in the treatment of Meniere's disease. J Laryngol Otol 120(2):98–102

Frejo L, Soto-Varela A, Santos-Perez S, Aran I, Batuecas-Caletrio A, Perez-Guillen V, Perez-Garrigues H, Fraile J, Martin-Sanz E, Tapia MC, Trinidad G, Garcia-Arumi AM, Gonzalez-Aguado R, Espinosa-Sanchez JM, Marques P, Perez P, Benitez J, Lopez-Escamez JA (2016) Clinical subgroups in bilateral Meniere disease. Front Neurol 7:182

Frejo L, Martin-Sanz E, Teggi R, Trinidad G, Soto-Varela A, Santos-Perez S, Manrique R, Perez N, Aran I, Almeida-Branco MS, Batuecas-Caletrio A, Fraile J, Espinosa-Sanchez JM, Perez-Guillen V, Perez-Garrigues H, Oliva-Dominguez M, Aleman O, Benitez J, Perez P, Lopez-Escamez JA (2017a) Extended phenotype and clinical subgroups in unilateral Meniere disease: a cross-sectional study with cluster analysis. Clin Otolaryngol 42(6):1172–1180

Frejo L, Requena T, Okawa S, Gallego-Martinez A, Martinez-Bueno M, Aran I, Batuecas-Caletrio A, Benitez-Rosario J, Espinosa-Sanchez JM, Fraile-Rodrigo JJ, Garcia-Arumi AM, Gonzalez-Aguado R, Marques P, Martin-Sanz E, Perez-Fernandez N, Perez-Vazquez P, Perez-Garrigues H, Santos-Perez S, Soto-Varela A, Tapia MC, Trinidad-Ruiz G, Del SA, Alarcon Riquelme ME, Lopez-Escamez JA (2017b) Regulation of Fn14 Receptor and NF-kappaB underlies inflammation in Meniere's disease. Front Immunol 8:1739

Fukushima M, Suekata Y, Kusumoto T, Akahani S, Okamoto H, Inohara H, Takeda N (2021) Rupture-like shrinkage and regrowth of endolymphatic hydrops in meniere's disease during remission. Otol Neurotol 42:1390–1393

Gallego-Martinez A, Lopez-Escamez JA (2020) Genetic architecture of Meniere's disease. Hear Res 397:107872

Garduno-Anaya MA, Couthino De TH, Hinojosa-Gonzalez R, Pane-Pianese C, Rios-Castaneda LC (2005) Dexamethasone inner ear perfusion by intratympanic injection in unilateral Meniere's disease: a two-year prospective, placebo-controlled, double-blind, randomized trial. Otolaryngol Head Neck Surg 133(2):285–294

Gerb J, Ahmadi SA, Kierig E, Ertl-Wagner B, Dieterich M, Kirsch V (2020) VOLT: a novel open-source pipeline for automatic segmentation of endolymphatic space in inner ear MRI. J Neurol. 267(Suppl 1):185–196

Gürkov R, Flatz W, Louza J, Strupp M, Krause E (2011) In vivo visualization of endolyphatic hydrops in patients with Meniere's disease: correlation with audiovestibular function. Eur Arch Otorhinolaryngol 268(12):1743–1748

Gürkov R, Kantner C, Strupp M, Flatz W, Krause E, Ertl-Wagner B (2014) Endolymphatic hydrops in patients with vestibular migraine and auditory symptoms. Eur Arch Otorhinolaryngol 271(10):2661–2667

Hallpike CS, Cairns H (1938) Observations on the pathology of Meniere's syndrome: (section of otology). Proc R Soc Med 31(11):1317–1336

Hao W, Yu H, Li H (2022) Effects of intratympanic gentamicin and intratympanic glucocorticoids in Ménière's disease: a network meta-analysis. J Neurol 269(1):72–86

Hannigan IP, Welgampola MS, Watson SRD (2019) Dissociation of caloric and head impulse tests: a marker of Meniere's disease. J Neurol 268:431–439

Harcourt JP, Lambert A, Wong PY, Patel M, Agarwal K, Golding JF, Bronstein AM (2019) Long-Term follow-up of intratympanic methylprednisolone versus gentamicin in patients with unilateral Meniere's disease. Otol Neurotol 40(4):491–496

Havia M, Kentala E, Pyykkö I (2005) Prevalence of Meniere's disease in general population of Southern Finland. Otolaryngol Head Neck Surg 133(5):762–768

Holmes S, Lalwani AK, Mankekar G (2021) Is Betahistine Effective in the Treatment of Meniere's Disease? *Laryngoscope* 131(12):2639–2640

Huppert D, Strupp M, Brandt T (2010) Long-term course of Meniere's disease revisited. Acta Otolaryngol 130(6):644–651

Hussain K, Murdin L, Schilder AG (2018) Restriction of salt, caffeine and alcohol intake for the treatment of Meniere's disease or syndrome. Cochrane Database Syst Rev 12:CD012173

Ihler F, Bertlich M, Sharaf K, Strieth S, Strupp M, Canis M (2012) Betahistine exerts a dose-dependent effect on cochlear stria vascularis blood flow in Guinea pigs in vivo. PLoS One 7(6):e39086

Ito T, Inui H, Miyasaka T, Shiozaki T, Hasukawa A, Yamanaka T, Kichikawa K, Kitahara T (2019) Endolymphatic volume in patients with Meniere's disease and healthy controls: three-dimensional analysis with magnetic resonance imaging. Laryngoscope Investig Otolaryngol 4(6):653–658

Jiang M, Zhang Z, Zhao C (2021) What is the efficacy of gentamicin on the incidence of vertigo attacks and hearing in patients with Meniere's disease compared with steroids? A meta-analysis. J Neurol. 268(10):3717–3727

Jerin C, Maxwell R, Gürkov R (2019) High-frequency horizontal semicircular canal function in certain Meniere's disease. Ear Hear 40(1):128–134

Kirsch V, Becker-Bense S, Berman A, Kierig E, Ertl-Wagner B, Dieterich M (2018) Transient endolymphatic hydrops after an attack of vestibular migraine: a longitudinal single case study. J Neurol 265(Suppl 1):51–53

Kirsch V, Nejatbakhshesfahani F, Ahmadi SA, Dieterich M, Ertl-Wagner B (2019) A probabilistic atlas of the human inner ear's bony labyrinth enables reliable atlas-based segmentation of the total fluid space. J Neurol 266(Suppl 1):52–61

Kutlubaev MA, Xu Y, Manchaiah V, Zou J, Pyyko I (2022) Vestibular drop attacks in Meniere's disease: A systematic review and meta-analysis of frequency, correlates and consequences. J Vestib Res 32(2):171–182

Lambert PR, Carey J, Mikulec AA, Lebel C (2016) Intratympanic sustained-exposure dexamethasone thermosensitive gel for symptoms of Meniere's disease: randomized phase 2b safety and efficacy trial. Otol Neurotol 37(10):1669–1676

Lange G, Maurer J, Mann W (2004) Long-term results after interval therapy with intratympanic gentamicin for Meniere's disease. Laryngoscope 114(1):102–105

Lee JM, Kim MJ, Jung J, Kim HJ, Seo YJ, Kim SH (2015) Genetic aspects and clinical characteristics of familial Meniere's disease in a South Korean population. Laryngoscope 125(9):2175–2180

Lempert T, Olesen J, Furman J, Waterston J, Seemungal B, Carey J, Bisdorff A, Versino M, Evers S, Newman-Toker D (2012) Vestibular migraine: diagnostic criteria. J Vestib Res 22(4):167–172

Lezius F, Adrion C, Mansmann U, Jahn K, Strupp M (2011) High-dosage betahistine dihydrochloride between 288 and 480 mg/day in patients with severe Meniere's disease: a case series. Eur Arch Otorhinolaryngol 268(8):1237–1240

Lim MY, Zhang M, Yuen HW, Leong JL (2015) Current evidence for endolymphatic sac surgery in the treatment of Meniere's disease: a systematic review. Singapore Med J 56(11):593–598

Lopez-Escamez JA, Attye A (2019) Systematic review of magnetic resonance imaging for diagnosis of Meniere disease. J Vestib Res 29(2–3):121–129

Lopez-Escamez JA, Carey J, Chung WH, Goebel JA, Magnusson M, Mandala M, Newman-Toker DE, Strupp M, Suzuki M, Trabalzini F, Bisdorff A (2015) Diagnostic criteria for Meniere's disease. J Vestib Res 25(1):1–7

Loureiro RM, Sumi DV, Tames HLVC, Soares CR, Salmito MC, Gomes RLE, Daniel MM (2020) Endolymphatic hydrops evaluation on MRI: practical considerations. Am J Otolaryngol 41(2):102361

Lyford-Pike S, Vogelheim C, Chu E, Della Santina CC, Carey JP (2007) Gentamicin is primarily localized in vestibular type I hair cells after intratympanic administration. J Assoc Res Otolaryngol 8(4):497–508

Magnan J, Ozgirgin ON, Trabalzini F, Lacour M, Escamez AL, Magnusson M, Guneri EA, Guyot JP, Nuti D, Mandala M (2018) European position statement on diagnosis, and treatment of Meniere's disease. J Int Adv Otol 14(2):317–321

Magnusson M, Padoan S, Karlberg M, Johansson R (1991) Delayed onset of ototoxic effects of gentamicin in patients with Meniere's disease. Acta Otolaryngol Suppl Stockh 485:120–122

Murofushi T, Tsubota M, Kitao K, Yoshimura E (2018) Simultaneous presentation of definite vestibular migraine and definite Meniere's disease: overlapping syndrome of two diseases. Front Neurol 9:749

Myllyla VV, Sotaniemi KA, Vuorinen JA, Heinonen EH (1992) Selegiline as initial treatment in de novo parkinsonian patients. Neurology 42(2):339–343

Nabi S, Parnes LS (2009) Bilateral Meniere's disease. Curr Opin Otolaryngol Head Neck Surg 17(5):356–362

Naganawa S, Yamazaki M, Kawai H, Bokura K, Sone M, Nakashima T (2010) Visualization of endolymphatic hydrops in Meniere's disease with single-dose intravenous gadolinium-based contrast media using heavily T(2)-weighted 3D-FLAIR. Magn Reson Med Sci 9(4):237–242

Nahmani S, Vaussy A, Hautefort C, Guichard JP, Guillonet A, Houdart E, Attye A, Eliezer M (2020) Comparison of enhancement of the vestibular perilymph between variable and constant flip angle-delayed 3D-FLAIR sequences in meniere disease. Am J Neuroradiol 41:706–711

Nakashima T, Naganawa S, Sugiura M, Teranishi M, Sone M, Hayashi H, Nakata S, Katayama N, Ishida IM (2007) Visualization of endolymphatic hydrops in patients with Meniere's disease. Laryngoscope 117(3):415–420

Nakashima T, Pyykko I, Arroll MA, Casselbrant ML, Foster CA, Manzoor NF, Megerian CA, Naganawa S, Young YH (2016) Meniere's disease. Nat Rev Dis Primers 2:16028

Nauta JJ (2014) Meta-analysis of clinical studies with betahistine in Meniere's disease and vestibular vertigo. Eur Arch Otorhinolaryngol 271(5):887–897

Nicolas S, Kmeid M, Mansour C, Fraysse B, Deguine O, Marx M, Fraysse ME (2019) Long-term vertigo control and vestibular function after low-dose

2

on-demand transtympanic gentamicin for refractory Meniere's disease. Otol Neurotol 40(2):218–225

Oh SY, Dieterich M, Lee BN, Boegle R, Kang JJ, Lee NR, Gerb J, Hwang SB, Kirsch V (2021) Endolymphatic hydrops in patients with vestibular migraine and concurrent meniere's disease. Front Neurol. 12:594481

Patel M, Agarwal K, Arshad Q, Hariri M, Rea P, Seemungal BM, Golding JF, Harcourt JP, Bronstein AM (2016) Intratympanic methylprednisolone versus gentamicin in patients with unilateral Meniere's disease: a randomised, double-blind, comparative effectiveness trial. Lancet 388(10061):2753–2762

Phillips JS, Murdin L, Rea P, Sutton L (2018) Clinical subtyping of Meniere's disease. Otolaryngol Head Neck Surg 159(3):407–409

Postema RJ, Kingma CM, Wit HP, Albers FW, Van Der Laan BF (2008) Intratympanic gentamicin therapy for control of vertigo in unilateral meniere disease: a prospective, double-blind, randomized, placebo-controlled trial. Acta Otolaryngol 128(8):876–880

Pullens B, van Benthem PP (2011) Intratympanic gentamicin for Meniere's disease or syndrome. Cochrane Database Syst Rev(3)CD008234

Pullens B, Verschuur HP, van Benthem PP (2013) Surgery for Meniere's disease. Cochrane Database Syst Rev 2:CD005395

Pyykkö I, Manchaiah V, Zou J, Levo H, Kentala E (2018) Impact of Tumarkin attacks on complaints and work ability in Meniere's disease. J Vestib Res 28(3–4):319–330

Radtke A, Lempert T, Gresty MA, Brookes GB, Bronstein AM, Neuhauser H (2002) Migraine and Meniere's disease: is there a link? Neurology 59(11):1700–1704

Rauch SD, Merchant SN, Thedinger BA (1989) Meniere's syndrome and endolymphatic hydrops. Double-blind temporal bone study. Ann Otol Rhinol Laryngol 98(11):873–883

Requena T, Espinosa-Sanchez JM, Cabrera S, Trinidad G, Soto-Varela A, Santos-Perez S, Teggi R, Perez P, Batuecas-Caletrio A, Fraile J, Aran I, Martin E, Benitez J, Perez-Fernandez N, Lopez-Escamez JA (2014) Familial clustering and genetic heterogeneity in Meniere's disease. Clin Genet 85(3):245–252

Roman-Naranjo P, Gallego-Martinez A, Soto-Varela A, Aran I, Moleon MDC, Espinosa-Sanchez JM, Amor-Dorado JC, Batuecas-Caletrio A, Perez-Vazquez P, Lopez-Escamez JA (2020) Burden of rare variants in the OTOG gene in familial meniere's disease. Ear Hear 41(6):1598–1605

Russo FY, Nguyen Y, De SD, Bouccara D, Sterkers O, Ferrary E, Bernardeschi D (2017) Meniett device in Meniere disease: randomized, double-blind, placebo-controlled multicenter trial. Laryngoscope 127(2):470–475

Sarna B, Abouzari M, Lin HW, Djalilian HR (2020) A hypothetical proposal for association between migraine and Meniere's disease. Med Hypotheses 134:109430

Schoo DP, Tan GX, Ehrenburg MR, Pross SE, Ward BK, Carey JP (2017) Intratympanic (IT) therapies for Meniere's disease: some consensus among the confusion. Curr Otorhinolaryngol Rep 5(2):132–141

Shaw B, Raghavan RS (2018) Dissociation between caloric and head impulse testing in patients with congenital abnormalities of the semicircular canals. J Laryngol Otol 132(10):932–935

Shojaku H, Watanabe Y, Fujisaka M, Tsubota M, Kobayashi K, Yasumura S, Mizukoshi K (2005) Epidemiologic characteristics of definite Meniere's disease in Japan. A long-term survey of Toyama and Niigata prefectures. J Otorhinolaryngol Relat Spec 67(5):305–309

Sood AJ, Lambert PR, Nguyen SA, Meyer TA (2014) Endolymphatic sac surgery for Meniere's disease: a systematic review and meta-analysis. Otol Neurotol 35(6):1033–1045

Tse D, Ramsay T, Lelli DA (2019) Novel Use of Portable Audiometry to Track Hearing Fluctuations in Meniere's Disease: A Pilot Study. Otol Neurotol 40:e130–e134

van der Lubbe MFJA, Vaidyanathan A, Van R, V, Postma AA, Bruintjes TD, Kimenai DM, Lambin P, van HM, van de Berg R (2020) The "hype" of hydrops in classifying vestibular disorders: a narrative review. J Neurol 267(Suppl 1):197–211

Van Esch B, Zaag-Loonen H, Bruintjes T, van Benthem PP (2022) Betahistine in Meiniere's Disease or Syndrome: A Systematic Review. *Audiol Neurootol* 27:(1)1–33

van Steekelenburg JM, van WA, de Pont LMH, Vijlbrief OD, Bommelje CC, Koopman JP, Verbist BM, Blom HM, Hammer S (2020) Value of endolymphatic hydrops and perilymph signal intensity in suspected meniere disease. Am J Neuroradiol 41(3):529–534

Sternberg LA, Tobia AJ, Walsh GM, Sternson AW (1974) The metabolism of betahistine in the rat. Drug Metab Dispos 2(2):123–128

Stokroos R, Kingma H (2004) Selective vestibular ablation by intratympanic gentamicin in patients with unilateral active Meniere's disease: a prospective, double-blind, placebo-controlled, randomized clinical trial. Acta Otolaryngol 124(2):172–175

Takumida M, Kakigi A, Takeda T, Anniko M (2006) Meniere's disease: a long-term follow-up study of bilateral hearing levels. Acta Otolaryngol 126(9):921–925

Teggi R, Colombo B, Zagato L, Filippi M (2021) Could ionic regulation disorders explain the overlap between Meniere's disease and migraine? J Vestib Res 31:297–301

Thirlwall AS, Kundu S (2006) Diuretics for Meniere's disease or syndrome. Cochrane Database Syst Rev 3:CD003599

Tighilet B, Leonard J, Watabe I, Bernard-Demanze L, Lacour M (2018) Betahistine treatment in a cat model of vestibular pathology: pharmacokinetic and pharmacodynamic approaches. Front Neurol 9:431

Tse D, Ramsay T, Lelli DA (2019) Novel use of portable audiometry to track hearing fluctuations in Meniere's disease: a pilot study. Otol Neurotol 40(2):e130–e134

Tumarkin A (1936) The otolithic catastrophe: a new syndrome. Br Med J 2(3942):175–177

Tyrrell JS, Whinney DJ, Ukoumunne OC, Fleming LE, Osborne NJ (2014) Prevalence, associated factors, and comorbid conditions for Meniere's disease. Ear Hear 35(4):e162–e169

von Brevern M, Zeise D, Neuhauser H, Clarke AH, Lempert T (2005) Acute migrainous vertigo: clinical and oculographic findings. Brain 128:(Pt 2)365–374

Westhofen M (2013) [Indications for operative therapy of vestibular vertigo and the associated success rates]. HNO 61(9):752–761

Yeh TH, Herman P, Tsai MC, Tran-Ba-Huy P, Vanden-Abbeele T (1998) A cationic nonselective stretch-activated channel in the Reissner's membrane of the guinea pig cochlea. Am J Physiol 274(3 Pt 1):C566–C576

Zhang W, Hui L, Zhang B, Ren L, Zhu J, Wang F, Li S (2021) The Correlation Between Endolymphatic Hydrops and Clinical Features of Meniere Disease. Laryngoscope 131:(1)E144-E150

Zhang Y, Fu J, Lin H, Shen C, Wang X, Wu J (2019) The clinical outcomes after intratympanic gentamicin injection to treat Meniere's disease: a meta-analysis. Otol Neurotol 40(4):419–429

Zingler VC, Cnyrim C, Jahn K, Weintz E, Fernbacher J, Frenzel C, Brandt T, Strupp M (2007) Causative factors and epidemiology of bilateral vestibulopathy in 255 patients. Ann Neurol 61:524-532

Literatur zu 2.5

Arbusow V, Strupp M, Dieterich M, Jager L, Hischa A, Schulz P, Brandt T (1998) Alternating episodes of vestibular nerve excitation and failure. Neurology 51(5):1480–1483

Bayer O, Bremova T, Strupp M, Hüfner K (2018) A randomized double-blind, placebo-controlled, cross-over trial (Vestparoxy) of the treatment of vestibular paroxysmia with oxcarbazepine. J Neurol 265(2):291–298

Best C, Gawehn J, Krämer HH, Thömke F, Ibis T, Müller-Forell W, Dieterich M (2013) MRI and neurophysiology in vestibular paroxysmia: contradiction and correlation. J Neurol Neurosurg Psychiatry 84(12):1349–1356

Brandt T, Dieterich M (1994) Vestibular paroxysmia: vascular compression of the eighth nerve? Lancet 343(8900):798–799

Brandt T, Huppert T, Hüfner K, Zingler VC, Dieterich M, Strupp M (2010) Long-term course and relapses of vestibular and balance disorders. Restor Neurol Neurosci 28:(1)69–82

Choi KD, Shin HY, Kim JS, Kim SH, Kwon OK, Koo JW, Park SH, Yoon BW, Roh JK (2005) Rotational vertebral artery syndrome: oculographic analysis of nystagmus. Neurology 65(8):1287–1290

Choi SY, Choi JH, Choi KD (2018) The nystagmus of vestibular paroxysmia. J Neurol 265(7):1711–1713

Chow MR, Ayiotis AI, Schoo DP, Gimmon Y, Lane KE, Morris BJ, Rahman MA, Valentin NS, Boutros PJ, Bowditch SP, Ward BK, Sun DQ, Trevino GC, Schubert MC, Carey JP, Della Santina CC (2021) Posture, gait, quality of life, and hearing with a vestibular implant. N Engl J Med 384(6):521–532

Dieterich M, Brandt T (1999) Episodic vertigo related to migraine (90 cases): vestibular migraine? J Neurol 246:(10)883-892

Dunlap PM, Holmberg JM, Whitney SL (2019) Vestibular rehabilitation: advances in peripheral and central vestibular disorders. Curr Opin Neurol 32(1):137–144

Han J, Wang T, Xie Y, Cao D, Kang Z, Song X (2018) Successive occurrence of vertebrobasilar dolichectasia induced trigeminal neuralgia, vestibular paroxysmia and hemifacial spasm: a case report. Medicine (Baltimore) 97(25):e11192

Hüfner K, Barresi D, Glaser M, Linn J, Adrion C, Mansmann U, Brandt T, Strupp M (2008a) Vestibular paroxysmia: diagnostic features and medical treatment. Neurology 71(13):1006–1014

Hüfner K, Linn J, Strupp M (2008b) Recurrent attacks of vertigo with monocular oscillopsia. Neurology 71(11):863

Hüfner K, Jahn K, Linn J, Strupp M, Brandt T (2009) Vestibularisparoxysmie. Nervenheilkunde 28:26–30

Huppert D, Langhagen T, Brandt T (2017) Benign course of episodic dizziness disorders in childhood. J Neurol 264 (Suppl1):4–6

Jannetta PJ (1975) Neurovascular cross-compression in patients with hyperactive dysfunction symptoms of the eighth cranial nerve. Surg Forum 26:467–468

Jen JC, Wan J (2018) Episodic ataxias. Handb Clin Neurol 155:205–215

Kanashiro AM, Alexandre PL, Pereira CB, Melo AC, Scaff M (2005) Vestibular paroxysmia: clinical study and treatment of eight patients. Arq Neuropsiquiatr 63(3A):643–647

Kim CH, Choi KD (2021) Periodic tinnitus and direction-changing nystagmus in vestibular paroxysmia. J Clin Neurol 17(3):493–495

Kim HA, Bisdorff A, Bronstein AM, Lempert T, Rossi-Izquierdo M, Staab JP, Strupp M, Kim JS (2019) Hemodynamic orthostatic dizziness/vertigo: Diagnostic criteria. J Vestib Res 29:(2-3)45–56

Koo YJ, Kim HJ, Choi JY, Kim JS (2021) Vestibular paroxysmia associated with typewriter tinnitus: a case report and literature review. J Neurol 268(6):2267–227

Lang J (1982) Anatomy, length and blood vessel relations of „central" and „peripheral" paths of intracisternal cranial nerves. Zentralbl Neurochir 43(3):217–258

Lee SU, Kim HJ, Choi JY, Kim JS (2018) Lower brainstem melanocytoma masquerading as vestibular paroxysmia. J Neurol 265(5):1222–1225

Lee SM, Oh EH, Choi SY, Jo JW, Choi JH, Choi KD (2020) Hyperventilation-triggered vertigo and nystagmus in vestibular paroxysmia. J Clin Neurol 16(3):507–509

Lehnen N, Langhagen T, Heinen F, Huppert D, Brandt T, Jahn K (2015) Vestibular paroxysmia in children: a treatable cause of short vertigo attacks. Dev Med Child Neurol 57(4):393–396

Lempert T, Olesen J, Furman J, Waterston J, Seemungal B, Carey J, Bisdorff A, Versino M, Evers S, Newman-Toker D (2012) Vestibular migraine: diagnostic criteria. J Vestib Res 22:(4)167–172

Li J, Sun M, Wang X (2020) The adverse-effect profile of lacosamide. Expert Opin Drug Saf 19:131–138

Li Y, Zeng C, Luo T (2011) Paroxysmal dysarthria and ataxia in multiple sclerosis and corresponding magnetic resonance imaging findings. J Neurol 258(2):273–276

Liu F, Wei C, Huang W (2020) Clinical long-term observation of the keyhole microvascular decompression with local anesthesia on diagnosis and treatment of vestibular paroxysmia. Acta Otolaryngol 140(5):378–382

Lopez-Escamez JA, Carey J, Chung WH, Goebel JA, Magnusson M, Mandala M, Newman-Toker DE, Strupp M, Suzuki M, Trabalzini F, Bisdorff A (2015) Diagnostic criteria for Meniere's disease. J Vestib Res 25:(1)1–7

Minor LB, Solomon D, Zinreich JS, Zee DS (1998) Sound- and/or pressure-induced vertigo due to bone dehiscence of the superior semicircular canal. Arch Otolaryngol Head Neck Surg 124(3):249–258

Möller MB, Möller AR, Jannetta PJ, Sekhar L (1986) Diagnosis and surgical treatment of disabling positional vertigo. J Neurosurg 64:21–28

Paul NL, Simoni M, Rothwell PM (2013) Transient isolated brainstem symptoms preceding posterior circulation stroke: a population-based study. Lancet Neurol 12(1):65–71

Pfefferkorn T, Holtmannspotter M, Querner V, Dudel C, Noachtar S, Strupp M, Brandt T (2004) Epileptic nystagmus. Neurology 63(7):E14

Rommer PS, Wiest G, Kronnerwetter C, Zach H, Loader B, Elwischger K, Trattnig S (2015) 7-Tesla MRI demonstrates absence of structural lesions in patients with vestibular paroxysmia. Front Neuroanat 9:81

Russell D, Baloh RW (2009) Gabapentin responsive audiovestibular paroxysmia. J Neurol Sci 281(1–2):99–100

Silva-Hernandez L, Silva-Hernandez M, Gutierrez-Viedma A, Yus M, Cuadrado ML (2019) Hemifacial spasm and vestibular paroxysmia: co-presence of two neurovascular compression syndromes in a patient. Neurologia 34(2):131–133

Sivarasan N, Touska P, Murdin L, Connor S (2019) MRI findings in vestibular paroxysmia – An observational study. J Vestib Res 29(2–3):137–145

Straube A, Büttner U, Brandt T (1994) Recurrent attacks with skew deviation, torsional nystagmus, and contraction of the left frontalis muscle. Neurology 44:177–178

Strupp M, Planck JH, Arbusow V, Steiger HJ, Brückmann H, Brandt T (2000) Rotational vertebral artery occlusion syndrome with vertigo due to „labyrinthine excitation". Neurology 54(6):1376–1379

Strupp M, von Stuckrad-Barre S, Brandt T, Tonn JC (2013) Teaching NeuroImages: compression of the eighth cranial nerve causes vestibular paroxysmia. Neurology 80(7):e77

Strupp M, Elger C, Goldschagg N (2019) Treatment of vestibular paroxysmia with lacosamide. Neurol Clin Pract 9(6):539–541

Strupp M, Dieterich M, Brandt T, Feil K (2016) Therapy of vestibular paroxysmia, superior oblique myokymia, and ocular neuromyotonia. Curr Treat Options Neurol 18(7):34

Sunwoo W, Jeon YJ, Bae YJ, Jang JH, Koo JW, Song JJ (2017) Typewriter tinnitus revisited: the typical symptoms and the initial response to carbamazepine are the most reliable diagnostic clues. Sci Rep 7(1): 10615

Tarnutzer AA, Lee SH, Robinson KA, Kaplan PW, Newman-Toker DE (2015) Clinical and electrographic findings in epileptic vertigo and dizziness: a systematic review. Neurology 84(15): 1595–1604

Teh CS, Noordiana SH, Shamini S, Prepageran N (2021) Vascular Loops: The Innocent Bystander for Vestibular Paroxysmia. Ann Otol Rhinol Laryngol. 5:34894211037211

Young AS, Jonker B, Welgampola MS (2019) Vestibular paroxysmia presenting with irritative nystagmus. Neurology 92(15):723–724

Yousry I, Dieterich M, Naidich TP, Schmid UD, Yousry TA (2002) Superior oblique myokymia: magnetic resonance imaging support for the neurovascular compression hypothesis. Ann Neurol 51(3):361–368

Literatur zu 2.6

Ahmed W, Rajagopal R, Lloyd G (2019) Systematic review of round window operations for the treatment of superior semicircular canal dehiscence. J Int Adv Otol 15(2):209–214

Al AA, Farmer R, Bance M (2019) Outcomes of transmastoid resurfacing for superior canal dehiscence using a cartilage overlay technique. Laryngoscope 129(9):2164–2169

Allsopp T, Kim AH, Robbins AM, Page JC, Dornhoffer JL (2020) Quality of life outcomes after transmastoid plugging of superior semicircular canal dehiscence. Am J Otolaryngol 41(2):102287

Baxter M, McCorkle C, Trevino GC, Zuniga MG, Carter AM, Della Santina CC, Minor LB, Carey JP, Ward BK (2019) Clinical and physiologic predictors and postoperative outcomes of near dehiscence syndrome. Otol Neurotol 40(2):204–212

Berning AW, Arani K, Branstetter BF (2019) Prevalence of superior semicircular canal dehiscence on high-resolution CT imaging in patients without vestibular or auditory abnormalities. Am J Neuroradiol 40(4):709–712

Carey JP, Minor LB, Nager GT (2000) Dehiscence or thinning of bone overlying the superior semicircular canal in a temporal bone survey. Arch Otolaryngol Head Neck Surg 126(2):137–147

Chien WW, Carey JP, Minor LB (2011) Canal dehiscence. Curr Opin Neurol 24(1):25–31

de Wolf MJF, Dawe N, Jervis S, Kumar R, Dalton CL, Lindley K, Irving R (2021) Transmastoid occlusion surgery for Superior Semicircular Canal Dehiscence Syndrome improves patient-reported quality-of-life measures and corrects cVEMP thresholds and amplitudes. *Otol Neurotol* 42(10):1534–1543

Deveze A, Matsuda H, Elziere M, Ikezono T (2018) Diagnosis and treatment of perilymphatic fistula. Adv Otorhinolaryngol 81:133–145

Dieterich M, Brandt T, Fries W (1989) Otolith function in man: results from a case of otolith Tullio phenomenon. Brain 112:1377–1392

Duman IS, Dogan SN (2020) Contribution of reformatted multislice temporal computed tomography images in the planes of stenvers and poschl to the diagnosis of superior semicircular canal dehiscence. J Comput Assist Tomogr 44(1):53–58

Dumas G, Tan H, Dumas L, Perrin P, Lion A, Schmerber S (2019) Skull vibration induced nystagmus in patients with superior semicircular canal dehiscence. Eur Ann Otorhinolaryngol Head Neck Dis 136(4):263–272

Fife TD, Colebatch JG, Kerber KA, Brantberg K, Strupp M, Lee H, Walker MF, Ashman E, Fletcher J, Callaghan B, Gloss DS (2017) Practice guideline: Cervical and ocular vestibular evoked myogenic potential testing: Report of the Guideline Development, Dissemination, and Implementation Subcommittee of the American Academy of Neurology. Neurology 89(22):2288–2296

Gona A, Phillips JS (2020) ,Soft reinforcement' of the round window for superior semi-circular canal dehiscence syndrome. J Laryngol Otol 134:366–368

Hassannia F, Misale P, Harvey K, Yu E, Rutka JA (2021) Elevated ocular VEMP responses in the absence of a superior semicircular canal dehiscence. Am J Otolaryngol 42(1):102789

Heilen S, Lang CP, Warnecke A, Lenarz T, Durisin M (2020) Exploratory tympanotomy in sudden sensorineural hearing loss for the identification of a perilymphatic fistula - retrospective analysis and review of the literature. J Laryngol Otol 134(6):501–508

Ho ML (2019) Third window lesions. Neuroimaging Clin N Am 29(1):57–92

Ikezono T, Matsumura T, Matsuda H, Shikaze S, Saitoh S, Shindo S, Hasegawa S, Oh SH, Hagiwara Y, Ogawa Y, Ogawa H, Sato H, Tono T, Araki R, Maeda Y, Usami SI, Kase Y (2018) The diagnostic performance of a novel ELISA for human CTP (Cochlin-tomoprotein) to detect perilymph leakage. PLoS One 13(1):e0191498

Kamakura T, Nadol JB, Jr. (2017) Evidence of osteoclastic activity in the human temporal bone. Audiol Neurootol 22(4–5):218–225

Lee GS, Zhou G, Poe D, Kenna M, Amin M, Ohlms L, Gopen Q (2011) Clinical experience in diagnosis and management of superior semicircular canal dehiscence in children. Laryngoscope 121(10):2256–2261

Mau C, Kamal N, Badeti S, Reddy R, Ying YM, Jyung RW, Liu JK (2018) Superior semicircular canal dehiscence: diagnosis and management. J Clin Neurosci 48:58–65

Miao T, Johanis M, Kaur T, Duong C, De JR, Willis S, Hong M, Romiyo P, Hwang L, McArthur D, Yang I, Gopen Q (2021) Analysis of temporal bone thickness outside of the petrous temporal bone between superior semicircular canal dehiscence and normal patients. J Clin Neurosci 84:23–28

Mikulec AA, McKenna MJ, Ramsey MJ, Rosowski JJ, Herrmann BS, Rauch SD, Curtin HD, Merchant SN (2004) Superior semicircular canal dehiscence presenting as conductive hearing loss without vertigo. Otol Neurotol 25(2):121–129

Niesten ME, Stieger C, Lee DJ, Merchant JP, Grolman W, Rosowski JJ, Nakajima HH (2015) Assessment of the effects of superior canal dehiscence location and size on intracochlear sound pressures. Audiol Neurootol 20(1):62–71

Noij KS, Herrmann BS, Guinan JJ, Jr., Rauch SD (2019) Toward Optimizing cVEMP: 2,000-Hz Tone Bursts Improve the Detection of Superior Canal Dehiscence. Audiol Neurootol 23(6):335–344

Noij KS, Remenschneider AK, Herrmann BS, Guinan JJ Jr., Rauch SD (2021) Optimized Diagnostic Approach to Patients Suspected of Superior Semicircular Canal Dehiscence. Ear Hear 42(5):1295–1300

Nomura Y, Okuno T, Hara M, Young YH (1992) "Floating" labyrinth. Pathophysiology and treatment of perilymph fistula. Acta Otolaryngol Stockh 112(2):186–191

Ossen ME, Stokroos R, Kingma H, van TJ, Van R, V, Temel Y, van de Berg R (2017) Heterogeneity in reported outcome measures after surgery in superior canal dehiscence syndrome-a systematic literature review. Front Neurol 8:347

Papathanasiou ES, Straumann D (2019) Why and when to refer patients for vestibular evoked myogenic potentials: a critical review. Clin Neurophysiol 130(9):1539–1556

Philip A, Mammen MD, Lepcha A, Alex A (2019) Posterior semicircular canal dehiscence: a diagnostic and surgical conundrum. BMJ Case Rep 12(7):e229573

Romiyo P, Duong C, Ng E, Wung V, Udawatta M, Nguyen T, Sheppard JP, Preet K, Alemnew M, Seo D, Gopen Q, Yang I (2019) Superior semicircular canal dehiscence postoperative outcomes: a case series of 156 repairs. J Clin Neurosci 68:69–72

Rosowski JJ, Songer JE, Nakajima HH, Brinsko KM, Merchant SN (2004) Clinical, experimental, and theoretical investigations of the effect of superior semicircular canal dehiscence on hearing mechanisms. Otol Neurotol 25(3):323–332

Sarna B, Abouzari M, Merna C, Jamshidi S, Saber T, Djalilian HR (2020) Perilymphatic fistula: a review of classification, etiology, diagnosis, and treatment. Front Neurol 11:1046

Spear SA, Jackson NM, Mehta R, Morel CE, Miller LS, Anderson D, Arriaga MA (2016) Is MRI equal to CT in the evaluation of thin and dehiscent superior semicircular canals? Otol Neurotol 37(2):167–170

Stahl MC, Otteson T (2022) Systematic review on vestibular symptoms in patients with enlarged vestibular aqueducts. Laryngoscope 132(4):873–880

Steenerson KK, Crane BT, Minor LB (2020) Superior semicircular canal dehiscence syndrome. Semin Neurol 40(1):151–159

Strupp M, Zwergal A (2019) Teaching video neuroimages: use your tuning fork to diagnose vertigo. Neurology 93(15):e1497

Taylor RL, Welgampola MS, Nham B, Rosengren SM (2020) Vestibular-evoked myogenic potential testing in vestibular localization and diagnosis. Semin Neurol 40(1):18–32

Tran ED, Swanson A, Sharon JD, Vaisbuch Y, Blevins NH, Fitzgerald MB, Steenerson KK (2020) Ocular vestibular-evoked myogenic potential amplitudes elicited at 4 kHz optimize detection of superior semicircular canal dehiscence Front Neurol 11:879

Tunkel AE, Carey JP, Pearl M (2019) Flat panel computed tomography in the diagnosis of superior semicircular canal dehiscence syndrome. Otol Neurotol 40(2):213–217

Verrecchia L, Brantberg K, Tawfique Z, Maoli D (2019) Diagnostic accuracy of ocular vestibular evoked myogenic potentials for superior canal dehiscence syndrome in a large cohort of dizzy patients. Ear Hear 40(2):287–294

Walsh EM (2020) Current management of superior semicircular canal dehiscence syndrome. Curr Opin Otolaryngol Head Neck Surg 28(5):340–345

Ward BK, Carey JP, Minor LB (2017) Superior canal dehiscence syndrome: lessons from the first 20 years. Front Neurol 8:177

Ward BK, van de Berg R, Van R, V, et al. (2021) Superior semicircular canal dehiscence syndrome: Diagnostic criteria consensus document of the Committee for the Classification of Vestibular Disorders of the Barany Society. J Vestib Res 31:131–141

Watson SRD, Halmagyi GM, Colebatch JG (2000) Vestibular hypersensitivity to sound (Tullio phenomenon): structural and functional assessment. Neurology 54(3):722–728

Weinreich HM, Carey JP (2019) Perilymphatic fistulas and superior semi-circular canal dehiscence syndrome. Adv Otorhinolaryngol 82:93–100

Westhofen M (2020) Enlarged vestibular aqueduct syndrome-dehiscence syndromes-honeycomb mastoid: Pathophysiology and evidence for clinical differentiation. HNO 68(5):336–343

Wung V, Romiyo P, Ng E, Duong C, Nguyen T, Seo D, Yang I, Gopen Q (2019) Sealing of superior semicircular canal dehiscence is associated with improved balance outcomes postoperatively versus plugging of the canal in middle fossa craniotomy repairs: a case series. J Neurosurg. 2019 Jun 28:1–5

Young AS, McMonagle B, Pohl DV, Magnussen J, Welgampola MS (2019) Superior semicircular canal dehiscence presenting with recurrent positional vertigo. Neurology 93(24):1070–1072

Zhang LC, Sha Y, Dai CF (2011) Another etiology for vertigo due to idiopathic lateral semicircular canal bony defect. Auris Nasus Larynx 38(3):402–405

Zentrale Schwindelsyndrome

Inhaltsverzeichnis

Ergänzende Information Die elektronische Version dieses Kapitels enthält Zusatzmaterial, auf das über folgenden Link zugegriffen werden kann https://doi.org/10.1007/978-3-662-61397-9_3. Die Videos lassen sich durch Anklicken des DOI Links in der Legende einer entsprechenden Abbildung abspielen, oder indem Sie diesen Link mit der SN More Media App scannen.

3

3.1 Überblick zentraler vestibulärer Syndrome

▪▪ Klinische Synopsis

Zentrale vestibuläre Schwindelformen entstehen durch Läsionen entlang der vestibulären Verbindungen im Hirnstamm von den Vestibulariskernen in der Medulla oblongata zu den okulomotorischen Kernen und Integrationszentren für die Auge-Kopf-Koordination im Pons und rostralen Mittelhirn sowie zum Vestibulozerebellum, Thalamus und vestibulären Kortex im temporoparietalen Großhirn (Dieterich und Brandt 2015a) (◘ Abb. 3.1). Einerseits kann zentraler vestibulärer Schwindel Begleitsymptom komplexer infratentorieller Syndrome sein mit weiteren (nicht vestibulären) Okulomotorikstörungen und/oder neurologischen Hirnstamm-/Kleinhirnzeichen (z. B. Wallenberg-Syndrom oder Mittelhirninfarkt). Andererseits kann es sich um klar definierte klinische Syndrome unterschiedlicher Ätiologie wie das akute zentrale vestibuläre Syndrom (AZVS) oder den Upbeat- und Downbeat-Nystagmus handeln, deren typischer okulomotorischer Befund nur bei bilateralen Hirnstamm- oder zerebellären Funktionsstörungen vorkommt.

In großen interdisziplinären Notaufnahmeeinrichtungen findet sich bei bis zu 25% aller Patienten mit dem Leitsymptom Schwindel eine zentrale Ursache (Kerber 2009; Vanni et al. 2015; Newman-Toker et al. 2008; Brandt und Dieterich 2017; Zwergal und Dieterich 2020).

Die Dauer zentraler vestibulärer Symptome kann von kurzen Attacken (vestibuläre Migräne, paroxysmale Hirnstammattacken), über Stunden bis Tage anhaltenden Episoden (vestibuläre Migräne, Hirnstamm-/Kleinhirninfarkt, episodische Ataxie Typ 2) bis hin zu permanenten Syndromen reichen (zerebellärer Schwindel z. B. mit Downbeat-Nystagmus-Syndrom oder im Rahmen extrapyramidaler Syndrome).

Bei peripheren vestibulären Erkrankungen erlauben spezifische Funktionsstörungen wie peripherer vestibulärer Spontannystagmus oder Lagerungsnystagmus eine präzise anatomische Zuordnung. Ein gutes Beispiel dafür ist der BPPV (▶ Abschn. 2.3), bei dem sich aus der Richtung des Nystagmus der betroffene vertikale oder horizontale Bogengang und die betroffene Seite eindeutig identifizieren lassen. Im Gegensatz dazu können klinisch ähnliche Syndrome durch unterschiedliche topographisch-anatomische Läsionen innerhalb des vestibulären Netzwerks, z. B. „Ocular Tilt Reaction" (OTR) oder ihre Komponenten in Form von Verkippung der subjektiven visuellen Vertikalen (SVV) und „Skew Deviation" im Hirnstamm oder Zerebellum ausgelöst werden. Schließlich kann auch der Typ des subjektiven Schwindels mit Drehschwindel oder Schwankschwindel zur Lokalisation v. a. infratentorieller Störungen genutzt werden: Drehschwindel als kaudales Hirnstamm- oder Kleinhirnzeichen, Schwankschwindel bei Mittelhirn- und Thalamusläsionen.

Unilaterale kortikale Schädigungen des multisensorischen vestibulären Systems (Erkrankungen höherer kognitiver vestibulärer Funktionen) sind durch die vestibuläre Dominanz (rechte Hemisphäre bei Rechtshändern, linke Hemisphäre bei Linkshändern) geprägt. So treten z. B. Neglekt und Pusher-Syndrome häufiger und ausgeprägter bei akuten rechtsseitigen Mediainfarkten bei Rechtshändern auf (Brandt et al. 2014).

Die verschiedenen Beispiele in dieser klinischen Synopsis können ohne Kenntnis von Struktur und Funktion des zentralen vestibulären Systems zunächst verwirren. Deshalb soll zum besseren Verständnis der vielfältigen, häufig übersehenen zentralen vestibulären Schwindel-, Gleichgewichts- und Raumorientierungsstörungen im Folgenden ein kurzer Überblick zur Struktur

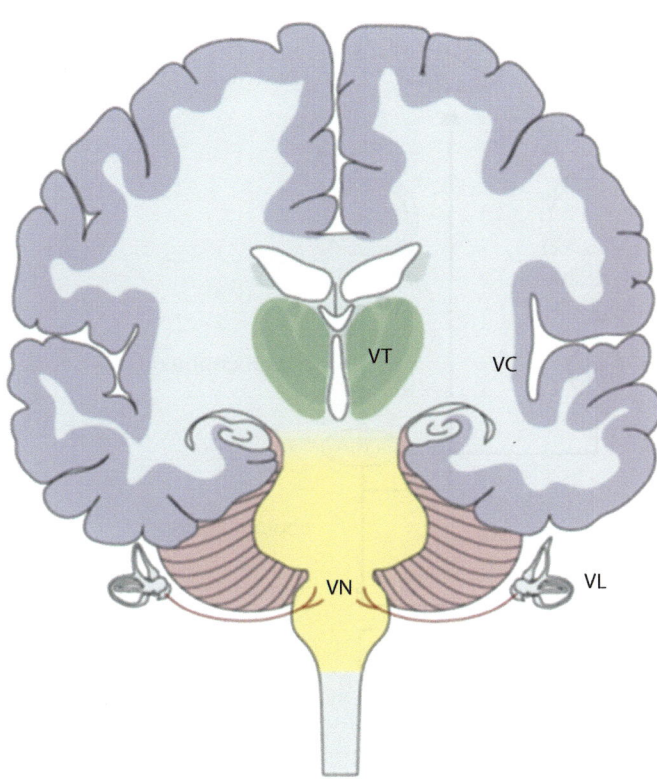

Kortex
- Kortikaler Schwindel
- Pusher-Syndrom
- „Room tilt illusion"
- Visueller Neglect
- Defizit der räumlichen Orientierung
- Vestibuläre Epilepsie

Thalamus
- Thalamische Astasie
- Pusher-Syndrom

Hirnstamm
- Lateropulsion
- „Ocular tilt reaction"
- Paroxysmale Ataxie/Dysarthrie
- Pseudoneuritis
- „Room tilt illusion"
- Skew-torsion
- Vestibuläre Migräne

Zerebellum
- Downbeat-Nystagmus
- Episodische Ataxie Typ 2
- „Ocular tilt reaction"
- Lageschwindel/Nystagmus
- Pseudoneuritis
- Upbeat-Nystagmus

VT VC VN VL

◘ **Abb. 3.1** Zentrale vestibuläre Syndrome und Erkrankungen höherer vestibulärer Funktionen. Die schematische Darstellung zeigt eine unvollständige Liste von Syndromen, die den verschiedenen Hirnregionen wie Hirnstamm (*gelb*), Kleinhirn (*rosa*), Thalamus (*grün*) und Kortex (*blau*) zugeordnet sind. Einige Syndrome werden durch Läsionen in unterschiedlichen Hirnregionen ausgelöst, z. B. die „Ocular Tilt Reaction" (OTR) entweder entlang der vestibulären Hirnstammbahnen oder paramedianer Klein-hirnstrukturen. Die Attacken der sog. „Room Tilt Illusion" können durch vestibuläre Reize oder Tonusdifferenzen, selten kortikal, häufiger aus dem Hirnstamm, aber auch durch periphere Erkrankungen entstehen. Bei manchen Erkrankungen ist die topographische Zuordnung noch unsicher. *VC* vestibulärer Kortex; *VL* vestibuläres Labyrinth; *VN* Vestibulariskern; *VT* vestibulärer Thalamus (Brandt und Dieterich 2017)

und Funktion des vestibulären Netzwerks gegeben werden.

■■ **Das zentrale vestibuläre Netzwerk**

Wichtigste Strukturen für zentrale vestibuläre Schwindelformen sind die neuronalen Verbindungen zur Vermittlung des vestibulookulären Reflexes (VOR), die vom Labyrinth über die Vestibulariskerne im medullären Hirnstamm zu den okulomotorischen Kernen in der Brücke und im Mittelhirn (Nuclei abducens, oculomotorius und trochlearis) reichen (Brandt und Dieterich 1994, 1995, 2017) (◘ Abb. 3.2). Über diesen 3-Neuronen-Reflexbogen werden kompensatorische Augenbewegungen während rascher Kopf- und Körperbewegungen generiert. Wichtig sind darüber hinaus

a. der Nucleus interstitialis Cajal (INC) als Integrationszentren im Mittelhirn für vertikale und torsionelle Augenbewegungen und

3

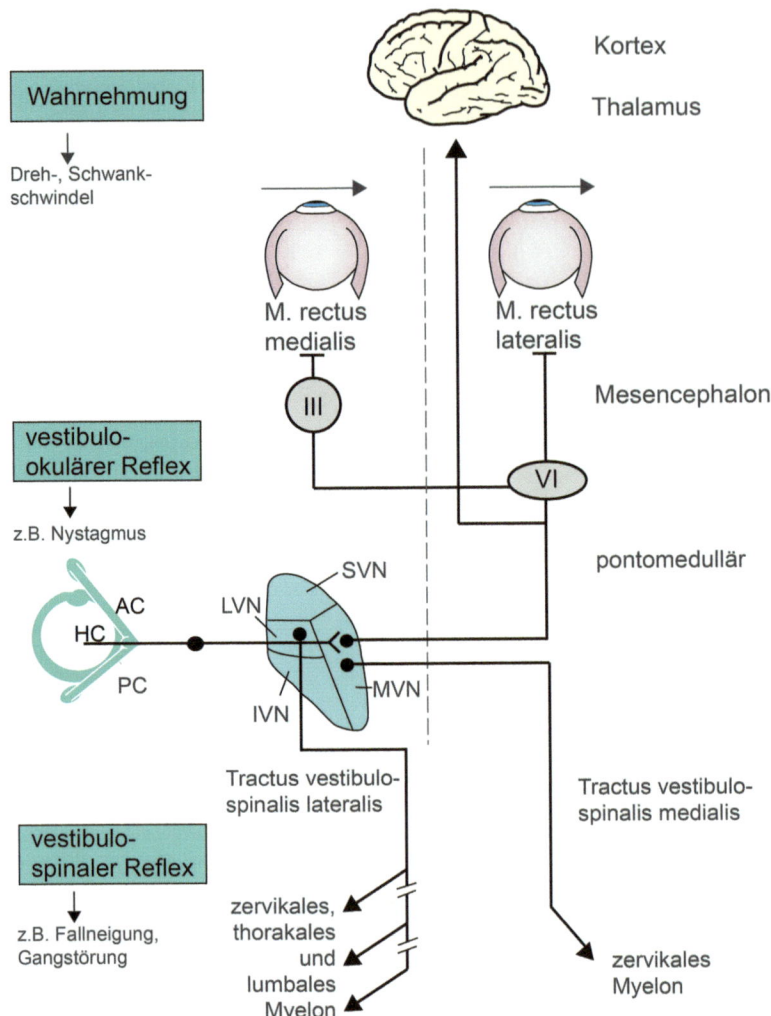

Abb. 3.2 Schematische Darstellung des VOR mit seinem 3-Neuronen-Reflexbogen und der Vermittlung der okulomotorischen, perzeptiven und posturalen Funktionen (HC horizontaler Bogengang; AC anteriorer Bogengang; PC posteriorer Bogengang; LVN late-raler vestibulärer Nukleus; SVN superiorer vestibulärer Nukleus; IVN inferiorer vestibulärer Nukleus; MVN medialer vestibulärer Nukleus; III Okulomotoriuskern; VI Abdunzenskern)

b. der rostrale interstitielle Nucleus des MLF (riMLF) sowie der Nucleus präpositus hypoglossi zusammen mit den Vestibulariskernen und dem Zerebellum als Integrationszentrum für horizontale Augenbewegungen.

Aufsteigende Verbindungen laufen sowohl kontra- als auch ipsilateral (Zwergal et al.

2008) über den posterolateralen Thalamus bis zu einem Netzwerk von vestibulären Arealen im parietotemporalen Kortex und in der Insel, wie z. B. zum parietoinsulären vestibulären Kortex (PIVC), zu Arealen im Gyrus temporalis superior und im inferioren Parietallappen, die u. a. für die Wahrnehmung und Orientierung im Raum verantwortlich sind.

Absteigende Bahnverbindungen führen von den Vestibulariskernen entlang des medialen und lateralen vestibulospinalen Trakts ins Rückenmark zur Vermittlung der Haltungsregulation. Darüber hinaus gibt es zahlreiche Verbindungen zum Vestibulozerebellum.

Damit sind Störungen des VOR klinisch nicht nur durch okulomotorische Defizite gekennzeichnet, sondern auch durch Störungen der Wahrnehmung (Beeinträchtigung vestibulokortikaler Funktionen) und der Haltungsregulation (Beeinträchtigung vestibulospinaler Projektionen; ◘ Abb. 3.2).

Die traditionelle Klassifikation vestibulärer Erkrankungen unterscheidet das periphere vom zentralen vestibulären System allein nach der anatomischen Lokalisation: peripher bedeutet Labyrinth und Vestibularisnerv (d. h. erstes und zweites Neuron), zentral bedeutet alle vestibulären Strukturen vom Vestibulariskern im pontomedullären Hirnstamm über den Thalamus bis zum temporoparietalen Kortex sowie zum Vestibulozerebellum. Die klinische Schwäche dieser traditionellen und anatomisch nicht korrekten Einteilung – der Übergang vom peripheren zum zentralen Nervensystem ist die sog. Übergangszone: peripher Schwann-Zellen, zentral Oligodendrozyten – liegt darin, dass umschriebene Läsionen der Eintrittszone des 8. Hirnnervs (sog. faszikuläre Läsionen) durch lakunäre Infarkte oder MS-Plaques fälschlich als peripher eingeordnet worden sind, für den Neurologen und sein weiteres diagnostisch-therapeutisches Vorgehen jedoch zentrale Erkrankungen des Hirnstamms darstellen (Brandt und Dieterich 2017).

Das zentrale vestibuläre System ist sowohl ipsilateral als auch kontralateral vernetzt über Bahnen von den Otolithen und Bogengängen über die Vestibulariskerne zur Mittelhirnhaube, Thalamus und Kortex für die Kontrolle von Augen-, Kopf- und Körperkoordination im Raum, die Unterscheidung von Umwelt- und Eigenbewegungen sowie Raumkoordinaten als Grundlage von Raumorientierung und Navigation. Die bilaterale anatomische Organisation ermöglicht drei Funktionen:

- eine optimale Unterscheidung zwischen willkürlichen und passiven Kopf-Körper-Beschleunigungen,
- die sensorische Substitution/Kompensation unilateraler peripher vestibulärer Ausfälle sowie
- die zentrale Kompensation einer zentralen Tonusimbalance.

Diese bilaterale Struktur beruht nicht nur auf beidseits auf- und absteigenden Verbindungen sondern auch auf mindestens fünf Kreuzungen: Drei im Hirnstamm (1. zwischen den Vestibulariskernen, 2. pontin oberhalb der Vestibulariskerne sowie 3. in der rostralen Mittehirnhaube auf Höhe der Okulomotoriuskerne und des INC); zwei in den Hemisphären. Die wichtigste kortikale kreuzende Verbindung ist die zwischen beiden insulär-operkulären Kortizes als Zentrum des vestibulären Kortex, eine weitere zwischen den multisensorischen visuellen Bewegungsarealen MT/MST beidseits (Kirsch et al. 2016; Dieterich und Brandt 2018b) (◘ Abb. 3.3).

Die sensomotorischen und kognitiven vestibulären Funktionen können innerhalb dieses Netzwerks von kaudal nach kranial, also vom Hirnstamm bis zum Kortex, drei unterschiedlichen Bereichen zugeordnet werden (Dieterich und Brandt 2015a):

1. **reflektorische Kontrolle** von Blick, Kopf und Körper in den drei Raumebenen (yaw, pitch, roll) auf Höhe des unteren **Hirnstamms** (VOR) und Kleinhirns
2. die **Wahrnehmung von Eigenbewegung** und die Integration reflektorischer mit willkürlichen Bewegungen und Gleichgewichtsleistungen durch Verschaltung von **subkortikalen (Mittelhirn, Thalamus) mit kortikalen Strukturen** und
3. **höhere vestibuläre kognitive Funktionen** wie Orientierung, Raumgedächtnis, Navigation und Körperschema als Leistung **kortikaler Netzwerke**.

3

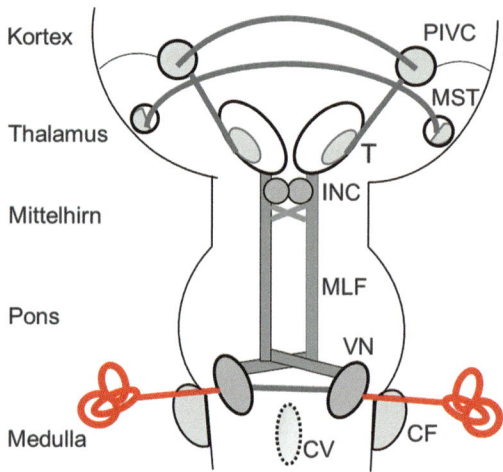

□ **Abb. 3.3** Schematische Darstellung der bilateral organisierten anatomischen Strukturen des vestibulären Systems vom Labyrinth über den Vestibularisnerv und Vestibulariskern (VN) zum multisensorischen vestibulären Kortex (parietoinsulärer vestibulärer Kortex, PIVC) und dem medialen superioren temporalen Areal (MST) des visuellen Kortex. Der vestibuläre Eingang vom peripheren Endorgan (*rot*) verläuft ipsilateral und kontralateral v. a. über den medialen longitudinalen Faszikel (MLF) zur Mittelhirnhaube mit dem interstitiellen Nukleus Cajal (INC). Im Hirnstamm gibt es drei wichtige Rechts-links-Kreuzungen zwischen den aufsteigenden Bahnen: eine in Höhe der Vestibulariskerne, eine weitere im Pons oberhalb der Vestibulariskerne sowie die dritte im Mittelhirn im Bereich des Okulomotoriuskerns und des INC. Im Kortex gibt es zwei Kreuzungen; die wichtigste verbindet das vestibuläre Zentrum PIVC und verläuft durch den hinteren Anteil des Splenium im Corpus callosum. Eine weitere verbindet die multisensorischen Areale für die Bewegungswahrnehmung im parietookzipitalen sekundären visuellen Kortex (MST) (mod. nach Dieterich und Brandt 2015a)

Berücksichtigt man die absteigenden vestibulospinalen Verbindungen, könnte man einen vierten Funktionsbereich abtrennen mit monosymptomatischer Fallneigung, der axialen Lateropulsion, ohne weitere vestibuläre Zeichen durch Läsionen der unteren lateralen Medulla oblongata (Thömke et al. 2005; Kim et al. 2007, 2015a).

■   **Wichtig für die Klinik**
Dieses Konzept der örtlich strukturgebundenen Funktionen hilft bei der lo-

kalisatorischen Einordnung zentral vestibulärer Syndrome im Bezug auf den Schädigungsort.

Ein weiterer funktioneller Aspekt ist, dass die bilaterale Organisation mit einer kontinuierlichen Interaktion zwischen rechts- und linksseitigen Netzwerkstrukturen auf verschiedenen Ebenen – v. a. beider Hemisphären – eine globale Wahrnehmung von Bewegung und Gravitation erlaubt, die zur Planung adäquater motorischer Reaktionen auf sensorische Reize zur Erhaltung des Gleichgewichts notwendig ist, auch bei akuten unilateralen Funktionsverlusten (Dieterich und Brandt 2018a).

Klinik und Verlauf kortikaler vestibulärer Syndrome (z. B. Neglekt, Pusher-Syndrom) lassen sich sehr viel besser verstehen, wenn man eine erst jetzt zunehmend verstandene Spezialisierung des vestibulären Systems in Form einer Lateralisation von Hirnfunktionen kennt.

■ ■   **Die Dominanz im vestibulären System**
Das zentrale vestibuläre System ist durch eine Hemisphärendominanz charakterisiert, die bei Rechtshändern in der rechten Hemisphäre und bei Linkshändern in der linken Hemisphäre liegt. Dies wurde erstmals durch kalorische vestibuläre Reizung im H_2O^{15}-PET gezeigt (Dieterich et al. 2003) (□ Abb. 3.4), danach auch bei galvanischer Stimulation (Fink et al. 2003) und bei auditorisch-evozierter vestibulärer Otolithenreizung (Janzen et al. 2008; Schlindwein et al. 2008) im funktionellen MRT gefunden (Becker-Bense et al. 2020) (□ Abb. 3.5). Eine Metaanalyse zur funktionellen Verknüpfung bestätigte die Dominanz der rechten Hemisphäre in der insulär operkulären Region OP2 (zu Eulenburg et al. 2012). In einer weiteren Metaanalyse (Lopez et al. 2012a) fanden sich je nach Stimulationsart mehrere eng benachbarte Areale wie die hintere Insel („short insular gyrus III", „long insular gyrus IV"), die retroinsuläre Region Ri und das Operkulum OP2, die die Kernregion

Right handers   Left handers

right hemisphere

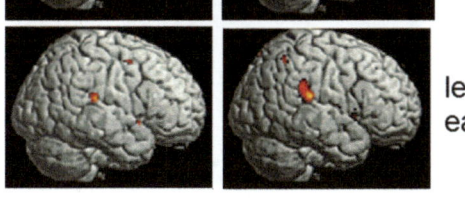

right ear

left ear

left hemisphere

right ear

left ear

□ Abb. 3.4 Aktivierungsmuster bei 12 gesunden Rechts-händern und 12 gesunden Linkshändern während kalorischer vestibulärer Stimulation des rechten oder linken Ohrs im H_2O^{15}-PET. Die Aktivierungen befinden sich in der temporoparietoinsulären Region in beiden Hemisphären mit einer Dominanz in der rechten Hemisphäre bei den Rechtshändern und in der linken Hemisphäre bei den Linkshändern. Es stellt sich ein Netzwerk aktivierter Areale dar, u. a. die insulär-operkuläre Region, Gyrus temporalis superior, Gyrus frontalis inferior, anteriore Insel, inferiorer parietaler Lobulus, Hippocampus, Cingulum. (Mod. nach Dieterich et al. 2003)

des vestibulären Systems im menschlichen Kortex darstellen (entsprechend dem PIVC beim Affen). Kirsch et al. (2018) konnten mit Hilfe von Analysen zur funktionellen Verknüpfung („fMRI connectivity based parcellation") der Hirnareale im temporoinsulären Kortex zeigen, dass die vestibuläre kortikale

Dominanz die zentrale Region der hinteren Insel und des Operculums betrifft, während andere umliegende multisensorische vestibuläre Kortexareale (Gyrus temporalis superior, Lobulus parietalis inferior, Gyrus frontalis inferior) symmetrisch miteinander verbunden sind und die Verknüpfung zu den anderen Sinnessystemen (auditorisch, visuell) ermöglichen. Die Lateralisation des vestibulären Systems in die rechte insulär-operkuläre Region bei Rechtshändern zeigte sich nicht nur im PET und MRT, sondern auch im EEG bei Körperbewegungen auf einer 3D-Plattform (Ertl et al. 2017, 2020, 2021).

Die strukturelle und funktionelle Lateralisation des zentralen vestibulären Systems beschränkt sich nicht nur auf den Kortex. In einer weiteren MRT-Analyse zur Darstellung der aufsteigenden vestibulären Bahnen vom Vestibulariskern zur Inselregion (PIVC) beidseits fanden sich unterschiedliche Typen der Rechts-links-Faserverteilung, die von einer kaudalen Symmetrie auf Höhe der Vestibulariskerne mit jeder Hirnstammkreuzung zu einer rechtsseitigen Lateralisation auf Höhe des Mittelhirns und Thalamus führten als Folge einer größeren Zahl kreuzender Fasern mit einem Übergewicht von links nach rechts (Dieterich et al. 2017). Damit umfasst die rechtsseitige vestibuläre Dominanz nicht nur den vestibulären Kortex in der insulär-operkulären Region, sondern auch die Mittelhirn-Thalamus-Region (□ Abb. 3.6).

Die reziproke Lokalisation von Händigkeit und vestibulärer Dominanz in den beiden gegenüber liegenden Hemisphären entsteht offenbar ontogenetisch während der kindlichen Reifung von Motorik und Orientierung im Raum (Brandt und Dieterich 2014). Dabei bleibt die Frage offen, ob das vestibuläre System die Händigkeit bestimmt, die Händigkeit die Dominanz des vestibulären Systems bestimmt oder beides parallel entsteht. Die Lokalisation von Händigkeit und multisensorischen vestibulären Funktionen in zwei Hemisphären hat den Vorteil, dass so beide Hemisphären si-

3

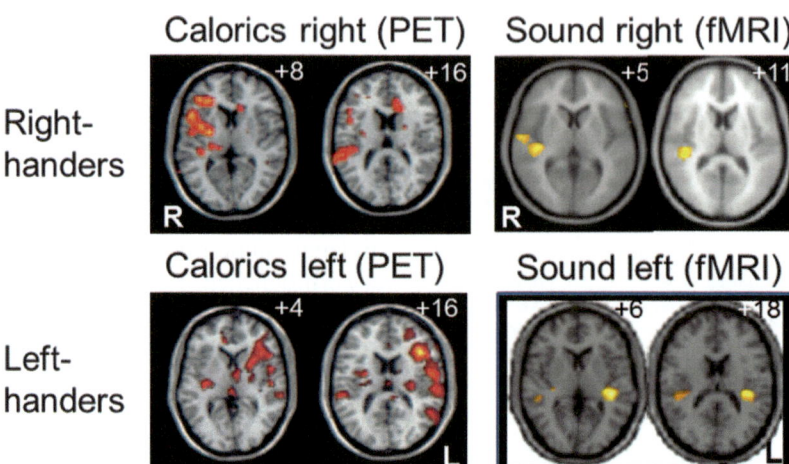

☐ Abb. 3.5 Aktivierungsmuster bei bildgebenden Studien mit vestibulärer Stimulation im PET und fMRT bei Rechts- und Linkshändern. Im PET erfolgte eine kalorische Reizung, im MRT eine akustisch evozierte vestibuläre Sacculusreizung (zervikale vestibulär evozierte myogene Potenziale, cVEMP). Rechts- und Linkshänder sind getrennt dargestellt. Die Aktivierungsareale des insulären und retroinsulären Kortex, des Gyrus temporalis superior und des inferioren Parietallappens sind deutlich ausgeprägter in der rechten Hemisphäre bei Rechtshändern und in der linken Hemisphäre bei Linkshändern. Dies gilt für beide Stimulationsarten und bildgebende Methoden (Dieterich und Brandt 2018b)

multan unterschiedliche Funktionen durchführen können, die verschiedene räumliche Referenzsysteme benötigen. Die Rolle der Aufmerksamkeit für räumliche Beziehungen kann in zwei unterschiedlich lateralisierte Funktionen unterteilt werden: einen linkshemiphärischen egozentrischen Fokus für kategorisches Erkennen von Objekten und einen rechtshemisphärischen globalen allozentrischen Fokus für die Verarbeitung von großflächigen Raumkoordinaten (Van der Ham et al. 2014). Als Beispiel können die Entwicklung und Optimierung von Motorik und Orientierung dienen, wenn Kinder beginnen ihre Umwelt durch manuelle Manipulation und Fortbewegung zu entdecken. So müssen sie gleichzeitig den Gebrauch zweier Kompasssysteme erlernen, die unterschiedliche Referenzsysteme haben – das eine für die egozentrische Manipulation von Objekten (Händigkeit) und das andere für die allozentrische Lokalisation des eigenen Körpers im Raum (multisensorische vestibuläre Orientierung) (Brandt und Dieterich 2018).

Für diese Leistungen ist eine Trennung der hochkomplexen thalamokortikalen Netzwerke (Hwang et al. 2017) sehr hilfreich (Brandt und Dieterich 2018) (☐ Abb. 3.7). Das reziproke thalamokortikale Netzwerk ist die Basis höherer multisensomotorischer und kognitiver Funktionen (Hwang et al. 2017). Die fehlende direkte Verbindung zwischen rechten und linken Thalamuskernen, d. h. die Trennung der thalamokortikalen Netzwerke, könnte die Voraussetzung für die Entwicklung unterschiedlicher Netzwerke in beiden Hemisphären während der frühen Kindheit sein (Brandt und Dieterich 2018).

◾◾ Ursachen zentraler vestibulärer Syndrome

Ursachen zentraler vestibulärer Syndrome sind meist *Läsionen* dieser Bahnen oder Kerngebiete durch
- Infarkt,
- Blutung,
- Tumor,
- Multiple Sklerose oder
- degenerative Hirnerkrankungen.

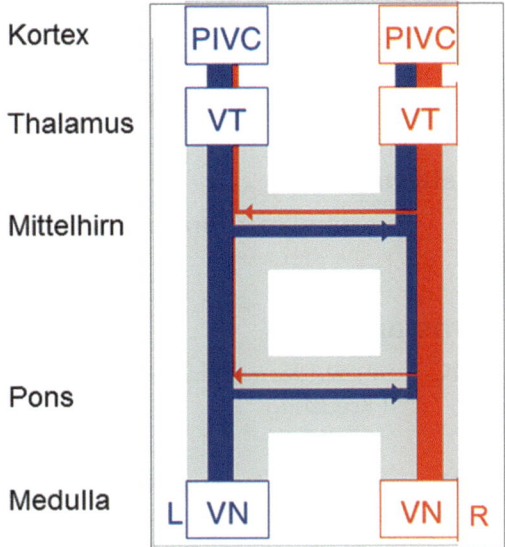

Abb. 3.6 MRI-diffusionsgewichtete Traktografie der vestibulären Bahnen vom Vestibulariskern (VN) über den paramedianen und posterolateralen vestibulären Thalamus (VT) zum parietoinsulären vestibulären Kortex (PIVC) in der Inselregion. Die quantitative schematische Darstellung der ipsilateralen (vertikal) und kontralateralen (horizontal kreuzenden) Bahnen, berechnet in den beiden „regions of interest" der paramedianen und posterolateralen Thalamusrelaystationen, visualisiert die Anzahl der Fasern in Form der Linienbreite. Durch die unterschiedliche Zahl der kreuzenden Fasern (stärker von links, *L*, nach rechts, *R*) auf Höhe von Pons und Mittelhirn kommt es zu einer rechtsbetonten Asymmetrie der Faseranzahl im oberen Mittelhirn, Thalamus und Kortex. Die Richtung der *Pfeile* zeigt den Verlauf der Fasern vom Ursprungsort zum Ziel an, erlaubt jedoch keine Unterscheidung zwischen afferenten und efferenten Bahnen. Die Bahnen vom rechten Vestibulariskern sind *rot*, die vom linken *blau* dargestellt (Dieterich et al. 2017)

Seltener sind pathologische *Reizungen* wie bei den paroxysmalen Hirnstammattacken (mit Ataxie und Dysarthrie) bei Multipler Sklerose oder lakunären Infarkten. Sehr viel seltener ist die vestibuläre Epilepsie. ◘ Tab. 3.1 gibt eine Übersicht der ischämischen Läsionen durch lakunäre oder territoriale Infarkte im Bereich des zentralen vestibulären Systems mit den typischen klinischen Syndromen und verantwortlichen Gefäßen (siehe dazu auch ◘ Abb. 3.8, 3.9 und 3.10).

■■ **Klinik, Verlauf, Pathophysiologie und therapeutische Prinzipien**

Beginn und Dauer der Symptomatik sind bei der differenzialdiagnostischen Einordnung zentraler vestibulärer Schwindelformen hilfreich:

— **Kurze, Sekunden bis Minuten oder wenige Stunden** andauernde Dreh- oder Schwankschwindelattacken entstehen bei transient ischämischen Attacken (TIA) im vertebrobasilären Strombahngebiet, vestibulärer Migräne, paroxysmalen Hirnstammattacken oder Ataxie/Dysarthrie durch Multiple Sklerose oder nach Hirnstamminfarkten und der sehr seltenen vestibulären Epilepsie.

— **Stunden bis Tage** anhaltender Dreh- oder Schwankschwindel, meist mit weiteren Hirnstammdefiziten, können durch einen Infarkt, eine Blutung oder einen MS-Plaque im Hirnstamm oder Kleinhirn (◘ Abb. 3.8, 3.9 und 3.10) oder durch langdauernde Attacken bei vestibulärer Migräne verursacht sein.

— **Dauerschwankschwindel** (sehr selten Dauerdrehschwindel) über viele Tage bis Wochen, verbunden mit gerichteter Fallneigung, beruht meist auf einer persistierenden Schädigung des Hirnstamms oder Kleinhirns bilateral, z. B. permanent beim Downbeat-Nystagmus-Syndrom (▶ Kap. 1, ▶ Abb. 1.14), durch degenerative Kleinhirnerkrankungen („zerebellärer Schwindel") oder beim Upbeat-Nystagmus-Syndrom (▶ Kap. 1, ▶ Abb. 1.15) transient durch eine paramediane medulläre oder pontomesenzephale Schädigung (Infarkt, Blutung, Tumor, Vitamin B_1-Mangel) (◘ Abb. 3.8). Eine wichtige Differenzialdiagnose des chronischen Dauerschwankschwindels ist der funktionelle Schwindel, z. B. der funktionelle phobische Schwankschwindel oder „persistent postural-perceptual dizziness" (PPPD) (Brandt und Dieterich 1986; Brandt 1996; Dieterich und Staab 2017; Staab et al. 2017) (▶ Kap. 5).

3

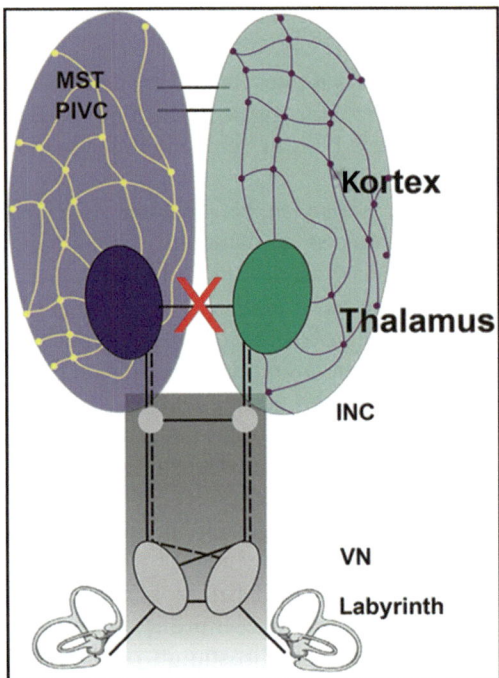

Kortex

    vestibuläre Dominanz
    2 Kreuzungen (PIVC, MST)

Thalamus

    vestibuläre Dominanz
    keine Kreuzung

Hirnstamm

  INC **vestibuläre Dominanz**
        1 Kreuzung

  VN vestibuläre Symmetrie
        2 Kreuzungen

Labyrinth
    vestibuläre Symmetrie

🔲 **Abb. 3.7** Schematische Darstellung der bilateralen zentralen vestibulären Verbindungen vom Labyrinth zum Thalamus mit den Kreuzungen und der vestibulären Rechts-links-Symmetrie oder -Asymmetrie. Es gibt drei Hirnstammkreuzungen zwischen und oberhalb der Vestibulariskerne und im Mittelhirn auf Höhe des interstitiellen Nukleus Cajal (INC). Kortikal sind zwei transkallosale hemisphärische Kreuzungen beschrieben (zwischen dem PIVC und dem medialen superioren temporalen bewegungssensitiven Arealen des visuellen Kortex MST). Der wichtigste Befund ist, dass es keine direkten Verbindungen zwischen den thalamischen Kernen beider Seiten gibt (*rotes Kreuz*). Die Trennung der weitverzweigten rechts- und linksseitigen thalamokortikalen Netzwerke beider Hemisphären erlaubt, dass die rechte und die linke Hemisphäre simultan unterschiedliche, komplexe, sensomotorische und kognitive Funktionen durchführen. Die Trennung der thalamokortikalen Netzwerke ist auch Voraussetzung für die kindliche Hirnentwicklung mit Ausbildung unterschiedlicher Netzwerke zur funktionellen Optimierung von Hirnfunktionen wie der Lateralisation von Händigkeit und multisensorischer vestibulärer Raumorientierung (Brandt und Dieterich 2018, 2019)

3.2 Klinik zentraler Schwindelsyndrome

3.2.1 Akutes vestibuläres Syndrom (AVS)

▪▪ **Peripher versus zentral**

Bei plötzlich auftretendem Dreh- oder Schwankschwindel (AVS) stellt sich in der akuten Phase als Erstes die Frage, ob es sich um eine periphere oder eine zentrale Läsion insbesondere durch einen akuten Schlaganfall handelt. Letzterer muss unverzüglich einer spezifischen Diagnostik und Therapie zugeführt werden. In 4–10% der Fälle eines AVS liegt diesem ein Schlaganfall zugrunde. Am häufigsten betroffen ist dabei das Kleinhirn (Uvula, Nodulus, Biventer oder Tonsille) (ca. 60%) (Lee et al. 2006, Kim et al. 2015b, Choi und Kim 2019, Zwergal und Dieterich 2020) (🔲 Abb. 3.9 und 3.10), gefolgt von pontomedullären Infarkten (Dieterich und Brandt 2017) (🔲 Abb. 3.8).

Anamnese Anamnestisch sprechen folgende Aspekte eher für eine zentrale Läsion: akutes Auftreten, keine Triggerfaktoren, keine

◻ **Tab. 3.1** Zentrale vestibuläre Schwindelsyndrome: Klinische Zeichen und zugehörige Gefäß-territorien bei unilateralen vaskulären Läsionen

Klinisches Syndrome	Gefäß
Medulla oblongata	
Wallenberg-Syndrom (► Kap. 1, ► Abb. 1.73) mit OTR (Komponenten sind Kopfneigung, vertikale Deviation der Augen/„Skew Deviation", Augentorsion und Auslenkung der SVV) jeweils ipsiversiv: durch Läsion des medialen Vestibulariskerns	Äste der A. vertebralis oder A. cerebelli inferior posterior (PICA)
Akutes zentrales vestibuläres Syndrom/„Pseudoneuritis vestibularis" (◻ Abb. 3.11)	Äste der A. vertebralis oder PICA
OTR ipsiversiv: durch Läsion des superioren Vestibulariskerns	A. cerebelli inferior anterior (AICA)
Pons und Mittelhirn	
OTR mit ihren Komponenten kontraversiv: durch Läsion des MLF	Paramediane Arterien der A. basilaris
UBN in Kombination mit INO: durch Läsion des superioren Vestibulariskerns und des CVTT	Paramediane Arterien der A. basilaris
SVV-Auslenkung ipsiversiv: durch Läsion des Lemniscus medialis (IVTT)	Paramediane Arterien der A. basilaris
Rostrales Mittelhirn	
OTR mit ihren Komponenten kontraversiv: durch Läsion des INC und riMLF	Paramediane Mittelhirnarterien der A. basilaris
Paramedianer Thalamus	
OTR kontraversiv nur wenn rostrales Mittelhirn mitbetroffen ist (INC-Läsion)	Paramediane Mittelhirnarterien entspringen in ca. 50% gemeinsam mit den paramedianen Thalamusarterien aus der A. basilaris
Posterolateraler Thalamus	
Fallneigung zur Seite, SVV-Auslenkung	Aa. thalamogeniculatae
Evtl. Astasie ipsi- oder kontraversiv	Evtl. Äste der A. cerebri posterior
Temporoparietaler Kortex	
Fallneigung zur Seite, SVV-Auslenkung meist kontraversiv, evtl. Pusher-Syndrom	Äste der A. cerebri media
Vestibulozerebellum	
OTR mit ihren Komponenten kontra- (ca. 60%) oder ipsiversiv (ca. 25%): durch Läsion von Uvula/Nodulus/Nucleus dentatus oder Anteilen der Kleinhirnhemisphären	Äste der PICA und AICA

OTR „Ocular Tilt Reaction"; *MLF* Fasciculus longitudinalis medialis; *riMLF* rostraler interstitieller Kern des MLF; *INC* interstitieller Nucleus Cajal; *INO* internukleäre Ophthalmoplegie; *UBN* Upbeat-Nystagmus; *CVTT* zentraler ventraler tegmentaler Trakt; *IVTT* ipsilateraler vestibulothalamischer Trakt

3

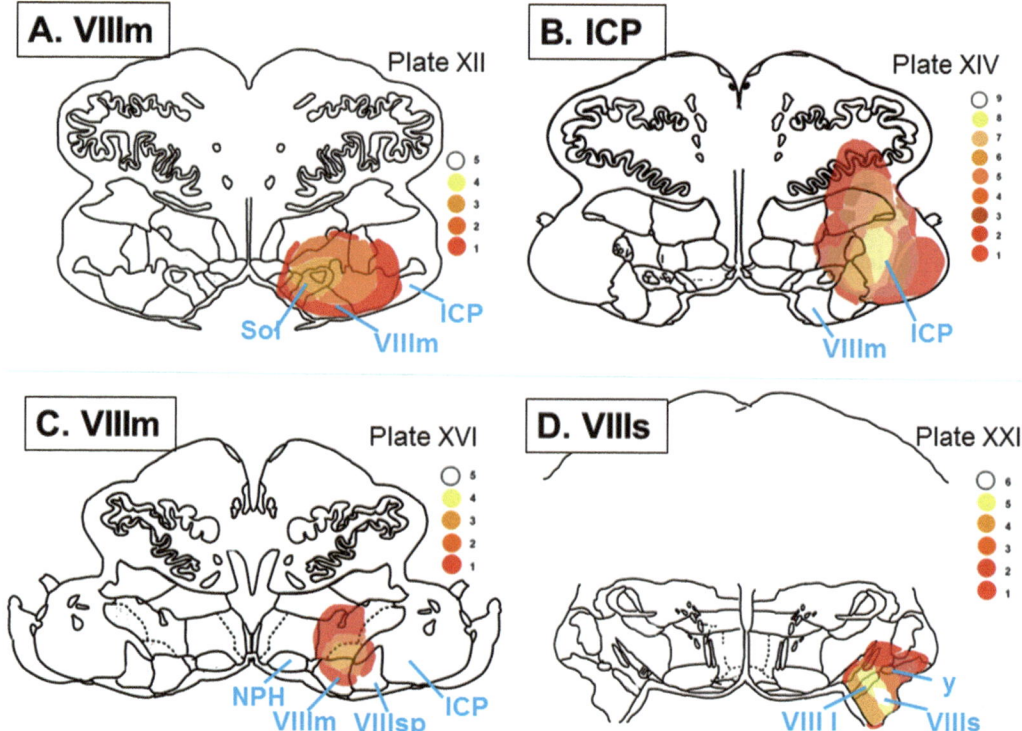

● **Abb. 3.8** Hirnstammläsionen, die ein akutes zentrales vestibuläres Syndrom auslösen. Überlappungsareale von 23 Hirnstamminfarkten aus 5 Publikationen zeigen Läsionsorte in vier Schichten des Hirnstammatlases von Olszewski und Baxter (1982). *A* medialer Vestibulariskern; *B* inferiorer Kleinhirnschenkel; *C* medialer Vestibulariskern und *D* superiorer und lateraler Vestibulariskern. *ICP* Pedunculus cerebellaris inferior, *Sol* Nucleus tractus solitarii, *NPH* Nucleus prepositus hypoglossi, *VIII m* Nucleus vestibularis medialis, *VIII s* Nucleus vestibularis superior, *VIII sp* Nucleus vestibularis spinalis, *VIII l* Nucleus vestibularis lateralis, *y* kleine Zellgruppe im dorsolateralen pontinen Tegmentum (Brandt und Dieterich 2017)

Schwindelattacken in der Vorgeschichte, zentrale Begleitsymptome (wie Hemiataxie, -parese, -hypästhesie). Weitere Indizien für eine eher zentrale Läsion sind das synchrone Auftreten von Schwindel und Kopfschmerzen sowie von Schwindel und Hörstörungen (Cave: AICA Infarkt). Hingegen sind Symptomqualität (Dreh- oder Schwankschwindel), Intensität oder Dauer für eine Differenzierung nicht hilfreich (Tarnutzer et al. 2017). Schließlich – und wie zu erwarten – steigt das Risiko für ein akutes zentrales vestibuläres Syndrom mit dem Alter des Patienten und der Zahl der kardiovaskulären Risikofaktoren (Navi et al. 2012).

Klinische Untersuchung Es empfiehlt sich beim AVS folgendes fünfschrittiges Vorgehen:
1. Untersuchung auf eine „Skew Deviation"/vertikale Deviation (► Kap. 1, ► Abb. 1.8) mittels alternierendem Cover-Test (► Kap. 1, ► Abb. 1.46),
2. Untersuchung auf einen zentralen Fixationsnystagmus versus peripheren vestibulären Spontannystagmus mithilfe Frenzel-Brille oder M-Brille (► Kap. 1, ► Abb. 1.11): ein Spontannystagmus, der sich durch Fixation nicht reduzieren lässt, ist kein peripherer sondern eine zentraler vestibulärer Spontannystagmus.

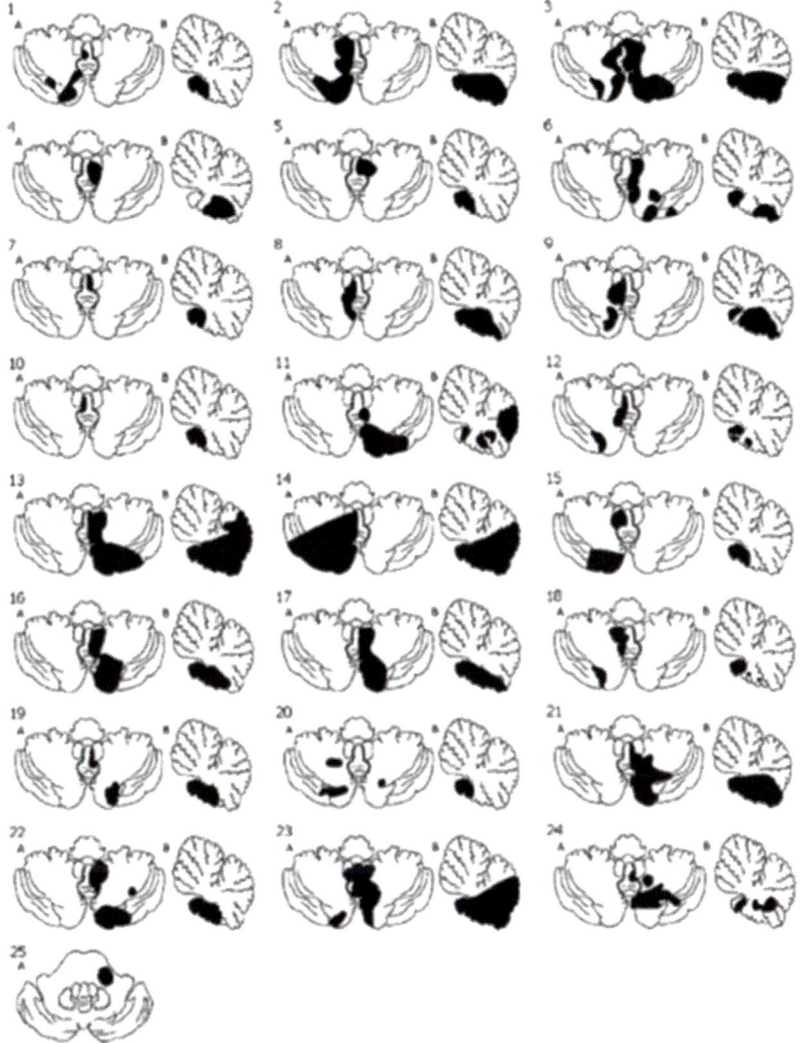

Abb. 3.9 Kleinhirninfarktmuster von 25 Patienten mit akutem zentralem vestibulärem Syndrom. Die Läsionen liegen v. a. mittelliniennah im Bereich von Nodulus, Uvula und Tonsille (Lee et al. 2006)

3. Untersuchung auf Blickrichtungsnystagmus entgegen der Richtung eines möglichen Spontannystagmus (► Kap. 1, ☐ Abb. 1.57) oder auf einen vertikalen Nystagmus (☐ Abb. 3.12),

4. Durchführung des Kopfimpulstests (HIT) zur Prüfung des VOR im Hochfrequenzbereich (► Kap. 1, ☐ Abb. 1.19) (Cnyrim et al. 2008; Kattah et al. 2009; Newman-Toker et al. 2008), bevorzugt mit Videookulografie (Video-HIT;

► Kap. 1, ☐ Abb. 1.86) zur quantitativen Analyse und Dokumentation (Mantokoudis et al. 2015; Mossman et al. 2015): ein normaler HIT spricht gegen eine periphere vestibuläre Läsion.

5. Kopfschütteltest: Horizontales Kopfschütteln führt zu einer Richtungsumkehr des Nystagmus oder einem vertikalen Nystagmus („Cross-coupling";
► Kap. 1, ☐ Abb. 1.33) (Choi et al. 2016; Huh und Kim 2011), wobei dies aber

3

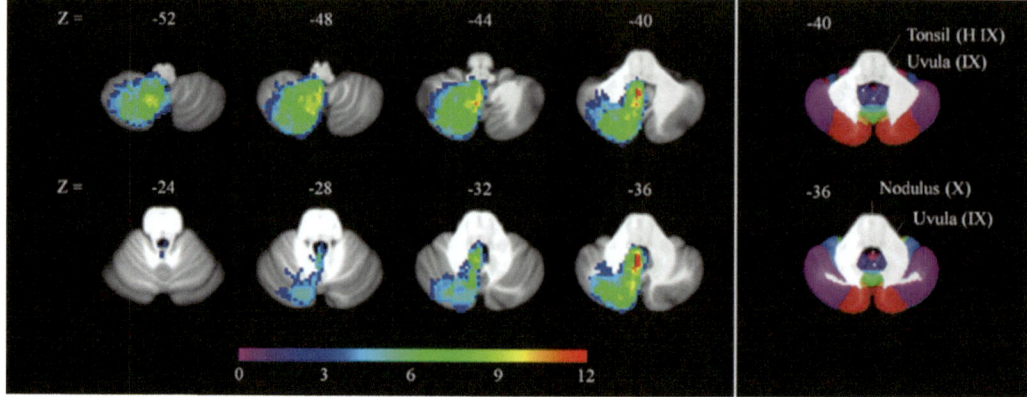

■ **Abb. 3.10** MRT- Überlappungsareale von Patienten mit akutem zentralem vestibulärem Syndrom bei Kleinhirninfarkten, die in der akuten Phase einen Spontannystagmus und zentralen Lagenystagmus aufwiesen. Die Läsionen betreffen v. a. Nodulus, Uvula und Tonsille. Die Anzahl der überlappenden Läsionen ist in verschiedenen Farben dargestellt von violett (n=1) bis rot (n=12) (Choi und Kim 2019)

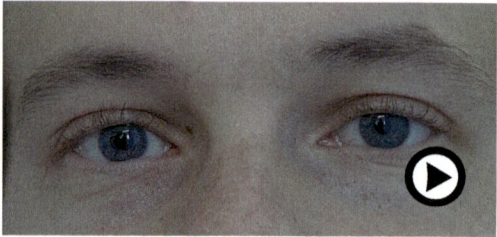

■ **Abb. 3.11** Pseudoneuritis vestibularis: Befund
(▶ https://doi.org/10.1007/000-2m2)

nicht spezifisch für eine zentrale Läsion ist (Yang et al. 2020).

Für den sog. HINTS-Test (**H**ead Impulse test, **N**ystagmus, **T**est of „Skew Deviation", Schritt 1, 2 und 4) wurde beim AVS (in der Studie definiert auch durch das Vorliegen eines Spontannystagmus) eine Sensitivität und Spezifität von ca. 90% für die Detektion einer zentralen Ursache beschrieben (Newman-Toker et al. 2008). Es wurde gefolgert, dass eine zentrale Läsion vorliegt, wenn entweder der HIT regelrecht ist, ein Blickrichtungsnystagmus entgegen der Richtung des Spontannystagmus oder eine „Skew Deviation" vorliegt (Kattah et al. 2009) (■ Abb. 3.11). Der Kopfimpulstest hat die höchste Sensitivität, die „Skew Deviation" die höchste Spezifität.

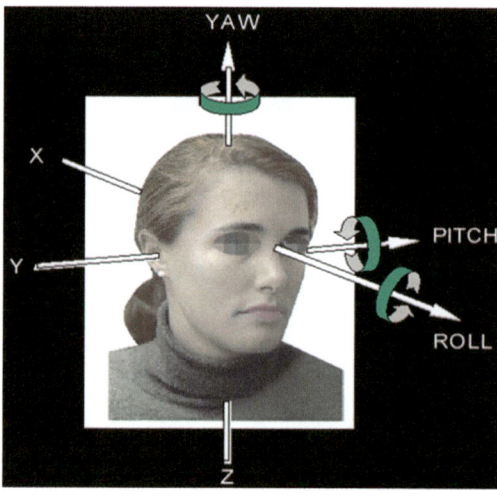

■ **Abb. 3.12** Raumorientierung der drei Achsen (X, Y, Z) und Ebenen (Yaw, Pitch, Roll) des VOR

Es sollte ferner berücksichtigt werden, dass auch kombinierte periphere und zentrale vestibuläre Syndrome vorliegen können (typischerweise bei einer Ischämie im Versorgungsgebiet der AICA) (Choi et al. 2016). In diesen Fällen ist der Kopfimpulstest pathologisch. Zur Differenzierung helfen: Blickrichtungsnystagmus, Kopfschüttelnystagmus entgegen der Richtung des Spontannystagmus oder im Kopfschütteltest ein vertikaler Nystagmus („Cross-coupling"), „Skew Deviation" und/oder eine Hörstörung auf dem betroffenen Ohr (Mischbefund, z. B. AICA Infarkt).

Schließlich kommt eine Metaanalyse (5 Studien, 617 Patienten) zu der klinisch wichtigen Schlussfolgerung, dass es auch davon abhängt, wer die Untersuchung durchführt (Ohle et al. 2020): Bei Neurologen, die den HINTS anwendeten, lag die Sensitivität bei 96,7% und die Spezifität bei 94,8%. Hingegen waren bei Ärzten aus Notaufnahmen einschließlich der Neurologen die Sensitivität bei 83% und die Spezifität bei nur 44%.

Bildgebung Beim Einsatz bildgebender Verfahren in der Akutphase muss eine hohe Rate falsch-negativer Ergebnisse berücksichtigt werden. Läsionen <10 mm werden in einem MRT innerhalb der ersten 48 h nach Symptombeginn nur zu 50% detektiert (Saber Tehrani et al. 2014, 2018). Bildgebende Ansätze können daher die Anamnese und klinische Untersuchung bei akuten Schwindelsyndromen nicht ersetzen.

Fazit für die klinische Praxis Zusammengefasst ist beim AVS ein standardisiertes diagnostisches Vorgehen basierend auf Anamnese und einer umfassenden neurologischen Untersuchung von besonderer Bedeutung. Bildgebende Verfahren haben in der Akutphase nur eine eingeschränkte diagnostische Sensitivität.

3.2.2 Zentrale vestibuläre Syndrome in den drei Arbeitsebenen des VOR

Die zentralen vestibulären Hirnstammsyndrome lassen sich zur einfachen klinischen Einordnung (Übersicht) entsprechend der drei Hauptarbeitsebenen des VOR klassifizieren (Brandt und Dieterich 1994, 1995).

> **Übersicht: Syndrome des VOR und deren klinische Symptomatik (■ Abb. 3.12; 3.15; 3.16)**
> - **Horizontal- (Yaw-)Ebene:**
>   - Akutes zentrales vestibuläres Syndrom (AZVS): „Pseudoneuritis vestibularis" (■ Abb. 3.11)
>   - Horizontaler Spontannystagmus, meist durch Fixation nicht unterdrückt (Fixationsnystagmus)
>   - Horizontales Vorbeizeigen rechts/links (subjektives Geradeaus)
>   - Stand- und Gangunsicherheit
>   - Lateropulsion
> - **Sagittal- (Pitch-)Ebene:**
>   - Downbeat-/Upbeat-Nystagmus (■ Abb. 3.13 und ► Kap. 1, ■ Abb. 1.48)
>   - Vorbeizeigen nach oben/unten (subjektives Geradeaus)
>   - Stand- und Gangunsicherheit
>   - Fallneigung nach vorne oder hinten
> - **Frontal- (Roll-)Ebene:**
>   - „Ocular Tilt Reaction" (■ Abb. 3.14) mit
>   - „Skew Deviation"
>   - Augenverrollung
>   - Kopfneigung und/oder
>   - Auslenkung der SVV
>   - Stand- Gangunsicherheit
>   - Lateropulsion

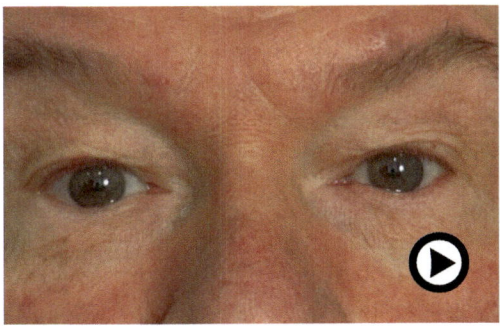

■ **Abb. 3.13** Downbeat-Nystagmus (► https://doi.org/10.1007/000-2m0)

3

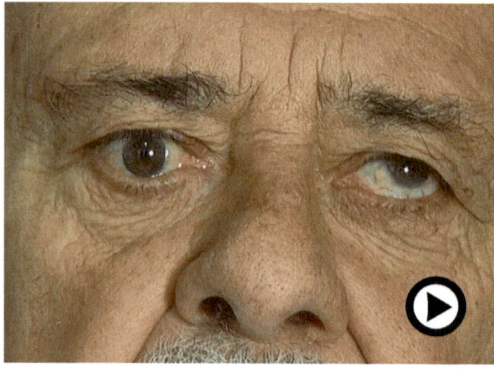

◘ **Abb. 3.14** „Skew Deviation"
(▶ https://doi.org/10.1007/000-2m1)

Zentrale vestibuläre Syndrome in der horizontalen (Yaw-)Ebene

Zentrale Syndrome, die isoliert die Yaw-Ebene betreffen (◘ Abb. 3.15), entstehen sehr selten und zwar durch Läsionen im Bereich:

- der Eintrittszone des Vestibularisnervs in der Medulla oblongata (faszikuläre Läsion),
- der benachbarten Integrationszentren für horizontale Augenbewegungen (Nucleus praepositus hypoglossi (NPH) und paramediane pontine Formatio reticularis (PPRF)) (◘ Abb. 3.8).

Klinische Zeichen sind:

- Drehschwindel mit nicht-torsionellem horizontalem Spontannystagmus zur gesunden Seite (durch Fixation nicht unterdrückt)
- ipsilaterale kalorische Untererregbarkeit,
- horizontale Blickdeviation,
- Lateropulsion zur betroffenen Seite und/oder
- Vorbeizeigen entsprechend einer Auslenkung des subjektiven Geradeaus.

Die klinische Symptomatik ähnelt derjenigen einer akuten unilateralen peripheren Vestibulopathie/Neuritis vestibularis und wurde deshalb früher auch „Pseudoneuritis vestibularis" genannt, wobei bei erster meist ein horizontal torsioneller Nystagmus vorliegt.

Bei peripheren Störungen findet sich das Yaw-Ebenen-Syndrom als horizontaler

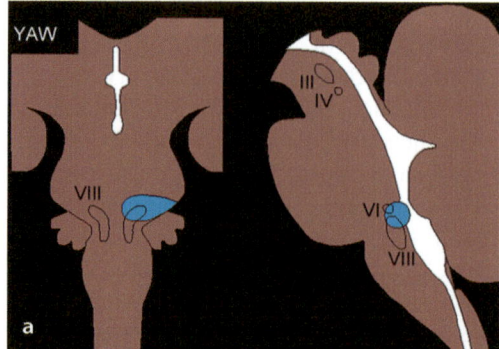

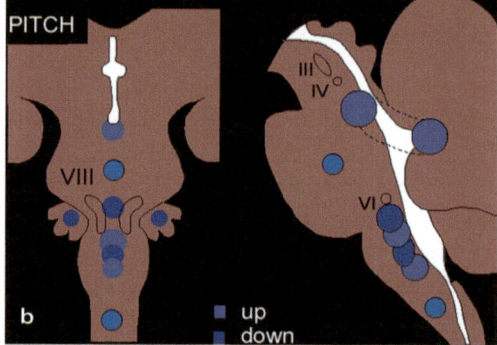

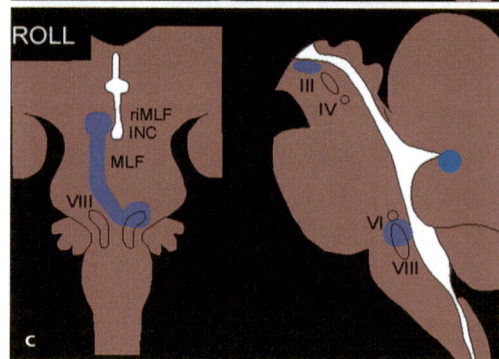

◘ **Abb. 3.15** Schematische Darstellung von Hirnstamm und Kleinhirn mit den typischen Läsionsorten der vestibulären Syndrome in den drei Ebenen des VOR. *III, IV, VI, VIII* Hirnnervenkerne; *MLF* Fasciculus longitudinalis medialis; *riMLF* rostraler interstitieller Kern des MLF; *INC* interstitieller Nucleus Cajal (Mod. nach Brandt und Dieterich 1995)

BPPV durch eine Kanalolithiasis oder Kupulolithiasis eines horizontalen Bogengangs (Baloh et al. 1993).

Das reine zentrale Yaw-Ebenen-Syndrom ist sehr selten, weil der kleine Läsionsort benachbart und teilweise über-

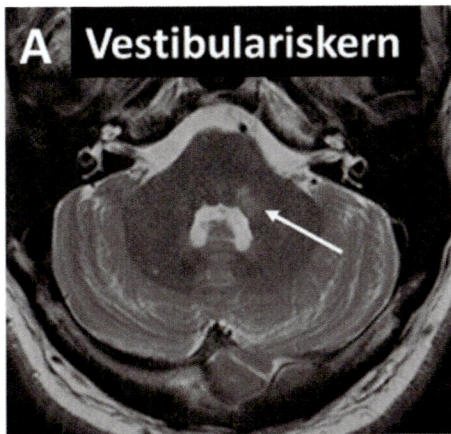

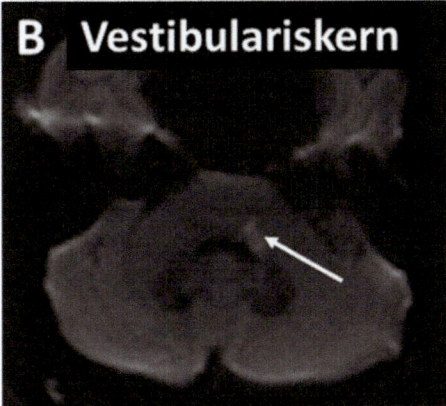

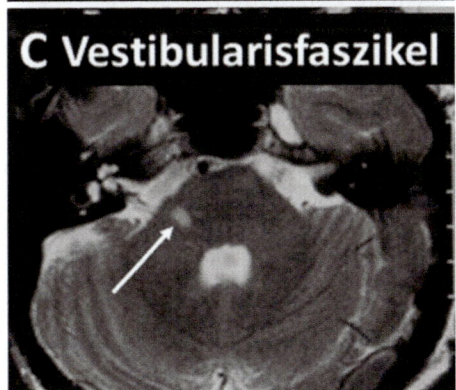

◘ **Abb. 3.16** Magnetresonanztomografien zweier Patienten mit AZVS durch „Pseudoneuritis vestibularis", einer Störung des VOR hauptsächlich in der Yaw-Ebene. In der *A* T2- und *B* diffusionsgewichteten Sequenz stellt sich ein pontomedullärer Hirnstamminfarkt dar, der in das mediale Vestibulariskerngebiet und den zerebellären Pedunkel hineinreicht und in *C* bei einem zweiten Patienten mit AZVS den Faszikel des VIII. Hirnnervs sowie das mediale Kerngebiet schädigt

lappend zu Strukturen im Vestibulariskern liegt, die auch für die vestibuläre Funktion in der Roll-Ebene verantwortlich sind.

Ätiologisch handelt es sich meist um ischämische Infarkte oder MS-Plaques im Vestibulariskerngebiet oder -faszikel (Brandt et al. 1986; Hopf 1987; Kim und Lee 2010) (◘ Abb. 3.15). Geht die Läsion in ihrem Umfang über den Vestibulariskern hinaus, so sind weitere begleitende Hirnstammsymptome nachweisbar. Da es sich i. d. R. um unilaterale medulläre ischämische oder entzündliche Hirnstammläsionen handelt, ist die Prognose wegen der Kompensation über die Gegenseite günstig und eine Rückbildung der Symptome – ähnlich der bei akuter unilateraler Vestibulopathie/ Neuritis vestibularis – innerhalb von Tagen bis Wochen zu erwarten (Cnyrim et al. 2007). Hier kann die zentrale Kompensation – bei gleichzeitiger Behandlung der Grunderkrankung – durch eine frühzeitige physikalische Therapie mit Gleichgewichtstraining gefördert werden.

Zentrale vestibuläre Syndrome in der sagittalen (Pitch-)Ebene

Diese sind bislang durch bilaterale Läsionen an folgenden Orten beschrieben worden:
- paramedian im medullären und pontomedullären Hirnstamm,
- im pontomesenzephalen Hirnstamm (mit den angrenzenden Kleinhirnschenkeln),
- in der paramedianen Brücke,
- im Flokkulus/Paraflokkulus des Kleinhirns beidseits.

Neben den zentralen Pitch-Syndromen gibt es sehr selten auch einen peripher vestibulären Downbeat-Nystagmus, z. B. durch Kanalolithiasis des anterioren Bogengangs oder durch Macula-Schädigung der Otolithen nach Trauma (Peus et al. 2021). Trotz vieler klinischer Studien zum **Up-beat-** (UBN; ► Kap. 1, ► Abb. 1.15) und **Downbeat-Nystagmus** (DBN; ► Kap. 1, ► Abb. 1.48) und vieler Hypothesen zum

3

Pathomechanismus ist deren Pathophysiologie bislang nicht geklärt (Halmagyi und Leigh 2004; Glasauer et al. 2003, 2005; Marti et al. 2005; Pierrot-Deseilligny und Milea 2005). Es scheint verschiedene Formen des DBN zu geben, mit unterschiedlichen Störungsanteilen. Diskutiert werden mehrere Pathomechanismen, die zu einer Instabilität in den Hirnstamm-Kleinhirn-Netzwerken führen, die normalerweise den vertikalen Blick stabilisieren, mit einer Asymmetrie:

- im vertikalen neuronalen Integrator mit Störung des Sakkadengenerators, die bei exzentrischen Blickpositionen auffällig wird;
- in den zentralen Verbindungen des VOR für vertikale Augenbewegungen einschließlich der Otolithenbahnen, die die häufige Schwerkraftabhängigkeit erklärt;
- im vertikalen Blickfolgesystem mit spontanem Aufwärtsdrift.

Hierbei scheint der Flokkulus/Paraflokkulus eine besondere Rolle zu spielen, da eine Flokkulusschädigung zu einer Disinhibition von vestibulären Bahnen des superioren Vestibulariskerns zum Okulomotoriuskern führt. Dazu passen Befunde aus funktionellen Bildgebungsstudien, die bei Patienten mit idiopathischem DBN einen Hypometabolismus bzw. eine reduzierte Aktivität im Flokkulus/Paraflokkulus sowie im pontomedullären Hirnstamm nachgewiesen haben (Bense et al. 2006; Kalla et al. 2006; Hüfner et al. 2007b) (◨ Abb. 3.17 und 3.18). Demgegenüber finden sich im strukturellen MRT zwar Atrophien der grauen Substanz in den lateralen Anteilen der Kleinhirnhemisphären (Lobulus VI) sowie im okulomotorischen Vermis, nicht jedoch im Flokkulus/Paraflokkulus (Hüfner et al. 2007b).

Für eine Störung der Otolithenbahnen spricht die Abhängigkeit der Intensität des DBN von der Kopfposition (er ist in aufrechter Position geringer als in Bauch- oder Rückenlage) sowie das lageabhängige Ansprechen auf eine medikamentöse Therapie mit dem Kaliumkanalblocker 4-Aminopyridin (Spiegel et al. 2010; Sander et al. 2011).

Einige Symptome einer Störung in der Pitchebene, z. B. die Fallneigung nach hinten im Sitzen und Stehen verbunden mit Stürzen, kommen häufiger bei neurodegenerativen Erkrankungen wie bei Tauopathien (insbesondere der progressiven supranukleären Blickparese, PSP) und Synukleinopathien (insbesondere Multisystematrophie Typ P und Lewy-Body-Demenz) vor.

◼◼ Downbeat-Nystagmus-Syndrom (DBN)

Beim zentralen DBN (◨ Abb. 3.13) handelt es sich um den häufigsten erworbenen Fixationsnystagmus. Er schlägt in Primärposition nach unten, wird im Abb- und Seitblick verstärkt und kann im Seitblick diagonal nach unten schlagen. Klinisch findet sich meistens ein Schwankschwindel mit Gangunsicherheit (◨ Abb. 3.19). Er ist begleitet von einer Kombination aus visueller und vestibulozerebellärer Ataxie mit

- Fallneigung nach hinten,
- Vorbeizeigen nach oben und
- Störung der vertikalen Blickfolge (Übersicht in: Leigh und Zee 2015).

Oft besteht eine Assoziation mit anderen okulomotorischen, zerebellären und vestibulären Störungen z. B. der Blickfolge, des OKN oder der visuellen Suppression des VOR, deshalb DBN-Syndrom (Brandt et al. 1986). Die Intensität des idiopathischen DBN ist kopfpositionsabhängig, in Bauchlage stärker als in aufrechter Kopfposition und Rückenlage (Spiegel et al. 2010; Sander et al. 2011) sowie in Abhängigkeit von der Tageszeit morgens stärker als mittags und am Nachmittag (Spiegel et al. 2009). Dies passt zu einer Befragung von 38 Patienten mit DBN, die die stärksten Symptome am Morgen mit einer Besserung im Tagesverlauf ergab (Feuerecker et al. 2015). Das Syndrom ist häufig persistierend. Beim DBN und UBN ist die Objektbewegungswahrnehmung richtungsspezifisch beeinträchtigt (Dieterich et al. 1998).

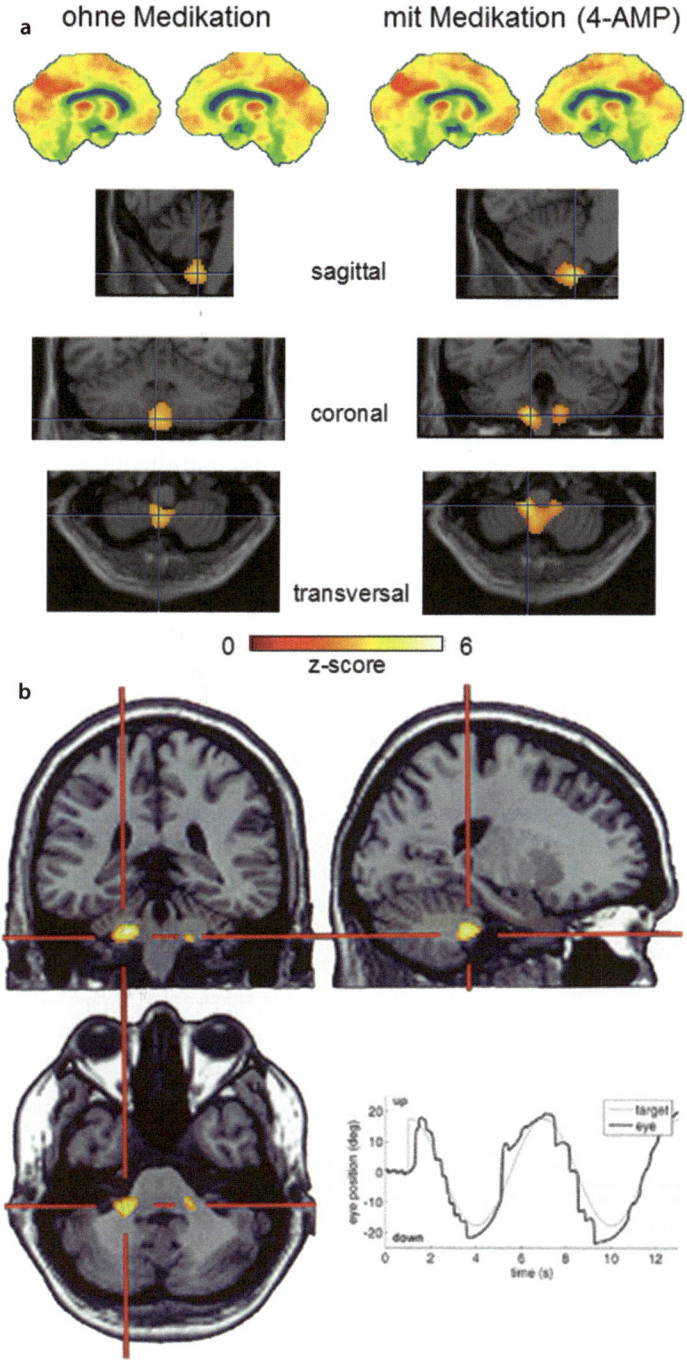

◘ Abb. 3.17 Patient mit idiopathischem Downbeat-Nystagmus. **a** In der FDG-PET zeigte sich ein signifikant reduzierter Glukosemetabolismus im Flokkulus/Paraflokkulus, der sich bei Besserung des klinischen Syndromes unter Therapie mit 4-Aminopyridin ebenfalls besserte. (Mit freundl. Genehmigung aus Bense et al. 2006). **b** Eine Verminderung der Aktivierungen (fMRT) konnte auch bei Patienten mit Downbeat-Nystagmus während vertikaler Blickfolgebewegungen im Flokkulus festgestellt werden. (Mit freundl. Genehmigung aus Kalla et al. 2006)

3

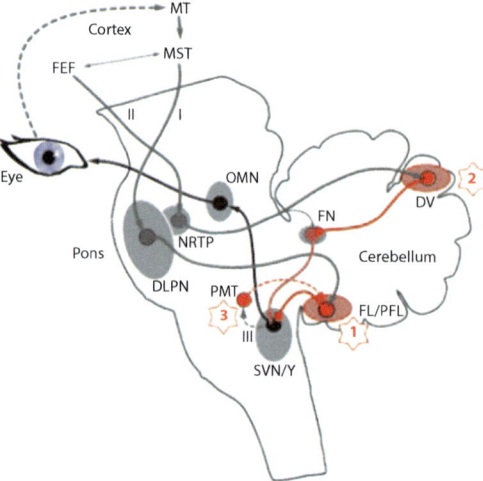

Abb. 3.18 Schematische Darstellung eines Modells zum Pathomechanismus des Downbeat-Nystagmus, das eine gemeinsame Endstrecke für die Bahnen annimmt, die eine Enthemmung der Neurone des superioren Vestibulariskerns und der Y-Gruppe verursachen (Mit freundl. Genehmigung aus Hüfner et al. 2007b). Betroffen sind okulomotorische Verbindungen des Blickfolgesystems (I, II) und der vertikalen Blickstabilisierung (III). Verschiedene Läsionsorte (1–3) und Mechanismen können den Downbeat-Nystagmus auslösen. *FEF* frontales Augenfeld; *DLPN* dorsolaterale pontine Kerne; *DV* okulomotorischer Vermis; *FN* Nucleus fastigii; *MT* Area MT; *MST* Area MST; *NRTP* Nucleus reticularis tegmenti pontis; *OMN* Augenmuskelkerne; *PMT* Nukleus des paramedianen Trakts; *SVN* superiorer Vestibulariskern; *Y* Neurone der Y-Gruppe

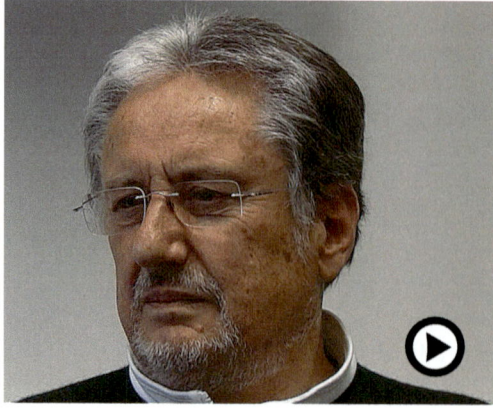

Abb. 3.19 Downbeat-Nystagmus-Syndrom: Anamnese (▶ https://doi.org/10.1007/000-2kz)

Oft ist der DBN Folge einer bilateralen Funktionsstörung des Flokkulus oder Paraflokkulus (Zee et al. 1981; Kalla et al. 2006) (meist Kleinhirnatrophie, selten Intoxikation durch Antiepileptika). Seltener ist ein DBN durch eine Läsion am Boden des IV. Ventrikels bedingt (Leigh und Zee 2015). Dementsprechend finden sich ätiologisch am häufigsten in 38% idiopathische Fälle und in 20% degenerative Kleinhirnerkrankungen, in 9% vaskuläre Läsionen, in 7% Malformationen sowie seltener in absteigender Häufigkeit medikamentöstoxische Schäden, Läsionen bei Multipler Sklerose, paraneoplastische Syndrome, vestibuläre Migräne, Vitamin-B$_{12}$-Mangel oder traumatische und hypoxische Schädigungen (Wagner et al. 2008). Er kann seltener aber auch durch eine paramediane Läsion in der Medulla oblongata verursacht sein, z. B. bei Multipler Sklerose, Blutung, Infarkt, Tumor.

Beim zentralen DBN fallen zwei Untergruppen auf:

- eine mit deutlichen zerebellären Zeichen ohne Kleinhirnpathologie im MRT und
- eine in Kombination mit einer bilateralen Vestibulopathie (Migliaccio et al. 2004; Wagner et al. 2008; Zingler et al. 2009). Es handelt sich in diesen Fällen wahrscheinlich um neurodegenerative, teilweise auch genetische Erkrankungen, die das periphere und zentrale vestibuläre System – und hier auch das Kleinhirn – betreffen. Eine seltene Variante, die mit einer Gangliopathie im Bereich der Hirnnerven und peripheren Nerven einhergeht, ist das „Cerebellar Ataxia with Neuropathy and Vestibular Areflexia Syndrome" (CANVAS) (Szmulewicz et al. 2011; Kirchner et al. 2011; Pothier et al. 2011; Yacovino et al. 2019). Es wird durch bestimmte Mutationen (autosomal rezessive RFC1-Repeat-Expansion) verursacht, die mit spät einsetzenden Ataxien assoziiert sind (Cortese et al. 2019, 2020; Rafehi et al. 2019). Bei 100 genetisch gesicherten Trägern der biallelen Repeat Expansion RFC1 konnte die sensorische Neuropathie, die mit

einer Gangunsicherheit in der 6. Dekade begann, als gemeinsames Symptom nachgewiesen werden (Cortese et al. 2020). Zwei Drittel dieser Fälle hatten das CANVAS Vollbild. Interessanterweise ist hier ein weiteres häufiges Symptom chronischer Husten mit Ataxie.

▪▪ Upbeat-Nystagmus-Syndrom (UBN)

Der Upbeat-Nystagmus (UBN; ▶ Kap. 1, ▶ Abb. 1.15), seltener als der DBN, ist ein Fixationsnystagmus, der in Primärposition ruckförmig nach oben schlägt (Nakada und Remler 1981), teilweise lageabhängig ist, verbunden mit einer Störung der vertikalen Augenfolgebewegungen und einer visuellen und vestibulospinalen Ataxie mit Fallneigung nach hinten und Vorbeizeigen nach unten. Bei Konvergenz kann ein UBN vorübergehend seine Richtung ändern und in einen DBN übergehen (Cox et al. 1981). Anders als der DBN ist dieser kein permanentes Syndrom, sondern zeigt – je nach Ursache – innerhalb von Tagen bis Monaten eine spontane Rückbildung.

Pathoanatomisch finden sich:
- einerseits meist akute Läsionen paramedian in der Medulla oblongata in den Neuronen des paramedianen Trakts (▫ Abb. 3.20 und 3.21), nahe des kaudalen Anteils des Nucleus praepositus hypoglossi, die für die vertikale Blickstabilisation verantwortlich sind (Janssen et al. 1998; Pierrot-Deseilligny et al. 2007);
- andererseits wurden Läsionen paramedian in der pontomesenzephalen Brückenhaube, im Brachium conjunctivum sowie evtl. im anterioren Vermis beschrieben (Leigh und Zee 2015; Pierrot-Deseilligny et al. 2005, Pierrot-Deseilligny und Milea 2005, Ranalli und Sharpe 1988).

Darüber hinaus gibt es Hinweise dafür, dass eine lateral gelegene Läsion in der kaudalen Pons, die den superioren Vestibulariskern und seine Verbindung zum zentralen vent-

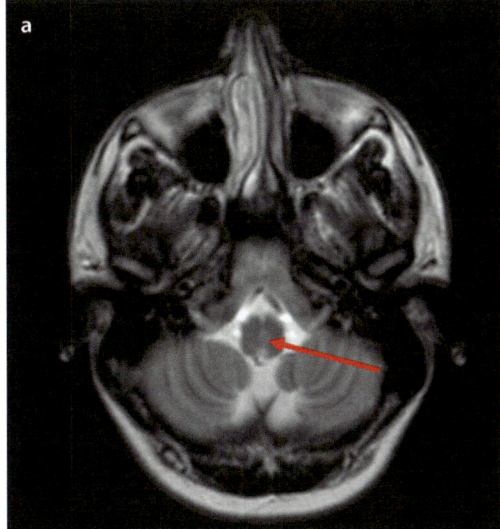
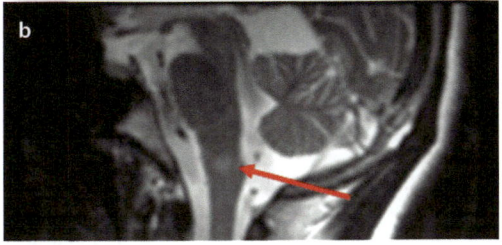

▫ **Abb. 3.20** Magnetresonanztomografie (mit Kontrastmittel) eines Patienten mit einem Upbeat-Nystagmus-Syndrom, ausgelöst durch einen kontrastmittelaufnehmenden Tumor paramedian in der Medulla oblongata. **a** Transversale Schichtung, **b** sagittale Schichtung

ralen tegmentalen Trakt einschließt (Tilikete et al. 2008), auch zu einem UBN führen kann.

Die Oszillopsien sind beim UBN wegen der meist größeren Amplitude sehr störend und beeinträchtigen den Visus. Ein UBN durch Schädigung im pontomesenzephalen Hirnstamm ist häufig – besonders bei MS-Patienten – kombiniert mit einer uni- oder bilateralen internukleären Ophthalmoplegie, was auf eine Affektion des MLF hinweist. Ätiologisch stehen meist *bilaterale* Läsionen bei MS, Hirnstammischämie oder -tumor, Wernicke-Enzephalopathie, Kleinhirndegeneration oder Intoxikationen mit Funktionsstörungen des Kleinhirns im Vordergrund.

3

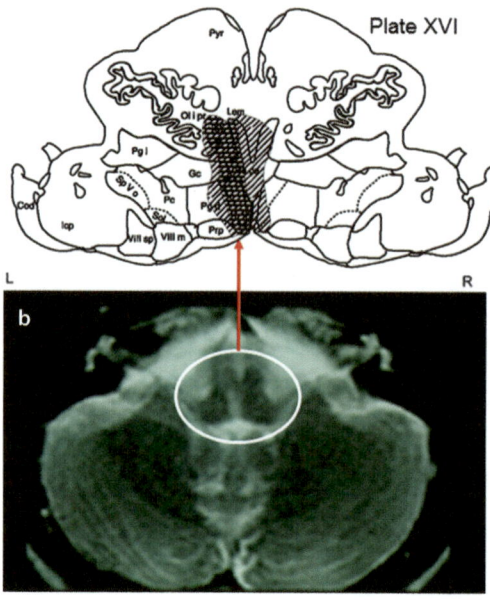

a
**UBN Läsionsort:
paramediane PMT Neurone nahe des
Nucl. praepositus hypoglossi (hier: Prp)**

Plate XVI

□ Abb. 3.21 T2-gewichtete Magnetresonanztomografie eines Patienten mit einem akut aufgetretenen Schwankschwindel, Gangunsicherheit und starkem Verschwommensehen durch Oszillopsien. **b** Das akute Upbeat-Nystagmus-Syndrom wurde durch einen mittelliniennahen Hirnstamminfarkt der Medulla oblongata ausgelöst. **a** Die Projektion der Läsion auf die passende Hirnstammschicht XVI aus dem Atlas von Olszewski und Baxter (1982) zeigt die Schädigung in der Nähe des Nucleus praepositus hypoglossi (hier abgekürzt mit: Prp), wo die PMT-Neurone lokalisiert sind (paramedianer Trakt)

■■ Therapie von zentralem DBN und UBN

Therapeutisch lohnt sich beim meist persistierendem DBN ein symptomatischer medikamentöser Versuch mit verschiedenen Substanzen.

Für den DBN liegen prospektive randomisierte, placebokontrollierte Studien vor, die belegen, dass die Kaliumkanalblocker 3,4-Diaminopyridin (Strupp et al. 2003) und 4-Aminopyridin (Dosierung 3-mal 5–10 mg/d) (Claassen et al. 2013b) zu einer signifikanten Abnahme des Nystagmus führen (Übersicht in: Strupp et al. 2017). Die retardierte Form Fampridin (2 × 10 mg/d)

ist ebenfalls wirksam (Claassen et al. 2013a) und heute die von uns empfohlene Behandlung, weil diese Form als Medikament zugelassen ist. In einer Fallserie konnte nachgewiesen werden, dass Chlorzoxazon, ein Aktivator kleiner kalziumabhängiger Kaliumkanäle, die Intensität des DBN reduziert und gut verträglich ist (Feil et al. 2019). Weitere Therapieversuche können mit Acetyl-DL-Leucin (5 g/d), Memantin (2- bis 3-mal 10–20 mg/d) oder Gabapentin (2- bis 3-mal 600 mg/d) mit langsamer Eindosierung erfolgen (Strupp et al. 2013; Thurtell et al. 2010). Die Besserungsraten sind individuell sehr unterschiedlich.

Da der UBN meist nach akutem Auftreten langsam wieder abklingt, ist eine symptomatische Therapie oft nicht notwendig. Bei sehr störenden Oszillopsien durch eine große Nystagmusamplitude oder bei längerer Dauer kann ein Versuch mit 4-Aminopyridin (3-mal 5–10 mg/d p.o.) (Glasauer et al. 2005) oder Memantin (2-mal 10–20 mg/d) (Averbuch-Heller et al. 1997) unternommen werden. Falls beide nicht wirksam sind, kann Baclofen (2-mal 5–10 mg/d p.o.) versucht werden.

Zentrale vestibuläre Syndrome in der vertikalen (Roll-)Ebene: subjektive visuelle Vertikale und „Ocular Tilt Reaction"

Das wichtigste und häufigste Zeichen einer akuten einseitigen vestibulären Funktionsstörung in der Rollebene ist die Verkippung der subjektiven visuellen Vertikalen (SVV), die mit Hilfe mehrere Methoden rasch und zuverlässig gemessen werden kann (z. B. „Eimertest" (► Kap. 1, ► Abb. 1.9) oder Halbkugel (► Kap. 1, ► Abb. 1.99)). Wahrnehmungsstörungen im Sinne pathologischer Auslenkungen der SVV sind eines der sensitivsten Zeichen bei akuten unilateralen Hirnstammläsionen (in bis zu 90% positiv; Dieterich und Brandt 1993a; Baier et al. 2008; Baier und Dieterich 2009). Die Rückbildung der Vertikalenauslenkung ist für periphere und Hirnstammläsionen ähnlich und beträgt Wochen bis wenige Monate (Cnyrim et al. 2007).

Das komplette klinische Bild einer vestibulären Tonusimbalance in der Rollebene ist die Auge-Kopf-Synkinesie, die „Ocular Tilt Reaction" (OTR) (Westheimer und Blair 1975; Halmagyi et al. 1990). Diese ist gekennzeichnet durch

a. eine Auslenkung der SVV,
b. seitliche Kopfneigung (► Kap. 1, ► Abb. 1.4),
c. vertikale Deviation der Augenstellung („Skew Deviation") und
d. Verrollung der Augen (◘ Abb. 3.23).

Die „Skew Deviation" lässt sich leicht durch den alternierenden Abdecktest erkennen (► Kap. 1, ◘ Abb. 1.7 und 1.8). Die Messung der Augenverrollung erfordert ein Fundusfoto mit Hilfe des Laser-Scanning-Ophthalmoskops (► Kap. 1, ◘ Abb. 1.100).

Zeichen in der Rollebene zeigen eine akute unilaterale Schädigung der „gravizeptiven" vestibulären Bahnen im Hirnstamm an: von den vertikalen Bogengängen und Otolithen über den ipsilateralen (medialen und superioren) Vestibulariskern und dem kontralateralen MLF zu den Augenmuskelkernen sowie Integrationszentren für vertikale und torsionelle Augenbewegungen (INC) im rostralen Mittelhirn (Brandt und Dieterich 1994; Dieterich und Brandt 1992, 1993a, b) (◘ Abb. 3.22).

Weiter rostral verläuft nur noch die vestibuläre Projektion des VOR für die Bewegungswahrnehmung und Raumorientierung in der Rollebene (Bestimmung der SVV), über die vestibulären Subnuklei im posterolateralen und paramedianen Thalamus (Dieterich und Brandt 1993b; Kirsch et al. 2016; Baier et al. 2016) zum parietoinsulären und operkulären vestibulären Kortex (PIVC) in der hinteren Insel-Operculum-Region (Brandt und Dieterich 1994; Brandt et al. 1994; Baier et al. 2012b).

Ipsilateral zum Vestibulariskern gelegene Läsionen nahe des aufsteigenden Lemniscus medialis (ipsilateraler vestibulothalamischer Trakt) lösen isolierte ipsilaterale Auslenkungen der SVV ohne vertikale Deviation oder Augenverrollung aus (Zwergal et al. 2008).

Schließlich können unilaterale Läsionen vestibulozerebellärer Strukturen (wie z. B. Uvula, Nodulus, Nucleus dentatus) Zeichen in der Rollebene verursachen (Baier et al. 2008; Baier und Dieterich 2009).

Die pontine Kreuzung dieser Bahnen ist besonders wichtig für die topische Hirnstammdiagnostik:

- Alle Läsionszeichen in der Rollebene – einzeln oder als komplette OTR (◘ Abb. 3.14) – zeigen eine **ipsiversive** Neigung (ipsilaterales Auge tiefer), sehr selten bei kompletten **unilateralen** peripher-vestibulären oder häufig bei pontomedullären Läsionen (medialer und superiorer Vestibulariskern) unterhalb der pontinen Hirnstammkreuzung (◘ Abb. 3.22 und 3.23).
- Alle Zeichen in der Rollebene – okulomotorische, perzeptive und posturale – zeigen eine **kontraversive** Auslenkung (kontralaterales Auge tiefer) bei unilateralen pontomesenzephalen Hirnstammläsionen **oberhalb** der Kreuzung und weisen auf eine Schädigung des MLF oder des supranukleären Kerns des INC hin (◘ Abb. 3.23).
- Unilaterale Läsionen des Vestibulozerebellums lösen abhängig von der geschädigten Kleinhirnregion vorwiegend kontraversive (ca. 60%) und seltener (ca. 25%) ipsiversive Auslenkungen aus (Baier et al. 2009). Die bei kontraversiven Zeichen am häufigsten beeinträchtigte Struktur ist der Nucleus dentatus.
- Unilaterale Läsionen vestibulärer Strukturen rostral des INC manifestieren sich mit perzeptiven Störungen (Auslenkung der SVV) **ohne** begleitende Okulomotorikstörung und Kopfneigung.

3

- Eine OTR bei unilateralen paramedianen Thalamusinfarkten (bei 50%) ist durch eine gleichzeitige Läsion im paramedianen rostralen Mittelhirn (INC und riMLF) verursacht.
- Unilaterale Läsionen des posterolateralen oder centromedianen Thalamus können eine thalamische Astasie (s. u.) mit mäßiger ipsi- oder **kontraversiver** Auslenkung der SVV auslösen, was auf eine Schädigung der sog. vestibulären Thalamuskerne hindeutet und sich meist innerhalb von Tagen bis wenigen Wochen wieder zurückbildet.
- Akute unilaterale Läsionen des parieto-insulären-operkulären vestibulären Kortex (PIVC) und des Gyrus temporalis superior der rechten oder linken Hemisphäre führen oft zu einer vestibulären Funktionsstörung mit mäßigen ipsi- oder kontraversiven Auslenkungen der SVV für einige Tage (Brandt et al. 1994; Barra et al. 2010; Baier et al. 2012b, 2021, 2022) (◘ Abb. 3.24).
- Die SVV-Auslenkungen sind am stärksten bei peripheren und Hirnstammläsionen (im Mittel 7–14°), deutlich geringer bei thalamischen und kortikalen Läsionen (3–6°) (Glasauer et al. 2018) (◘ Abb. 3.25).
- Einige der Patienten mit Läsionen des PIVC, des Gyrus temporalis superior,

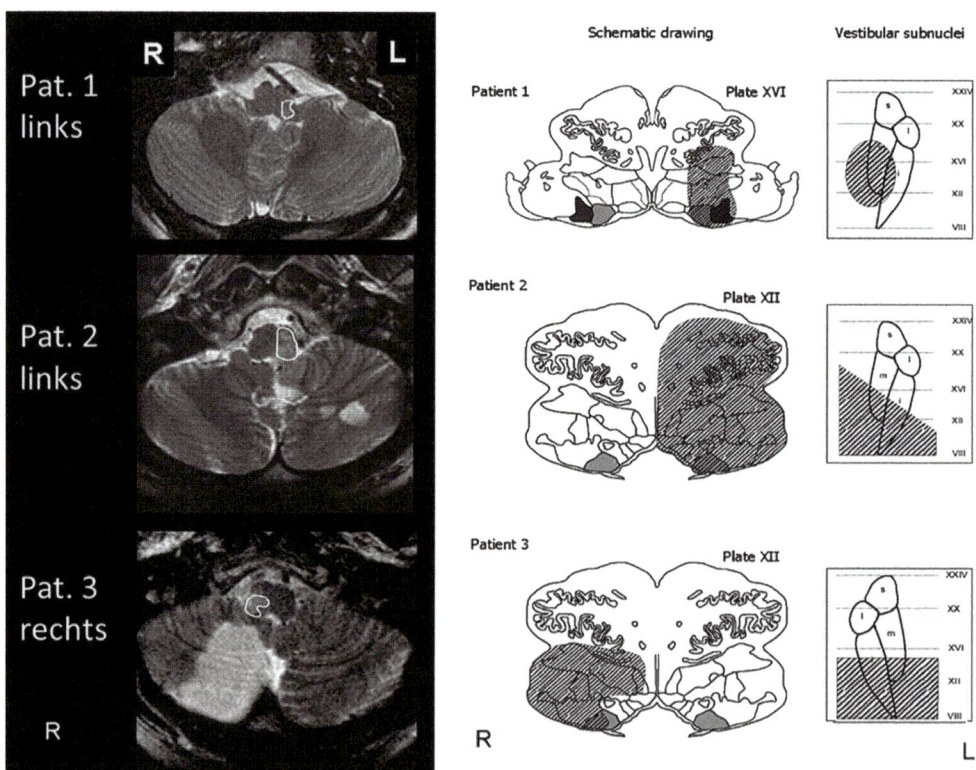

◘ **Abb. 3.22**   Links: T2-gewichtete Magnetresonanztomografien von 3 Patienten (Pat. 1–3) mit akutem Syndrom in der Rollebene (Verkippung der SVV, vertikaler Augenfehlstellung „Skew Deviation", Augenverrollung und Fallneigung in die gleiche Richtung) durch eine akute Ischämie (*Läsion weiß umrandet*) im pontomedullären Hirnstamm. Mitte Die Projektion der Läsionen (*gestreift*) auf die passende Hirnstammschicht (Plate XII, XVI) im Atlas von Olszewski und Baxter (1982) zeigen eine Schädigung des Vestibulariskerns (beidseits grau-*schwarz* markiert; *grau* medialer Vestibulariskern, *schwarz* inferiorer oder spinaler Vestibulariskern). Rechts Schematische Darstellung der Subnuclei und der entsprechenden Läsionen

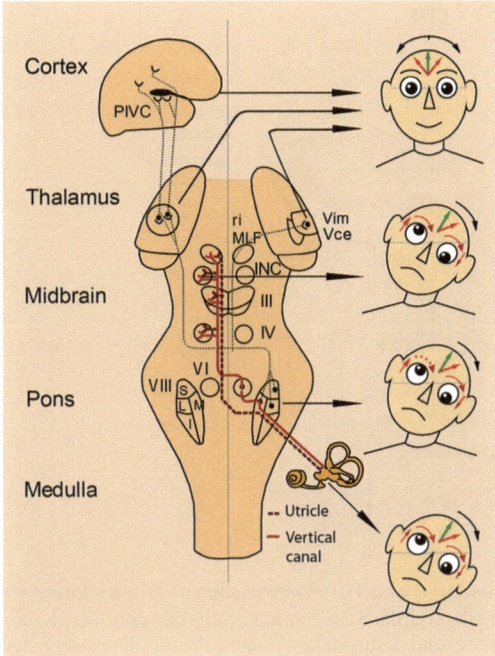

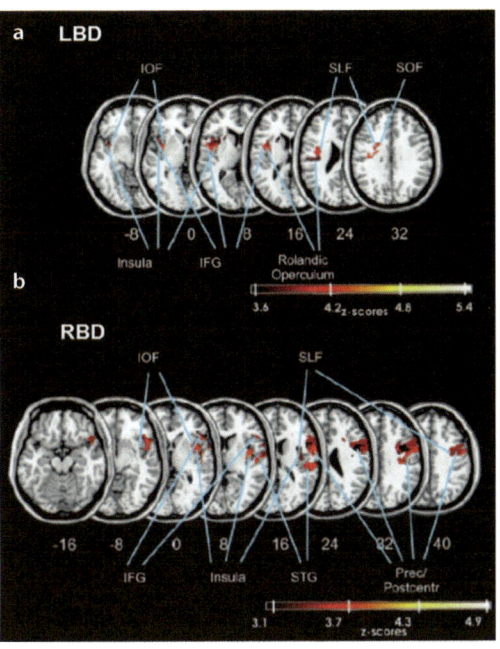

Abb. 3.23 Schematische Darstellung der Auslenkung der subjektiven visuellen Vertikalen (SVV; *Pfeile auf der Stirn*) und der kompletten „Ocular Tilt Reaction" (OTR) mit Kopfkippung, vertikaler Deviation („Skew Deviation") und Augenverrollung (alle in die gleiche Richtung) durch unilaterale vestibuläre Läsionen vom Labyrinth über die Vestibulariskerne (VIII), Mittelhirn (Augenmuskelkerne III, IV, interstitieller Nucleus Cajal, *INC*, und rostraler Interstitialkern des MLF, *riMLF*), Thalamus (vestibuläre Subnuclei *Vce*, *Vim*) bis zum parietoinsulären vestibulären Kortex (*PIVC*). Die unilateralen Läsionen der graviceptiven Bahnen von Otolithen (Utrikulus) und vertikalen Bogengängen führen zu einer Tonusimbalance in der frontalen Roll-Ebene. Das komplette Syndrom ist die Auge-Kopf-Synkinesie (OTR) mit Auslenkung von Wahrnehmung (SVV), vertikaler Deviation der Augen („Skew Deviation"), Augenverrollung und Kopfkippung zur gleichen Seite. Abhängig von der Höhe des Schädigungsorts sind die Richtungen der Verkippungen durch peripher vestibuläre oder pontomedulläre Läsionen immer ipsilateral. Nach der Kreuzung der graviceptiven Bahnen oberhalb der Vestibulariskerne im Pons, d. h. pontomesenzephal, sind alle Verkippungen kontralateral. Vestibuläre Läsionen im Thalamus und im Kortex führen nicht mehr zu einer kompletten OTR sondern nur zu Störungen der Wahrnehmung mit Auslenkungen der SVV, die bei Patienten entweder ipsi- oder kontralateral sein können (siehe Kopf oben rechts). (Dieterich und Brandt 2019; Brandt und Dieterich 1994)

Abb. 3.24 Das statistische voxelweise durchgeführte Läsions-Funktions-Mapping (VLBM) vergleicht a 22 Patienten mit einer Läsion der linken Hemisphäre (LBD) mit b 32 Patienten mit einer Läsion der rechten Hemisphäre (RBD) in Bezug auf die absoluten SVV-Auslenkungen (T-Test). Dargestellt sind alle Voxel, die nach einer Korrektur für multiple Vergleiche mit 1% FDR- (False Discovery Rate-)Schwelle übriggeblieben sind. SVV-Auslenkungen sind mit Läsionen in der Insel beider Hemisphären assoziiert, darüber hinaus u. a. mit Läsionen im Gyrus temporalis superior (STG) und Gyrus frontalis inferior (IFG). *LBD* Läsion linke Hemisphäre; *RBD* Läsion rechte Hemisphäre; *IFOF* inferiorer orbitofrontaler Faszikel; *SLF* superiorer longitudinaler Faszikel; *SFOF* superiorer okzipitofrontaler Faszikel; *IFG* inferiorer frontaler Gyrus; *STG* superiorer temporaler Gyrus; *Rolandic Operculum* Operculum; *prec/postcentr* prä-/postzentraler Gyrus

des Operculums und der anterioren Insel weisen gleichzeitig ein Pusher-Syndrom (s. u.) auf (Johannsen et al. 2006), mit einer positiven Korrelation zwischen dem Ausmaß des Pushens und der SVV-Auslenkung (Baier et al. 2012a). Dies kommt bei Läsionen der rechten Hemisphäre häufiger (42%) vor als bei Läsionen der linken Hemisphäre (25%) und

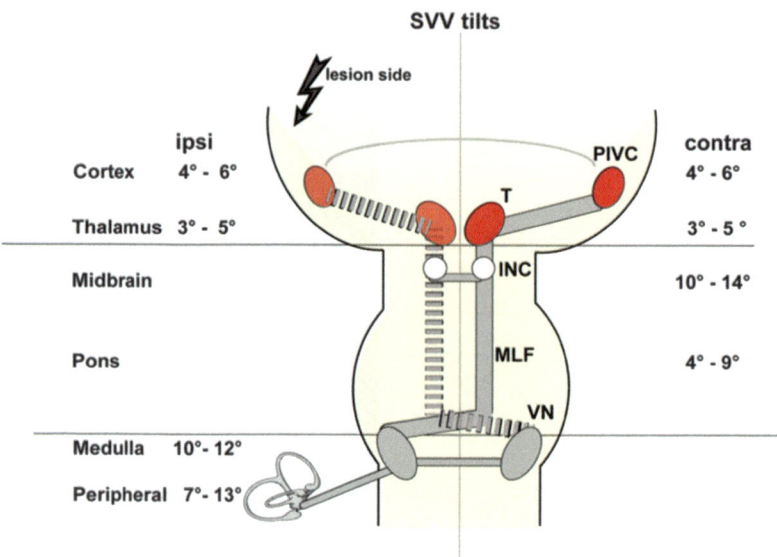

Abb. 3.25 Auswirkung akuter unilateraler Schädigungen graviceptiver Bahnen vom Labyrinth über den Vestibulariskern (*VN*), den medialen longitudinalen Faszikulus (*MLF*), den interstiellen Nucleus Cajal (*INC*), Thalamus (*T*) bis zum vestibulären Kortex (*PIVC*) auf die Auslenkung der subjektiven visuellen Vertikalen (SVV) in Grad. Die stärksten Auslenkungen finden sich bei akuten peripheren vestibulären und Hirnstammläsionen. Die Richtung ist ipsilateral bei Schäden unterhalb der pontinen Kreuzung und kontralateral oberhalb der Kreuzung der Bahnen. Läsionen des vestibulären Thalamus oder Kortex führen zu ipsi- oder kontralateralen Auslenkungen mit geringerer Ausprägung. Übersicht der Daten (Mediane) aus 15 Studien (Mod. nach Glasauer et al. 2018; Dieterich und Brandt 2019)

deutet auf einen engen Zusammenhang zwischen Haltungsregulation und vestibulärem System hin (■ Abb. 3.26).

– Kommt es anstelle eines läsionellen Funktionsausfalls zu einer Reizung der VOR-Projektion einer Seite (z. B. Hirnstammattacken, Morbus Menière, Vestibularisparoxysmie), so werden dieselben Effekte – jedoch in entgegengesetzter Richtung – ausgelöst.

Bei Mittelhirnläsionen werden gelegentlich **komplexe okulomotorische Syndrome** gesehen mit der Kombination aus einer zentralen vestibulären Funktionsstörung in der Rollebene (z. B. durch INC-Schädigung) und gleichzeitiger nukleärer oder faszikulärer Okulomotorius- oder Trochlearisschädigung. Dies führt zu Mischbefunden, die sich mithilfe der Bestimmung der SVV binokulär und v. a. für jedes Auge getrennt (monokuläre Messung) sowie der Messung der tonischen Fundusverrollung gut differenzieren lassen (Dieterich und Brandt 1993c; Dichgans und Dieterich 1995): Eine zentrale vestibuläre Läsion induziert an **beiden** Augen eine kontralaterale, gleichsinnige SVV-Auslenkung von meist 10–20°. Kommt eine Okulomotorius- oder Trochlearisläsion hinzu – meist an einem Auge – so wird die SVV-Auslenkung an diesem betroffenen Auge gemindert oder gar antagonisiert, sodass die SVV-Auslenkung für beide Augen deutlich differiert oder sogar in entgegengesetzte Richtungen zeigt, mit dem zusätzlich betroffenen Auge nach ipsilateral (sog. Mischbefund).

Mit der SVV-Messung für jedes Auge getrennt (monokulär) lassen sich auch klinisch ähnlich erscheinende, periphere infranukleäre Okulomotorius- und Trochlearisparesen von zentralen vestibulären Syndromen abgrenzen, da die infranukleären Paresen natürlich keine SVV-Auslenkung

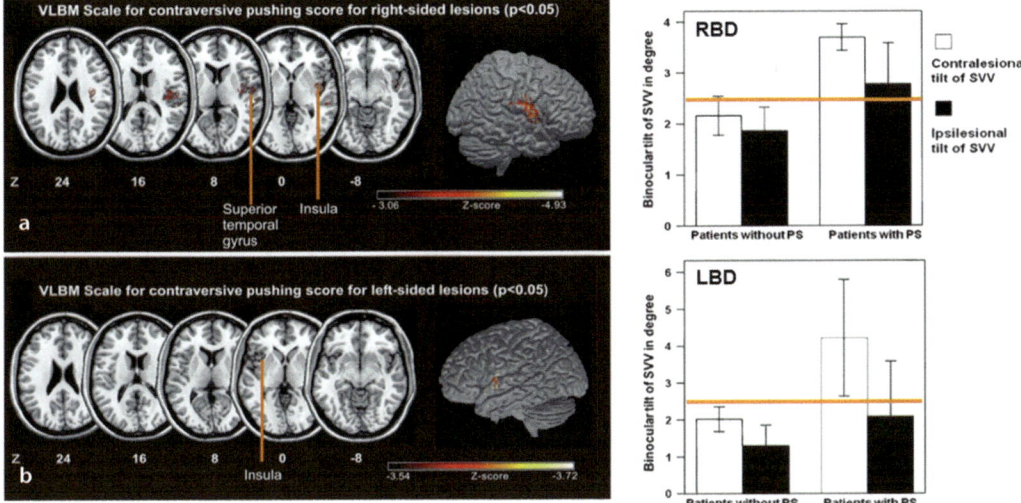

◘ Abb. 3.26 a Das statistische voxelweise durchgeführte Läsions-Funktions-Mapping (VLBM) vergleicht hier den Läsionsort mit dem Ausmaß des Pushens (Skala für kontraversives Pushen in%) bei rechtshirnigen **a** und linkshirnigen **b** Läsionen (FDR-korrigierte Alphaschwelle p <0,05). Die Läsionsareale sind in der hinteren Insel, dem Gyrus temporalis superior und in der weißen Substanz sowie der vorderen Insel gelegen. Rechte Spalte: Ausmaß der kontralateralen und ipsilateralen Auslenkung der subjektiven visuellen Vertikalen (SVV) bei Patienten mit Pusher-Symptomatik (PS) durch akuten Mediainfarkt der rechten (RBD) oder linken (LBD) Hemisphäre im Vergleich zu Patienten ohne Pusher-Syndrom. PS-Patienten zeigten häufiger pathologische SVV-Auslenkungen über 2,5°, insbesondere zur Gegenseite der Läsion (kontraläsionell) (Baier et al. 2012a)

oder Fundusverrollung an beiden Augen induzieren (Dieterich und Brandt 1993c) (◘ Abb. 3.27). Dies ist wichtig und notwendig, da selbst der übliche Bielschowsky-Kopfneigetest keine eindeutige Differenzierung zwischen Trochlearisparese (► Kap. 1, ► Abb. 1.5) und OTR erlaubt.

Ätiologisch handelt es sich bei diesen unilateralen Läsionen häufig um Hirnstamminfarkte, paramediane Thalamusinfarkte oder Blutungen, die bis ins rostrale Mittelhirn reichen (Dieterich und Brandt 1993a, b). Verlauf und Prognose sind auch hier von der Ätiologie der Grundkrankheit abhängig. Bei den häufigen Ischämien ist wegen der zentralen Kompensation über die Gegenseite innerhalb von Tagen bis Wochen mit einer deutlichen, oft vollständigen Rückbildung der Symptome in der Rollebene zu rechnen (Dieterich und Brandt 1992, 1993b; Cnyrim et al. 2007; Dieterich und Brandt 2019). Die Kompensation erfolgt nicht nur über das vestibuläre Netzwerk der Gegenseite sondern auch über die anderen sensomotorischen kortikalen Netze, insbesondere das visuelle und somatosensorische (Conrad et al. 2021, 2022).

3.2.3 Zentraler Dreh- und Schwankschwindel

Die klinische Erfahrung zeigt, dass bei Mittelhirninfarkten Drehschwindel nur selten auftritt. Dies wird bestätigt durch eine retrospektive Studie zur Häufigkeit von Drehschwindel bei 63 Patienten mit akuten unilateralen Mittelhirninfarkten, die vestibuläre und okulomotorische Strukturen schädigten: Im Gegensatz zu unilateralen pontomedullären Läsionen trat Drehschwindel nur in geringer Häufigkeit (14%) und nur sehr flüchtig (<1 Tag) auf (Dieterich et al. 2018) (◘ Abb. 3.28). Häufiger waren Schwankschwindel, Benommenheitsschwindel und Gangunsicherheit (◘ Abb. 3.29). Dies hatte eine frühere

3

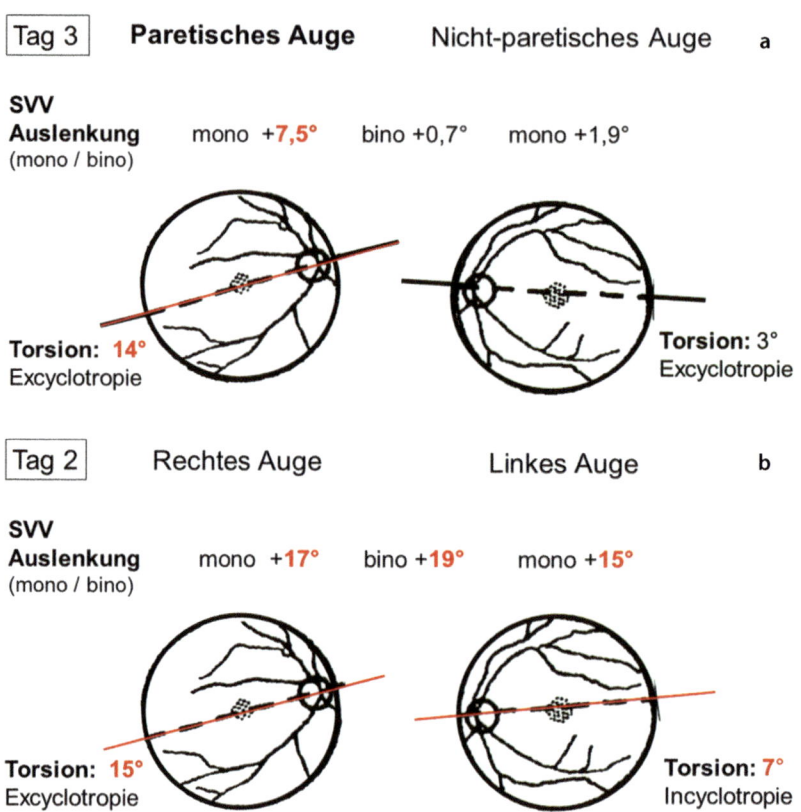

Tag 3   **Paretisches Auge**   Nicht-paretisches Auge   a

SVV
Auslenkung   mono **+7,5°**   bino +0,7°   mono +1,9°
(mono / bino)

Torsion: **14°**
Excyclotropie

Torsion: 3°
Excyclotropie

Tag 2   Rechtes Auge   Linkes Auge   b

SVV
Auslenkung   mono **+17°**   bino **+19°**   mono **+15°**
(mono / bino)

Torsion: **15°**
Excyclotropie

Torsion: **7°**
Incyclotropie

🔲 **Abb. 3.27** Schematische Darstellung des Augenhintergrunds zur Bestimmung der Augenposition in der Rollebene, d. h. Augenverrollung (Torsion) beider Augen, sowie die Ergebnisse der Bestimmung der subjektiven visuellen Vertikalen (SVV) für die binokuläre Messung (*bino*) sowie die monokuläre Messung (*mono*) getrennt für jedes Auge. Der Normbereich der SVV liegt bei 0° ± 2,5°, der Normbereich der Augenposition in der Rollebene bei einer leichten Excyclotrophie von 0°–10°. Typische Befunde bei unilateralen peripheren Augenmuskelparesen im Kontrast zu unilateralen peripheren und zentralen vestibulären Schäden des Hirnstamms und Kleinhirns. **a** Bei einer akuten Okulomotoriusparese (Tag 3) zeigt das paretische Auge eine Verrollung mit einer Excyclotropie von 14° sowie eine leichte Auslenkung der SVV bei monkulärer Messung am betroffenen Auge von 7,5°. Das nicht betroffene Auge weist normale Werte auf mit einer Excyclotropie von 3° und SVV von 1,9°. Die üblicherweise durchgeführte binokuläre Messung der SVV (*bino*) war mit 0,7° normal. Somit finden sich bei peripheren Augenmuskelparesen nur Auffälligkeiten an einem Auge, in der akuten Phase am paretischen Auge, in der chronischen Phase teilweise auch allein am gesunden Auge (sensorischer Shift). **b** Bei einer akuten unilateralen Hirnstamm- oder Kleinhirnläsion (Tag 2) findet sich typischerweise eine Verrollung beider Augen in dieselbe Richtung, hier Excyclotropie links rechts von 15° und gleichzeitige leichte Incyclotropie links von 7°, kombiniert mit einer SVV Auslenkung an beiden Augen und in der binokulärem Messung von 15–19° in dieselbe Richtung. Obwohl die unterschiedlichen Richtungen der SVV-Auslenkung, Deviation der Augenstellung und Augenverrollung für den Nichtspezialisten zunächst verwirrend erscheinen können, haben sie eine klinisch hohe Relevanz und erlauben häufig auch ohne Bildgebung eine präzise topographische Diagnostik (Dieterich und Brandt 2019)

klinische und PET-Studie schon nahegelegt (Becker-Bense et al. 2016). Wenn bei Mittelhirninfarkten flüchtiger Drehschwindel auftrat, dann v. a. bei Läsionen des kaudalen Tegmentums, während sich die anderen Manifestationen v. a. bei rostralen Mittelhirn- und mesodienzephalen Schäden fanden (Dieterich et al. 2018).

Die seltene Manifestation von Drehschwindel bei akuten unilateralen Mittel-

Drehschwindel

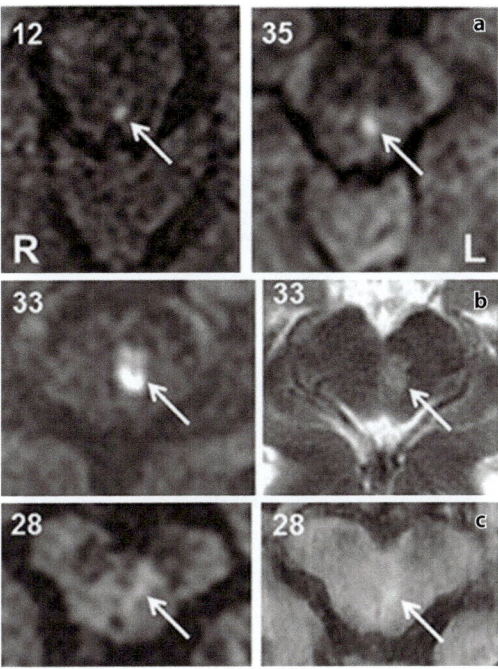

● **Abb. 3.28** Drehschwindel bei Hirnstammläsionen. MRT-Hirnstammschichtbilder (diffusions- und T2-gewichtete Sequenzen) von 4 Patienten (Nr. 12, 28, 33, 35) mit akutem transientem Drehschwindel bei umschriebenen unilateralen Mittelhirninfarkten. **a** zwei transversale Schichten des kaudalen Mittelhirns nahe des Pons zeigen Läsionen des Tegmentums mit Beteiligung des MLF, in dem die aufsteigenden vestibulären Bahnen verlaufen. **b**, **c** zwei Patienten mit unilateralen Mittelhirninfarkten nahe des Okulomotoriuskerns (Dieterich et al. 2018)

hirn-, Thalamus- und Kortexinfarkten lässt sich durch die ortsabhängige neuronale Kodierung vestibulärer Signale auf ihrem Weg von den Vestibulariskernen zum Kortex gut erklären. Bewegungs- und Geschwindigkeitswahrnehmung müssen konsequenterweise zu einer Veränderung der wahrgenommenen Kopfposition im Raum führen (Muir et al. 2009; Winter et al. 2015; Valerio und Taube 2016). Die vestibuläre Wahrnehmung der Eigenbewegung erfolgt durch unterschiedlich spezialisierte Neuronentypen, d. h. Neurone, die für die Eigengeschwindigkeit („head angular velo-

city cells") oder Richtung („head direction cells") kodieren, und zwar immer in Zusammenarbeit mit anderen Zelltypen für Orientierung und Navigation im Raum wie z. B. Ortszellen („place cells") für die innere Repräsentation von Landkarten der Umgebung oder Gitterzellen („grid cells") zur Messung von Abständen avisierter Ziele, die auch die Annäherungsgeschwindigkeit integrieren (Muir et al. 2009; Winter et al. 2015; Valerio und Taube 2016; Jeffery et al. 2013, 2015).

Die „mathematische Integration" von der Geschwindigkeit zur Richtung ist die Voraussetzung für eine bewegungsabhängige Aktualisierung der Körperposition im Raum (Brandt und Dieterich 2017; Dieterich und Brandt 2018a). Die Drehgeschwindigkeitszellen führen bei einer Reizung oder einer vestibulären Tonusimbalance bei kaudalen Hirnstammschäden zur Wahrnehmung von Drehschwindel. Dieser Zelltyp ist nach Tierversuchen mit Nagern v. a. im unteren Hirnstamm lokalisiert, während das Richtungssystem der „head direction cells" v. a. in einem Netzwerk verteilt im anterioren Thalamus, der Hippocampusformation und in kortikalen Arealen gefunden wurde (Dumont und Taube 2015).

Diese Unterschiede der Kodierung einzelner Parameter vestibulärer Informationen bei Reizung oder läsionsbedingter Tonusimbalance erlauben die Hypothese, dass Dysfunktionen des Drehgeschwindigkeitssystems zu Drehschwindel (Peripherie und kaudaler Hirnstamm) und Dysfunktionen der Richtungswahrnehmung zu Schwankschwindel und Stand-/Gangunsicherheit führen (Dieterich et al. 2018; Glasauer et al. 2018) (● Abb. 3.30). Die unterschiedlichen klinischen Manifestationen konnten durch mathematische Analyse neuronaler Netzwerkmodelle des „Head angular velocity cell"-Systems bestätigt und in seinen Auswirkungen für Gleichgewicht und Wahrnehmung vorausgesagt werden (Dieterich et al. 2018; Glasauer et al. 2018, 2019).

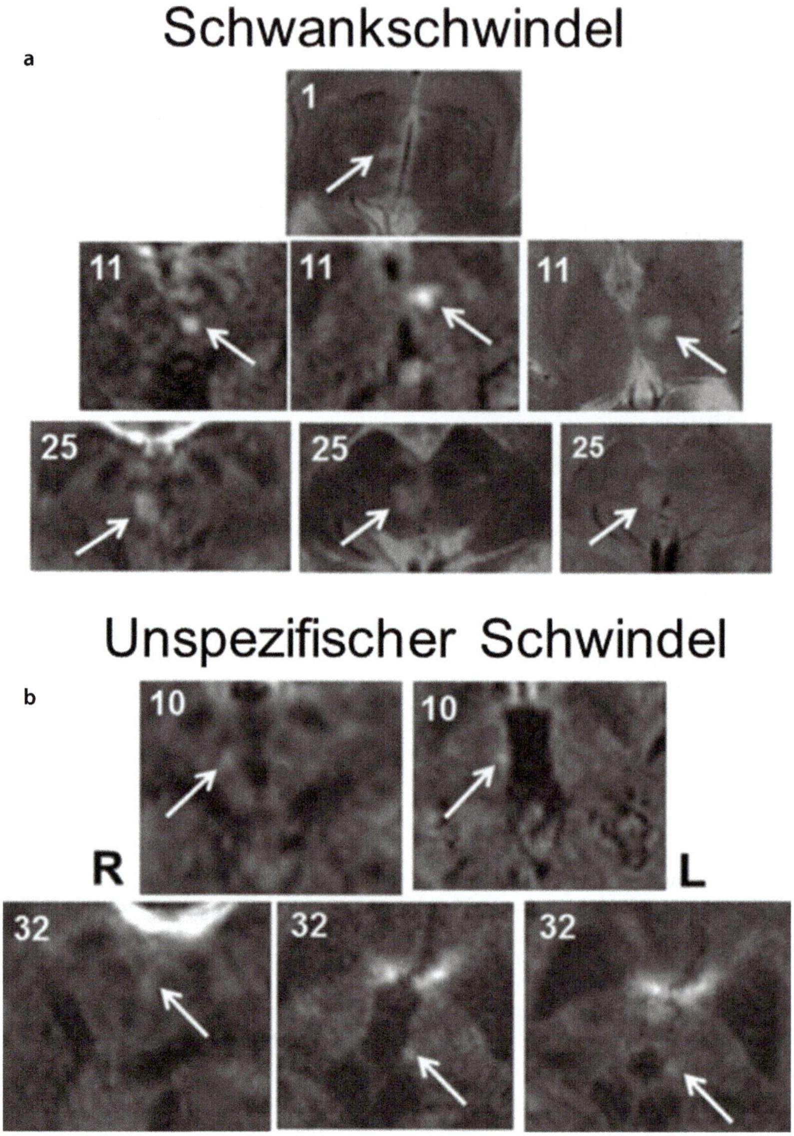

Abb. 3.29 Schwankschwindel bei Mittelhirnläsionen. MRT Schichtbilder von 5 Patienten (Nr. 1, 10, 11, 25, 32), bei denen umschriebene unilaterale Infarkte des oberen Hirnstamms zu **a** akutem Schwankschwindel oder **b** unspezifischem Schwindel führten. Die rostralen Mittelhirnläsionen liegen in Höhe der Okulomotorikerne und des Nucleus interstitialis Cajal (INC) sowie mesodiencephaler Strukturen (Dieterich et al. 2018)

3.2.4 Thalamische Astasie und Lateropulsion

Akute unilaterale vestibuläre Läsionen des Thalamus (Dieterich und Brandt 1993b; Baier et al. 2016) oder des vestibulären Kortex (Brandt et al. 1994) zeigen Auslenkungen der SVV ohne Kopfkippung und ohne Okulomotorikstörungen. Die Störungen werden vom Patienten als Stand- und Gangunsicherheit wahrgenommen, erfordern klinisch jedoch die quantitative Messung

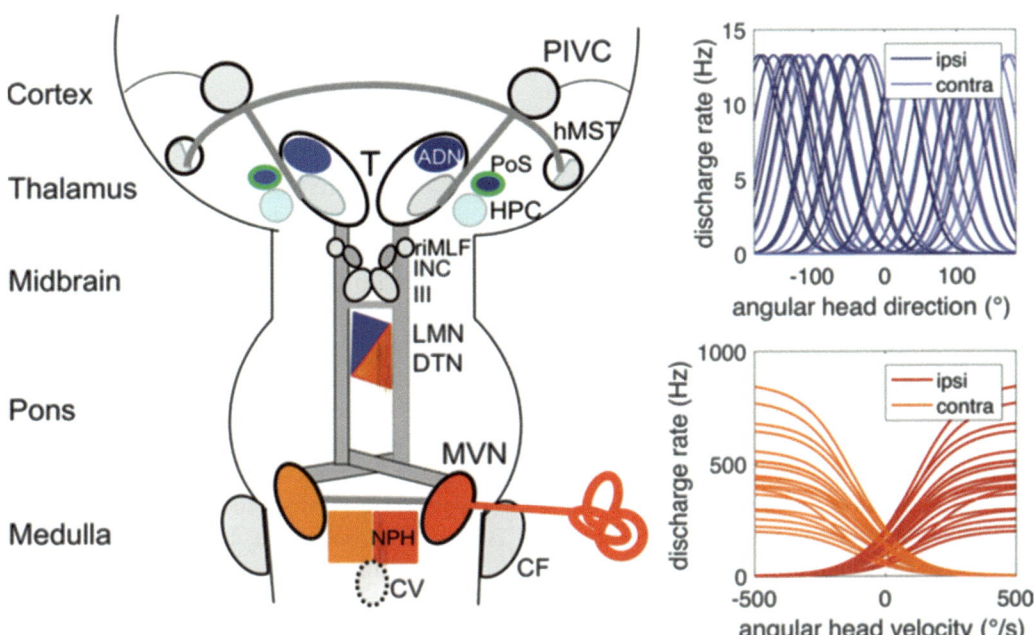

◙ Abb. 3.30 Schematische Darstellung der bilateral organisierten anatomischen Strukturen des vestibulären Systems vom Labyrinth über den Vestibularisnerv und Vestibulariskern (*MVN*) zum multisensorischen vestibulären Kortex (parietoinsulärer vestibulärer Kortex, *PIVC*) und dem medialen superioren temporalen Areal (*MST*) des visuellen Kortex mit ihren drei Hirnstammkreuzungen und zwei transkallosalen Kreuzungen (vergleiche ◙ Abb. 3.3). Tierexperimentelle Studien an Nagern haben vestibuläre Neurone mit unterschiedlichen Funktionen identifiziert, die hier farblich dargestellt sind. Es handelt sich um Zellen, die die Drehbeschleunigung des Kopfes aus den Signalen der Bogengänge („Head angular velocity cell"-System; *rot*) kodieren und um Zellen, die die Richtung des Kopfes im Raum („Head direction cell"-System; *blau*) kodieren. Zellen zur Kodierung der Drehbeschleunigung finden sich bevorzugt im peripheren vestibulären System und im unteren Hirnstamm einschließlich der Vestibulariskerne sowie des Nucleus praepositus hypoglossi (*NPH*), während im Mittelhirn beide Zelltypen vorhanden sind z. B. im dorsalen tegmentalen Nucleus (*DTN*) und dem lateralen mamillären Nucleus (*LMN*) unterhalb des okulomotorischen Kernkomplexes (*III*) und des INC und dem rostralen interstitialen Nucleus des medialen longitudinalen Faszikulus (*riMLF*). Die Repräsentation der Kopfgeschwindigkeitszellen nimmt im oberen Hirnstamm ab, während das Kopfrichtungszellsystem im oberen Mittelhirn und anterioren dorsalen Thalamus (*ADN*) sowie verschiedenen Kortexarealen wie dem Postsubiculum (*PoS*) und dem retrosplenialen Kortex (nicht dargestellt) zunimmt. Sogenannte Platzzellen für die Kodierung der Lokalisation des Individuums im Raum (*hellblau*) finden sich in der hippocampalen Region (HPC). Gitterzellen (*grün*), die Distanz und Annäherungsgeschwindigkeit während der Bewegung auf ein Ziel registrieren, liegen im PoS. Die unterschiedliche Verteilung von Neuronen für Drehgeschwindigkeit und Kopfrichtung passt gut zum klinischen Befund, dass Läsionen in der Peripherie und im unteren Hirnstamm Drehschwindel auslösen. Läsionen im oberen Hirnstamm und Thalamus führen eher zu Schwankschwindel und Orientierungsstörungen. Mit Hilfe mathematischer Modelle in Form der Entladungsrate der verschiedenen Zelltypen können die klinischen Symptome modelliert und vorhergesagt werden (*rechter Bildanteil*) (Dieterich et al. 2018; Glasauer et al. 2018, 2019)

der SVV (▶ Kap. 1, ▶ Abb. 1.4 und 1.99). Die Auslenkungen sind nicht richtungsspezifisch wie bei den Hirnstammläsionen, sondern entweder ipsilateral oder kontralateral ohne offensichtliche topographische Relevanz, jedoch für den individuellen Patienten konstant (Dieterich und Brandt 2019) (◙ Abb. 3.25).

3

Bei unilateralen akuten Läsionen der posterolateralen oder centromedianen vestibulären thalamischen Subnuclei (Li et al. 2018) kann es selten zu einer isolierten Stand- und Gangabweichung mit transienter Fallneigung kommen ohne weitere klinische Zeichen einer motorischen oder sensorischen Störung, bekannt als „**thalamische Astasie**" (Masdeu und Gorelick 1988; Lee et al. 2005; Elwischger et al. 2012). Der klinische Verlauf ist durch eine spontane zentrale Kompensation mit Restitution innerhalb von Tagen bis Wochen gekennzeichnet.

Auch unilaterale Läsionen der lateralen Medulla oblongata im Bereich und unterhalb des lateralen Vestibulariskerns können zu Fallneigung (**Lateropulsion** des Körpers) und Gangabweichung ohne begleitende Okulomotorikstörungen oder Ataxie führen (Thömke et al. 2005; Kim et al. 2007; Kim et al. 2015a). Sind der mediale oder superiore Vestibulariskern mit betroffen, wie bei dorsolateralen medullären Infarkten (Wallenberg-Syndrom), ist die Lateropulsion mit einer ipsilateralen OTR und z. T. transientem torsionellem Nystagmus kombiniert (Halmagyi et al. 1990; Brandt und Dieterich 1987; Dieterich und Brandt 1992). Therapeutisch ist Krankengymnastik mit Stand- und Gangtraining wichtig zur Förderung der zentralen Kompensation. Die Prognose der Lateropulsion beim Wallenberg-Syndrom ist gut.

3.2.5 Kortikaler Schwindel

Die bilaterale Organisation Multipler multisensorischer vestibulärer Kortexareale mit dem Zentrum der Inselregion eröffnet mehrere, derzeit noch unbeantwortete Fragen:

- Welche funktionelle Bedeutung hat die räumlich getrennte Organisation des vestibulären Kortex im temporoparietoinsulären Bereich und Operculum?
- Wie erfolgt die Verarbeitung simultaner vestibulärer und visueller Reize für die Bewegungswahrnehmung und Orientie-

rung, v. a. in Situationen widersprüchlicher sensorischer Informationen („sensory mismatch")?
- Wie entsteht bei simultaner getrennter Verarbeitung von Sinnesinformationen in der rechten und linken Hemisphäre eine globale Wahrnehmung von Orientierung und Bewegung (Dieterich und Brandt 2018a)?

Die wichtigste Frage für den Kliniker ist jedoch, warum akute unilaterale Läsionen des vestibulären Kortex – z. B. bei den häufigen Mediainfarkten – nur in Ausnahmefällen zu einem flüchtigen Drehschwindel führen (Anagnostou et al. 2010; von Brevern et al. 2014). Eine mögliche Erklärung ist, dass im Falle einer Funktionsstörung des vestibulären Kortex in einer Hemisphäre die „gesunde" kontralaterale Hemisphäre die vestibuläre Tonusdifferenz und den Schwindel unterdrückt, d. h. die globale Raumorientierung und Bewegungswahrnehmung bestimmt. Die intrahemisphärische visuell-vestibuläre Interaktion könnte dabei für die Entscheidung hilfreich sein, welche „gesund funktionierende" Hemisphäre (aktuelle vestibuläre und visuelle Information stimmen überein) die wahrscheinlich zutreffenden Informationen für Orientierung und Gleichgewicht liefert, während nicht passende visuell-vestibuläre Informationen der betroffenen Hemisphäre unterdrückt werden (Dieterich und Brandt 2015b). Diese Überlegungen beziehen sich zunächst auf die Frage, warum Mediainfarkte nur in Ausnahmefällen zu Drehschwindel führen. Auch die vom kaudalen zum kranialen Hirnstamm und Thalamus – vom „head angular velocity" und „head direction cell system" – durchgeführte zeitliche Integration von Drehgeschwindigkeit zur räumlichen Richtungsänderung kann eine Rolle spielen. Dies gilt nicht für „statische" Tonusdifferenzen der Gravizeption. In früheren Studien zeigten sich signifikante ipsi- oder kontralaterale Auslenkungen der SVV bei Mediainfarkten im Bereich der hinteren Insel (Brandt et al. 1994; Baier et al.

2012a) (■ Abb. 3.31 und 3.32), die jedoch mit 4°–8° geringer ausgeprägt waren als bei unilateralen vestibulären Schädigungen der Vestibulariskerne (Glasauer et al. 2018; Dieterich und Brandt 2019). Weiterführende systematische Untersuchungen kortikaler Schwindelformen in Bezug auf Raumorientierung, Navigation, Gleichgewicht und andere kognitive Funktionen sind notwendig zur Beantwortung dieser auch klinisch relevanten Fragen.

3.3 Höhere (kognitive) vestibuläre Syndrome

Die einfache Klassifikation vestibulärer Erkrankungen in periphere, zentrale und funktionelle vernachlässigt eine vierte Kategorie (■ Abb. 3.1). In Analogie zu Erkrankungen höherer visueller Funktionen, der sog. „What" and „Where" kortikalen Verarbeitungspfade (De Haan und Cowey 2011), wurde eine neue Kategorie der Erkrankungen höherer vestibulärer Funktionen vorgeschlagen, die kognitive und andere nicht-vestibuläre Sinnesmodalitäten einbezieht (Brandt et al. 2014). Die hemisphärische Dominanz vestibulärer kortikaler Netzwerke reflektiert sich in unterschiedlichen supratentoriellen neurologischen Erkrankungen, die höhere vestibuläre Funktionen einbeziehen. Diese Erkrankungen manifestieren sich z. T. in einer Störung der Raumorientierung, des Raumgedächtnis, der räumlichen Aufmerksamkeit, Navigation und Gangkontrolle auf der Grundlage einer Integration multisensorischer – v. a. visuell-vestibulärer und somatosensorischer – Informationen. Um dies zu illustrieren, werden die Charakteristika einiger typischer Erkrankungen höherer kognitiver vestibulärer Funktionen beschrieben: Hemineglekt, die „Room Tilt Illusion", das Pusher-Syndrom und Raumorientierungs-/Navigationsstörungen bei degenerativen Hirnerkrankungen mit hippocampaler Atrophie oder bei bilateraler Vestibulopathie (BVP). Weitere Störungen höherer vestibulärer Funktionen, die in die Dimensionen emotionaler Prozesse, sozialer Kognition (Lopez 2016) oder gestörter Körperschemawahrnehmung (Lopez et al. 2012b; Lopez und Elzière 2018; Lopez et al. 2018) hineinreichen, werden zunehmend klinisch wissenschaftlich bearbeitet, hier jedoch noch nicht dargestellt.

3.3.1 Hemispatialer Neglekt

Der Neglekt ist eine Erkrankung durch eine gestörte Aufmerksamkeit v. a. für visuelle Reize im Halbfeld kontralateral zur akuten Läsion, meist des rechten temporoparietalen Kortex (Vallar und Perani 1986). Selten kann ein transienter Neglekt auch durch akute rechts- oder linksseitige Läsionen des frontalen prämotorischen Kortex ausgelöst werden (Husain und Kennard 1996). Mildere Formen des Neglekt, dann „visuelle Extinktion" genannt, finden sich, wenn die gestörte Aufmerksamkeit weniger ausgeprägt ist und v. a. im Verlauf der Rückbildung eines Hemineglekt.

Die kritische Lokalisation der kortikalen Schädigung umfasst im temporoparietoinsulären Bereich die zentrale Region des multisensorischen vestibulären Netzwerks (Karnath et al. 2004, Karnath und Dieterich 2006; Karnath und Rorden 2012). Für eine wichtige Rolle des vestibulären Systems spricht, dass die Grenze des Hemineglekts durch vestibuläre Reizung (wie Kalorik oder Nackenvibration) eine den Reiz überdauernde Besserung der Symptomatik mit Verschiebung der Grenze auslöst. Die strukturelle Organisation der multisensorischen räumlichen Aufmerksamkeit in beiden Hemisphären sowie die vestibuläre Dominanz der rechten Hemisphäre müssen bei mathematischen Modellen der möglichen neuronalen Mechanismen des Neglekts beachtet werden (Brandt et al. 2012; Dietz et al. 2014).

3

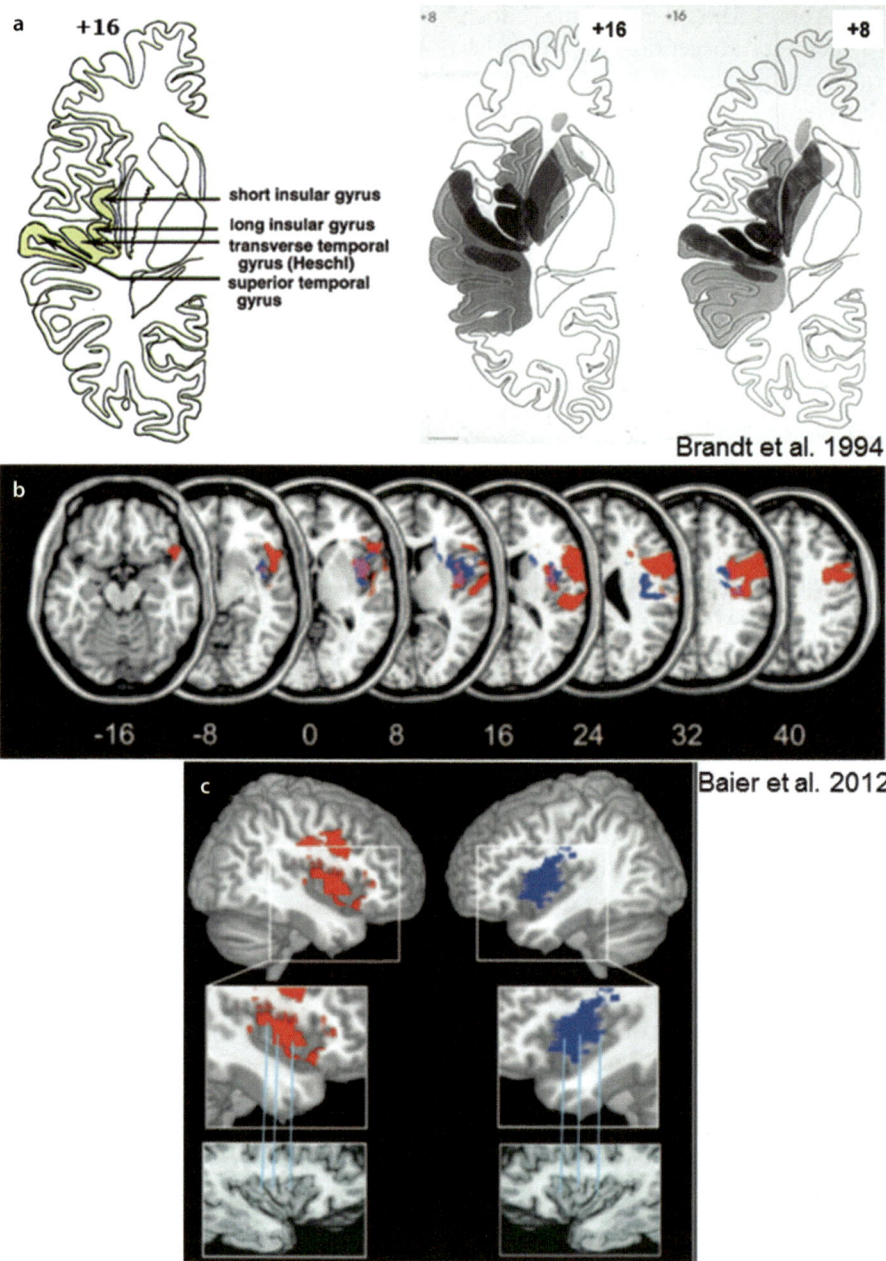

Brandt et al. 1994

Baier et al. 2012

◨ **Abb. 3.31** **a** MRT-Überlappungsareale bei akuten Mediainfarkten mit Auslenkung der subjektiven visuellen Vertikalen (SVV) projiziert auf entsprechende Schichten des Atlas von Duvernoy. Die Läsionen von 7 Patienten überlappen sich v. a. im Bereich der hinteren Insel einschließlich des kurzen und langen insulären Gyrus, des Gyrus temporalis transversus und superior (Brandt et al. 1994). **b** Statistische voxelbasierte Läsions-Verhaltens-Kartierung (Korrelation zur Ver-kippung der SVV) bei 32 Patienten mit akuten rechtsseitigen Mediainfarkten und 22 Patienten mit akuten linksseitigen Infarkten. Die Überlappung der linksseitigen Läsionen (*blau*) ist gespiegelt auf die rechte Hemisphäre *(rot)* dargestellt; die Überlappungen von rechts und links in violett. Das Kernareal der Läsionen liegt im zirkulären insulären Sulcus, dem zentralen insulären Sulcus sowie dem kurzen und langen insulären Gyrus (Baier et al. 2012b)

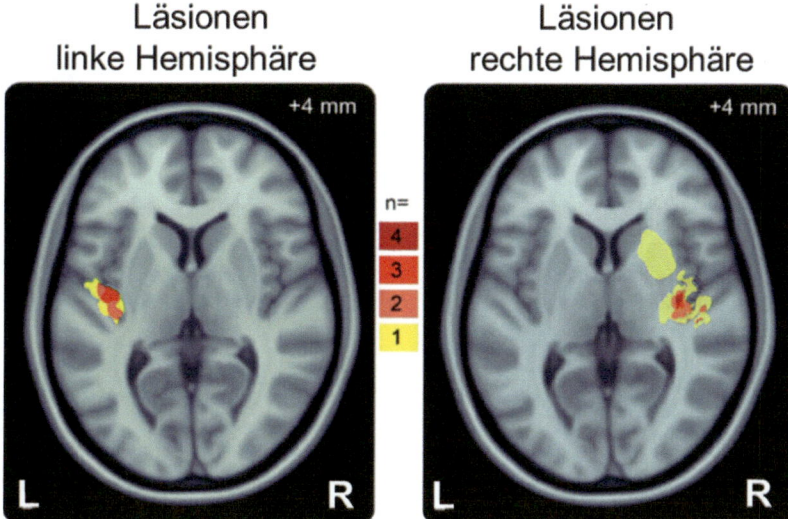

Läsionen linke Hemisphäre   **Läsionen rechte Hemisphäre**

+4 mm   +4 mm

n=
4
3
2
1

L   R   L   R

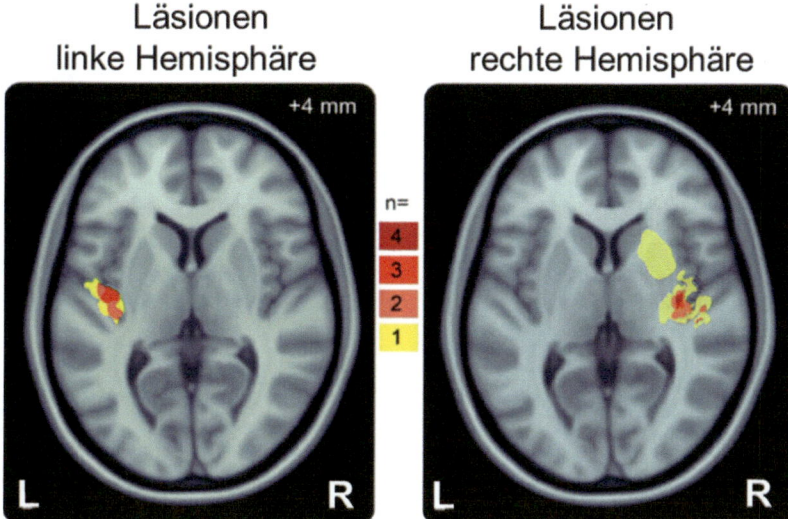 **Abb. 3.32** Überlappungsareale umschriebener Mediainfarkte im temporoinsulären Kortex der linken und rechten Hemisphäre (n = 8) von Patienten mit akutem passagerem Drehschwindel. Fünf Infarkte betreffen den rechten temporoinsulären Kortex, drei den linken. Das Überlappungsareal der fünf rechtshemisphärischen Infarkte umfasst die hintere Insel (langer insulärer Gyrus IV), die benachbarte retroinsuläre Region mit dem transversen temporalen Gyrus sowie Teile des superioren temporalen Gyrus und des posterioren Putamen. Die drei linkshemisphärischen Infarkte zeigen ein überlappendes Areal im transversen temporalen Gyrus und dem langen insulären Gyrus IV der posterioren Insel. Die Lokalisation der Läsionen von zwei Patienten mit parietalen Infarkten sind hier nicht abgebildet. Die acht Fälle wurden aus unterschiedlichen Fallbeschreibungen zusammengetragen (Dieterich und Brandt 2015b)

Spezifische Trainingsprogramme, die u. a. repetitive galvanische Stimulation empfehlen, wurden zur Förderung der Rückbildung des Neglekts entwickelt (Volkening et al. 2018). Die Ruhenetzwerke im MRT ergaben in einer Fallbeschreibung eine Veränderung der funktionellen Konnektivität während kalorischer Reizung, die der nach weitgehender Rückbildung der Symptome nach sechs Monaten in Ruhe (ohne kalorische Reizung) sehr ähnlich war, v. a. für intra- und transhemisphärische visuelle und vestibuläre Kortexareale (Conrad et al. 2018).

3.3.2 Room Tilt Illusion

Die „Room Tilt Illusion" ist eine seltene Erkrankung mit transientem Upside-down-Sehen als Ausdruck einer kortikalen Dysfunktion visuell-vestibulärer Interaktion (Brandt 1997). Die scheinbare Inversion des Sehens oder 90°-Kippungen der Umwelt sind Störungen der Vertikalenorientierung. Die räumliche Orientierung visueller Szenen erfolgt hauptsächlich über vestibuläre und visuelle Informationen. Beide Sinnessysteme liefern Merkmale für die Orientierung im Raum mit einem vertikalen 3D-System. Da wir nicht zwei unterschiedliche Vertikalen – eine visuelle und eine vestibuläre – gleichzeitig wahrnehmen können, müssen die Informationen multimodaler Sinneseingänge in Bezug auf ihre räumlichen Koordinaten zur Übereinstimmung gebracht werden. Dies bedeutet, dass eine „Room Tilt Illusion" durch eine transiente Fehlzuordnung des vestibulären und visuellen Koordinatensystems entsteht, beim Versuch, zwei Koordinatensysteme in Übereinstimmung zu bringen (Brandt 1997; Brandt et al. 2014) (Abb. 3.33).

Auslöser ist i. d. R. eine vestibuläre Tonusimbalance, meist durch Läsionen im Hirn-

3

◻ **Abb. 3.33** „Room Tilt Illusion" als schematische Darstellung des „Gekippt- oder Verkehrtsehens". Der Würfel repräsentiert den Kopf mit der kortikalen Integration der visuellen und vestibulären 3D-Koordinatensysteme. Die drei Arbeitsebenen des vestibulären Systems sind die frontale Roll-Ebene, die horizontale Yaw-Ebene und die sagittale Pitch-Ebene mit den X-, Y- und Z-Achsen. Im oberen Bildanteil stimmen visuelle und vestibuläre Koordinaten überein; in der Mitte kommt es zu einer illusionären visuellen Raumkippung von 180°; im unteren Beispiel zur seitlichen visuellen Kippung der Umgebung um 90° (Brandt 1997; Brandt et al. 2014)

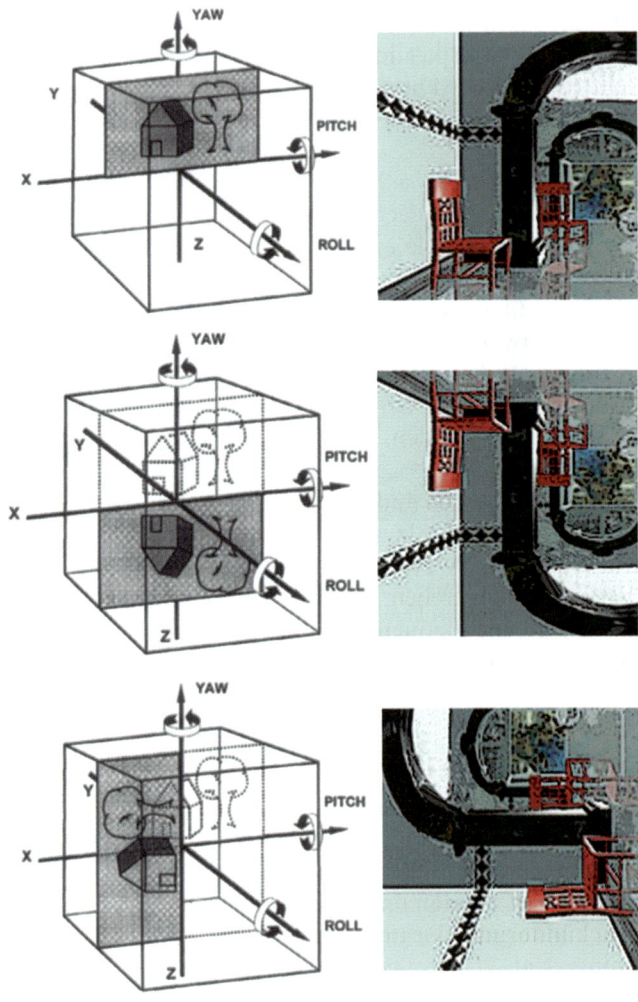

stamm oder im peripheren Endorgan, z. B. bei BVP oder Morbus Meniére (Sierra-Hidalgo et al. 2012). Wie beim Neglekt ist also die Ursache vestibulär – aber das Hauptsymptom visuell. Der Spontanverlauf ist meist benigne (Sierra-Hidalgo et al. 2012). Die Therapie richtet sich nach der zugrunde liegenden Ursache. So wird z. B. ein Natriumkanalblocker bei der Vestibularisparoxysmie verordnet. Eine MRT-Untersuchung zur Konnektivität bei einem Patienten mit häufigen kopflageabhängigen Attacken einer „Room Tilt Illusion" durch Megadolichobasilaris zeigte in der Attacke eine vermehrte Konnektivität von V5 zum insulären und operkulä-

ren Kortex (OP2, Ig1) beidseits, während die Konnektivität vom PIVC und Area V1 beidseits herabgeregelt war (Kirsch et al. 2017).

3.3.3 Pusher-Syndrom

In der Notaufnahme und der Schlaganfallstation bleiben Pusher-Syndrom in der akuten Phase häufig unentdeckt, während physikalische Therapeuten in der Phase der Rehabilitation damit vertrauter sind (Pedersen et al. 1996). Das Syndrom ist durch eine scheinbare seitliche Kippung der Körpervertikalen in der frontalen Rollebene charakterisiert. Der Patient versucht, die empfundene Fehlhaltung auszugleichen, indem er aktiv den Körper kontralateral zur Läsionsseite schiebt. Diese sog. Pushing erfolgt mit dem nicht-paretischen Arm oder Bein (Karnath 2007; Pérennou et al. 2008).

Es gibt noch immer eine Diskussion über den funktionell relevanten Läsionsort zur Auslösung eines Pusher-Syndroms: entweder der Thalamus oder – wahrscheinlicher – die hintere Insel sowie retroinsuläre und operkuläre Areale (Ticini et al. 2009; Baier et al. 2012a) (□ Abb. 3.34). Die Läsionsbereiche schließen i. d. R. multisensorische kortikale vestibuläre Netzwerkanteile ein, wo auch die Überlappungsareale der Läsionen liegen, die eine Störung der SVV und der Einstellung der subjektiven haptischen Vertikale aufweisen (□ Abb. 3.34). Die Dominanz der rechten Hemisphäre in diesem Netzwerk erklärt das signifikant häufigere Auftreten des Pusher-Verhaltens bei rechts-

hemisphärischen Schlaganfällen (Abe et al. 2012). Diese Beobachtung passt auch zur Erfahrung der Physiotherapeuten, nämlich dass die Rückbildung des Pusher-Verhaltens nach rechtshemisphärischen Schlaganfällen langsamer als nach linkshemisphärische verläuft (Abe et al. 2012).

3.3.4 Vestibuläre Raumorientierungs- und Navigationsstörungen bei Neurodegeneration

Patienten mit neurodegenerativen Erkrankungen klagen oft über Benommenheitsschwindel oder Orientierungsschwäche in fremden Umgebungen. Bei diesen Patienten ist die Testung der Raumorientierung bislang (leider) nur selten in die klinische Routineuntersuchung einbezogen worden. Dies ist jedoch sicher ein geeignetes sensiti-

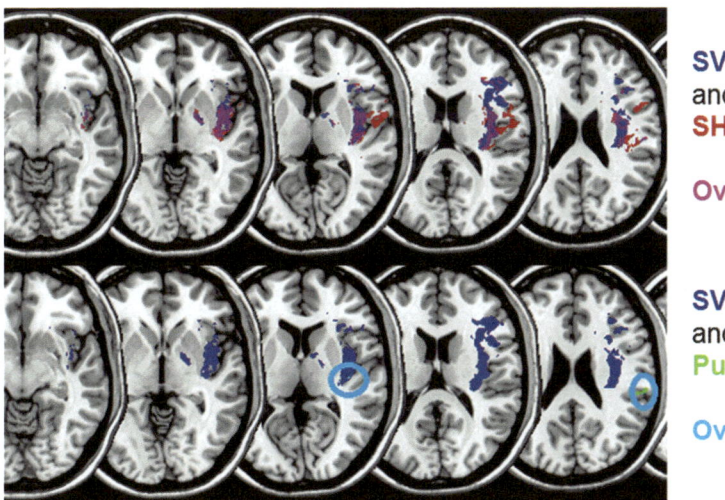

SVV and SHV

Overlap

SVV and Pusher

Overlap

□ **Abb. 3.34** Überlappende Läsionsareale einer statistischen VLBM-Analyse bei 82 Patienten mit akuten unilateralen Infarkten der rechten Hemisphäre. Die Analyse vergleicht die Auslenkung der subjektiven visuellen Vertikalen (SVV; *blau*), der subjektiven haptischen Vertikalen (SHV; *rot*) und das Ausmaß der Pusher-Symptomatik (*grün*) mit den Voxeln der MRT-Läsion (t-Test, Statistik). Dargestellt sind alle Voxel, die nach einer Korrektur für multiple Vergleiche (5% Permutationsrate) übrig blieben. Die gemeinsame Überlappung der Läsion ist für SVV und SHV in *pink*, für SVV und Pusher in *hellblau* dargestellt. Die Läsionen liegen v. a. in der Insel (langer insulärer Gyrus III und IV, kurzer insulärer Gyrus II), im Operculum, Gyrus frontalis inferior, Gyrus temporalis superior, Heschl-Gyrus und in den Stammganglien (Pallidum)

3

ves Verfahren für die Frühdiagnostik neurodegenerativer Erkrankungen (Abb. 3.35). So zeigte sich in einer realen (d. h. nicht virtuellen) Orientierungs-/Navigationsaufgabe bei Patienten mit amyloidpositiven und -negativen „mild congnitive impairment" (aMCI), dass die amyloidpositiven Patienten stärkere Defizite mit assoziierter Verminderung hippocampaler Aktivität im PET aufwiesen (Schöberl et al. 2020). Neurodegenerative Erkrankungen wie z. B. die Alzheimer-Demenz oder Vorstufen wie MCI führen frühzeitig zu Atrophien im Hippocampus und Parietallappen, die die Störungen höherer vestibulärer Funktionen erklären (Dieterich und Brandt 2018b).

Auch periphere vestibuläre Erkrankungen können zu Defiziten von Raumorientierung und Navigation führen, wie z. B. die chronische BVP mit signifikanter Atrophie des Hippocampus beidseits (Brandt et al. 2005; Previc et al. 2014). Ein intaktes vestibuläres System ist auch – wie in Tierversuchen nach-

gewiesen – wichtig für das Raumgedächtnis und die Navigation (Smith und Zheng 2013). Die Navigation erfordert eine kontinuierliche bewegungsabhängige Aktualisierung des Modells unserer Umwelt einschließlich der Lokalisation des Individuums zu allozentrischen Bezugspunkten. Die 3D-Koordinaten basieren überwiegend auf vestibulären und visuellen Informationen. Auch inkomplette BVP können, wenn auch weniger ausgeprägt, teilweise eine Atrophie der hippocampalen Formation verursachen sowie Störungen der räumlichen Orientierung und erschwerte Lernen von Navigationsaufgaben (Kremmyda et al. 2016, Dordevic et al. 2021). Hier sind vor allem Raumorientierungsaufgaben gestört, die vestibuläre Informationen benötigen, während andere intakt bleiben. Sogar chronische unilaterale Ausfälle nach akuter unilateraler Vestibulopathie/Neuritis vestibularis führten zu Volumenminderungen im Hippocampus (zu Eulenburg et al. 2012), ohne dass bislang signifikante Störungen

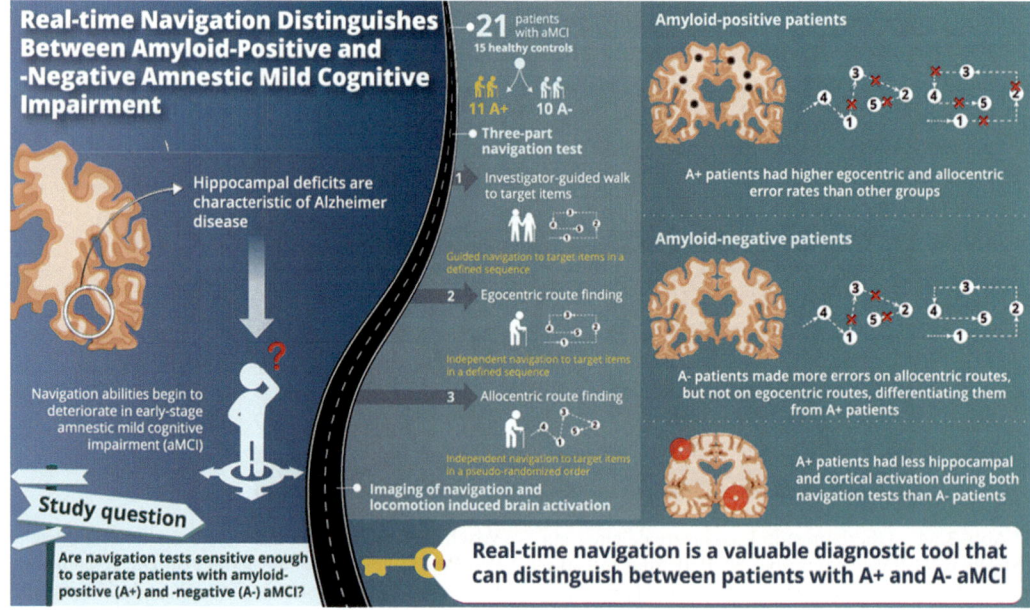

◘ Abb. 3.35 Patienten mit amyloidpositiver amnestischer milder kognitiver Beeinträchtigung (aMCI) zeigen schlechtere Leistungen der Raumorientierung und Navigation (egozentrische und allozentrische Wegplanung) im Vergleich zu amyloidnegativen aMCI-Patienten. Die klinische Testung von Navigationsleistungen kann zur frühen Erfassung kognitiver Störungen z. B. einer Entwicklung zur Alzheimer-Demenz beitragen (Schöberl et al. 2020)

der Raumorientierung und Navigation beim Menschen nachweisbar waren (Hüfner et al. 2007a). Im Tierexperiment konnte eine passagere Störung der Raumorientierung nach einseitiger Labyrinthektomie nachgewiesen werden (Nguyen et al. 2021). Wahrscheinlich gehen die kognitiven Einbußen bei BVP über die reinen Orientierungs- und Navigationsfunktionen hinaus, da Defizite in verschiedenen weiteren kognitiven Domänen gefunden wurden (Popp et al. 2017).

Schließlich ist in den letzten Jahren immer klarer geworden, dass das vestibuläre System auch noch an anderen kognitiven, emotionalen und psychologischen Prozessen beteiligt ist. Hier sind neben dem o. g. räumlichen Gedächtnis und der Orientierung (Brandt et al. 2005; Smith und Zheng 2013; Previc et al. 2014) die soziale Kognition (Der[o]ualle und Lopez 2014), die Körperrepräsentation (Mast et al. 2014) und Persönlichkeitsveränderungen im Sinne von Depersonalisations- und Derealisationssymptomen (Smith und Darlington 2013; Lopez und Elzière 2018; Lopez et al. 2018) zu nennen.

3.4 Zerebellärer Schwindel

Schwindel- und Gleichgewichtsstörungen infolge zerebellärer Erkrankungen machen ca. 10% der Diagnosen in einem überregionalen Schwindelzentrum aus (Feil et al. 2019; Zwergal et al. 2019). Hierzu zählen neben der großen Gruppe von chronischem Schwindel – meist in Form von Schwankschwindel mit Gangunsicherheit und Fallneigung – bei degenerativen, hereditären Kleinhirnerkrankungen und erworbenen Kleinhirnataxien (paraneoplastisch, inflammtorisch, immunologisch, toxisch) auch das Downbeat-Nystagmus-Syndrom (◙ Abb. 3.19) sowie die seltenen episodischen Ataxien, insbesondere die EA 2.

Typischerweise stellen sich Patienten mit zerebellärem Schwindel häufig mit den Leitsymptomen Schwankschwindel und Gangunsicherheit vor und nicht mit dem kompletten Spektrum zerebellärer Symptome und klinischer Zeichen. Die Erfahrung zeigt, dass zerebellärer Schwindel oft erst dann diagnostiziert wird, wenn die Augenbewegungen der Patienten sorgfältig untersucht werden (▸ Abschn. 1.3.2). Bei den sich meist langsam entwickelnden Störungen findet sich oft ein Muster von Defiziten mehrerer Augenbewegungstypen: Störungen im Blickfolgesystem (sakkadierte Blickfolge ▸ Kap. 1, ▸ Abb. 1.64) und Blickhaltesystem (Blickrichtungsnystagmus ▸ Kap. 1, ▸ Abb. 1.41), Sakkadendysmetrien (hypermetrische Sakkaden ▸ Kap. 1, ▸ Abb. 1.43 oder selten hypometrische Sakkaden) und der Fixationssuppression des VOR. Auch im Alter neu auftretende Doppelbilder, insbesondere in die Ferne – durch eine Esophorie/Divergenzinsuffizienz (Hüfner et al. 2015) sowie ein DBN – sollten an eine zerebelläre Ursache denken lassen. Andererseits kann es auch bei akuten Kleinhirnläsionen durch Schlaganfall oder Inflammation und bei autoimmunologischen ZNS-Erkrankungen (s. u.) zu akutem/subakutem zerebellärem Schwindel kommen, bei dem die Extremitätenataxien, Schluck- und Sprechstörungen (skandierende Sprache) dominieren können (Bodranghien et al. 2016). Darüber hinaus gibt es häufig Überlappungen von zerebellärem Schwindel mit einer BVP; eine seltene Form, bei der es zu einer Gangliopathie mit sensibler Polyneuropathie kommt, ist das CANVAS (▸ Abschn. 2.1, ▸ Abb. 2.10, 2.11 und 2.12) (Szmulewicz et al. 2011; Zingler et al. 2009; Cortese et al. 2020).

Die Entität eines „zerebellären Schwindels" wurde in einer Studie mit 369 Patienten genauer untersucht (Feil et al. 2019): 81% litten unter persistierenden Schwindelbeschwerden, 31% unter Schwindelattacken und 21% unter beidem. 95% der Patienten hatten Zeichen einer zentralen Okulomotorikstörung (z. B. sakkadierte Blickfolge, allseitiger Blickrichtungsnystagmus, zentraler Fixationsnystagmus, insbesondere DBN); 11% wiesen isolierte zerebelläre Okulomotorikstörungen auf.

3

▪▪ Episodische Ataxie Typ 2 (EA 2)

Die EA 2 ist durch rezidivierende, meist Stunden anhaltende Attacken mit Schwindel und Ataxie gekennzeichnet, welche durch körperliche Aktivität, Stress oder Alkohol ausgelöst werden können (Abb. 3.36) (Jen und Wan 2018). Ursache sind Mutationen im sog. CACNA1A-Gen bzw. im PQ-Kalziumkanal-Gen, die sich bislang aber nur bei 60 % der Patienten mit der klinischen Diagnose einer EA 2 nachweisen lassen. Wichtigste Differenzialdiagnose zur EA 2 ist die vestibuläre Migräne (► Kap. 4, S. 236). Hier weist die EA 2 in der Attacke, aber auch im Intervall, deutlich stärkere zentrale Okulomotorikstörungen auf, insbesondere haben mehr als 90 % der Patienten mit EA 2 einen DBN, und es kommt in der Attacke häufiger zu weiteren zerebellären Defiziten wie Dysarthrie und Gangataxie mit Sturzgefahr.

Die Diagnosestellung zerebellärer Ataxien und damit des zerebellären Schwindels hat sich in den letzten 10 Jahren deutlich verbessert durch die Möglichkeit der genetischen Testung (Manto et al. 2020) und dem zunehmenden Nachweis von Autoantikörpern bei den autoimmunologischen vestibulozerebellären Syndromen (Narayan et al. 2020).

Darüber hinaus hat die Diagnose „zerebellärer Schwindel" seit einigen Jahren vermehrte klinische Relevanz bekommen, da sich viele Formen medikamentös behandeln lassen. Nicht nur, dass autoimmunologische vestibulozerebelläre Syndrome mit Steroiden, IVIG, Plasmapherese und/oder Langzeitimmunsuppression (z. B. mit Rituximab) erfolgreich kausal behandelt werden können. Andere lassen sich nur symptomatisch behandeln. So können mit 4-Aminopyridin z. B. die EA 2 (Abb. 3.37) und der DBN (Abb. 3.13) (Fampridin 2 × 10 mg/d) (Strupp et al. 2004; Strupp et al. 2011a) und zerebelläre Gangstörungen (Schniepp et al. 2011) oder mit Acetyl-DL-Leucin bestimmte Ataxien (Strupp et al. 2013; Bremova et al. 2015; Kaya et al. 2020, 2021) gebessert werden (Übersichten in: Strupp et al. 2011b, 2017; Kalla und Strupp 2019). Bei der EA 2 kann neben Famypyra auch Acetazolamid versucht werden, die beide gleich wirksam sind (Muth et al. 2021).

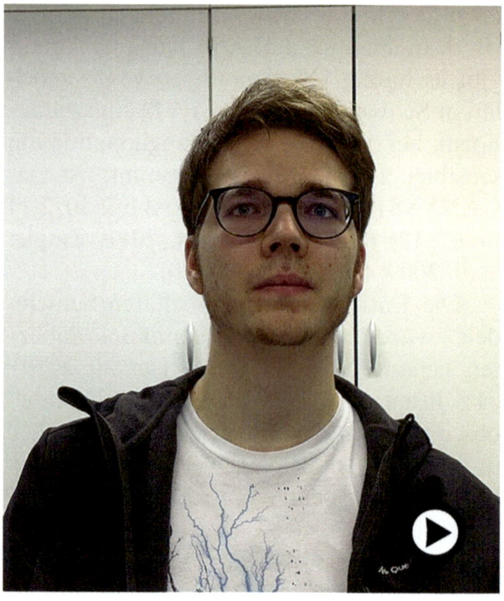

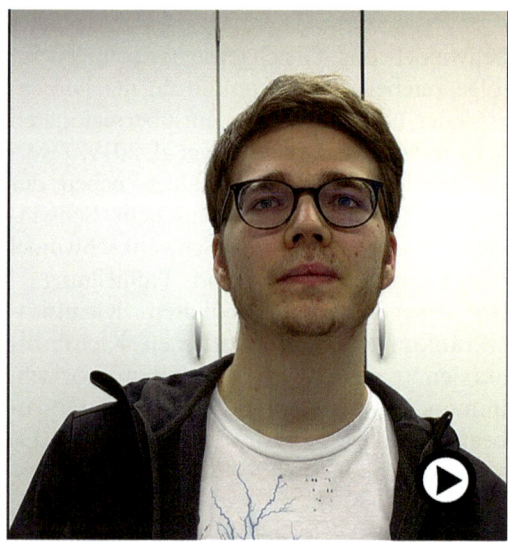

● **Abb. 3.36**   Episodische Ataxie Typ 2: Anamnese (vor Therapie) (► https://doi.org/10.1007/000-2m3)

● **Abb. 3.37**   Episodische Ataxie Typ 2: Ansprechen auf eine Therapie mit Fampridin (unter Therapie) (► https://doi.org/10.1007/000-2m4)

Die Therapie des zerebellären Schwindels ist kombiniert in Form von Gleichgewichtstraining und Medikation (Übersicht in: Gandini et al. 2020). Therapieeffekte können gut mit Hilfe der Posturografie und Ganganalyse sowie der neuroorthoptischen Untersuchung der verschiedenen Augenbewegungssysteme objektiviert und quantifiziert werden.

Literatur

Abe H, Kondo T, Oouchida Y et al (2012) Prevalence and length of recovery of pusher syndrome based on cerebral hemispheric lesion side in patients with acute stroke. Stroke 43:1654–1656

Anagnostou E, Spengos K, Vassilopoulou S et al (2010) Incidence of rotational vertigo in supratentorial stroke: a prospective analysis of 112 consecutive patients. J Neurol Sci 290:33–36

Averbuch-Heller L, Tusa RJ, Fuhry L, Rottach KG, Ganser GL, Heide W, Büttner U, Leigh RJ (1997) A double-blind controlled study of gabapentin and baclofen as treatment for acquired nystagmus. Ann Neurol 41:818–825

Baier B, Dieterich M (2009) Ocular tilt reaction – a clinical sign of cerebellar infarctions? Neurology 72:572–573

Baier B, Bense S, Dieterich M (2008) Are signs of ocular tilt reaction in patients with cerebellar lesions mediated by the dentate nucleus? Brain 131:1445–1454

Baier B, Janzen J, Fechir M, Müller N, Dieterich M (2012a) Pusher syndrome – its anatomical correlate. J Neurol 259:277–283

Baier B, Suchan J, Karnath HO, Dieterich M (2012b) Neuronal correlate of verticality perception – a voxelwise lesion study. Neurology 78(10):728–735

Baier B, Conrad J, Stephan T, Kirsch V, Vogt T, Wilting J, Müller-Forell W, Dieterich M (2016) Vestibular thalamus: two distinct graviceptive pathways. Neurology 86(2):134–140

Baier B, Cuvenhaus H, Müller N, Birklein F, Dieterich M (2021) The importance of the insular cortex for vestibular and spatial syndromes. Eur J Neurol 28(5):1774–1778

Baier B, Cuvenhaus H, Müller NG, Birklein F, Dieterich M (2022) Vestibular compensation of otolith graviceptive dysfunction in stroke patients. Eur J Neurol 29(3):905–909

Baloh RW, Spooner JW (1981) Downbeat nystagmus. A type of central vestibular nystagmus. Neurology 31:304–310

Baloh RW, Jacobson K, Honrubia V (1993) Horizontal semicircular canal variant of benign positional vertigo. Neurology 43:2542–2549

Barra J, Marquer A, Joassin R et al (2010) Humans use internal models to construct and update sense of verticality. Brain 133:3552–3563

Becker-Bense S, Buchholz HG, Baier B, Schreckenberger M, Bartenstein P, Zwergal A, Brandt T, Dieterich M (2016) Functional plasticity after unilateral vestibular midbrain infarction in human positron emission tomography. PLos One 11(11):e0165935

Becker-Bense S, Willoch F, Stephan T, Brendel M, Yakushev I, Habs M, Ziegler S, Herz M, Schwaiger M, Dieterich M, Bartenstein P (2020) Direct comparison of activation maps during galvanic vestibular stimulation: A hybrid H2[15 O] PET-BOLD MRI activation study. PLoS One 15(5):e0233262

Bense S, Best C, Buchholz HG, Wiener V, Schreckenberger M, Bartenstein P, Dieterich M (2006) 18F-fluorodeoxyglucose hypometabolism in cerebellar tonsil and flocculus in downbeat-nystagmus. Neuroreport 17:599–603

Bodranghien F, BastianA., Casali C, et al. (2016) Consensus paper: revisiting the symptoms and signs of cerebellar syndrome. Cerebellum 15: 369–391

Brandt T (1996) Phobic postural vertigo. Neurology 46:1515–1519

Brandt T (1997) Cortical matching of visual and vestibular 3D coordinate maps. Ann Neurol 42(6):983–984

Brandt T, Dieterich M (1986) Phobischer Attacken-Schwankschwindel, ein neues Syndrom. Münch Med Wochenschr 128:247–250

Brandt T, Dieterich M (1987) Pathological eye-head coordination in roll: tonic ocular tilt reaction in mesencephalic and medullary lesions. Brain 110:649–666

Brandt T, Dieterich M (1994) Vestibular syndromes in the roll plane: topographic diagnosis from brainstem to cortex. Ann Neurol 36:337–347

Brandt T, Dieterich M (2014) Does the vestibular system determine the lateralization of brain functions? J Neurol 262:214–15

Brandt T, Dieterich M (2015) Does the vestibular system determine the lateralization of brain functions? J Neurol 262:214–215

Brandt T, Dieterich M (2017) The dizzy patient: don't forget disorders of the central vestibular system. Nat Rev Neurol 13:352–362

Brandt T, Dieterich M (2018) Functional and structural benefits of separately operating right and left thalamo-cortical networks. J Neurol 265(Suppl 1):98–100

Brandt T, Dieterich M (2019) Thalamocortical network: a core structure for integrative multimodal vestibular functions. Curr Opin Neurol 32(1): 154–164

Brandt T, Dieterich M, Büchele W (1986) Postural abnormalities in central vestibular brain stem lesions. In: Bles W, Brandt T (Hrsg) Disorders of Posture and Gait. Elsevier, Amsterdam/New York/Oxford, S 141–156

Brandt T, Dieterich M, Danek A (1994) Vestibular cortex lesions affect the perception of verticality. Ann Neurol 35:528–534

Brandt T, Dieterich M (1995) Central vestibular syndromes in roll, pitch, and yaw planes. Neuro-ophthalmology 15:291–303

Brandt T, Schautzer F, Hamilton D et al (2005) Vestibular loss causes hippocampal atrophy and impaired spatial memory in humans. Brain 42:2732–2741

Brandt T, Dieterich M, Strupp M, Glasauer S (2012) Model approach to neurological variants of visuo-spatial neglect. Biol Cybern 259:2555–2564

Brandt T, Strupp M, Dieterich M (2014) Towards a concept of disorders of „higher vestibular function". Front Integr Neurosci 8:47

Bremova T, Malinova V, Amraoui Y et al (2015) Acetyl-dl-leucine in Niemann-Pick type C: a case series. Neurology 85:1368–1375

von Brevern M, Süßmilch S, Zeise D (2014) Acute vertigo due to hemispheric stroke. A case report and comprehensive review of the literature. J Neurol Sci 339:153–156

Choi JY, Jung I, Jung JM, Kwon DY, Park MH, Kim HJ, Kim JS (2016) Characteristics and mechanism of perverted head-shaking nystagmus in central lesions: Video-oculography analysis. Clin Neurophysiol 127(9):2973–2978

Choi K-D, Kim J-S (2019) Vascular vertigo. J Neurol 266:1835–1843

Claassen J, Feil K, Bardins S, Teufel et al (2013a) Dalfampridine in patients with downbeat nystagmus--an observational study. J Neurol 260:1992–1996

Claassen J, Spiegel R, Kalla R et al (2013b) A randomized double-blind, cross-over trial of 4-aminopyridine for downbeat nystagmus – effects on slow phase eye velocity, postural stability, locomotion and symptoms. J Neurol Neurosurg Psychiatry 84:1392–1399

Cnyrim CD, Rettinger N, Mansmann U, Brandt T, Strupp M (2007) Central compensation of deviated subjective visual vertical in Wallenberg's syndrome. J Neurol Neurosurg Psychiatry 78:527–528

Cnyrim CD, Newman-Toker D, Karch C, Brandt T, Strupp M (2008) Beside differentiation of vestibular neuritis from central „vestibular pseudoneuritis". J Neurol Neurosurg Psychiatry 79(4): 458–460

Conrad J, Boegle R, Ertl M et al (2018) Recovery from spatial neglect with intra- and transhemispheric functional connectivity changes in vestibular and visual cortex areas – a case study. Front Neurol 9:112

Conrad J, Habs M, Ruehl M, Boegle R, Ertl M, Kirsch V, Eren O, Becker-Bense S, Stephan T, Wollenweber F, Duering M, Dieterich M, zu Eulenburg P (2021) Structural reorganization of the cerebral cortex after vestibulo-cerebellar stroke. Neuroimage Clin 30:102603

Conrad J, Habs M, Ruehl RM, Bögle R, Ertl M, Kirsch V, Eren OE, Becker-Bense S, Stephan T, Wollenweber FA, Duering M, Dieterich M, zu Eulenburg P (2022) Reorganization of sensory networks after subcortical vestibular infarcts: A longitudinal symptom-related voxel-based morphometry study. Eur J Neurol 29(5):1514–1523

Cortese A, Simone R, Sullivan R et al (2019) Biallelic expansion of an intronic repeat in RFC1 is a common cause of late-onset ataxia. Nat Genet 51:649–658

Cortese A, Tozza S, Yau WY, Rossi S, Beecroft SJ et al (2020) Cerebellar ataxia, neuropathy, vestibular areflexia syndrome due to RFC1 repeat expansion. Brain 143:480–490

Cox TA, Corbett JJ, Thompson S et al (1981) Upbeat nystagmus changing to downbeat nystagmus with convergence. Neurology 31:891–892

De Haan EH, Cowey A (2011) On the usefulness of 'what' and 'where' pathways in vision. Trends Cogn Sci 15(10):460–466

Deroualle D, Lopez C (2014) Toward a vestibular contribution to social cognition. Front Integr Neurosci. 14:16

Dichgans M, Dieterich M (1995) Third nerve palsy with contralateral ocular torsion and binocular tilt of visual vertical, indicating a midbrain lesion. Neuro-ophthalmology 15:315–320

Dieterich M, Brandt T (1992) Wallenberg's syndrome: Lateropulsion, cyclorotation, and subjective visual vertical in thirty-six patients. Ann Neurol 31:399–408

Dieterich M, Brandt T (1993a) Ocular torsion and tilt of subjective visual vertical are sensitive brainstem signs. Ann Neurol 33:292–299

Dieterich M, Brandt T (1993b) Thalamic infarctions: Differential effects on vestibular function in roll plane (35 patients). Neurology 43:1732–1740

Dieterich M, Brandt T (1993c) Ocular torsion and perceived vertical in oculomotor, trochlear and abducens nerve palsies. Brain 116:1095–1104

Dieterich M, Brandt T (2015a) The bilateral central vestibular system: its pathways, functions, and disorders. Ann NY Acad Sci 1343:10–26

Dieterich M, Brandt T (2015b) Why acute unilateral vestibular cortex lesions mostly manifest without vertigo. Neurology 84:1680–1684

Dieterich M, Brandt T (2018a) Global orientation in space and the lateralization of brain functions. Curr Opin Neurol 31:96–104

Dieterich M, Brandt T (2018b) The parietal lobe and the vestibular system. Handb Clin Neurol 151:119–140

Dieterich M, Brandt T (2019) Perception of verticality and vestibular disorders of balance and falls. Front Neurol 10:172

Dieterich M, Staab JP (2017) Functional dizziness: from phobic postural vertigo and chronic subjective dizziness to persistent postural-perceptual dizziness. Curr Opin Neurol 30(1):107–113

Dieterich M, Grünbauer M, Brandt T (1998) Direction-specific impairment of motion perception and spatial orientation in downbeat and upbeat nystagmus in humans. Neurosci Lett 245:29–32

Dieterich M, Bense S, Lutz S, Drzezga A, Stephan T, Bartenstein P, Brandt T (2003) Dominance for vestibular cortical function in the non-dominant hemisphere. Cerebral Cortex 13(9):994–1007

Dieterich M, Staab JP, Brandt T (2016) Functional (psychogenic) dizziness. Handb Clin Neurol 139:447–468

Dieterich M, Kirsch V, Brandt T (2017) Right-sided dominance of the bilateral vestibular system in the upper brainstem and thalamus. J Neurol 264(Suppl 1):55–62

Dieterich M, Glasauer S, Brandt T (2018) Why acute unilateral vestibular midbrain lesions rarely manifest with rotational vertigo: a clinical and modelling approach to head direction cell function. J Neurol 265(5):1184–1198

Dietz MJ, Friston KJ, Mattingley JB, Roepstorff A, Garrido MI (2014) Effective connectivity reveals right-hemispheric dominance in audiospatial perception: implications for models of spatial neglect. J Neurosci 34(14):5003–5011

Dordevic M, Sulzer S, Barche D, Dieterich M, Arens C, Müller NG. (2021) Chronic, mild vestibulopathy leads to deficits in spatial tasks that rely on vestibular input while leaving other cognitive functions and brain volume intact. Life (Basel) 11(12):1369

Dumont JR, Taube JS (2015) The neural correlates of navigation beyond the hippocampus. Prog Brain Res 219:83–102

Elwischger K, Rommer P, Prayer D et al (2012) Thalamic astasia from isolated centromedian thalamic infarction. Neurology 78:146–147

Ertl M, Moser M, Boegle R, Conrad J, zu Eulenburg P, Dieterich M (2017) The cortical spatiotemporal correlate of otolith stimulation: vestibular evoked potentials by body translations. Neuroimage 155:50–59

Ertl M, Klaus M, Mast FW, Brandt T, Dieterich M (2020) Spectral fingerprints of corrected vestibular discrimination of the intensity of body accelerations. Neuroimage 219:117015

Ertl M, Zu Eulenburg P, Woller M, Dieterich M (2021) The role of delta and theta oscillations during ego-motion in healthy adult volunteers. Exp Brain Res 239(4):1073–1083

Etzion Y, Grossman Y (2001) Highly 4-aminopyridine sensitive delayed rectifier current modulates the excitability of guinea pig cerebellar Purkinje cells. Exp Brain Res 139:419–425

Feil K, Strobl R, Schindler A, Krafczyk S, Goldschagg N, Frenzel C et al (2019) What is behind cerebellar vertigo and dizziness? Cerebellum 18(3):320–332

Feuerecker R, Habs M, Dieterich M, Strupp M (2015) Chronic subjective dizziness: fewer symptoms in the early morning – a comparison with bilateral vestibulopathy and downbeat nystagmus syndrome. J Vest Res 25(2):67–72

Fink GR, Marshall JC, Weiss PH et al (2003) Performing allocentric visuospatial judgement with induced distortion of the egocentric reference frame: an fMRI study with clinical implications. Neuroimage 20(3):1505–1517

Gandini J, Manto M, Bremova-Ertl T, Feil K, Strupp M (2020) The neurological update: therapies for cerebellar ataxias in 2020. J Neurol 267(4):1211–1220

Glasauer S, Hoshi M, Kempermann U, Eggert T, Büttner U (2003) Three-dimensional eye position and slow phase velocity in humans with downbeat nystagmus. J Neurophysiol 89(1):338–354

Glasauer S, Strupp M, Kalla R, Büttner U, Brandt T (2005) Effect of 4-aminopyridine on upbeat and downbeat nystagmus elucidates the mechanism of downbeat nystagmus. Ann NY Acad Sci 1039:528–531

Glasauer S, Dieterich M, Brandt T (2018) Neuronal network-based mathematical modelling of perceived verticality in acute unilateral vestibular lesions: from nerve to thalamus and cortex. J Neurol 265(Suppl 1):101–112

Glasauer S, Dieterich M, Brandt T (2019) Computational neurology of gravity perception involving semicircular canal dysfunction in unilateral vestibular lesions. Progr Brain Res 248:303–317

Halmagyi GM, Curthoys IS (1988) A clinical sign of canal paresis. Arch Neurol 45(7):737–739

Halmagyi GM, Leigh RJ (2004) Upbeat about downbeat nystagmus. Neurology 63(4):606–607

Halmagyi GM et al (1990) Tonic contraversive ocular tilt reaction due to unilateral meso-diencephalic lesion. Neurology 40:1503 1509

Hopf HC (1987) Vertigo and masseter paresis. A new local brain-stem syndrome probably of vascular origin. J Neurol 235:42–45

Hüfner K, Hamilton DA, Kalla R et al (2007a) Spatial memory and hippocampal volume in humans with unilateral vestibular deafferentation. Hippocampus 17:471–485

Hüfner K, Stephan T, Kalla R, Deutschländer A, Wagner J, Holtmannspötter M, Schulte-Altedorneburg G, Strupp M, Brandt T, Glasauer S (2007b) Structural and functional MRIs disclose cerebellar pathologies in idiopathic downbeat nystagmus. Neurology 69:1128–1135

Hüfner K, Frenzel C, Kremmyda O, Adrion C, Bardins S, Glasauer S, Brandt T, Strupp M (2015) Esophoria or esotropia in adulthood: a sign of cerebellar dysfunction? J Neurol 262:585–592

Huh YE, Kim JS (2011) Patterns of spontaneous and head-shaking nystagmus in cerebellar infarction: imaging correlations. Brain 134(Pt 12):3662–3671

Husain M, Kennard C (1996) Visual neglect associated with frontal lobe infarction. J Neurol 243:652–657

Hwang K, Bertolero MA, Liu WB, D'Esposito M (2017) The human thalamus is an integrative hub for functional brain networks. J Neurosci 37:5594–5607

Janssen JC, Larner AJ, Morris H, Bronstein AM, Farmer SF (1998) Upbeat nystagmus: clinicoanatomical correlation. Neurol, Neurosurg Psychiatry 65:380–381

Janzen J, Schlindwein P, Bense S, Bauermann T, Vucurevic G, Stoeter P, Dieterich M (2008) Neural correlates of hemispheric dominance and ipsilaterality within the vestibular system. Neuroimage 42:1508–1518

Jeffery KJ, Jovalekic A, Verriotis M, Hayman R (2013) Navigating in a three-dimensional world. Behav Brain Sci 36:523–587

Jeffery KJ (2015) Spatial cognition: entorhinal cortex and the hippocampal place-cell map. Curr Biol 25:R1181–R1183

Jeffery KJ, Wilson JJ, Casali G, Hayman RM (2015) Neurol encoding of large-scale three-dimensional place-properties and constraints. Front Psychol 6:927

Jen JC, Wan J (2018) Episodic ataxias. Handb Clin Neurol 155:205–215

Johannsen L, Fruhmann BM, Karnath HO (2006) Subjective visual vertical (SVV) determined in a representative sample of 15 patients with pusher syndrome. J Neurol 253:1367–1369

Kalla R, Strupp M (2019) Aminopyridines and Acetyl-DL-leucine: New therapies in cerebellar disorders. Curr Neuropharmacol 17(1):7–13

Kalla R, Glasauer S, Schautzer F, Lehnen N, Büttner U, Strupp M, Brandt T (2004) 4-Aminopyridine

improved downbeat-nystagmus, smooth pursuit, and VOR-gain. Neurology 62:1228–1229

Kalla R, Deutschländer A, Hüfner K et al (2006) Detection of floccular hypometabolism in downbeat nystagmus by fMRI. Neurology 66:281–283

Kalla R, Glasauer S, Büttner U, Brandt T, Strupp M (2007) 4-aminopyridine restores vertical and horizontal neural integrator function in downbeat nystagmus. Brain 130:2441–2450

Karnath HO (2007) Pusher syndrome – a frequent but little-known disturbance of body orientation perception. J Neurol 254:415–424

Karnath H-O, Dieterich M (2006) Spatial neglect – a vestibular disorder? Brain 129:293–305

Karnath H-O, Rorden C (2012) The anatomy of spatial neglect. Neuropsychologia 20:1010–1017

Karnath H-O, Fruhmann Berger M, Küker W, Rorden C (2004) The anatomy of cortical neglect based on voxelwise statistical analysis: a study of 140 patients. Cereb Cortex 14:1164–1172

Kattah JC, Talkad AV, Wang DZ et al (2009) HINTS to diagnose stroke in acute vestibular syndrome. Three-step bedside oculomotor examination more sensitive than early MRI diffusion-weighted imaging. Stroke 40:3504–3510

Kaya E, Smith DA, Smith C, Boland B, Strupp M, Platt FM (2020) Beneficial effects of Acetyl-DL-Leucine (ADLL) in a mouse model of Sandhoff disease. J Clin Med 9

Kaya E, Smith DA, Smith C, Morris L, Bremova-Ertl T, Cortina-Borja M, Fineran P, Morten KJ, Poulton J, Boland B, Spencer J, Strupp M, Platt FM (2021) Acetyl-leucine slows disease progression in lysosomal storage disorders. Brain Commun 3:fcaa148

Kerber KA (2009) Vertigo and dizziness in the emergency department. Emerg Med Clin Nor Am 27:39–50

Kerber KA, Callaghan BC, Telian SA et al (2017) Dizziness symptom type prevalence and overlap: a US nationally representative survey. Am J Med 130:1465.e1–1465.e9

Kim HA, Lee H (2010) Isolated vestibular nucleus infarction mimicking acute peripheral vestibulopathy. Stroke 41:558–560

Kim HJ, Kwon HM, Huh YE, Oh MY, Lee YS (2007) Ipsilateral axial lateropulsion as an initial symptom of lateral medullary infarction: a case report. J Clin Neurol 3(4):197–199

Kim JH, Kim S, Lee DH, Lee TK, Sung KB (2015a) Isolated axial lateropulsion with ipsilesional subjective visual vertical tilt in caudal lateral medullary infarction. J Vestib Res 25(1):41–45

Kim SH, Park SH, Kim HJ, Kim JS (2015b) Isolated central vestibular syndrome. Ann NY Acad Sci 1343:80–89

Kirchner H, Kremmyda O, Hüfner K, Stephan T, Zingler V, Brandt T, Jahn K, Strupp M (2011) Clinical, electrophysiological, and MRI findings in patients with cerebellar ataxia and a bilaterally pathological head-impulse test. Ann NY Acad Sci 1233:127–138

Kirsch V, Keeser D, Hergenroeder T et al (2016) Structural and functional connectivity mapping of the vestibular circuitry from human brainstem to cortex. Brain Struct Funct 221:1291–1308

Kirsch V, Keeser D, Becker-Bense S et al (2017) Vestibular and visual cortex activity during room tilt illusion. J Neurol 264(Suppl 1):70–73

Kirsch V, Boegle R, Keeser D et al (2018) Handedness-dependent functional organizational patterns within the bilateral vestibular cortical network revealed by fMRI connectivity based parcellation. Neuroimage 178:224–237

Kremmyda O, Hüfner K, Flanagin VL et al (2016) Beyond dizziness: virtual navigation, spatial anxiety and hippocampal volume in bilateral vestibulopathy. Front Hum Neurosci 10:139

Lee CC, Suy C, Ho HC, Hung SK, Lee MS, Chou P, Huang YS (2011) Risk of stroke in patients hospitalized for isolated vertigo. A four year follow-up study. Stroke 42:48–52

Lee H, Sohn S-I, Cho Y-W, Lee S-R, Ahn B-H, Park B-R, Baloh RW (2006) Cerebellar infarction presenting isolated vertigo. Neurology 67:1178–1183

Lee PH, Lee JH, Joo US (2005) Thalamic infarct presenting with thalamic astasia. Eur J Neurol 12:317–319

Leigh RJ, Zee DS (2015) The Neurology of Eye Movements, 5. Aufl. Oxford University Press, New York/Oxford

Li S, Kumar Y, Gupta N et al (2018) Clinical and neuroimaging findings in thalamic territory infarctions: a review. J Neuroimaging 28:343–349

Lopez C (2016) The vestibular system: balancing more than just the body. Curr Opin Neurol 29:74–83

Lopez C, Elzière M (2018) Out-of-body experience in vestibular disorders – a prospective study of 210 patients with dizziness. Cortex 104:193–206

Lopez C, Blanke O, Mast FW (2012a) The vestibular cortex in the human brain revealed by coordinate-based activation likelihood estimation meta-analysis. Neuroscience 60:162–169

Lopez C, Schreyer HM, Preuss N, Mast FW (2012b) Vestibular stimulation modifies the body schema. Neuropsychologia 50(8):1830–1837

Lopez C, Nakul E, Preuss N, Elziere M, Mast FW (2018) Distorted own-body representations in patients with dizziness and during caloric vestibular stimulation. J Neurol 265(Suppl 1):S86–S94

Manto M, Gandini J, Feil K, Strupp M (2020) Cerebellar ataxias: an update. Curr Opin Neurol 33:150–160

Mantokoudis G, Saber-Teherani AS, Wozniak A et al (2015) VOR gain by head impulse video-oculography differentiates acute vestibular neuritis from stroke. Otol Neurotol 36(3):457–465

Marti S, Straumann D, Glasauer S (2005) The origin of downbeat-nystagmus: an asymmetry in the distribution of on-directions of vertical gaze-velocity Purkinje-cells. Ann NY Acad Sci 1039:548–553

Masdeu JC, Gorelick PB (1988) Thalamic astasia: inability to stand after unilateral thalamic lesions. Ann Neurol 23:596–603

Mast FW, Preuss N, Hartmann M et al (2014) Spatial cognition, body representation and affective processes: the role of vestibular information beyond ocular reflexes and control of posture. Front Integr Neurosci 8:44

Migliaccio AA, Halmagyi GM, McGarvie LA, Cremer PD (2004) Cerebellar ataxia with bilateral vestibulopathy: description of a syndrome and its characteristic clinical sign. Brain 127:280–293

Mossman B, Mossman S, Purdie G, Schneider E (2015) Age dependent normal horizontal VOR gain of head impuls test measured with videooculography. J Otolaryngol Head Neck Surg 44:29

Muir GM, Brown JE, Carey JC et al (2009) Disruption of head direction cell signal after occlusion of the semicircular canals in the freely moving chinchilla. J Neurosci 29(46):14521–14533

Muth C, Teufel J, Schols L, Synofzik M, Franke C, Timmann D, Mansmann U, Strupp M (2021) Fampridine and acetazolamide in EA2 and related familial EA: a prospective randomized placebo-controlled trial. Neurol Clin Pract 11:e438–e446

Nakada T, Remler MP (1981) Primary position upbeat nystagmus. J Clin Neuroophthlmol 1:185–189

Narayan RN, McKeon A, Fife TD (2020) Autoimmune vestibulocerebellar syndromes. Semin Neurol 40(1):97–115

Navi BB, Kamel H, Shah MP, Grossman AW, Wong C, Poisson SN, Whetstone WD, Josephson SA, Johnston SC, Kim AS (2012) Rate and predictors of serious neurologic causes of dizziness in the emergency department. Mayo Clin Proc 87(11):1080–1088

Newman-Toker DE, Kattah JC, Alvernia JE, Wang DZ (2008) Normal head impulse test differentiates acute cerebellar strokes from vestibular neuritis. Neurology 70:2378–2385

Nguyen TT, Nam GS, Kang JJ, Han GC, Kim JS, Dieterich M, Oh SY (2021) Galvanic vestibular stimulation improves spatial cognition after unilateral labyrinthectomy in mice. Front Neurol 12:716795.

Ohle R, Montpellier RA, Marchadier V, Wharton A, McIsaac S, Anderson M, Savage D (2020) Can emergency physicians accurately rule out a central

3

cause of vertigo using the HINTS exam? A systematic review and meta-analysis. Acad Emerg Med 27(9):887–896

Olszewski J, Baxter D (1982) Cytoarchitecture of the human brain stem, 2. Aufl. Karger S, Basel/München/Paris/London/New York/Sydney

Pedersen PM, Wandel A, Jorgensen HS et al (1996) Ipsilateral pushing in stroke: incidence, relation to neuropsychological symptoms, and impact on rehabilitation. The Copenhagen stroke study. Arch Phys Med Rehabil 77:25–28

Pérennou DA, Mazibrada G, Chauvineau V et al (2008) Lateropulsion, pushing and verticality perception in hemisphere stroke: a causal relationship? Brain 131:2401–2413

Peus D, Straumann D, Huber A, Bockisch CJ, Wettstein V (2021) Therapy-resistant atypical downbeat nystagmus with vertigo confined to specific head-hanging positions: Mapping to the gravity vector on a multi-axis turntable. Case Rep Neurol 13:464–469

Pierrot-Deseilligny C, Milea D (2005) Vertical nystagmus: clinical facts and hypotheses. Brain 128:1237–1246

Pierrot-Deseilligny C, Milea D, Sirmai J, Papeix C, Rivaud-Pechoux S (2005) Upbeat nystamus due to a small pontine lesion: evidence for the existence of a crossing ventral tegmental tract. Eur Neurol 54(4):186–190

Pierrot-Deseilligny C, Richeh W, Bolgert F (2007) Upbeat nystagmus due to a caudal medullary lesion influenced by gravity. J Neurol 254:120–121

Popp P, Wulff M, Finke K, Rühl M, Brandt T, Dieterich M (2017) Cognitive deficits in patients with a chronic vestibular failure. J Neurol 264(3):554–563

Pothier DD, Rutka JA, Ranalli PJ (2011) Double impairment: clinical identification of 33 cases of cerebellar ataxia with bilateral vestibulopathy. Otolaryngol Head Neck Surg 146:804–808

Previc FH, Krüger WW, Ross RA et al (2014) The relationship between vestibular function and topographical memory in older adults. Front Integr Neurosci 8:46

Rafehi H, Szmulewicz DJ, Bennett MF et al (2019) Bioinformatics-based identification of expanded repeats: a non-reference intronic pentamer expansion in RFC1 causes CANVAS. Am J Hum Genet 105:151–165

Ranalli RJ, Sharpe JA (1988) Upbeat nystagmus and the ventral tegmental pathway of the upward vestibulo-ocular reflex. Neurology 38:1329–1330

Saber Tehrani AS, Kattah JC, Mantokoudis G, Pula JH, Nair D, Blitz A, Ying S, Hanley DF, Zee DS, Newman-Toker DE (2014) Small strokes causing severe vertigo: frequency of false-negative MRIs and non-lacunar mechanisms. Neurology 83:169–173

Saber Tehrani AS, Kattah JC, Kerber KA, Gold DR, Zee DS, Urrutia VC et al (2018) Diagnosing stroke in acute dizziness and vertigo: pitfalls and pearls. Stroke 49(3):788–795

Sander T, Sprenger A, Mart S, Naumann T, Straumann D, Helmchen C (2011) Effect of 4-aminopyridine on gravity dependence and neural integrator function in patients with idiopathic downbeat nystagmus. J Neurol 258(4):618–622

Schlindwein P, Müller M, Bauermann P et al (2008) Cortical representation of saccular vestibular stimulation: VEMPs in fMRI. NeuroImage 39(1):19–31

Schniepp R, Wuehr M, Ackl N et al (2011) 4-aminopyridine improves gait variability in cerebellar ataxia due to CACNA 1A mutation. J Neurol 258:1708–1711

Schniepp R, Wuehr M, Neuhaeusser M, Benecke AK, Adrion C, Brandt T, Strupp M, Jahn K (2012) 4-Aminopyridine and cerebellar gait: a retrospective case series. J Neurol 259(11):2491–2493

Schöberl F, Pradhan C, Irving S et al (2020) Real-space navigation testing differentiates between amyloid-positive and –negative aMCI. Neurology 94(8):e861–e873

Sierra-Hidalgo F, de Pablo-Fernandez E, Herrero-San Martin A et al (2012) Clinical and imaging features of the room tilt illusion. J Neurol 259:2555–2564

Smith PF, Darlington CL (2013) Personality changes in patients with vestibular dysfunction. Front Hum Neurosci 7:678

Smith PF, Zheng Y (2013) From ear to uncertainty: vestibular contributions to cognitive function. Front Integr Neurosci 7:84

Spiegel R, Rettinger N, Kalla R, Lehnen N et al (2009) The intensity of downbeat nystagmus during daytime. Ann NY Acad Sci 1164:293–299

Spiegel R, Kalla R, Rettinger N, Schneider E, Straumann D et al (2010) Head position during resting modifies spontaneous daytime decrease of downbeat nystagmus. Neurology 75:1938–1932

Staab JP, Eckhardt-Henn A, Horii A, Jacob R, Strupp M, Brandt T, Bronstein A (2017) Diagnostic criteria for persistent postural-perceptual dizziness (PPPD): Consensus document of the committee for the Classification of Vestibular Disorders of the Bárány Society. J Vestib Res 27: 191–208

Strupp M, Schüler O, Krafczyk S, Jahn K, Schautzer F, Büttner U, Brandt T (2003) Treatment of downbeat-nystagmus with 3,4-diaminopyridin - placebo-controlled study. Neurology 61:165–170

Strupp M, Kalla R, Dichgans M, Freilinger T, Glasauer S, Brandt T (2004) Treatment of episodic ataxia type 2 with the potassium channel blocker 4-aminopyridine. Neurology 62:1623–1625

Strupp M, Kalla R, Claassen J et al (2011a) A randomized trial of 4-aminopyridine in EA2 and related familial episodic ataxias. Neurology 77: 269–275

Strupp M, Thurtell MJ, Shaikh AG, Brandt T, Zee DS, Leigh RJ (2011b) Pharmacotherapy of vestibular and ocular motor disorders, including nystagmus. J Neurol 258:1207–1222

Strupp M, Teufel J, Habs M et al (2013) Effects of acetyl-DL-leucine in patients with cerebellar ataxia: a case series. J Neurol 260:2556–2561

Strupp M, Teufel J, Zwergal A, Schniepp R, Khodakhah K, Feil K (2017) Aminopyridines for the treatment of neurologic disorders. Neurology: Clinical Practice 7:65–76

Szmulewicz DJ, Waterson JA, Halamgyi GM, Mossmann S, Chancellor AM, McLean CA, Storey E (2011) Sensory neuropathy as part of the cerebellar ataxia neuropathy vestibular areflexia syndrome. Neurology 76:1903–1910

Tarnutzer AA, Lee SH, Robinson KA, Wang Z, Edlow JA, Newman-Toker DE (2017) ED misdiagnosis of cerebrovascular events in the era of modern neuroimaging: a meta-analysis. Neurology 88(15):1468–1477

Thömke F, Marx JJ, Jannetti GD et al (2005) A topodiagnostic investigation on body lateropulsion in medullary infarcts. Neurology 64:716–718

Thurtell MJ, Joshi AC, Leone AC, Tomsak RL, Kosmorsky GS, Stahl JS, Leigh RJ (2010) Cross overtrail of gabapentin and memantine as treatment for aquired nystagmus. Ann Neurol 67:676–680

Ticini LF, Klose U, Naegele T, Karnath H-O (2009) Perfusion imaging in pusher syndrome to investigate the neural substrates involved in controlling upright body position. PLoS ONE 4:e5737

Tilikete C, Milea D, Pierrot-Deseilligny C (2008) Upbeat nystagmus from a demyelinating lesion in the caudal pons. J Neuro-ophthalmol 28:202–206

Tsunemi T, Ishikawa K, Tsukui K, Sumi T, Kitamura K, Mizusawa H (2010) The effect of 3,4-diaminopyridine on the patients with hereditary pure cerebellar ataxia. J Neurol Sci 292:81–84

Valerio S, Taube JS (2016) Head direction cell activity is absent in mice without the horizontal semicircular canals. J Neurosci 36(3):741–754

Vallar G, Perani D (1986) The anatomy of unilateral neglect after right hemisphere stroke lesions: a clinical CT correlation study in man. Neuropsychologia 24:609–622

Van der Ham IJ, Postma A, Laeng B (2014) Lateralization perception: the role of attention in spatial relation processing. Neurosci Biobehav Rev 45:142–148

Vanni S, Pecci R, Edlow JA et al (2015) Can emergency physicians accurately and reliably assess acute vertigo in the emergency department? Emerg Med Australas 27:126–131

Volkening K, Kerkhoff G, Keller I (2018) Effects of repetitive galvanic vestibular stimulation on spatial neglect and verticality perception-a randomised sham-controlled trial. Neuropsychol Rehabil 28(7):1179–1196

Wagner JN, Glaser M, Brandt T, Strupp M (2008) Downbeat nystagmus: etiology and comorbidity in 117 patients. J Neurol Neurosurg Psychiatry 79:672–677

Westheimer G, Blair SM (1975) Synkinesis of head and eye movements evoked by brainstem stimulation in the alert monkey. Exp Brain Res 24:89–95

Wijesinghe R, Protti DA, Camp AJ (2015) Vestibular interactions in the thalamus. Front Neural Circuits 9:79

Winter SS, Clark BJ, Taube JS (2015) Spatial navigation. Disruption of the head direction cell network impairs the parahippocampal grid cell signal. Science 347(6224):870–874

Yacovino DA, Zanotti E, Hain TC (2019) Is Cerebellar Ataxia, Neuropathy, and Vestibular Areflexia Syndrome (CANVAS) a vestibular ganglionopathy? J Int Adv Otol 15:304–308

Yang TH, Lee J, Oh SY, Kang JJ, Kim JS, Dieterich M (2020) Clinical implications of head-shaking nystagmus in central and peripheral vestibular disorders: Is perverted head-shaking nystagmus specific for central vestibular pathology? Eur J Neurol 27(7):1296–1303

Zee DS, Yamazaki A, Butler PH, Gücer F (1981) Effects of ablation of flocculus and paraflocculus on eye movements in primate. J Neurophysiol 46:878–899

Zingler VC, Weintz E, Jahn K, Huppert D, Cnyrim C, Brandt T, Strupp M (2009) Causative factors, epidemiology, and follow-up of bilateral vestibulopathy. Ann NY Acad Sci 1164:505–508

zu Eulenburg P, Caspers S, Roski C, Eickhoff SB (2012) Meta-analytical definition and functional connectivity of the human vestibular cortex. NeuroImage 60:162–169

Zwergal A, Dieterich M (2020) Vertigo and dizziness in the emergency room. Curr Opin Neurol 33:117–125

Zwergal A, Büttner-Ennever J, Brandt T, Strupp M (2008) An ipsilateral vestibulothalamic tract adjacent to the medial lemniscus in humans. Brain 131:2928–2935

Zwergal A, Feil K, Schniepp R, Strupp M (2019) Cerebellar dizziness and vertigo: etiologies, diagnostic assessment, and treatment. Semin Neurol 40(1):87–96

Vestibuläre Migräne

Inhaltsverzeichnis

Ergänzende Information Die elektronische Version dieses Kapitels enthält Zusatzmaterial, auf das über folgenden Link zugegriffen werden kann https://doi.org/10.1007/978-3-662-61397-9_4. Die Videos lassen sich durch Anklicken des DOI Links in der Legende einer entsprechenden Abbildung abspielen, oder indem Sie diesen Link mit der SN More Media App scannen.

4

▪▪ Ein Überblick

Die vestibuläre Migräne (VM) ist die häufigste Ursache für rezidivierende spontan auftretende Schwindelattacken bei Erwachsenen und Kindern (▶ Abschn. 6.1). Der Name VM ist in den letzten 20 Jahren entstanden und geht auf die Charakterisierung von 90 Patienten (Dieterich und Brandt 1999) zurück. Die aktuellen diagnostischen Kriterien des Konsensus Dokuments der Internationalen Bárány-Society für Neurootologie und der Internationalen Kopfschmerzgesellschaft, ICHD, kombinieren die typischen Symptome einer Migräne mit vestibulären Symptomen sowie Ausschlusskriterien (Lempert et al. 2012):

Diagnostische Kriterien der VM
Vestibuläre Migräne
A. Mindestens fünf Episoden mit vestibulären Symptomen mittlerer oder starker Intensität und einer Dauer von 5 min bis 72 h
B. Aktive oder frühere Migräne mit oder ohne Aura nach den Kriterien der ICHD
C. Ein/mehrere Migränesymptome während mindestens 50% der vestibulären Episoden: Kopfschmerzen mit mindestens zwei der folgenden Merkmale: unilaterale Lokalisation, pulsierender Charakter, mittlere oder starke Schmerzintensität, Verstärkung durch körperliche Routineaktivität, Photophobie und Phonophobie, visuelle Aura
D. Nicht auf eine andere vestibuläre oder ICHD-Diagnose zurückzuführen

Wahrscheinliche vestibuläre Migräne
A. Mindestens fünf Episoden mit vestibulären Symptomen mittlerer oder

starker Intensität und einer Dauer von 5 min bis 72 h
B. Nur eines der beiden o. g. Kriterien B und C der vestibulären Migräne trifft zu (Migräneanamnese oder Migränesymptome während der Attacke)
C. Nicht auf eine andere vestibuläre oder ICHD-Diagnose zurückzuführen

---

Wie bei der Migräne ohne Aura basiert die Diagnose der VM v. a. auf der Anamnese, weil es bis heute keine verlässlichen Biomarker gibt (Bisdorff et al. 2009). Auch wenn die VM ca. 7–12% der Diagnosen einer Schwindelambulanz (◘ Tab. 1.1) (Brandt und Dieterich 2017) und ca. 9–30% der Migränepatienten einer Kopfschmerzambulanz ausmacht (Lempert und Neuhauser 2009; Lampl et al. 2019), wird sie immer noch zu selten diagnostiziert. Wenn Schwindel das Kardinalsymptom bei Migräneattacken war, wurde dies früher alternativ auch „migränöser Schwindel" (Neuhauser et al. 2001; Neuhauser und Lempert 2004), „migräneassoziierter Schwindel" (Cutrer und Baloh 1992; Johnson 1998; Bisdorff 2004; Brantberg et al. 2005) oder „migränebezogene Vestibulopathie" (Cass et al. 1997) genannt.

Die Beziehung zwischen der Migräne mit Kopfschmerz und der vestibulären Migräne ist auch nach dem Verfassen der Konsensusdefinition (Lempert et al. 2012) nicht endgültig geklärt, da ein relevanter Anteil an Patienten mit Schwindel und gleichzeitigen Migränesymptomen nicht die derzeitigen ICHD Kriterien für VM erfüllt (Abouzari et al. 2020).

▪▪ Epidemiologie

Sowohl Schwindel als auch Migräne ohne Aura sind in der Bevölkerung häufig, mit einer Lebenszeitprävalenz von 7% für Schwindel und bis zu 16% für Migräne (4–8% Männer, 11,2–18,2% Frauen) (Lipton et al. 2002; Stovner und Andrée 2010). Ein gleichzeitiges Auftreten kann per Zufall bei 1,1% erwartet werden, kommt aber nach epidemiologischen Untersuchungen bei 3,2% der Bevölkerung vor (Neuhauser et al. 2006; Lempert und Neuhauser 2009). Dies kann zum Teil dadurch erklärt werden, dass verschiedene Schwindelsyndrome bei Patienten mit Migräne häufiger vorkommen, wie z. B. BPPV, Morbus Menière (Radtke et al. 2002) oder funktioneller phobischer Schwindel (Best et al. 2009).

Die Ein-Jahres-Prävalenz der VM liegt in den USA bei 2,7% der Erwachsenen, mit einen Frauenanteil von 64,1% und einem mittleren Alter der Betroffenen von 40,9 Jahren (Formeister et al. 2018). Die relative Häufigkeit der VM wird in Spezialambulanzen für Schwindel mit 7–11% angegeben (Dieterich und Brandt 1999; Neuhauser et al. 2001; Strupp et al. 2010), in Kopfschmerzambulanzen mit mindestens 9% (Lempert und Neuhauser 2009). Bei Auswertung mehrerer VM-Studien sind Frauen und Männer im Verhältnis 3,65:1 betroffen (Dieterich und Brandt 1999; Neuhauser et al. 2001, 2006; Neff et al. 2012; Obermann et al. 2015; Cho et al. 2016; Morganti et al. 2016; Colombo et al. 2017; Muelleman et al. 2017; Formeister et al. 2018; Übersicht in: Becker-Bense et al. 2019).

Die VM kann sich in jedem Alter manifestieren, am häufigsten bei jungen Erwachsenen aber auch zwischen dem 60. und 70. Lebensjahr (Cutrer und Baloh 1992; Cass et al. 1997; Dieterich und Brandt 1999; Neuhauser et al. 2001; Lempert und Neuhauser 2009; Strupp et al. 2010). Sie betrifft aber häufiger Personen mit einer Migräne ohne Aura in der Vorgeschichte (Dieterich und Brandt 1999; Neuhauser et al. 2001). Die Diagnose wurde meist erst 8,4 Jahre nach dem ersten Auftreten gestellt (Thakar et al. 2001), dank zunehmender Aufklärung heute wohl früher. Attacken einer Migräne ohne Aura können nach der Menopause durch isolierte Schwindelattacken ersetzt werden (Lempert et al. 2009).

Epidemiologische Daten bestätigen, dass Migränesyndrome auch die häufigste Ursache für Schwindel in der Kindheit sind (Batu et al. 2015; Jahn et al. 2015). Wenn die Schwindelattacken einen monosymptomatischen Ablauf ohne Kopfschmerz haben, werden sie „rezidivierender Schwindel des Kindesalters" genannt (van de Berg et al. 2021). Dieser wird als ein Migräneäquivalent betrachtet, mit Attacken, die zwischen dem 1.–4. Lebensjahr beginnen, nur Sekunden bis Minuten dauern und spontan innerhalb weniger Jahre wieder sistieren. Das entspricht einer VM ohne Kopfschmerz. Die VM mit 39% als häufigste Schwindelform bei Kindern ist gefolgt von funktionellem (psychogenem) Schwindel mit 21% (Batu et al. 2015) (▶ Abschn. 6.1).

▪▪ Diagnosestellung
Die Grundlagen der Diagnosestellung sind:

Anamnese Leitsymptome der VM sind (◘ Abb. 4.1):

- rezidivierende Attacken unterschiedlicher Kombinationen aus Schwindel (Dreh- oder Schwankschwindel), Stand- und Gangunsicherheit,
- Sehstörungen (Oszillopsien, Flimmerskotom, visuelle Aura),
- begleitet oder gefolgt von meist okzipital betontem Kopfdruck oder Kopfschmerz (seltener unilaterale Lokalisation),
- Übelkeit und Erbrechen,
- Licht- und Geräuschempfindlichkeit.

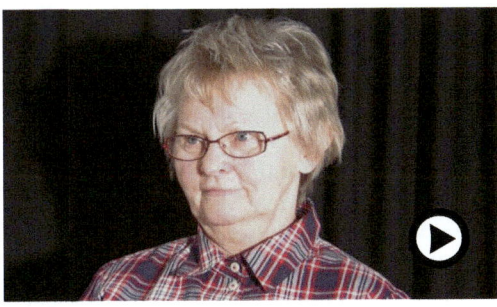

◘ **Abb. 4.1** Vestibuläre Migräne: Anamnese (▶ https://doi.org/10.1007/000-2m5)

4

Bewegung verstärkt die Beschwerden, sodass die Patienten oft ein Ruhebedürfnis haben. Die Attacken können monosymptomatisch nur mit Schwindel verlaufen, aber gelegentlich auch mit Hörstörung, Tinnitus oder Ohrdruck einhergehen. Dann erfüllen sie teilweise auch die diagnostischen Kriterien eines Morbus Menière, was eine pathophysiologische Verbindung beider Erkrankungen nahelegt (Shin et al. 2019; Pyykkö et al. 2019), zumal es Patienten gibt, bei denen beide Erkrankungen parallel vorkommen (Murofushi et al. 2018) und seltene familiäre Formen der VM eine autosomal dominante Vererbung mit inkompletter Penetranz vermuten lassen (Gallego-Martinez et al. 2018). Die monosymptomatischen Attacken allein mit Schwindel überwiegen mit ca. 75% (Dieterich und Brandt 1999; Strupp et al. 2010).

Spontanes Auftreten von Schwindel wurde bei 21–83% der VM-Patienten festgestellt (Cutrer und Baloh 1992; Cass et al. 1997; Dieterich und Brandt 1999), lageabhängiger Schwindel bei 17–65% (Kayan und Hood 1984; Johnson 1998; Dieterich und Brandt 1999) und Kopfbewegungsintoleranz bei 31–77% (Cutrer und Baloh 1992; Cass et al. 1997). In einem großen populationsbasiertem Telefoninterview berichteten 67% der Teilnehmer mit VM, an spontanen und 24% an lageabhängigen Schwindelattacken zu leiden (Neuhauser et al. 2006). Gelegentlich werden die Attacken auch durch das Betrachten bewegter Objekte ausgelöst (Waterston 2004). Auswertungen der Begleitsymptome in einer Kopfschmerzklinik ergaben bei 91% Standunsicherheit, bei 82% Gleichgewichtsprobleme und bei 57% Drehschwindel (Johnson 1998), was vestibulären Symptomen entspricht.

Die Dauer der Schwindelattacken ist sehr variabel und kann zwischen Sekunden bis Minuten oder viele Stunden bis Tage variieren (Cutrer und Baloh 1992; Dieterich und Brandt 1999; Johnson 1998; Neuhauser et al. 2001); die aktuellen diagnostischen Kriterien für VM erfordern allerdings ein Minimum von fünf Minuten. Attacken mit einer klassischen Dauer einer Aura von 5–60 Minuten wurden bei den früheren Studien nur bei 10–30% der Patienten gesehen, d. h., dass eine Reihe von Patienten mit VM nicht die ICHD-Kriterien erfüllten.

Die Assoziation von vestibulären Symptomen und Kopfschmerz ist häufig vorhanden, variiert aber von Patient zu Patient und von Attacke zu Attacke, sogar bei demselben Patienten. Der Schwindel kann dem Kopfschmerz voraus gehen, parallel auftreten oder nachfolgen (Cass et al. 1997; Neuhauser et al. 2001; Lampl et al. 2019). 30% einer Interviewstudie an 500 Kopfschmerzpatienten berichtete im zeitlichen Zusammenhang mit den Kopfschmerzattacken, an episodischem Schwindel zu leiden, wobei das Auftreten bei 16% gleichzeitig war, bei 10% in den zwei Stunden davor und bei 3% in den vorangegangenen 48 bis 2 Stunden als Prodromalsymptom (Lampl et al. 2019). Weniger als 59% der VM-Patienten berichten beide Symptome in jeder Attacke und 6% alternierende Attacken mit isoliertem Schwindel und isoliertem Kopfschmerz (Neuhauser et al. 2001).

Die Attacken sind schwieriger zu erkennen, wenn Kopfschmerzen ganz fehlen (ca. 30%; Dieterich und Brandt 1999). Die Diagnose ist einfach, wenn die Attacken meist oder immer gefolgt sind von Kopfdruck oder Kopfschmerz und eine positive Familienanamnese oder eigene Anamnese für andere Migräneformen (ca. 50%) vorliegt. Auch das Auftreten weiterer Migränesymptome wie Licht-, Geräusch- und Geruchsempfindlichkeit, visuelle Auren, Ruhebedürfnis, Müdigkeit nach der Attacke und Harnflut erleichtern die Diagnosefindung. Ohrsymptome wie Hörminderung, Tinnitus und Ohrdruck wurden bei bis zu 38% der VM-Patienten als milde und meist transiente Beeinträchtigung beschrieben (Kayan und Hood 1984; Cass et al. 1997; Johnson 1998; Neff et al. 2012; Dlugaiczyk et al. 2020).

Wie bei der Migräne ohne Aura können Trigger wie Stress, Hormonveränderungen und Schlafentzug vorhanden sein (Lempert et al. 2009).

Körperliche Untersuchung Die körperlichen Untersuchungsbefunde im Intervall differieren von denen während einer Attacke.

■ **Befunde im Intervall**

Die neurologische Untersuchung im Intervall ist – bis auf die Okulomotorik – i. d. R. altersentsprechend unauffällig. Es kann eine diagnostische Hilfe sein, dass im Gegensatz zu anderen Migräneformen Patienten mit VM in 8,6–66% auch im attackenfreien Intervall leichte, überwiegend zentrale Augenbewegungsstörungen aufweisen (Kayan und Hood 1984; Cutrer und Baloh 1992; Cass et al. 1997; Dieterich und Brandt 1999; Teggi et al. 2009; Celebisoy et al. 2008; Radtke et al. 2012; Dieterich et al. 2016; Fu et al. 2021), weshalb man gezielt danach suchen sollte. Dazu gehören z. B.

- ein Blickrichtungsnystagmus,
- eine über die Altersnorm hinaus sakkadierte Blickfolge,
- ein geringer Spontannystagmus,
- ein zentraler Lagenystagmus (Dieterich und Brandt 1999; von Brevern et al. 2005; Radtke et al. 2012).

Diese leichten Störungen der Okulomotorik nehmen möglicherweise mit der Zeit zu. So zeigte eine Langzeitstudie im Verlauf nach im Mittel 9 (5,5–11) Jahren, dass die Häufigkeit von 8% auf 28% für die zentralen Zeichen, von 2% auf 5% für die peripheren Zeichen und von 5% auf 8% für die Zeichen unklaren Ursprungs anstieg (Radtke et al. 2012). Die häufigste Funktionsstörung hier war der zentrale Lagenystagmus. Eine weitere Langzeitbeobachtung über acht Jahre konnte eine Zunahme der leichten zentralen Okulomotorikstörungen (v. a. horizontale und/oder vertikale Blickfolgesakkadierung) von 20% auf 63% im Vergleich zu Gesunden bestätigen (Neugebauer et al. 2013). Eine erfolgreiche Migräneprophylaxe schien diese Entwicklung verlangsamen zu können.

Periphere vestibuläre Störungen wurden im Sinne einer unilateralen Bogengangstörung in 8% bis 22% der VM-Patienten (Kayan und Hood 1984; Cutrer und Baloh 1992; Cass et al. 1997; Dieterich und Brandt 1999; Teggi et al. 2009; Celebisoy et al. 2008) und als beidseitige Störung in bis zu 11% (Kayan und Hood 1984; Cass et al. 1997; Teggi et al. 2009) beschrieben. Es können auch milde (!) Hörstörungen auftreten, unilateral in 3–12% (Kayan und Hood 1984; Cass et al. 1997; Battista 2004; Dlugaiczyk et al. 2020) und bilateral in 18% (in einer Verlaufsuntersuchung über 9 Jahre; Radtke et al. 2012). Genauere audiologische Untersuchungen ergaben bei VM-Patienten höhere Hörschwellen bei niedrigen Frequenzen, niedrigere Schwellen bei otoakustischen Emissionen sowie eine verzögerte Welle V der akustischen Hirnstammpotenziale mit einer verlängerten Interpeaklatenz I–V (Xue et al. 2020). Dies dokumentiert von audiologischer Seite, dass nicht nur das periphere, sondern auch das zentrale auditorische System involviert ist.

Auch kognitive Beeinträchtigungen lassen sich im DHI (Dizziness Handicap Inventory) und CFQ (Cognitive Failures Questionnaire) nachweisen, die in ihrem Ausmass mit der Schwindelintensität korrelieren und mit einer Therapie besser werden (Donaldson et al. 2021).

■ **Befunde in der Attacke**

Während einer Attacke wird oft (bis zu 70%) ein pathologischer Nystagmus (z. B. ein zentraler Lagenystagmus) beobachtet, der meist einer zentral vestibulären Störung zugeordnet werden konnte (von Brevern et al. 2005). Die Störungen in der Attacke sind in 50% zentraler, in 15% peripherer vestibulärer und in 35% unklarer Genese. Das Hörvermögen war bei den VM-Patienten dieser Studie nicht beeinträchtigt. Ohrsymptome in der Attacke werden aber von bis zu 38% der VM-Patienten berichtet; dazu gehören Ohrdruck (oft bilateral), Tinnitus und milde Hörminderung.

Die Patienten sind allgemein, v. a. aber während der Migräneattacke, besonders empfindlich gegenüber Bewegungen und Bewegungskrankheit (Cutrer und Baloh 1992), was – vergleichbar der Phono- und Photophobie in der Migräneattacke – auf eine neuronale sensorische Übererregbarkeit, hier der Innenohrrezeptoren, zurückgeführt werden kann. Je nach Studie werden Häufigkeiten der Kopfbewegungssensitivität von 31% bis 77% angegeben.

Apparative Funktionsdiagnostik   VM ist eine klinische Diagnose, Biomarker gibt es bislang nicht (Bisdorff et al. 2009). Neurophysiologische Laboruntersuchungen wie Posturografie, HIT, Kalorik, VEMP, Bestimmung der SVV wurden in verschiedenen Studien durchgeführt und kamen zu sehr inkonsistenten Ergebnissen. So wurden die VEMP als ausgefallen, verzögert oder in der Amplitude reduziert berichtet, während andere Studien symmetrische VEMP mit normaler Latenz und Amplitude fanden (Baier et al. 2009b; Dieterich et al. 2016; Dlugaiczyk et al. 2020). Pathologische Veränderungen in den verschiedenen neurootologischen Tests zusammen können bis zu 73% ausmachen und traten am häufigsten bei der Kalorik und den oVEMPs auf (Fu et al. 2021). Die Werte der statischen SVV lagen im Normbereich, was während und kurz nach einer Attacke für die Abgrenzung von Episoden peripherer und zentraler vestibulärer Funktionsstörungen hilfreich sein kann (Ashish et al. 2017; Chang et al. 2019).

■■ **Differenzialdiagnosen und klinische Probleme**

Die Differenzialdiagnostik gegenüber
– transient ischämischen Attacken,
– der Vestibularisparoxysmie, v. a. aber
– dem Morbus Menière und
– der episodischen Ataxie Typ 2

kann gelegentlich schwierig sein, sodass in einigen Fällen die Diagnose erst durch das Ansprechen auf eine „spezifische" Therapie gestellt werden kann.

Insbesondere für den **Morbus Menière** und die VM werden Übergänge, Mischformen oder pathophysiologische Verbindungen (s. o.) diskutiert. Verlässliche Daten liegen hierzu bislang nur wenige vor, teilweise deshalb, weil es unter den Patienten mit überwiegend vestibulärer Symptomatik wahrscheinlich häufiger zu Fehlzuordnungen zum Morbus Menière kommt. Das würde die erheblichen Unterschiede der Prävalenz einer Migräne bei Patienten mit „klassischem" Morbus Menière (22%) und „vestibulärem" Morbus Menière (81%) erklären (Rassekh und Harker 1992). Auch das in einigen Menière-Studien deutliche Überwiegen von Frauen gegenüber Männern spricht für eine früher nicht gut gelungene Abgrenzung zur VM (Becker-Bense et al. 2019); beim Morbus Menière ist das Geschlechterverhältnis ausgewogen.

Da der **BPPV** aufgrund einer retrospektiven Studie (Ishiyama et al. 2000) 3-mal häufiger bei Migränepatienten als bei Traumapatienten beobachtet wurde, wird über eine zugrunde liegende rezidivierende Funktionsstörung im Innenohr während der Migräneattacken spekuliert (z. B. in Form eines Vasospasmus). Die Therapie des BPPV bei VM entspricht den Befreiungsmanövern beim idiopathischen BPPV.

Die **episodische Ataxie Typ 2** (EA 2) ist ebenfalls durch episodische Schwindelattacken mit zentralen Okulomotorikstörungen – auch im Intervall deutlich – gekennzeichnet (Griggs und Nutt 1995), insbesondere zerebelläre Okulomotorikstörungen und Downbeat-Nystagmus (Jen et al. 2004). Gelegentlich ist die alleinige klinische Differenzierung nicht möglich (Strupp et al. 2010). Hier kann nach placebokontrollierten Studien 4-Aminopyridin (Strupp et al. 2011) und Azetazolamid (Diamox) mit Erfolg (Muth et al. 2021) eingesetzt werden.

Bei Patienten mit VM ist eine frühe differenzialdiagnostische Abgrenzung besonders wichtig, da

- diese signifikant häufiger als Patienten mit anderen vestibulären Syndromen einen funktionellen Schwindel entwickeln,
- Komorbiditäten von 65% mit psychiatrischen Erkrankungen (Angsterkrankungen und Depression) vorkommen (Eckhardt-Henn et al. 2008; Lahmann et al. 2015),
- sie sich oft stärker in ihrem täglichen Leben beeinträchtigt fühlen und
- sie die vestibulären Symptome stärker empfinden und mehr Angst haben (Best et al. 2009; Decker et al. 2019).

Patienten mit **funktionellem Schwindel** schildern häufiger Schwank- oder diffusen Schwindel (Benommenheitsgefühl, Leeregefühl im Kopf etc.) bei regelrechten Befunden in den neurootologischen Tests. Je nach zugrundeliegender psychischer Erkrankung sind weitere Symptome vorhanden, wie

- Antriebs- und Konzentrationsstörungen,
- Leistungsabfall,
- subjektiv empfundene Einschränkungen der Berufs- und Alltagsaktivitäten,
- vegetative Symptome, die die Schwindelsymptome begleiten (Herzrasen, Übelkeit, Schweißausbrüche, Luftnot, Erstickungsangst, Appetitmangel und Gewichtsverlust),
- Störungen von Affekt und Stimmungslage,
- Schlafstörungen oder
- Angst.

Wichtige und **rasch** zu klärende Differenzialdiagnosen, die auch mit nackenbetonten Kopfschmerzen einhergehen können, sind

- Ischämien oder transiente ischämische Attacken im vertebrobasilären System,
- Hirnstamm-/Kleinhirnblutung,
- Migräne mit Hirnstammaura (mit verschiedenen Hirnstammsymptomen), die auch mit nackenbetonten Kopfschmerzen einhergehen können.

- Basilaristhrombose und Hirnstammblutung, die meist eine z. T. rasche Progredienz mit Vigilanzstörungen bis zum Koma, zunehmenden Ausfällen von Hirnnerven und Paresen oder Sensibilitätsstörungen der Extremitäten zeigen.

Nach einem Trauma oder nach chiropraktischen Manövern kann es zu einer **Vertebralisdissektion** mit begleitenden Hinterhaupt- und Nackenschmerzen, Schwindel und anderen Hirnstammsymptomen kommen. Da die im Rahmen verschiedener Mechanismen ausgelösten Hirnstammischämien eine akute vitale Bedrohung darstellen, muss insbesondere beim Auftreten der ersten Migräneattacken differenzialdiagnostisch zunächst an die gefährlichere Hirnstamm- /Kleinhirnischämie gedacht werden.

▪▪ Verlauf
Eine Langzeitevaluation der sehr ähnlichen Vorläuferkriterien der VM (Neuhauser et al. 2001) wurde an 75 Patienten durchgeführt (Radtke et al. 2011). Die Nachuntersuchung fand im Mittel 8,75 ± 1,3 Jahre nach Diagnosestellung statt. Die Hälfte der Patienten mit möglicher VM entwickelte im Verlauf eine definitive VM. Bei 85% der Patienten mit definitiver VM konnte die Diagnose bestätigt werden, sodass die Diagnose einer VM anhand der klinischen Kriterien mit einer hohen Validität gestellt werden kann. Bei 8 Patienten hatte sich eine leichte sensorineurale Hörstörung beidseits entwickelt, die formal die Kriterien für einen bilateralen Morbus Menière erfüllen könnte, ohne dass typische Attacken aufgetreten wären, was im Einzelfall die Abgrenzung erschwert.

▪▪ Pathophysiologie und therapeutische Prinzipien
Die zugrundeliegenden Mechanismen der vestibulären Dysfunktionen bei der VM sind weiterhin nicht geklärt; es werden verschiedene Hypothesen diskutiert.

4

Eine geht von einer „*gleichzeitigen Aktivierung vestibulärer und kranialer nozizeptiver Verbindungen*" aus (Balaban 2011; Balaban et al. 2011; Furman et al. 2013; Furman und Balaban 2015). Experimentelle Studien konnten zeigen, dass trigeminale und vestibuläre Ganglienzellen gleiche Transmitter benutzen und Serotonin, Capsaicin und purinerge Rezeptoren exprimieren (Balaban 2011; Ahn und Balaban 2010). Nozizeptive und vestibuläre Afferenzen mit neurochemischen Ähnlichkeiten konvergieren in Hirnstammstrukturen z. B. dem Nucleus parabrachialis, Raphekern und Locus coeruleus. Diese Kerne spielen eine Rolle bei der Modulation der Sensitivität von Schmerzbahnen. Sie sind auch bei der Entstehung von Angst beteiligt, was einige Aspekte der Komorbidität von Gleichgewichtsstörungen, Angst und Migräne erklären könnte (Balaban et al. 2011) (► Abschn. 1.1).

Einige Kortexregionen, die durch vestibuläre Stimulation in funktionellen Bildgebungsstudien beim Menschen aktiviert werden konnten, schließen auch Areale ein, die in die Schmerzwahrnehmung involviert sind, wie die vordere und hintere Insel, der orbitofrontale Kortex und das Cingulum (Bucher et al. 1998; Fasold et al. 2002; Dieterich und Brandt 2008). Für eine starke Überlappung der vestibulären und nozizeptiven Bahnen im Hirnstamm, Thalamus und Kortex sprechen auch Bildgebungsbefunde von VM-Patienten. So fand sich in einer voxelbasierten Morphometrieanalyse im MRT eine Volumenminderung der grauen Substanz in Arealen, die im Zusammenhang mit nozizeptiven, visuellen und vestibulären Prozessen stehen, d. h. in superioren, inferioren und mittleren temporalen Gyri, mittlerem Cingulum, dorsolateralem präfrontalen, parietalen und okzipitalen Kortex und der Inselregion (Obermann et al. 2014).

Dazu passen auch die Befunde einer neurophysiologischen Untersuchung bei Migränepatienten, bei denen Trigeminusstimulation im Gegensatz zu Gesunden Nystagmus auslöste, was mit einer verminderten Schwelle für die Signalübertragung zwischen beiden Systemen erklärt wurde (Marano et al. 2005). Eine solche Schwellenreduktion wurde bereits in verschiedenen Studien bei VM diskutiert, die eine gesteigerte vestibuläre Erregbarkeit (Übererregbarkeit) beschrieben haben. Dazu gehören eine erhöhte Bewegungssensibilität bis hin zur Bewegungskrankheit (Lewis et al. 2011a), eine verminderte Unterdrückung otoakustischer Emissionen (Murdin et al. 2010) und verminderte Wahrnehmungsschwellen bei dynamischen Kopfbewegungen (Lewis et al. 2011b).

Neuronale Funktionsstörungen im Hirnstamm werden auch in der Pathophysiologie der Migräne ohne Aura diskutiert. Bei diesem primär neurovaskulären Kopfschmerzsyndrom, bei dem das trigeminovaskuläre System mit neurogenen Entzündungsreaktionen im Zentrum steht, wurde in tierexperimentellen Studien der Nucleus locus coeruleus im pontinen Hirnstamm – der wichtigste zentrale Kern des noradrenergen Systems – als Modulator des zerebralen Blutflusses identifiziert (Goadsby 2000). Weiterhin scheint dem serotonergen Nucleus raphe dorsalis im Mittelhirn eine bedeutende Rolle zuzukommen. Diese Region und der dorsale Pons mit dem Nucleus coeruleus finden sich auch bei Patienten während einer Migräneattacke ohne Aura in PET-Studien aktiviert (Weiller et al. 1995), auch noch unmittelbar nach erfolgreicher Behandlung einer Migräneattacke, jedoch nicht mehr im Intervall.

■ **Funktionelle Bildgebung**

FDG-PET-Untersuchungen bei zwei VM-Patienten in der Attacke und zum Vergleich im Intervall konnten nachweisen, dass der Metabolismus während der Attacke bilateral im Thalamus und in der temporoparietoinsulären Region anstieg, was auf eine „*Aktivierung vestibulothalamokortikaler Verbindungen*" hindeutete (Shin et al. 2014). Die gleichzeitige bilaterale Aktivierung im

Kleinhirn wurde mit adaptiven Prozessen zur Drosselung des überaktiven vestibulären Systems erklärt (Shin et al. 2014), während die Deaktivierung im okzipitalen Kortex beidseits im Sinne der bekannten gegenseitigen Hemmung des visuellen und vestibulären Systems (Brandt et al. 1998) interpretiert wurde. Typischerweise kommt es bei intakten sensorischen Systemen unter vestibulärer Stimulation zu einer Aktivierung multisensorischer vestibulärer Areale sowie gleichzeitiger Deaktivierung visueller Areale und vice versa (Dieterich und Brandt 2008).

Auf die Bedeutung des *Thalamus* bei der VM weist auch eine fMRT-Studie an 12 VM-Patienten hin. Es zeigte sich im Intervall während kalorischer vestibulärer Stimulation im Vergleich zu Patienten mit Migräne ohne Aura und zu Gesunden zunächst einmal ein normales Aktivierungsmuster in den typischen temporoparietoinsulären Regionen (Russo et al. 2014). Allerdings stellte sich nur bei den VM-Patienten in einer Korrelationsanalyse der Hirnaktivität mit der Attackenfrequenz eine signifikant erhöhte Aktivität im Thalamus dar, die positiv mit der Anzahl der Attacken korrelierte. Ebenfalls im anteroventralen Thalamus beidseits war der Glukosemetabolismus während einer VM-Attacke im Vergleich zu Gesunden gesteigert (FDG-PET; Dieterich et al. 2016). Damit scheint der Thalamus beidseits eine wichtige Rolle in der Pathogenese der VM zu spielen. Strukturelle Veränderungen in der voxelbasierten Morphometrie (MRT) zeigten VM-Patienten in Form von Volumenabnahmen im präfrontalen Kortex, der insuläroperkulären Region und den inferioren parietalen und supramarginalen Gyri, d. h. im vestibulären kortikalen Netzwerk und dem präfrontalen Kortex (Zhe et al. 2020). Zudem korrelierten die Scores des Dizziness Handicap Inventory negativ mit dem Volumen der hinteren Insel-Operkulum-Region. Konnektivitätsanalysen bei VM Patienten ergaben - im Vergleich zu Gesunden und Patienten mit Migräne ohne Aura - Auffällig-

keiten vor allem in visuellen und nozizeptiven Kortexarealen (Wang et al. 2021).

Im Hinblick auf die Pathogenese ist weiterhin interessant, dass die seltene EA 2 (Mutation im PQ-Kalziumkanalgen auf Chromosom 19p13) in einigen Familien in Kombination mit einer hemiplegischen Migräne vorkommt, die ebenfalls auf Chromosom 19p13 lokalisiert wurde (Ophoff et al. 1996). Für die familiären Formen der hemiplegischen Migräne FHM kennt man mittlerweile drei ursächliche Gene (FHM1: *CACNA1A*, FHM2: *ATP1A2*, FHM3: *SCN1A*) (De Fusco et al. 2003; Dichgans et al. 2005). Mutationen im *CACNA1A*-Gen, das beim Kalziumkanal CaV2.1 (P/Q-Typ) eine Rolle spielt, verursachen drei neurologische *Kalziumkanalerkrankungen*: die EA 2, die familiäre hemiplegische Migräne FHM1 und die spinozerebelläre Ataxie Typ 6 (Requena et al. 2014). Bislang ist kein Zusammenhang zur VM und kein genetischer Defekt in der gleichen Region bei der VM gefunden worden (Kim et al. 1998; von Brevern et al. 2006). Weiterhin könnten die zentralen Okulomotorikbefunde im Intervall – ähnlich wie bei der EA – auch bei den Patienten mit VM auf vererbte neuronale Funktionsstörungen in Hirnstammkernen (Ionenkanalkrankheiten?) hindeuten.

Ein anderer pathogenetischer Ansatz bezieht sich auf die „*kortikale Spreading Depression*" als Ursache der Aura, bei der die vestibulären Symptome eventuell als Hirnstammaura i.S. einer „*nichtkortikalen Spreading Depression*" eingeordnet werden könnten (Furman et al. 2003). Dazu passt eine tierexperimentelle Studie, die tatsächlich eine „Spreading Depression" im Hirnstamm der Ratte mit Veränderungen der lokalen Hirndurchblutung sowie des systemischen Blutdrucks nachweisen konnte (Richter et al. 2008). Darüber ließe sich eine migräneinduzierte Ischämie im Hirnstamm und Labyrinth durch Vasospasmus erklären.

Die rezidivierende passagere Ischämie im Labyrinth könnte wiederum einen endolymphatischen Hydrops und damit eine

4

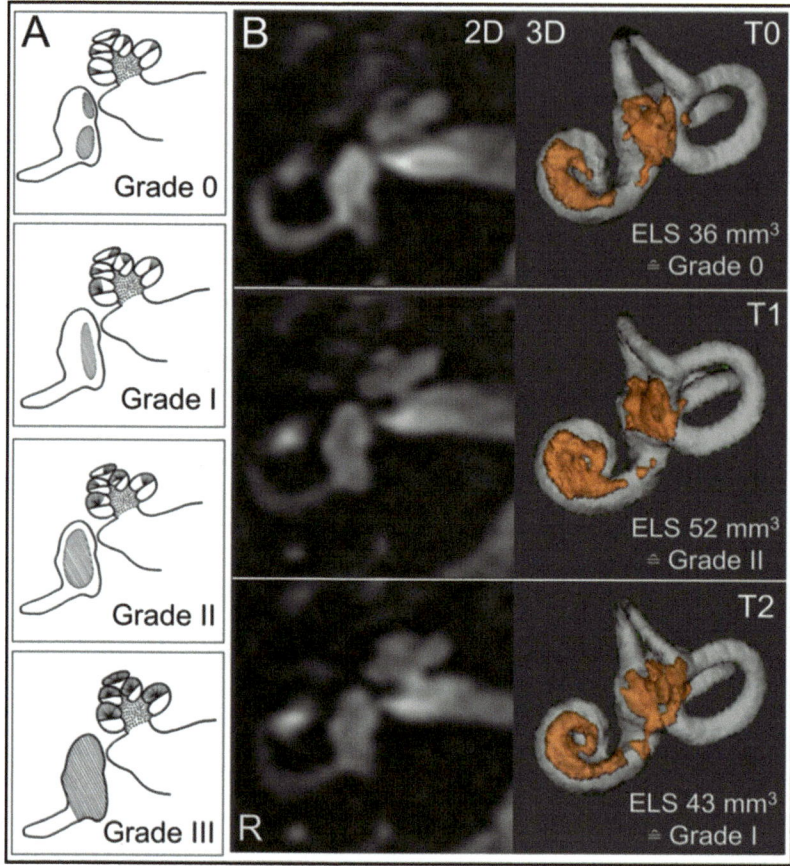

■ **Abb. 4.2** **a** Graduierung eines Endolymphydrops. **b** MRT des Innenohrs jeweils 4 Stunden nach i.v.-Gabe des Gadoliniumkontrastmittels bei einem Patienten mit vestibulärer Migräne und Endolymph-hydrops im Verlauf. *Oben*: nach attackenfreiem Intervall von 6 Monaten; *Mitte*: kurz nach einer Attacke; *Unten*: nach attackenfreiem Intervall von 3 Monaten

Menière-ähnliche Symptomatik sowie einen BPPV verursachen, die beide gehäuft in Assoziation mit VM vorkommen (Radtke et al. 2002; Lee et al. 2000). Dies würde zu aktuellen Innenohr-MRT-Untersuchungen passen, die auch bei einigen VM-Patienten einen Endolymphhydrops nachweisen konnten (Gürkov et al. 2014; Kirsch et al. 2018; Oh et al. 2021), der offenbar im Ausmaß variieren kann und vom zeitlichen Intervall zur letzten Attacke abhängt (Kirsch et al. 2018) (■ Abb. 4.2). Eine solche Beteiligung des Innenohrs erklärt Ohrsymptome und Funktionsstörungen des Labyrinths bei einigen VM-Patienten.

■■ **Pragmatische Therapie**

Bislang fehlen Ergebnisse größerer prospektiver randomisierter Placebo-kontrollierter Studien zur VM. Es liegen die Daten einiger weniger, kleinerer, randomisierter kontrollierter Studien vor auf der Basis von Therapien, wie sie bislang in Analogie zur Behandlung der Migräne ohne Aura durchgeführt wurden. Hier scheinen sich die gleichen Prinzipien sowohl für die Behandlung der Attacken als auch für die Migräneprophylaxe zu bewähren. Schwindelsymptomatik und begleitender Kopfschmerz können offenbar unterschiedlich auf die Behandlung reagieren.

Attackenkoupierung Nach wie vor ist bei längeren Attacken die frühzeitige Einnahme eines nichtsteroidalen Antiphlogistikums (z. B. Ibuprofen, Diclofenac als Suppositorien) oder eines Analgetikums (z. B. ASS als Brausetablette) ggf. in Kombination mit einem Antiemetikum (z. B. Dimenhydrinat, Domperidon) sinnvoll.

Zur Attackenkoupierung wurde die Gabe von Triptanen untersucht. In Einzelfällen wurden positive Effekte von Triptanen, die an den 5-HT_{1B}-Rezeptoren der Gefäßwände wirken, auf die Schwindelattacken beschrieben (Bikhazi et al. 1997). Das in einer randomisierten, placebokontrollierten Studie untersuchte Zolmitriptan hatte allerdings bei 10 VM-Patienten auf die Migräne nur einen geringen Effekt; 38% der VM profitierten von 5 mg Zolmitriptan und 22% in der Placebogruppe (Neuhauser et al. 2003). In einer anderen Studie an 25 Probanden wurde der Effekt von Rizatriptan versus Placebo auf die Auslösung von Bewegungskrankheit während vestibulärer Stimulation analysiert (Furman et al. 2011). 13 der 15 Personen mit ausgelöster Bewegungskrankheit zeigten eine Reduktion nach Einnahme von Rizatriptan (p < 0,02), die aber bei komplexeren Stimuli nicht mehr nachgewiesen wurde.

Migräneprophylaxe In einer Cochrane-Analyse wurde die prophylaktische Behandlung bei VM in klinischen Studien untersucht (Maldonado et al. 2015): bis dahin erfüllte keine von 558 Studien die notwendigen Qualitätskriterien. Eine zweiarmige, doppelblinde, randomisierte Studie mit 95 mg Metoprolol versus Placebo (PROVEMIG) wurde nach Einschluss von 130 VM-Patienten beendet, weil die Rekrutierung schwierig war. Es zeigte sich kein signifikanter Unterschied, wobei die sog. statische Power nur bei 60% lag (Bayer et al. 2019). Eine aktuelle Metaanalyse konnte nur 13 Publikationen mit suffizienten standardisierten Erfolgskriterien identifizieren, die allerdings sehr unterschiedlich gewählt waren und damit einen Vergleich erschwerten (Byun et al. 2020). Positiv bewertet wurden hier im Hinblick auf die Reduktion der Attackenfrequenz, Antikonvulsiva (Topiramat, Lamotrigin), Kalziumkanalblocker, trizyklische Antidepressiva, Betablocker, Serotonin- und Noradrenalinwiederaufnahmehemmer sowie vestibuläre Rehabilitation. Dies konnte auch in einer kleinen prospektiven Multicenterstudie (n = 31) mit Amitriptylin, Flunarizin, Propanolol und Topiramat für die Attacken- und Symptomreduktion bestätigt werden (Dominguez-Duran et al. 2020).

In Anbetracht dieser ungenügenden Studienlage, insbesondere fehlenden positiven Placebo-kontrollierten Studien werden derzeit die Therapieempfehlungen in Analogie zur Behandlung der Migräne ohne und mit Aura ausgesprochen (von Brevern und Lempert 2020).

Dazu gehören die Gabe des Betarezeptorenblockers Metoprolol retard (47,5–95 mg/Tag) oder Propanolol (2-mal 40–80 mg/Tag) für die Dauer von ca. 6 Monaten, alternativ Topiramat (z. B. Topamax Migräne 50–150 mg/Tag), Lamotrigin (50–200 mg/Tag) oder Flunarizin (5–10 mg/Tag abends). Auch Antidepressiva wie Amitriptylin (25–50 mg/Tag) oder Venlafaxin (37,5–150 mg/Tag) kommen mit Erfolg zum Einsatz. Allerdings liegen für diese Medikamente meist nur Anwendungsbeobachtungen oder Studien mit kleinen Fallzahlen vor (Gordon et al. 1993; Lampl et al. 2005; Bisdorff 2004; Lepcha et al. 2014; Verspeelt et al. 1996; Salviz et al. 2016; Liu et al. 2017; Byun et al. 2020).

Einige Präparate waren sehr effektiv in beidem, der Reduktion der Aura und der VM-Attacken (Lampl et al. 2005), was auf eine enge pathophysiologische Korrelation hindeutet. Diese enge Verbindung unterstreicht die mögliche Rolle der Aura und einer „kortikalen Spreading Depression" als Trigger für eine Aktivierung im trigeminovaskulären System mit nachfolgenden Migränekopfschmerzen.

4

In einer retrospektiven Studie an 100 Patienten mit vestibulärer Migräne zeigte sich, dass die 74 mit einer o. g. medikamentösen Migräneprophylaxe behandelten Patienten eine signifikante Besserung der Dauer, Intensität und Frequenz ihrer Schwindelattacken sowie der assoziierten Migränesymptome erlebt hatten (Baier et al. 2009a).

Neben der medikamentösen Behandlung zeigte auch vestibuläres Rehabilitationstraining positive Effekte bei Patienten mit VM (Vitkovic et al. 2013) ebenso wie die Injektion von Botulinumtoxin A in Kopf- und Nackenmuskeln (Oh et al. 2022).

Literatur

Abouzari M, Goshtasbi K, Moshtaghi O et al (2020) Association between vestibular migraine and migraine headache: yet to explore. Otol Neurotol 41(3):392–396

Ahn SK, Balaban CD (2010) Distribution of 5-HT1B and 5-HT1D receptors in the inner ear. Brain Res 1346:92–101

Ashish G, Augustine AM, Tyagi AK, Lepcha A, Balraj A (2017) Subjective visual vertical and horizontal in vestibular migraine. J Int Adv Otol. 13(2):254–258

Baier B, Winkenwerder E, Dieterich M (2009a) Vestibular migraine: effects of prophylactic therapy. J Neurol 256(3):426–442

Baier B, Stieber N, Dieterich M (2009b) Vestibular-evoked myogenic potentials in „vestibular migraine". J Neurol 256(9):1447–1454

Balaban CD (2011) Migraine, vertigo and migrainous vertigo: links between vestibular and pain mechanisms. J Vestib Res 21:315–321

Balaban CD, Jacob RG, Furman JM (2011) Neurologic bases for comorbidity of balance disorders, anxiety disorders and migraine: neurotherapeutic implications. Expert Rev Neurother 11:379–394

Battista RA (2004) Audiometric findings of patients with migraine-associated dizziness. Otol Neurotol 25:987–992

Batu ED, Anlar B, Topcu M, Turanli G (2015) Vertigo in childhood: a retrospective series of 100 children. Eur J Paed Neurol 19:226–232

Bayer O, Adrion C, Al Tawil A, Mansmann U, Strupp M; PROVEMIG investigators (2019) Results and lessons learnt from a randomized controlled trial: prophylactic treatment of vestibular migraine with metoprolol (PROVEMIG). Trials 20(1):813.

Becker-Bense S, Wittmann C, Dieterich M (2019) Balanced sex distribution in patients with Menière's disease. J Neurol 266(Suppl 1):42–46

van de Berg R, Widdershoven J, Bisdorff A, Evers S, Wiener-Vacher S et al. (2021) Vestibular migraine of childhood and recurrent vertigo of childhood: Diagnostic criteria consensus document of the Committee for the Classification of Vestibular Disorders of the Barany Society and the International Headache Society (2021) J Vest Res 31(1):1–9

Best C, Eckhardt-Henn A, Tschan R, Bense S, Dieterich M (2009) Psychiatric morbidity and comorbidity in different vestibular vertigo syndromes: results of a prospective longitudinal study over one year. J Neurol 256(1):58–65

Bikhazi P, Jackson C, Ruckenstein MJ (1997) Efficacy of antimigrainous therapy in the treatment of migraine-associated dizziness. Am J Otol 18(3):350–354

Bisdorff A, von Brevern M, Lempert T, Newman Toker DE (2009) Classification of vestibular symptoms: towards an international classification of vestibular disorders. J Vest Res 19:1–13

Bisdorff AR (2004) Treatment of migraine related vertigo with lamotrigine, an observational study. Bull Soc Sci Med Grand Duche Luxemb 2:103–108

Brandt T, Dieterich M (2017) The dizzy patient: don't forget disorders of the central vestibular system. Nat Rev Neurol 13(6):352–362

Brandt T, Bartenstein P, Janek A, Dieterich M (1998) Reciprocal inhibitory visual-vestibular interaction: visual motion stimulation deactivates the parieto-insular vestibular cortex. Brain 121:1749–1758

Brantberg K, Trees N, Baloh RW (2005) Migraine-associated vertigo. Acta Otolaryngol 125(3):276–279

von Brevern M, Lempert T (2020) Vestibular migraine: treatment and prognosis. Semin Neurol 40(19):83–86

von Breveren M, Zeise D, Neuhauser H, Clarke AH, Lempert T (2005) Acute migrainous vertigo: clinical and oculographic findings. Brain 128(Pt 2):365–374

von Brevern M, Ta N, Shankar A, Wiste A, Siegel A, Radtke A, Sander T, Escayg A (2006) Migrainous vertigo: mutation analysis of the candidate genes CACNA1A, ATP1A2, SCN1A, and CACNB4. Headache 46(7):1136–1141

Bucher SF, Dieterich M, Wiesmann M, Weiss A, Zink R, Yousry TA, Brandt T (1998) Cerebral functional magnetic resonance imaging of vestibular, auditory, and nociceptive areas during galvanic stimulation. Ann Neurol 44:120–125

Byun YJ, Levy DA, Nguyen SA, Brennan E, Rizk HG (2020) Treatment of vestibular migraine: a systematic review and meta-analysis. The Laryngoscope 131(1):186–194

Cass SP, Furman JM, Ankerstjerne K, Balaban C, Yetiser S, Aydogan B (1997) Migraine-related vestibulopathy. Ann Otol Rhinol Laryngol 106:182–189

Celebisoy N, Gökcay F, Sirin H, Bicak N (2008) Migrainous vertigo: clinical, oculographic and posturographic findings. Cephalalgia 28:72–77

Chang TP, Winnick AA, Hsu YC, Sung PY, Schubert MC (2019) The bucket test differentiates patients with MRI confirmed brainstem/cerebellar lesions from patients having migraine and dizziness alone. BMC Neurol 19(1):219

Cho SJ, Kim BK, Kim BS, Kim JM, Kim SK, Moon HS, Song TJ, Cha MJ, Park KY, Sohn JH (2016) Vestibular migraine in multicenter neurology clinics according to the appendix criteria in the third beta edition of the International Classification of Headache Disorders. Cephalalgia 36(5):454–462

Colombo B, Teggi R, NIVE Project (2017) Vestibular migraine: who is the patient? Neurol Sci 38:107–110

Cutrer FM, Baloh RW (1992) Migraine-associated dizziness. Headache 32:300–304

Decker J, Limburg K, Hennigsen P, Lahmann C, Brandt T, Dieterich M (2019) Intact vestibular function is relevant for anxiety retaled to vertigo. J Neurol 266(Suppl 1):89–92

De Fusco M, Marconi R, Silvestri L et al (2003) Haploinsufficiency of ATP1A2 encoding the Na+/K+ pump alpha2 subunit associated with familial hemiplegic migraine type 2. Nat Genet 33:92–196

Dichgans M, Freilinger T, Eckstein G et al (2005) Mutation in the neuronal voltage-gated sodium channel SCN1A in familial hemiplegic migraine. Lancet 366:371–377

Dieterich M, Brandt T (1999) Episodic vertigo related to migraine (90 cases): vestibular migraine? J Neurol 246:883–892

Dieterich M, Brandt T (2008) Functional brain imaging of peripheral and central vestibular disorders. Brain 131:2538–2552

Dieterich M, Obermann M, Celebisoy N (2016) Vestibular migraine: the most frequent entity of episodic vertigo. J Neurol 263(Suppl 1):82–89

Dlugaiczyk J, Habs M, Dieterich M (2020) Vestibular evoked myogenic potentials in vestibular migraine and Meniere's disease: cVEMPs make the difference. J Neurol 267(Suppl 1):S169–S180

Dominguez-Duran E, Montilla-Ibanez MA, Alvarez-Morujo de Sande MG et al (2020) Analysis of the effectiveness of the prophylaxis of vestibular migraine depending on the diagnostic category and the prescribed drug. Eur Arch Otorhinolaryngol 277(4):1013–1021

Donaldson LB, Yan F, Liu YF, Nguyen SA, Rizk HG (2021) Does cognitive dysfunction correlate with dizziness severity in patients with vestibular migraine? Am J Otolaryngol 42(6):103124

Eckhardt-Henn A, Best C, Bense S, Breuer P, Diener G, Tschan R, Dieterich M (2008) Psychiatric comorbidity in different organic vertigo syndromes. J Neurol 255(3):420–428

Fasold O, von Brevern M, Kuhberg M, Ploner CJ, Villringer A, Lempert T, Wenzel R (2002) Human vestibular cortex as identified with caloric stimulation in functional magnetic resonance imaging. Neuroimage 17:1384–1393

Formeister EJ, Rizk HG, Kohn MA, Sharon JD (2018) The epidemiology of vestibular migraine: a population-based survey study. Otol Neurotol 39(8):1037–1044

Fu W, Wang Y, He F, Wei D, Bai Y, Han J, Wang X (2021) Vestibular and ocular motor function in patients with vestibular migraine. Am J Otolaryngol 42(6):103152

Furman JM, Balaban CD (2015) Vestibular migraine. Ann N Y Acad Sci 1343:90–96

Furman JM, Marcus DA, Balaban CD (2003) Migrainous vertigo: development of a pathogenetic model and structured diagnostic interview. Curr Opin Neurol 16:5–13

Furman JM, Marcus DA, Balaban CD (2011) Rizatriptan reduces vestibular-induced motion sickness in migraineurs. J Headache Pain 12:81–88

Furman JM, Marcus DA, Balaban CD (2013) Vestibular migraine: clinical aspects and pathophysiology. Lancet Neurol 12:706–715

Gallego-Martinez A, Espinosa-Sanchez JM, Lopez-Escamez JA (2018) Genetic contribution to vestibular diseases. J Neurol 265(Suppl 1):29–34

Goadsby PJ (2000) The pharmacology of headache. Prog Neurobiol 62:509–525

Gordon CR, Kuritzky A, Doweck I, Spitzer O, Shupak A, Hering R (1993) Vestibulo-ocular reflex in migraine patients: the effect of sodium valproate. Headache 33:129–132

Griggs RC, Nutt JG (1995) Episodic ataxias as channelopathies. Ann Neurol 37:285–287

Gürkov R, Kantner C, Strupp M, Flatz W, Krause E, Ertl-Wagner B (2014) Endolymphatic hydrops in patients with vestibular migraine and auditory symptoms. Eur Arch Otorhinolaryngol 271:2661–2667

Ishiyama A, Jacobson KM, Baloh RW (2000) Migraine and benign positional vertigo. Otol Rhinol Laryngol 109:377–380

Jahn K, Langhagen T, Heinen F (2015) Vertigo and dizziness in children. Curr Opin Neurol 28:78–82

Jen J, KIm GW, Baloh RW (2004) Clinical spectrum of episodic ataxia type 2. Neurology 62(1):17–22

Johnson GD (1998) Medical management of migraine-related dizziness and vertigo. Laryngoscope 108:1–28

Kayan A, Hood JD (1984) Neuro-otological manifestations of migraine. Brain 107:1123–1142

Kirsch V, Becker-Bense S, Berman A, Kierig E, Ertl-Wagner B, Dieterich M (2018) Transient endolymphatic hydrops after an attack of vestibular migraine: a longitudinal single case study. J Neurol 265:(Suppl 1)51–53

Lahmann C, Henningsen P, Brandt T et al (2015) Psychiatric comorbidity and psychosocial impairment among patients with vertigo and dizziness. J Neurol Neurosurg Psychiatry 86:302–308

Lampl C, Katsarava Z, Diener H-C, Limmroth V (2005) Lamotrigine reduces migraine aura and migraine attacks in patients with migraine with aura. J Neurol Neurosurg Psychiatry 76:1730–1732

Lampl C, Rapoport A, Levin M, Bräutigam E (2019) Migraine and episodic vertigo: a cohort survey study of their relationship. J Headache Pain 20:33

Lee H, Lopez I, Ishiyama A, Baloh RW (2000) Can migraine damage the inner ear? Arch Neurol 57:1631

Lempert T, Neuhauser H (2009) Epidemiology of vertigo, migraine and vestibular migraine. J Neurol 256(3):333–338

Lempert T, Neuhauser H, Daroff RB (2009) Vertigo as a symptom of migraine. Ann NY Acad Sci 1164:242–251

Lempert T, Olesen J, Furman J, Waterston J, Seemungal B, Carey J et al (2012) Vestibular migraine: diagnostic criteria. J Vestib Res 22(4):167–172

Lepcha A, Amalanathan S, Augustine AM, Tyagi AK, Balraj A (2014) Flunarizine in the prophylaxis of migrainous vertigo: a randomized controlled trial. Eur Arch Otorhinolaryngol 271:2931–2936

Lewis RF, Priesol AJ, Nicoucar K, Lim K, Merfeld DM (2011a) Abnormal motion perception in vestibular migraine. Laryngoscope 121:1124–1125

Lewis RF, Priesol AJ, Nicoucar K, Lim K, Merfeld DM (2011b) Dynamic tilt thresholds are reduced in vestibular migraine. J Vestib Res 21:323–330

Lipton RB, Scher AI, Kolodner K, Liberman J, Steiner TJ, Stewart WF (2002) Migraine in the United States: epidemiology and patterns of health care use. Neurology 58:885–894

Liu F, Ma T, Che X, Wang Q, Yu S (2017) The efficacy of venlafaxine, flunarizine, and valproic acid in the prophylaxis of vestibular migraine. Front Neurol 8:524.

Maldonado FM, Birdi JS, Irving GJ, Murdin L, Kivekäs I, Strupp M (2015) Pharmacological agents for the prevention of vestibular migraine (Review). Cochrane Libr Issue 6:1–35

Marano E, Marcelli V, Di Stasio E, Bonuso S, Vacca G, Manganelli F, Marciano E, Perretti A (2005) Trigeminal stimulation elicits a peripheral vestibular imbalance in migraine patients. Headache 45:325–331

Morganti LO, Salmito MC, Duarte JA, Bezerra KC, Simões JC, Ganança FF (2016) Vestibular migraine: clinical and epidemiological aspects. Braz J Otorhinolaryngol 82(4):397–402

Muelleman T, Shew M, Subbarayan R, Shum A, Sykes K, Staecker H, Lin J (2017) Epidemiology of Dizzy Patient Population in a Neurotology Clinic and Predictors of Peripheral Etiology. Otol Neurotol 38(6):870–875

Murdin L, Premachandra P, Davies R (2010) Sensory dysmodulation in vestibular migraine: an otoacoustic emission suppression study. Laryngoscope 120:1632–1636

Muth C, Teufel J, Schöls L, Synofzik M, Franke C et al (2021) Fampridine and acetazolamide in EA2 and related familial EA: a prospective randomized placebo-controlled trial. Neurol Clin Pract 11(4):e438–e446

Murofushi T, Tsubota M, Kitao K, Yoshimura E (2018) Simultaneous presentation of definite vestibular migraine and definite Meniere's disease: overlapping syndrome of two diseases. Front Neurol 9:749

Neff BA, Staab JP, Eggers SD, Carlson ML, Schmitt WR, Van Abel KM, Worthington DK, Beatty CW, Driscoll CL, Shepard NT (2012) Auditory and vestibular symptoms and chronic subjective dizziness in patients with Ménière's disease, vestibular migraine, and Ménière's disease with concomitant vestibular migraine. Otol Neurotol 33(7):1235–1244

Neugebauer H, Adrion C, Glaser M, Strupp M (2013) Long-term changes of central ocular motor signs in patients with vestibular migraine. Eur Neurol 69(2):102–107

Neuhauser H, Lempert T (2004) Vertigo and dizziness related to migraine: a diagnostic challenge. Cephalalgia 24(2):83–91

Neuhauser H, Leopold M, von Brevern M, Arnold G, Lempert T (2001) The interrelations of migraine, vertigo and migrainous vertigo. Neurology 56:436–441

Neuhauser H, Radtke A, von Brevern M, Lempert T (2003) Zolmitriptan for treatment of migrainous vertigo: a pilot randomised placebo-controlled trial. Neurology 60:882–883

Neuhauser H, Radtke A, von Brevern M, Feldmann M, Lezius F, Ziese T, Lempert T (2006) Migrainous vertigo: prevalence and impact on quality of life. Neurology 67:1028–1033

Obermann M, Wurthmann S, Steinberg BS, Theysohn N, Diener HC, Naegel S (2014) Central vestibular system modulation in vestibular migraine. Cephalalgia 34:1053–1061

Obermann M, Bock E, Sabev N, Lehmann N, Weber R, Gerwig M, Frings M, Arweiler-Harbeck D, Lang S, Diener HC (2015) Long-term outcome of vertigo and dizziness associated disorders following treatment in specialized tertiary care: the Dizziness and Vertigo Registry (DiVeR) Study. J Neurol 262(9):2083–2091

Oh S-Y, Dieterich M, Lee BN, Boegle R, Kang J-J, Lee N-R, Gerb J, Hwang S-B, Kirsch V (2021) Endolymphatic hydrops in patients with vestibular migraine and concurrent Meniere's disease. Front Neurol 12:594481

Oh S-Y, Kang J-J, Kim S, Lee J_M, Kim JS, Dieterich M (2022) Therapeutic efficacy of botulinum toxin type A in patients with vestibular migraine: a longitudinal fMRI study. Eur J Neurol (in press)

Ophoff RA, Terwindt GM, Vergouwe MN, van Eijk R, Oefner PJ, Hoffman SM et al (1996) Familian hemiplegic migraine and episodic ataxaia type-2 are caused by mutations in the Ca2+ channel gene CACNL1A4. Cell 87:543–552

Pyykkö I, Manchaiah V, Färkkilä M, Kentala E, Zou J (2019) Association between Meniere's disease and vestibular migraine. Auris Nasus Larynx 46:724–733

Radtke A, Lempert T, Gresty MA, Brookes GB, Bronstein AM, Neuhauser H (2002) Migraine and Meniere's disease. Is there a link? Neurology 59:1700–1704

Radtke A, Neuhauser H, von Brevern M et al (2011) Vestibular migraine – validity of clinical diagnostic criteria. Cephalalgia 31(8):906–913

Radtke A, von Brevern M, Neuhauser H, Hottenrott T, Lempert T (2012) Vestibular migraine: long-term follow-up of clinical symptoms and vestibulo-cochlear findings. Neurology 79:1607–1614

Rassekh CH, Harker LA (1992) The prevalence of migraine in Meniere's disease. Laryngoscope 102:135–138

Requena T, Espinosa-Sanchez JM, Lopez-Escamez JA (2014) Genetics of dizziness: cerebellar and vestibular disorders. Curr Opin Neurol 27:98–104

Richter F, Bauer R, Lehmenkühler A, Schaible HG (2008) Spreading depression in the brainstem of the adult rat: electrophysiological parameters and influences on regional brainstem blood flow. J Cereb Blood Flow Metab 28:984–994

Russo A, Marcelli V, Esposito F, Corvino V, Marcuccio L, Giannone A, Conforti R, Marciano E, Tedeschi G, Tessitore A (2014) Abnormal thalamic function in patients with vestibular migraine. Neurology 82:2120–2126

Salviz M, Yuce T, Acar H, Karatas A, Acikalin RM (2016) Propranolol and venlafaxine for vestibular migraine prophylaxis: a randomized controlled trial. Laryngoscope 126(1):169–174

Shin JH, Kim YK, Kim HJ, Kim JS (2014) Altered brain metabolism in vestibular migraine: comparison of interictal and ictal findings. Cephalalgia 34:58–67

Shin CH, Kim Y, Yoo MH, Kim TS, Park JW, Kang BC, Park HJ (2019) Management of Meniere's disease: how does the coexistence of vestibular migraine affect outcomes? Otol Neurotol 40(5):666–673

Stovner LJ, Andrée C (2010) Prevalence of headache in Europe: a review for the Eurolight project. J Headache Pain 11:289–299

Strupp M, Versino M, Brandt T (2010) Vestibular migraine. Handb Clin Neurol 97:755–771

Strupp M, Kalla R, Claassen J, Adrion C, Mansmann U, Klopstock T, Freilinger T, Neugebauer H, Spiegel R, Dichgans M, Lehmann-Horn F, Jurkat-Rott K, Brandt T, Jen JC, Jahn K (2011) A randomized trial of 4-aminopyridine in EA2 and related familial episodic ataxias. Neurology 77:269–275

Teggi R, Colombo B, Bernasconi L, Bellini C, Comi G, Bussi M (2009) Migrainous vertigo: results of caloric testing and stabilometric findings. Headache 49(3):435–444

Thakar A, Anjaneyulu C, Deka RC (2001) Vertigo syndromes and mechanisms in migraine. J Laryngol Otol 115:782–787

Verspeelt J, De Locht P, Amery WK (1996) Post-marketing study of the use of flunarizine in vestibular vertigo and in migraine. Eur J Clin Pharmacol 51:15–22

Vitkovic J, Winoto A, Rance G, Dowell R, Paine M (2013) Vestibular rehabilitation outcomes in patients with and without vestibular migraine. J Neurol 260:3039–3048

Waterston J (2004) Chronic migrainous vertigo. J Clin Neurosci 11:384–388

Wang S, Wang H, Liu X, Yan W, Wang M, Zhao R (2021) A resting-state functional MRI study in patients with vestibular migraine during interictal period. Acta Neurol Belg. https://doi.org/10.1007/s13760-021-01639-9

Weiller C, May A, Limmroth V, Jüpter M, Kaube H, van Schayck R, Coenen HH, Diener HC (1995) Brain stem activation in spontaneous human migraine attacks. Nat Med 1:658–660

Xue J, Ma X, Lin Y et al (2020) Audiological findings in patients with vestibular migraine and migraine: history of migraine may be a cause of low-tone sudden sensorineural hearing loss. Audiol Neurootol 20:1–6

Zhe X, Gao J, Chen L et al (2020) Altered structure of the vestibular cortex in patients with vestibular migraine. Brain Behav 10:e01572

Funktioneller Schwindel

Inhaltsverzeichnis

Ergänzende Information Die elektronische Version dieses Kapitels enthält Zusatzmaterial, auf das über folgenden Link zugegriffen werden kann https://doi.org/10.1007/978-3-662-61397-9_5. Die Videos lassen sich durch Anklicken des DOI Links in der Legende einer entsprechenden Abbildung abspielen, oder indem Sie diesen Link mit der SN More Media App scannen.

▪▪ Aktuelle Klassifikation

Funktioneller Schwindel ist der neue Begriff für Schwindelsyndrome, die vestibuläre Symptome wie Schwindel, Stand- und Gangunsicherheit aufweisen, ohne dass eine organische Ursache feststellbar ist. Diese wurden früher somatoform oder psychogen genannt (◙ Abb. 5.1). In der Internationalen Klassifikation von Erkrankungen (ICD-11; WHO 2015) wird der Begriff „vestibuläre Symptome" nun unabhängig von der Ursache für organische, psychiatrische und funktionelle Schwindelformen eingesetzt.

Das Komitee zur Klassifikation vestibulärer Erkrankungen der Internationalen Gesellschaft für Neurootologie (Bárány-Society) hat in den letzten Jahren weltweit einen Konsens zur Definition eines funktionellen Schwindels unter dem Namen „Persistent Postural-Perceptual Dizziness" (PPPD oder 3PD) erarbeitet (Staab et al. 2017, Staab 2020). Dies erfolgte auf der Basis der langjährigen Erfahrungen und vielen Gemeinsamkeiten von phobischem Schwankschwindel (PSS) in Deutschland (Brandt und Dieterich 1986; Brandt 1996), dem chronischen subjektiven Schwin-

del (CSD) (Staab und Ruckenstein 2003, 2007) und „Space-Motion Discomfort" (Jacob et al. 2009) in den USA sowie dem visuellen Schwindel in Großbritannien (Bronstein 1995; Bronstein 2004). Die im deutschsprachigen Raum seit über 30 Jahren gebräuchliche Diagnose „phobischer Schwankschwindel" ist als Synonym für PPPD in der ICD-11-Klassifikation geführt (◙ Abb. 5.1). Der PPPD kann nach den Auslösern in drei Subtypen differenziert werden mit einem häufigen visuell-dominanten Typ in 47% (Yagi et al. 2021).

Wichtig für die Klinik ist, dass funktioneller Schwindel durch das Vorhandensein typischer Symptomkombinationen **positiv** zu diagnostizieren ist und nicht negativ durch das Fehlen einer organischen strukturellen Schädigung.

> **Diagnostische Kriterien des Persistent Postural-Perceptual Dizziness**
> PPPD ist definiert als ein chronisches Schwindelsyndrom entsprechend der folgenden Kriterien A–E, wobei alle fünf Kriterien erfüllt sein müssen (Staab et al. 2017):

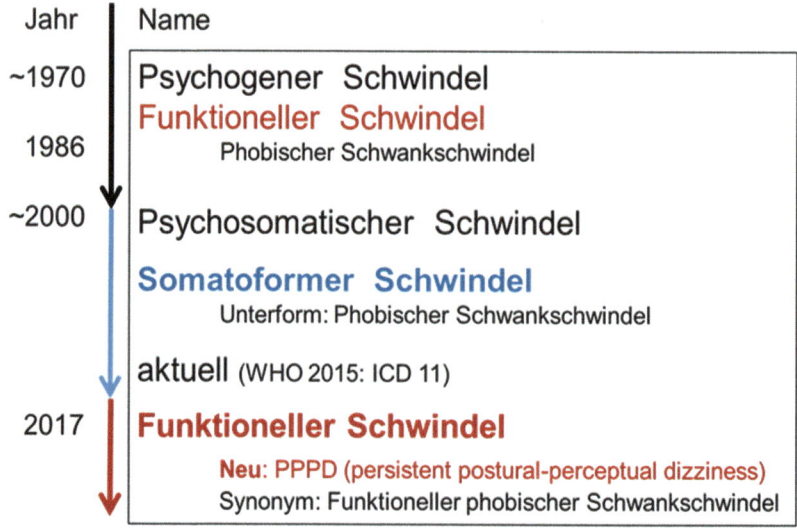

◙ **Abb. 5.1**   Die Terminologie des funktionellen Schwindels im Laufe der letzten 40 Jahre. Vom "psychogenen zum funktionellen" Schwindel

A. Persistierender fluktuierender Schwindel und/oder Unsicherheit an den meisten Tagen über einen Zeitraum von mindestens drei Monaten, wobei die Symptome während eines Tages über Stunden, aber nicht notwendigerweise den ganzen Tag, anhalten müssen und im Tagesverlauf zunehmen. Akute Verstärkungen der Beschwerden können spontan oder bei plötzlichen Bewegungen auftreten

B. Die Symptome sind ohne Provokation spontan vorhanden, können aber durch folgende Faktoren verstärkt werden:
   1. aufrechte Körperposition,
   2. aktive oder passive Körperbewegungen unabhängig von einer Richtung und
   3. sich bewegende visuelle Reize oder komplexe visuelle Muster

C. Die Symptome treten meist nach einer akuten Störung des Gleichgewichts auf, seltener entwickeln sie sich langsam. Vorausgegangene Ereignisse können akute, episodische oder chronische organische vestibuläre Erkrankungen, neurologische oder andere Krankheiten oder psychologischer Stress sein. Sie können anderen Erkrankungen vorausgehen, gleichzeitig bestehen und diese überdauern

D. Die Symptome verursachen eine signifikante funktionelle Beeinträchtigung

E. Die Symptome sind durch eine andere Erkrankung nicht besser erklärbar

Der funktionelle Schwindel macht einen großen Anteil der komplexen Schwindelsyndrome aus und ist die häufigste Diagnose in einer spezialisierten überregionalen Schwindelambulanz (▶ Kap. 1, ◘ Tab. 1.1, ◘ Abb. 1.3).

Man unterscheidet
- *primäre* funktionelle Schwindelsyndrome und
- *sekundäre* funktionelle Schwindelsyndrome, die sich nach einem akuten vestibulären Schwindel, einer anderen Erkrankung oder Belastung entwickeln (Eckhardt-Henn et al. 2009) (◘ Abb. 5.2).

Im Krankheitsverlauf zeigen Patienten mit funktionellem Schwindel auch nach mehreren Jahren noch in bis zu 70% Schwindelsymptome und eine stärkere Beeinträchtigung ihrer beruflichen und Alltagsaktivitäten als Patienten mit organischen Schwindelerkrankungen (Furmann und Jacob 1997; Yardley und Redfern 2001; Eckhardt-Henn et al. 2003). Die häufigsten assoziierten psychischen Störungsbilder sind:
- Angststörungen und Phobien,
- Depressionen,
- dissoziative Störungen (Konversionsstörungen)
- somatoforme Störungen (ICD10: F45),
- seltener Depersonalisations-/Derealisationssyndrome.

Für diese ist eine hohe Komorbidität mit einigen organischen Schwindelsyndromen bekannt. So konnte anhand strukturierter Interviews und psychometrischer Tests eine psychiatrische Komorbidität von 65% bei Patienten mit vestibulärer Migräne, von 57% bei Patienten mit Morbus Menière und von 51% bei Patienten mit Vestibularisparoxysmie nachgewiesen werden (Eckhardt-Henn et al. 2008; Best et al. 2009a; Lahmann et al. 2015a). Im Gegensatz dazu lag die Komorbidität bei Patienten mit BPPV mit 15% und bei Patienten mit akuter unilateraler Vestibulopathie/Neuritis vestibularis mit 22% auf dem Niveau der Kontrollgruppe ohne Schwindel mit 20% (Eckhardt-Henn et al. 2008).

5

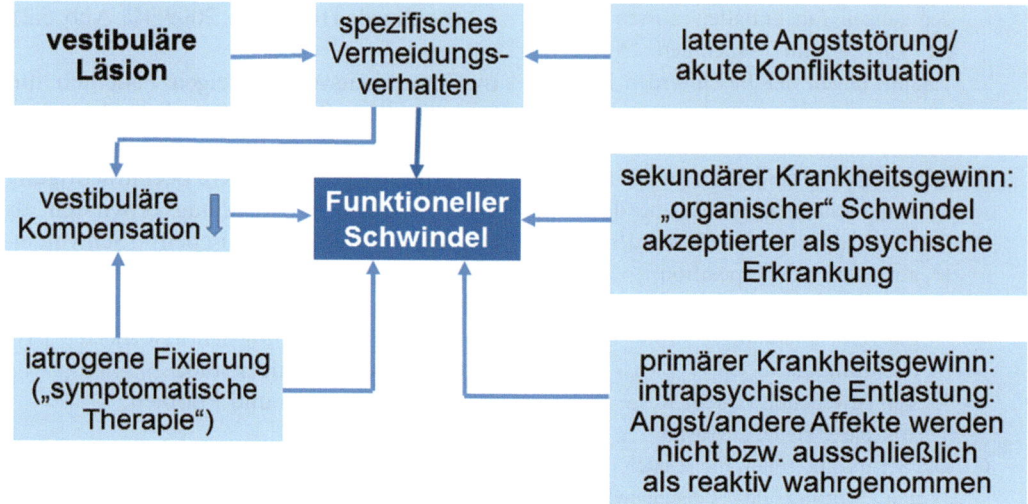

Pathogenetisches Modell:
funktioneller Schwindel getriggert durch organischen Schwindel

vestibuläre Läsion → spezifisches Vermeidungsverhalten ← latente Angststörung/akute Konfliktsituation

vestibuläre Kompensation → Funktioneller Schwindel ← sekundärer Krankheitsgewinn: „organischer" Schwindel akzeptierter als psychische Erkrankung

iatrogene Fixierung („symptomatische Therapie") → primärer Krankheitsgewinn: intrapsychische Entlastung: Angst/andere Affekte werden nicht bzw. ausschließlich als reaktiv wahrgenommen

◘ Abb. 5.2 Pathogenetisches Modell: sekundärer funktioneller Schwindel, getriggert durch organischen Schwindel. Vermeidung und iatrogene Fixierung vermindern die vestibuläre Kompensation. (Mod. nach Dieterich und Eckhardt-Henn 2006)

■■ Häufigkeit funktioneller Schwindelsyndrome und psychiatrischer Komorbidität

Die Prävalenz eines funktionellen Schwindels als „primäre" Ursache vestibulärer Symptome wird auf 8–10% geschätzt (Staab 2013). Viele primär psychiatrischen Erkrankungen gehen mit Schwindel einher, z. B. Panikattacken, Angsterkrankungen oder Depressionen. Die Häufigkeit einer psychiatrischen Komorbidität ist bei Patienten mit struktureller vestibulärer Erkrankung deutlich höher. In Studien spezialisierter interdisziplinärer Schwindelzentren wiesen fast 50% aller Patienten eine aktive psychiatrische Erkrankung im standardisierten psychiatrischen diagnostischen Interview (SCID-I) auf (Hanel et al. 2009; Best et al. 2009b; Lahmann et al. 2015a). Allerdings war die Prävalenz psychiatrischer Störungen nicht bei allen strukturellen vestibulären Erkrankungen

gleich, sondern zeigte besonders hohe Raten bei vestibulärer Migräne (49%) und Vestibularisparoxysmie (51%) (Lahmann et al. 2015a).

Ähnliche Ergebnisse zur psychiatrischen Morbidität und Komorbidität zeigten auch frühere prospektive psychometrische Verlaufsuntersuchungen über ein Jahr an verschiedenen Patientengruppen mit strukturellen vestibulären Schwindelsyndromen. Während die Patienten mit BPPV, akuter unilateraler Vestibulopathie/Neuritis vestibularis und Morbus Menière normale oder sich im Verlauf normalisierende Werte aufwiesen, fielen die Patienten mit vestibulärer Migräne durch ein anhaltend deutlich erhöhtes Vorkommen psychiatrischer Störungen auf (Best et al. 2009a). Patienten mit einer psychiatrischen Erkrankung fühlten sich auch durch den Schwindel stärker in ihrem täglichen Leben beeinträchtigt, hatten eine niedrigere Lebensqualität, empfanden die vestibulären Symptome stärker und hatten mehr Angst als alle anderen Schwindelpatienten (Best et al. 2009b; Tschan et al. 2011). Darüber hinaus hatten Patienten mit einer psychiatrischen Erkrankung in ihrer Vorgeschichte ein deutlich höheres Risiko, nach einem organischen vestibulären

Schwindelsyndrom erneut eine psychiatrische Krankheit zu entwickeln (■ Abb. 5.3 und 5.4).

Hingegen hatte das Ausmaß des vestibulären Schadens oder der vestibulären Dysfunktion keinen Einfluss auf den weiteren Verlauf der psychiatrischen Belastung (Best et al. 2006, 2009a, b; Lahmann et al. 2015a). Lediglich die Ausprägung des initial empfundenen Schwindels, nicht die der vestibulären Funktionsstörung, hatte bei Patienten mit Neuritis vestibularis, und nicht bei Patienten mit BPPV, eine prädiktive Bedeutung für die Entwicklung eines funktionellen Schwindels (Heinrichs et al. 2007). Auch die anhaltende Angst vor einer erneuten Schwindelepisode hatte bei Patienten mit Neuritis vestibularis einen prädiktiven Wert für das spätere Auftreten einer Panikstörung oder funktionellen/somatoformen Störung (Godemann et al. 2006).

Da Patienten mit vestibulärer Migräne ein besonders hohes Risiko haben, an einem funktionellen Schwindel zu erkranken, sollte dies frühzeitig in die therapeutischen Überlegungen einbezogen werden.

Komorbiditäten mit Angsterkrankungen und Depressionen kommen nicht nur bei Patienten mit vestibulären Erkrankungen vor, sondern sind auch häufig bei Patienten mit

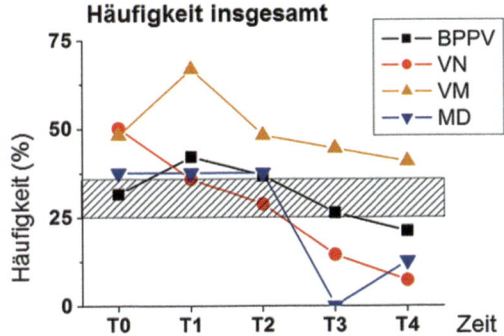

■ Abb. 5.3 Prospektive Longitudinaluntersuchung zur Häufigkeit (in%) der Entwicklung einer funktionellen/psychiatrischen Störung im Verlauf bei Patienten mit verschiedenen vestibulären Schwindelsyndromen. Patienten mit vestibulärer Migräne haben deutlich häufiger eine sekundäre funktionelle Störung entwickelt. *BPPV* benigner peripherer paroxysmaler Lagerungsschwindel; *VN* Neuritis vestibularis; *VM* vestibuläre Migräne; *MD* Morbus Menière. *T0* Beginn der Erkrankung; *T1* 6 Wochen; *T2* 3 Monate; *T3* 6 Monate; *T4* 1 Jahr (modifiziert nach Best et al. 2009a)

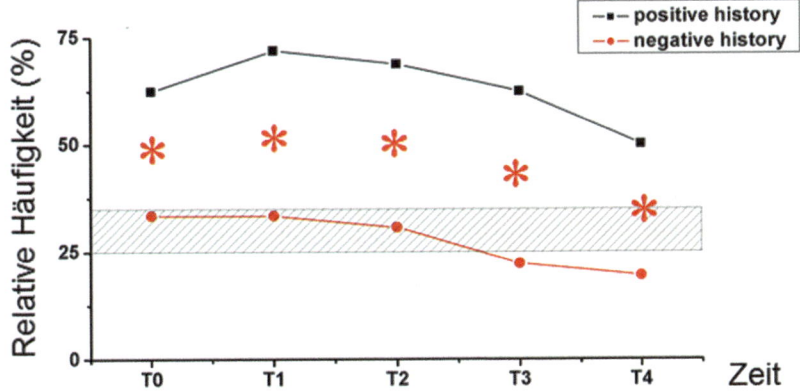

■ Abb. 5.4 Relative Häufigkeit, in Abhängigkeit von psychiatrischen Erkrankungen in der Vorgeschichte, nach einem organischen vestibulären Schwindelsyndrom an einer psychiatrischen Störung zu erkranken

funktionellem Schwindel. Allerdings traten der phobische Schwankschwindel (PSS) und der chronische subjektive Schwindel (CSD) auch ohne psychiatrische Komorbidität auf. So hatten 60% der Patienten mit CSD klinisch relevante Symptome einer Angsterkrankung und 45% Symptome einer Depression, 25% zeigten keine psychiatrische Komorbidität (Staab 2012). Bei Patienten mit chronischem funktionellem Schwindel und gleichzeitiger vestibulärer Migräne oder Morbus Menière sind die organischen vestibulären Attacken dann meist einem basalen persistierenden Schwankschwindel, einer Unsicherheit oder Benommenheit aufgelagert (Neff et al. 2012).

Anamnese Der funktionelle Schwindel tritt zunächst scheinbar ohne psychopathologische Symptomatik auf und führt die Patienten i. d. R. zuerst zum Hausarzt, HNO-Arzt, Neurologen oder Internisten.

Die Patienten schildern häufiger (◘ Abb. 5.5, 5.6 und 5.7):

- Schwank- oder diffusen Schwindel,
- Benommenheitsschwindel,
- Leeregefühl im Kopf,
- Unsicherheit beim Gehen,
- Gefühl, zu kippen oder den Boden unter den Füßen zu verlieren.

Sehr selten wird aber auch Drehschwindel mit vegetativen Begleitsymptomen und Brechreiz beschrieben. Je nach begleitender psychischer Erkrankung (s. o.) sind weitere Symptome vorhanden wie

- Antriebs- und Konzentrationsstörungen,
- Leistungsabfall, Abgeschlagenheit,
- subjektiv empfundene Einschränkungen der Berufs- und Alltagsaktivitäten,
- vegetative Symptome, die die Schwindelsymptome begleiten (Herzrasen, Engegefühl in der Brust, Übelkeit, Schweißausbrüche, Luftnot, Erstickungsangst, wie bei Panikattacken nach DSM-V, Appetitmangel und Gewichtsverlust),

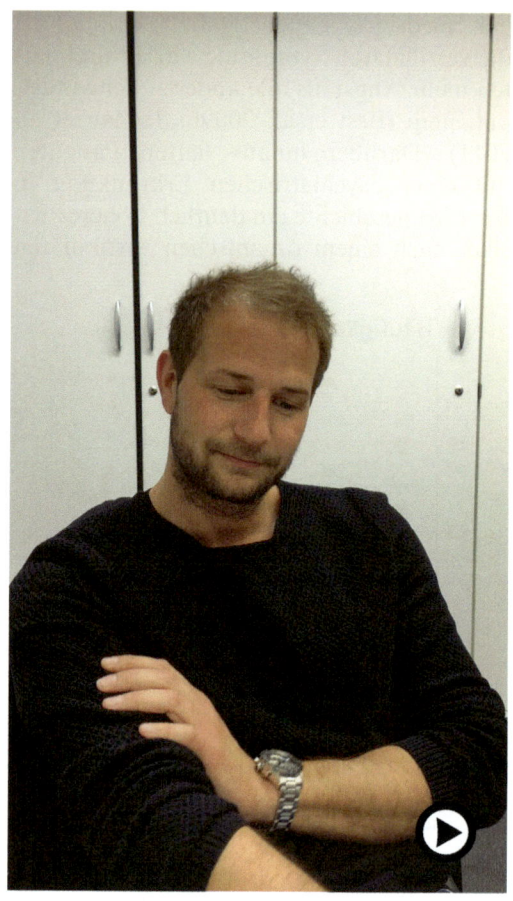

◘ **Abb. 5.5** Funktioneller Schwindel: Anamnese (► https://doi.org/10.1007/000-2m8)

- Störungen von Affekt- und Stimmungslage,
- Schlafstörungen,
- Angst.

Typischerweise werden all diese Symptome von den Patienten meist als reaktive, d. h. durch den Schwindel ausgelöste Symptome erlebt und geschildert. Konflikte und Belastungssituationen, die als Auslöser der Schwindelerkrankung fungieren können, werden selten spontan berichtet und sind den Patienten zunächst oft nicht bewusst. Das erschwert die Diagnose und muss erst zusammen mit dem Patienten „erarbeitet" werden.

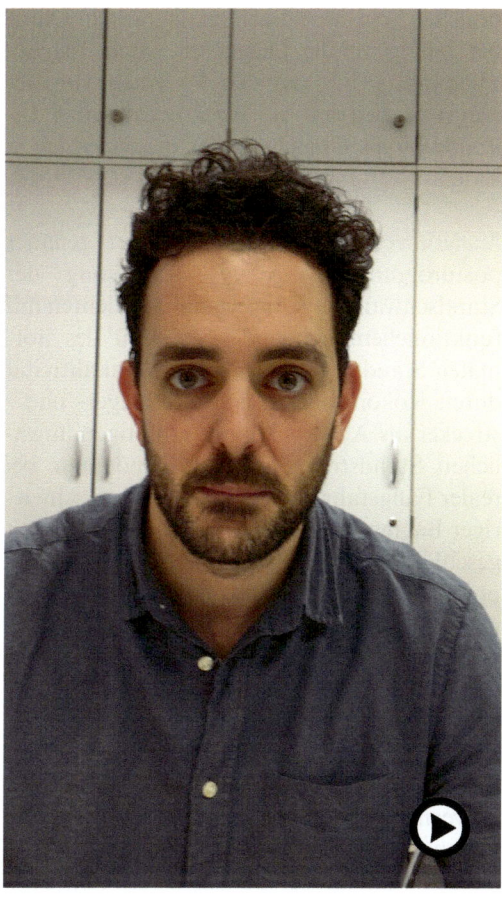

Abb. 5.6 Funktioneller Schwindel: Anamnese
(▶ https://doi.org/10.1007/000-2m7)

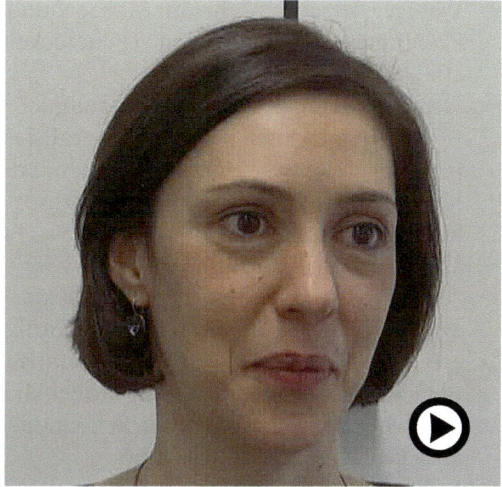

Abb. 5.7 Funktioneller Schwindel: Anamnese
(▶ https://doi.org/10.1007/000-2m6)

Bei dem besonders gut untersuchten **funktionellen phobischen Schwankschwindel** (PSS) gelten folgende Leitsymptome und *positive* Charakteristika (Brandt and Dieterich 1986; Brandt 1996), die eine rasche Diagnosestellung ermöglichen:

- **Benommenheits-/Schwankschwindel**:
  Der Schwindel wird meist beschrieben als eine Benommenheit mit fluktuierender Unsicherheit von Stand- und Gang, teilweise attackenartige Fallangst ohne reale Stürze, auch als unwillkürliche, kurz dauernde Körperschwankung.
- **Dissoziation zwischen Beschwerden und objektiven Befunden**:

Die Patienten klagen über Schwankschwindel und subjektive Stand-/Gangunsicherheit, ohne eine für den Beobachter sichtbare Stand-/Gangunsicherheit und bei regelrechten (oder kompensierten) Befunden in den neurootologischen Tests.

- **Situative Auslösung oder Verstärkung**:
  Attackenartige Verstärkungen der Symptome treten oft in typischen Situationen auf, die auch als externe Auslöser anderer phobischer Syndrome bekannt sind sowie bei visueller Stimulation (Brücken, Auto fahren, leere Räume, lange Flure, große Menschenansammlungen, in Kaufhäusern oder Restaurants).
- **Besserung bei Ablenkung**:
  Während sportlicher Betätigung (Radfahren, Tennis spielen), bei stärkerer Belastung des Gleichgewichtssystems und bei Ablenkung (Unterhaltung mit Freunden) wird der Schwindel weniger oder klingt ab, während er in Ruhe oder bei einfacheren Bedingungen (z. B. Absteigen und Stehen nach dem Radfahren) wieder auftritt.

5

- Weniger Beschwerden am Morgen und Zunahme im Tagesverlauf (Feuerecker et al. 2015).
- **Generalisierung und Chronifizierung**: Im Verlauf entsteht eine Generalisierung der Beschwerden mit zunehmendem Vermeidungsverhalten gegenüber auslösenden Reizen.
- **Vegetative Begleitsymptome**: Während oder kurz nach attackenartigen Verstärkungen werden (häufig erst auf Befragen) Angst und vegetative Begleitsymptome angegeben, wobei die meisten Patienten auch über Schwindelattacken ohne Angst berichten.
- **Entspannender Effekt**: Auf Nachfrage berichten die Patienten häufig, dass sich die Beschwerden unmittelbar nach leichtem Alkoholgenuss oder der Einnahme von Beruhigungsmitteln bessern.
- **Auslöser**: Zu Beginn der Erkrankung steht häufig eine initial organische vestibuläre Erkrankung, z. B. abgelaufene Neuritis vestibularis oder BPPV (Huppert et al. 1995), andere Erkrankung bei sich selbst oder in der Familie oder besondere psychosoziale Belastungssituationen (Kapfhammer et al. 1997).
- **Persönlichkeitsmerkmale**: Patienten mit funktionellem phobischem Schwankschwindel weisen häufig zwanghafte und perfektionistische Persönlichkeitszüge und eine reaktive depressive Symptomatik auf.

Diese sog. positiven Kriterien sind herauszuarbeiten und nicht nur andere Erkrankungen auszuschließen.

Körperliche und apparative Untersuchung Bei den Patienten ist eine komplette körperliche, neurootologische und neuroophthalmologische sowie apparative Untersuchung der Funktion des VOR notwendig (► Abschn. 1.3 und 1.4), um wichtige organische Differenzialdiagnosen (s. u.) und einen sekundären funk-

tionellen Schwindel nicht zu übersehen. Darüber hinaus ist die Diagnostik auch Teil der Therapie (s. u.), um den Patienten von der Angst zu befreien, an einer organischen Erkrankung als Ursache seiner Beschwerden zu leiden.

Analyse von Stand und Gang Bei genauer posturografischer Analyse (Messung der Standschwankungen) zeigen die Patienten mit funktionellem Schwindel während des normalen Stands eine erhöhte Schwankaktivität durch Kokontraktion der Fußbeuger- und -strecker als Ausdruck einer unnötigen ängstlichen Standstrategie, die Gesunde nur bei realer Fallgefahr anwenden. Während schwieriger Balanceaufgaben, wie Tandemstand mit geschlossenen Augen, unterscheiden sich die posturografischen Daten der Patienten jedoch nicht von denen Gesunder. Das bedeutet, je schwieriger die Anforderungen an die Balance werden, desto „gesünder" sind die Balanceleistungen der Patienten mit funktionellem PSS (Querner et al. 2000) (◙ Abb. 5.8). Bewegte visuelle Muster führen bei Gesunden zu vermehrten Standschwankungen, die von Patienten mit funktionellem PSS unterdrückt werden (Querner et al. 2002) (◙ Abb. 5.9). Dass bestimmte Persönlichkeitsmerkmale mit Angst einhergehen und dies Einfluss auf die Haltungsregulation hat, ist aus Analysen der Persönlichkeit und Standregulation bekannt (Zaback et al. 2015).

Die automatisierte Analyse der Schwankmuster in der Posturografie (► Abschn. 1.4.5) unter verschiedenen Bedingungen (z. B. Augen offen oder geschlossen, Stehen auf festem Untergrund oder auf Schaumstoff, etc.) und der Vergleich mit krankheitstypischen Schwankmustern mit Hilfe künstlicher neuronaler Netzwerke ermöglicht heute eine Zuordnung zu funktionellem Schwankschwindel und wichtigen Differenzialdiagnosen wie z. B. der bilateralen Vestibulopathie, orthostatischem Tremor oder zerebellären Syndrom (Krafczyk et al. 2006; Brandt et al. 2012).

Ähnliche typische Muster finden sich auch in der Ganganalyse (► Abschn. 1.4.5)

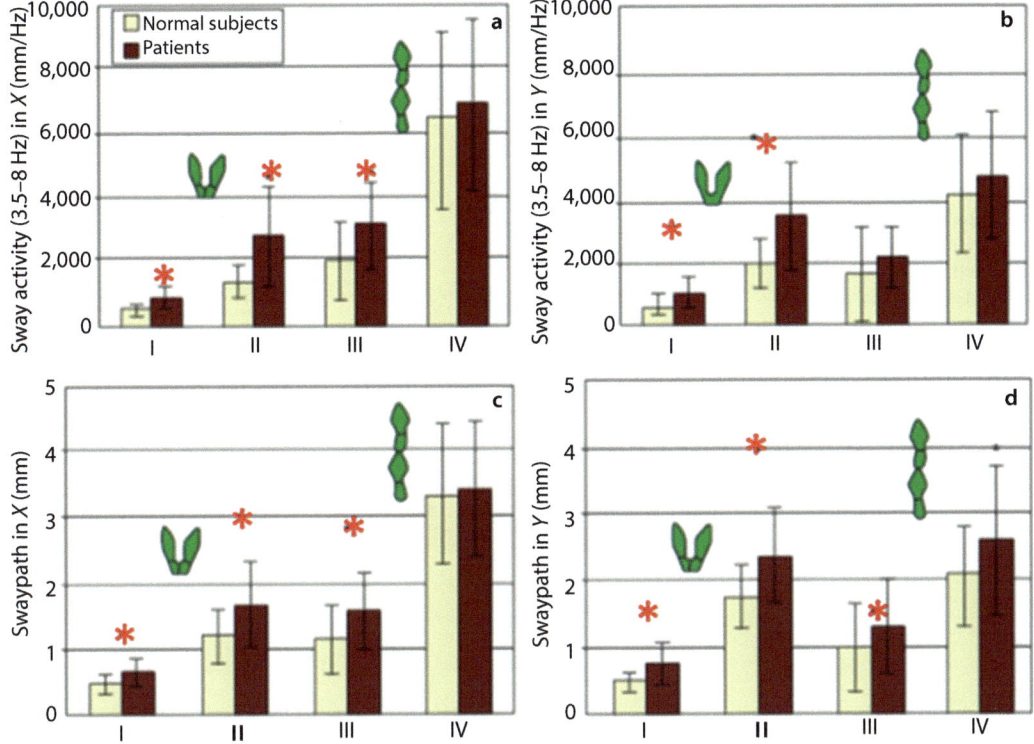

Abb. 5.8 Schwankparameter der posturografischen Untersuchung von Gesunden und Patienten mit funktionellem phobischem Schwankschwindel unter verschiedenen Standbedingungen mit zunehmenden Schwierigkeitsgraden (I normaler Stand, Augen auf; II normaler Stand, Augen zu; III Tandemstand, Augen auf; IV Tandemstand, Augen zu): Je schwieriger die Standbedingung, umso normaler das Standverhalten bei den Patienten (mod. nach Querner et al. 2000)

mit langsamer, freigewählter und schneller Ganggeschwindigkeit (Schniepp et al. 2014; Wühr et al. 2017). Hier zeigen Patienten mit funktionellem PSS bei langsamer und selbstgewählter Geschwindigkeit eine geringere Variabilität im Vergleich zu Gesunden (d. h. sie vermeiden durch stärkere Kontrolle das Schwanken) und eine Besserung bis Normalisierung der auffälligen Parameter bei schneller Geschwindigkeit (◘ Abb. 5.10a). Insbesondere bei Ablenkung, z. B. sensorischem oder motorischem Dual Task, normalisierte sich das Gangbild, sodass sich dies auch als Behandlungskonzept eignet (Wühr et al. 2017) (◘ Abb. 5.10b).

Zusammengefasst lässt sich sowohl mit Hilfe der Aufzeichnung von Standschwankungen (Posturografie) unter verschiedenen sensorischen Bedingungen als auch mit der Ganganalyse bei Patienten mit funktionellem Schwindel – ähnlich wie bei Menschen mit Höhenangst – eine stärkere, ängstlich bedingte Stand- und Gangkontrolle mit Kokontraktion der Beinmuskulatur dokumentieren (◘ Abb. 5.11). Diese führt dazu, dass die normale automatische Kontrolle des Stehens („open loop") in eine ständige Nachregulation („closed loop") überführt wird, wie bei Gesunden unter erschwerten Gang- und Standbedingungen z. B. beim Gehen auf Eis. Die vermehrte Selbstbeobachtung löst ein subjektives Schwankgefühl aus, das dann den Circulus vitiosus weiter verstärkt. Dazu passen auch die eingeschränkten, auf den Blick nach unten konzentrierten

■ **Abb. 5.9** Körper-schwankungen (COP, center of pressure, in cm) der posturografischen Untersuchung bei Gesunden (*oben*) und Patienten mit funktionellem phobischem Schwankschwindel (*unten*) im Stehen vor, während und nach visueller Stimulation durch einen Drehdom auf Höhe des Gesichts, der sich im Uhrzeigersinn drehte. Die Patienten lassen die normalen Schwankungen nicht zu, sondern regulieren frühzeitig dagegen (kleinere Amplituden der Schwankungen) (modifiziert nach Querner et al. 2002)

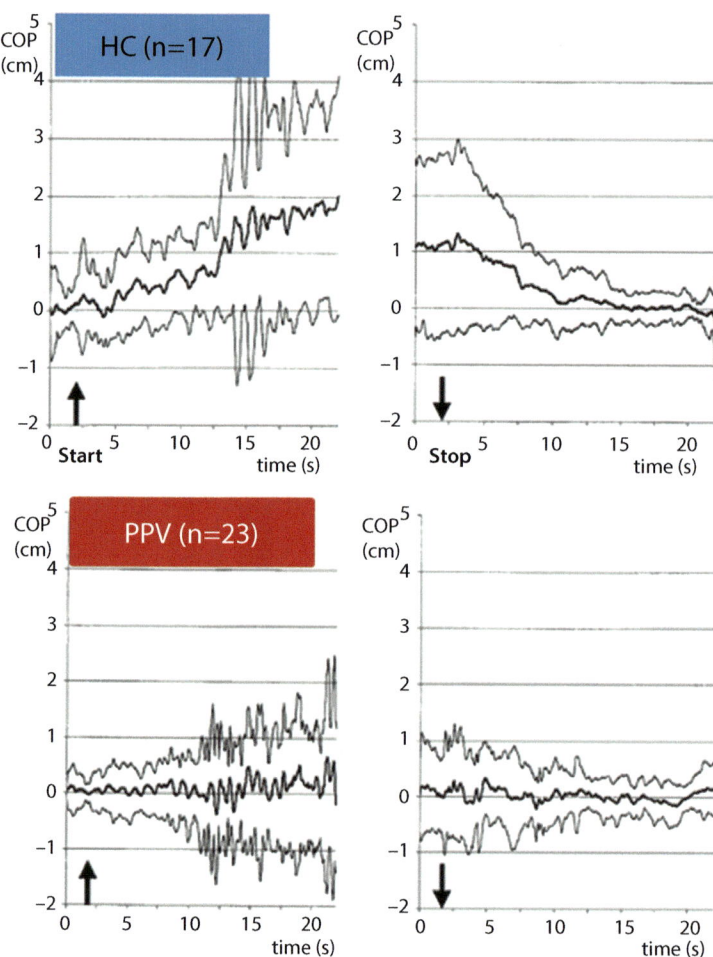

Augen- und Kopfbewegungen beim Gehen (Penkava et al. 2020), ähnlich denen bei Patienten mit Höhenangst (Brandt und Huppert 2014; Brandt et al. 2015; Kugler et al. 2014) und anderen Angsterkrankungen (Staab 2014).

■ ■ **Bildgebung**

Die Mechanismen der verstärkten Kontrolle von Stand und Gang mit Muskelkokontraktion bei einfachen Standaufgaben spiegeln sich in verschiedenen Bildgebungsstudien wider. So zeigte eine multimodale MRT Studie an 44 Patienten mit funktionellem PSS im Vergleich zu alters- und geschlechtsangepassten Gesunden eine Volumenminderung der grauen Substanz im Kleinhirn bei gleichzeitiger Volumenzunahme im Thalamus und motorischen Kortex beidseits (Popp et al. 2018) als Zeichen der verminderten automatischen sensomotorischen Kontrolle (Kleinhirn) und gesteigerten Willkürmotorik (motorischer Kortex). Auch die Verknüpfung (Konnektivität) verschiedener Hirnareale hatte sich bei den Patienten verändert und wies passend dazu eine Verminderung der Verbindungen von Arealen im präfrontalen Kortex zum Kleinhirn beidseits auf, während die Verbindungen zum Thalamus, vorderer Insel, Parahippocampus, Amygdala und anteriorem Cingulum deutlich verstärkt waren. Diese Areale mit ver-

a

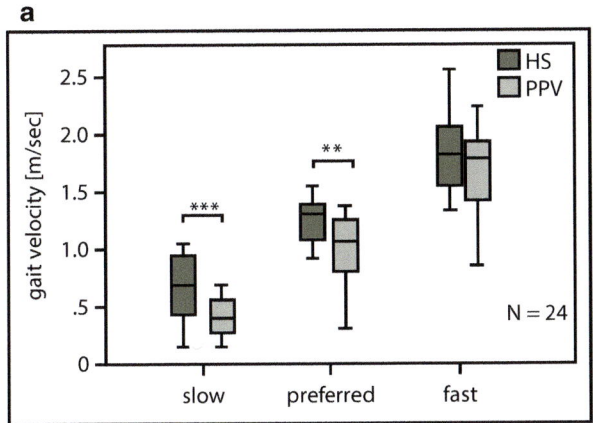

b

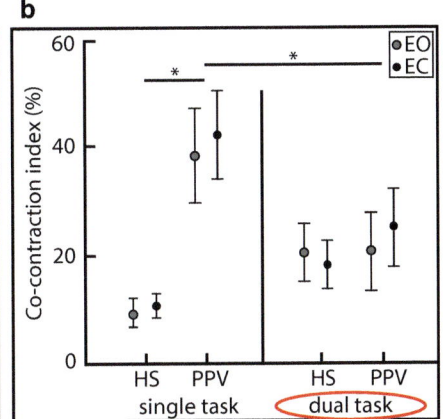

🔲 **Abb. 5.10 a** Bei langsamer und selbstgewählter Geschwindigkeit besteht eine geringere Variabilität der Patienten mit funktionellem phobischem Schwankschwindel (PPV) im Vergleich zu Gesunden (HS), d.h. sie vermeiden durch stärkere Kontrolle das Schwanken. Es kommt zu einer Besserung bis Normalisierung der auffälligen Parameter bei schneller Geschwindigkeit. **b** Kokontraktion der Beinmuskulatur (M. tibilais ante-rior und M. gastrocnemius) bei HS und bei Patienten mit PPV für vier Standbedingungen: Augen offen (*EO*), Augen geschlossen (*EC*) bei einfacher Aufgabe (*single task*) und beide Bedingungen während einer kognitiven Doppelaufgabe (*dual task*). Bei der einfachen Aufgabe zeigten die Patienten verstärkte Kokontraktionen, die sich bei Ablenkung während der Doppelaufgabe nor-malisierten (Wühr et al. 2017)

🔲 **Abb. 5.11** Funktioneller phobischer Schwankschwindel und Akrophobie lösen beide über die Angst zu fallen einen Circulus vitiosus mit verstärkter Kontrolle des Stehens und Gehens aus (modifiziert nach: Brandt et al. 2015)

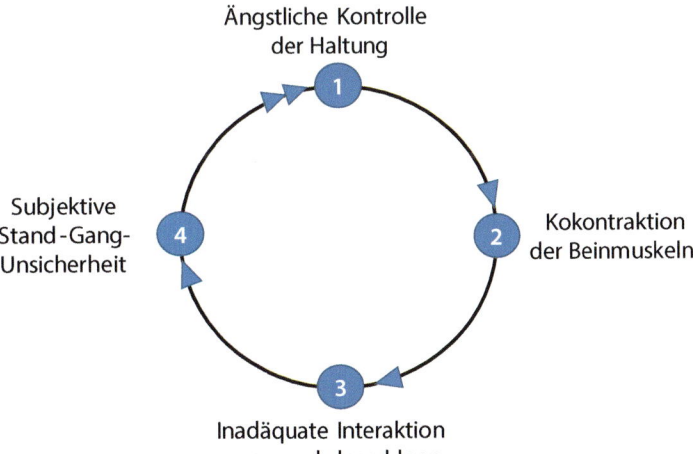

stärkter Verbindung entsprechen dem Netz-werk für Emotionen, Angst und Depression, das auch bei Depressionen und Angst-erkrankungen eine verstärkte Konnektivität aufweist (Feldker et al. 2016; Heitmann et al. 2016). Dazu passt, dass bei den PSS-Patien-ten der Beck-Depression-Index positiv mit dem Volumen der grauen Substanz (d. h. Zu-

nahme) in mehreren präfrontalen Kortex-regionen und dem präzentralen Gyrus korre-lierte und eine negative Korrelation (Abnahme) in Kleinhirnarealen und dem mittleren okzipitalen Gyrus bestand (Popp et al. 2018; Huber et al. 2020). Andere Stu-dien konnten dazu passend aufzeigen, dass bei Patienten mit funktionellem Schwindel die kortikale Kontrolle von Stand und Gang verstärkt ist (Übersicht: Popkirov et al. 2018) und eine gestörte Konnektivität des Kleinhirns zum Thalamus (van Ombergen et al. 2017) oder zu anderen Grosshirnregionen (Lee et al. 2018) besteht. Weitere MRT-Studien zeigten eine Dysfunktion des Precuneus auf, die nach Vorstellung der Autoren möglicherweise zu Störungen bei der Wahrnehmung unserer Umgebung und der Regulation von Körperhaltung und Bewegungen führen könnte (Li et al. 2020; Übersicht: Im et al. 2021).

∎∎ Klinik und Verlauf

Der funktionelle Schwindel kann sich beim Erwachsenen in jedem Alter manifestieren. Am häufigsten tritt der PSS in der 2. und 5. Dekade (in dieser Altersgruppe die häufigste Schwindelform) ohne Geschlechtspräferenz auf (Strupp et al. 2003).

Charakteristisch ist die Kombination eines Schwankschwindels mit subjektiver Stand- und Gangunsicherheit, jedoch normalem neurologischem Befund und unauffälligen Gleichgewichtstests (▶ Abschn. 1.3 und 1.4) oder mit Störungen, die die Beschwerden nicht erklären können (alte kompensierte peripher vestibuläre Defizite) und zwanghafter Persönlichkeitsstruktur. Auch wenn eine Gangunsicherheit mit der Angst zu fallen besteht, fallen diese Patienten seltener als Gesunde (Schlick et al. 2016). Die monosymptomatische subjektive Störung des Gleichgewichts ist an das Stehen oder Gehen gebunden, zeigt attackenartige Verschlechterung, die bei demselben Patienten mit oder ohne erkennbare Auslöser auftreten, mit oder ohne begleitende Angst und vegetative Symptome. Bei manchen Patienten lässt das Fehlen von erkennbaren Auslösern oder Schwindel ohne Begleitangst sowohl die Betroffenen als auch gelegentlich den behandelnden Arzt an der Diagnose einer funktionellen Störung zweifeln. Unbehandelt neigt der funktionelle Schwindel zur Verstärkung der Beschwerden, Generalisierung und zunehmendem Vermeidungsverhalten bis zu der Unfähigkeit, ohne Hilfe die eigene Wohnung zu verlassen.

Patienten mit funktionellem Schwindel haben oft wegen der perfektionistischen und zwanghaften Primärpersönlichkeit eine Neigung zu verstärkter Introspektion und dem Bedürfnis, „alles unter Kontrolle zu haben". Sie sind eher ehrgeizig mit hohem Eigenanspruch, dabei leicht irritierbar und ängstlich (Kapfhammer et al. 1997; Staab et al. 2014): Neurotizismus, Extraversion, Offenheit, Verträglichkeit und Gewissenhaftigkeit sind die basalen Merkmale bei Persönlichkeitsmodellen, die mit dem Persönlichkeitsinventar NEO (**N**eurotizismus, **E**xtraversion, **O**ffenheit) erfasst werden können. Patienten mit funktionellem Schwindel (CSD) hatten hierbei häufiger eine Kombination aus hohen Werten für Neurotizismus und niedrigen für Extraversion als andere Patienten mit vestibulären Störungen und Angsterkrankungen (Staab et al. 2014).

Selbst in einer MRT-Studie an Gesunden ergaben sich unterschiedliche Konnektivitäten verschiedener Hirnregionen in Abhängigkeit von den Werten für Neurotizismus und Extroversion (Indovina et al. 2014). Daraus folgerten die Autoren, dass die Kombination aus hohem Neurotizismuswert und niedrigem Extroversionswert ein Risiko für die Entwicklung eines funktionellen Schwindels birgt, indem die erhöhte Konnektivität der visuell-vestibulären und der Angstnetzwerke zu einer verminderten Schwelle für Kontrollmechanismen bei der Haltungsregulation führt (Indovina et al. 2014).

Traumatisierung und einschneidende Ereignisse in der Kindheit kommen allerdings mit gleicher Häufigkeit bei Patienten mit organischem und funktionellem Schwindel vor (Radziej et al. 2015), sie begünstigen offenbar nicht allein die Entwicklung einer funktionellen Störung.

Die Betroffenen suchen praktisch nie zuerst den Psychiater auf, sondern den

Hausarzt und dann den „Spezialarzt" ihres Symptoms, zumal sie sich organisch krank fühlen. Daher ist die Dauer von Beginn der Erkrankung bis zur Diagnosestellung leider lang, früher im Mittel 3 Jahre (Huppert et al. 1995). Diese erfolgt häufig erst nach vielen unterschiedlichen Arztbesuchen, überflüssigen apparativen Untersuchungen und der fälschlichen Einordnung als „zervikaler Schwindel", „Vestibularisparoxysmie" oder einer als Diagnose heute obsoleten „vertebrobasilären Insuffizienz" mit entsprechend erfolglosen Therapieversuchen.

Eine Langzeitverlaufsstudie (5–16 Jahre) wies eine hohe Besserungsrate von 75% nach ausführlicher Aufklärung über die Erkrankung auf; bei keinem dieser Patienten musste die Diagnose revidiert werden (Huppert et al. 2005). Ähnlich günstige Ergebnisse fanden sich auch nach psychoedukativer kognitiver Verhaltenstherapie, wo 78% der Patienten eine Besserung ihrer Beschwerden noch 32 Monate nach der Behandlung aufwiesen (Schaaf und Hesse 2015).

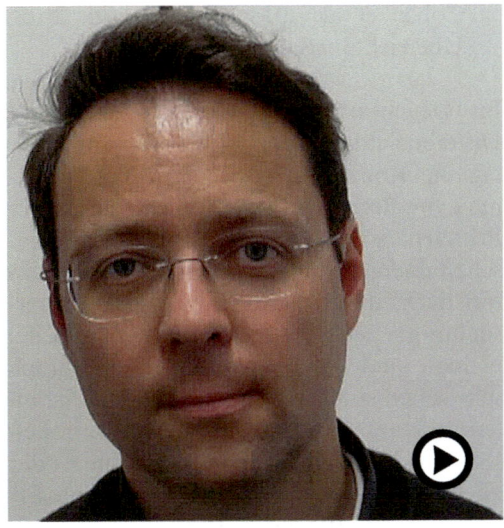

◘ **Abb. 5.12** Orthostatischer Tremor: Anamnese (▶ https://doi.org/10.1007/000-2m9)

▪▪ Differenzialdiagnosen und klinische Probleme

Die Differenzialdiagnosen des funktionellen Schwindels umfassen vestibuläre und nichtvestibuläre organische Schwindelsyndrome sowie psychiatrische Erkrankungen.

Zu den wichtigsten organischen Syndromen gehören (in alphabetischer Reihenfolge):

- bilaterale Vestibulopathie (▶ Abschn. 2.1),
- orthostatischer Schwindel (Kim et al. 2019),
- orthostatischer Tremor (◘ Abb. 5.12) mit pathognomonischem Frequenzgipfel von 13–18 Hz im EMG und in der Posturografie (Übersicht in: Gerschlager und Brown 2011),
- Syndrome des dritten mobilen Fensters im Labyrinth (▶ Abschn. 2.6),
- Vestibularisparoxysmie (▶ Abschn. 2.5),
- vestibuläre Migräne (▶ Kap. 4),
- zerebellärer Schwindel (▶ Abschn. 3.4).

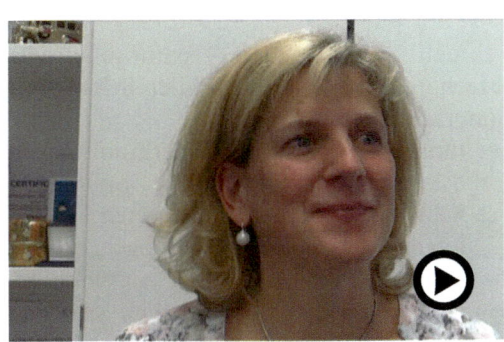

◘ **Abb. 5.13** Mal-de-Débarquement: Anamnese (▶ https://doi.org/10.1007/000-2ma)

Zu den wichtigsten psychiatrischen Syndromen gehören neben den Formen des funktionellen Schwindels bei Angst, Depression, dissoziativen und somatoformen Störungen im engeren Sinn (ICD10: F45):

- Panikerkrankung mit oder ohne Agoraphobie,
- Space Phobia (Marks 1981),
- Mal-de-Débarquement-Syndrom (▶ Kap. 6., ◘ Abb. 5.13), das – allerdings nicht allgemein anerkannt – in seiner chronischen Form als funktionelle Erkrankung eingeordnet werden kann (Murphy 1993;

5

Cohen et al. 2018; Mucci et al. 2018; Übersicht in: Saha und Cha 2020).

Im Gegensatz zu dieser Liste möglicher Differenzialdiagnosen ist im klinischen Alltag die Kombination der positiven Merkmale in Bezug auf Beschwerden und der Primärpersönlichkeit bei normalen klinischen und apparativen Befunden so charakteristisch, dass schon nach der Erstuntersuchung selten diagnostische Zweifel bleiben und Fehldiagnosen offensichtlich sehr selten sind. Besonders zu achten ist allerdings auf einen sekundären funktionellen Schwindel nach vorangegangenen oder auch noch anhaltenden organischen Erkrankungen. Patienten können unter beidem leiden.

▪▪ Pathophysiologie und therapeutische Prinzipien

Aktuell werden zwei pathogenetische Mechanismen des funktionellen Schwindels unterschieden:

- funktionelle Schwindelerkrankungen, die ohne vorangegangene organische Schwindelerkrankung auftreten. Diese folgen ähnlichen pathogenetischen Mechanismen wie die der zugrunde liegenden psychopathologischen Störung (Angst oder phobische, depressive, dissoziative oder somatoforme Störungen) – klassifiziert als **primärer funktioneller** Schwindel;
- funktioneller Schwindel, der während oder nach einem organischen Schwindelsyndrom oder einer anderen Erkrankung auftritt – als **sekundärer funktioneller** Schwindel.

Bei bestimmten prädisponierten Patienten (Primärpersönlichkeit, Komorbidität) kann aufgrund einer positiven Rückkoppelungsschleife zwischen einer körperlichen Sensation (z. B. Benommenheit) oder einem körperlichen Krankheitssymptom (z. B. Drehschwindel bei einer Neuritis vestibularis) eine kognitiv-katastrophisierende Interpretation

erfolgen (▪ Abb. 5.2). So kann z. B. das körperliche Symptom als Gefahr, als Ausdruck einer schweren zugrunde liegenden oder drohenden körperlichen Erkrankung gedeutet werden (Eckhardt-Henn et al. 2009). In der Folge kann es zu einer eskalierenden Angst- und Panikreaktion kommen. Ein ähnliches pathogenetisches Modell legte auch J. Staab für den chronischen subjektiven Schwindel (CSD) zugrunde (Staab 2013). Diese somatosensorische Verstärkung basiert auf dem Efferenzkopiemodell von von Holst und Mittelstaedt (1950) und ist ein etabliertes Störungsmodell bei somatoformen Störungen (Barsky und Wyshak 1990; Lahmann et al. 2010; Henningsen et al. 2018).

Efferenzkopiemechanismus Die illusionäre Wahrnehmungsstörung des Schwankschwindels und der Standunsicherheit kann man durch die Hypothese erklären, dass es bei diesen Patienten zu einer Störung des Raumkonstanzmechanismus mit teilweiser Entkoppelung der Efferenzkopie für aktive Kopf- und Körperbewegungen kommt (Brandt 1996). Dies lässt sich über den Wechsel von einer „Open-loop"- in eine „Closed-loop"-Strategie bei der Haltungsregulation erklären und wurde für PSS-Patienten nachgewiesen (Wühr et al. 2013), was bei der Diagnostik hilfreich sein kann.

Unter normalen Umständen nehmen wir die beim freien aufrechten Stand selbst generierten feinen Körperschwankungen oder unwillkürlichen Kopfbewegungen nicht als Beschleunigungen wahr. Auch die Umwelt wirkt während der aktiven Bewegung ruhend, obwohl retinale Bildverschiebungen durch Relativbewegungen entstehen. Diese „Raumkonstanz" wird offenbar dadurch erhalten, dass mit dem Willkürimpuls zu Beginn einer Bewegung gleichzeitig eine adäquate Parallelinformation zur Identifikation ausgesandt wird (▪ Abb. 5.14). Diese sog. „Efferenzkopie" nach von Holst und Mittelstaedt (1950) stellt ein durch frühere Bewegungserfahrung generiertes sensorisches Erwartungsmuster bereit, welches

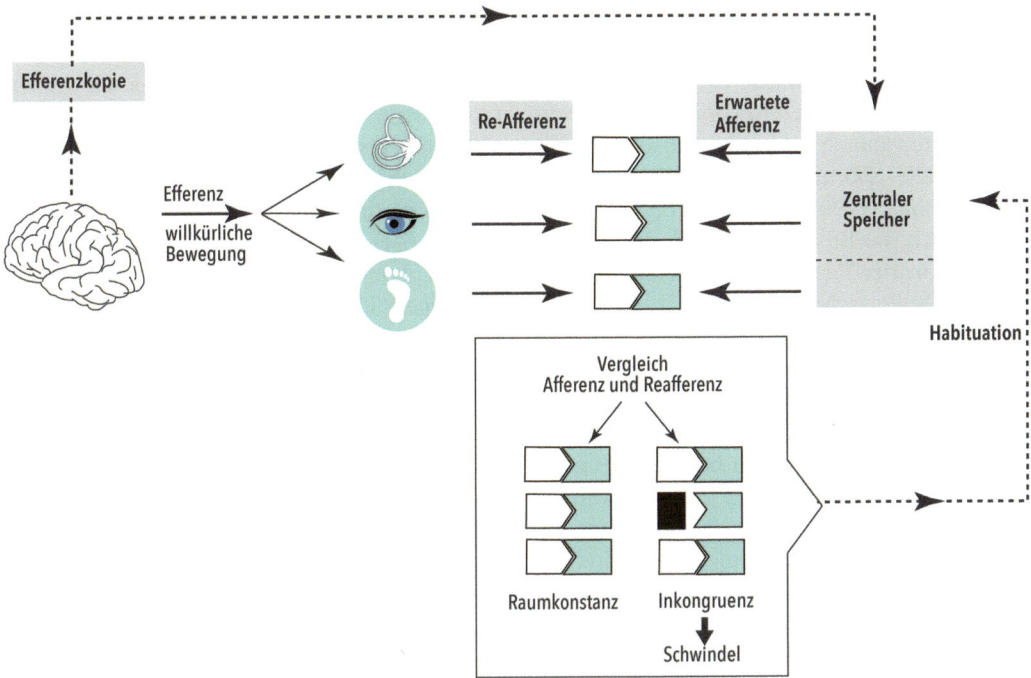

◘ Abb. 5.14 Schematische Darstellung der Entstehung von Schwindel durch Störung des Raumkonstanzmechanismus während aktiver Bewegungen. Willkürkopfbewegungen führen zu einer Reizung der vestibulären, visuellen und somatosensorischen Sinnesorgane, deren Meldungen mit einem durch frühere Bewegungserfahrungen eingeeichten, multisensorischen Erwartungsmuster verglichen werden. Das Erwartungsmuster wird durch die gleichzeitig mit dem Bewegungsimpuls parallel ausgesandte Efferenzkopie bereitgestellt. Stimmen aktuelle Sinnesreizung und Erwartungsmuster überein, so wird die Bewegung unter Erhaltung der Raumkonstanz wahrgenommen. Kommt es über eine teilweise Entkoppelung der Efferenzkopie zu einer Inkongruenz zwischen eingehendem und erwartetem Muster, so entsteht Schwindel. Es wird nicht mehr eine willkürliche Kopfbewegung in einer stationären Umwelt, sondern eine exogene Kopfbeschleunigung bei gleichzeitiger Umweltscheinbewegung erfahren (mod. nach Brandt 1996)

dann die durch die Bewegung ausgelöste aktuelle Sinnesinformation so interpretiert, dass Eigenbewegungen gegenüber einer stationären Umwelt wahrgenommen werden.

Fehlt diese Efferenzkopie, z. B. wenn wir mit dem Finger von außen den Bulbus bewegen, so kommt es zu Scheinbewegungen der Umwelt – Oszillopsien. Die Schilderung der Schwindelsensationen dieser Patienten, dass unwillkürliche Körperschwankungen entstehen und gelegentlich einzelne Kopfbewegungen als verunsichernde exogene Beschleunigung mit gleichzeitiger Umweltscheinbewegung wahrgenommen werden, kann durch transiente Störungen der Abstimmung zwischen Efferenz und Efferenzkopie, d. h. zwischen erwarteter und ausgeführter Bewegung, erklärt werden (Brandt und Dieterich 1986; Brandt 1996).

Gesunde können solche leichten Schwindelsensationen ohne Begleitangst im Zustand starker Müdigkeit erfahren, wenn sich Unterschiede zwischen willkürlichen Kopfbewegungen und unwillkürlichen Schwankungen vermischen. Beim Patienten mit funktionellem Schwindel könnte diese partielle Entkoppelung durch die angstbelegte ständige Kontrolle und Überprüfung der Gleichgewichtsregulation zustande kommen (Brandt 1996). So wird eine bewusste Wahrnehmung sensomotorischer Regelvorgänge gebahnt, die sonst unbewusst über erlernte (reflexartig abgerufene) Programme verschiedener Aktivierungsmuster der Haltungsmuskulatur ablaufen. Diese Erklärung zum Efferenzkopiemechanismus wird heute vielfach in der Psychosomatik für funktionelle Störungen angewandt (Barsky und Wyshak 1990; Lahmann et al. 2010). Er ist auch die Basis für aktuelle Bayesische Modelle in der Psychosomatik (Henningsen et al. 2018; Petzschner et al. 2017).

▪▪ Therapie

Essenziell für den Behandlungserfolg ist zunächst eine eingehende Diagnostik, um den Patienten von der Angst zu befreien, an einer organischen Erkrankung zu leiden. Dann erfolgt ein ausführliches Gespräch mit dem Patienten über den Mechanismus der Erkrankung und zwar durch zu starke Selbstbeobachtung, Eigenwahrnehmung und Körperkontrolle. Anschließend ist die Erkenntnis und Bereitschaft des Patienten notwendig, dies zu ändern, u. a. mit Hilfe von Entspannungsverfahren (z. B. autogenes Training, Yoga, Tai Chi, Chi Gong), einer regelmäßigen sportlichen Betätigung, eventuell Physiotherapie mit Gleichgewichtstraining, was allerdings aufgrund der dadurch eventuell verstärkten Balancekontrolle auch einen negativen Effekt haben kann. Wirkungsvoll ist auch eine Eigendesensibilisierung, d. h. der Patient sollte sich bewusst Schwindel auslösenden Situationen stellen.

Das hat in Langzeitstudien bei Patienten mit funktionellem PSS in bis zu 70% zu einer Besserung der Schwindelbeschwerden geführt (Brandt et al. 1994; Huppert et al. 2005). Es wurden psychoedukative kognitiv-verhaltenstherapeutische Ansätze entwickelt, die in ersten Pilotstudien das dysfunktionale Krankheitserleben und den Schwindel reduzieren konnten (Tschan et al. 2008; Tschan et al. 2012; Schaaf und Hesse 2015; Lahmann et al. 2015b) und zu einer Besserung der Haltungsregulation führten (Best et al. 2015).

In älteren kontrollierten Studien mit kleinen Patientengruppen konnte für die kognitive und Verhaltenstherapie in Kombination

mit vestibulärer Rehabilitation zwar eine signifikante Besserung der Beschwerden unmittelbar nach Therapie nachgewiesen werden (Andersson et al. 2006; Holmberg et al. 2006), allerdings ergab die Nachuntersuchung nach einem Jahr bei einem Teil der behandelten Patienten, dass der positive Effekt nicht erhalten blieb (Holmberg et al. 2007). Insgesamt konnte eine systematische Analyse bisheriger Therapiestudien die Wirksamkeit psychotherapeutisch-psychosomatischer Behandlungsansätze belegen (Schmid et al. 2011; Edelman et al. 2012; Mahoney et al. 2013). Auch Physiotherapie kann zu einer Beschwerdebesserung führen. (Thompson et al. 2015; Kristiansen et al. 2019). Neben Psychoedukation und Gleichgewichtstraining kann es bei starkem visuell- ausgelöstem Schwindel hilfreich sein, die Physiotherapie mit optokinetischer Stimulation zu kombinieren (Choi et al. 2021).

Insgesamt erscheint eine Kombination geeignet aus:

a. psychoedukativ-kognitiver Therapie und Verhaltenstherapie,

b. Pharmakotherapie: insbesondere selektive Serotoninwiederaufnahmehemmer (Staab 2013), z. B. Escitalopram 5–10 mg, oder je nach psychiatrischer Komorbidität andere Antidepressiva wie Opipramol oder bei zusätzlichen Schlafstörungen Amitriptylin oder Mirtazapin,

c. regelmäßiger körperlicher Aktivität, eventuell mit Gleichgewichtstraining.

Diese kann – individuell angepasst – über mehrere Wochen und Monate notwendig sein, um die Beschwerden auch längerfristig günstig beeinflussen zu können.

Eine integrierte psychoedukativ-verhaltenstherapeutische Gruppentherapie in Kombination mit rehabilitativer Physiotherapie zeigte langanhaltende positive Effekte sowohl für den Schwindel als auch die begleitenden psychiatrischen Störungen wie Angst und Depression (Lahmann et al. 2015b; Limburg et al. 2021). Ähnlich gute Effekte waren aber auch beim regelmäßigen

Besuch einer durch Psychologen moderierten Selbsthilfegruppe zu beobachten (Limburg et al. 2021), was nochmals unterstreicht, wie wichtig eine gründliche Diagnostik und Abbau der Angst durch eine ausführliche Aufklärung über den Krankheitsmechanismus des funktionellen Schwindels ist.

Schließlich richtet sich die Behandlung des einzelnen Patienten auch nach dem klinischen Bild, der genauen Zuordnung des funktionellen (somatoformen) Syndroms und – falls vorhanden – der Komorbidität (Angst und phobische Störung, Depression, dissoziative oder somatoforme Störung) durch den Psychiater/Psychosomatiker. Je nach dessen Einordnung, Ausprägung und Chronifizierung sollte eine Verhaltens- oder Psychotherapie mit Gleichgewichtstraining eingeleitet werden.

Literatur

Andersson G, Asmundson GJ, Denev J, Nilsson J, Larsen HC (2006) A controlled trial of cognitive behavior therapy combined with vestibular rehabilitation in the treatment of dizziness. Behav Res Ther 44:1265–1273

Barsky AJ, Wyshak GL (1990) Hypochondriasis and somatosensory amplification. Br J Psychiatry 157:404–409

Best C, Eckhardt-Henn A, Diener G, Bense S, Breuer P, Dieterich M (2006) Interaction of somatoform and vestibular disorders. J Neurol Neurosurg Psychiatry 77:658–664

Best C, Eckhardt-Henn A, Tschan R, Bense S, Dieterich M (2009a) Psychiatric morbidity and comorbidity in different vestibular vertigo syndrome: results of a prospective longitudinal study over one year. J Neurol 256(1):58–65

Best C, Eckhardt-Henn A, Tschan R, Dieterich M (2009b) Who is at risk for ongoing dizziness and psychological strain after a vestibular disorder? Neuroscience 164(4):1579–1587

Best C, Tschan R, Stieber N et al (2015) STEADFAST: psychotherapeutic intervention improves postural strategy of somatoform vertigo and dizziness. Behav Neurol 2015:456850

Brandt T (1996) Phobic postural vertigo. Neurology 46:1515–1519

Brandt T, Dieterich M (1986) Phobischer Attacken-Schwankschwindel, ein neues Syndrom. Münch Med Wochenschr 128:247–250

Brandt T, Huppert D (2014) Fear of heights and visual height intolerance. Curr Opin Neurol 27(1):111–117

Brandt T, Huppert D, Dieterich M (1994) Phobic postural vertigo: a first follow-up. J Neurol 241: 191–195

Brandt T, Strupp M, Novozhilov S, Krafczyk S (2012) Artificial neural network posturography detects the transition of vestibular neuritis to phobic postural vertigo. J Neurol 259:182–184

Brandt T, Kugler G, Schniepp R et al (2015) Acrophobia impairs visual exploration and balance during standing and walking. Ann N Y Acad Sci 1343:37–48

Bronstein AM (1995) The visual vertigo syndrome. Acta Otolaryngol (Stockh) 520:45–48

Bronstein AM (2004) Vision and vertigo: some visual aspects of vestibular disorders. J Neurol 251: 381–387

Choi SY, Choi JH, Oh EH, Oh SJ, Choi KD (2021) Effect of vestibular exercise and optokinetic stimulation using virtual reality in persistent postural-perceptual dizziness. Sci Rep 11(1):14437

Cohen B, Yakushin SB, Cho C (2018) Hypothesis: the vestibular and cerebellar basis of the mal de debarquement syndrome. Front Neurol 9:28

Dieterich M, Eckhardt-Henn A (2006) Neurologische und somatoforme Schwindelsyndrome. In: Henningsen P, Gündel H, Ceballos-Baumann A (Hrsg) Neuro-Psychosomatik. Grundlagen und Klinik neurologischer Psychosomatik. Schattauer, Stuttgart, S 253–265

Dieterich M, Staab J, Brandt T (2016) Functional (psychogenic) dizziness. Chap. 37. In: Carson A, Hallett M, Stone J (Hrsg) Handbook of Clinical Neurology, 3rd series: Functional Neurologic Disorders, Bd 138. Elsevier, Amsterdam, Netherlands S 447–468

Eckhardt-Henn A, Breuer P, Thomalske C, Hoffmann SO, Hopf HC (2003) Anxiety disorders and other psychiatric subgroups in patients complaining of dizziness. J Anxiety Disord 17:369–388

Eckhardt-Henn A, Best C, Bense S, Breuer P, Diener G, Tschan R, Dieterich M (2008) Psychiatric comorbidity in different organic vertigo syndromes. J Neurol 255(3):420–428

Eckhardt-Henn A, Tschan R, Best C, Dieterich M (2009) Somatoforme Schwindelsyndrome. Nervenarzt 80:909–917

Edelman S, Mahoney AE, Cremer PD (2012) Cognitive behavior therapy for chronic subjective dizziness: a randomized, controlled trial. Am J Otolaryngol 33:395–401

Feldker K, Heitmann CY, Neumeister P, Bruchmann M et al (2016) Brain responses to disorder-related visual threat in panic disorder. Hum Brain Mapp 37(12):4439–4453

Feuerecker R, Habs M, Dieterich M, Strupp M (2015) Chronic subjective dizziness: fewer symptoms in the early morning--a comparison with bilateral vestibulopathy and downbeat nystagmus syndrome. J Vestib Res 25:67–72

Furman JM, Jacob RG (1997) Psychiatric dizziness. Neurology 48:1161–1166

Gerschlager W, Brown P (2011) Orthostatic tremor – a review. Handb Clin Neurol 100:457–462

Godemann F, Schabowska A, Naetebusch B, Heinz A, Ströhle A (2006) The impact of cognitions on the development of panic and somatoform disorders: a prospective study in patients with vestibular neuritis. Psychol Med 36:99–108

Hanel G, Henningsen P, Herzog W, Sauer N, Schaefert R, Szecsenyi J, Löwe B (2009) Depression, anxiety, and somatoform disorders: vague or distinct categories in primary care? Results from a large cross-sectional study. J Psychosom Res 67(3):189–197

Heinrichs N, Edler C, Eskens S, Mielczarek MM, Moschner C (2007) Predicting continued dizziness after an acute peripheral vestibular disorder. Psychosom Med 69:700–707

Heitmann CY, Feldker K, Neumeister P et al (2016) Abnormal brain activation and connectivity to standardized disorder-related visual scenes in social anxiety disorder. Hum Brain Mapp 37(4):1559–1572

Henningsen P, Gundel H, Kop WJ, Lowe B, Martin A, Rief W, Van den Bergh O (2018) Persistent physical symptoms as perceptual dysregulation: a neuropsychobehavioral model and its clinical implications. Psychosom Med 80(5):422–431

Holmberg J, Karlberg M, Harlacher U, Rivano-Fischer M, Magnusson M (2006) Treatment of phobic postural vertigo. A controlled study of cognitive-behavioral therapy and self-controlled desensitization. J Neurol 253:500–506

Holmberg J, Karlberg M, Harlacher U, Magnusson M (2007) One-year follow-up of cognitive behavioural therapy for phobic postural vertigo. J Neurol 254:1189–1192

Huber J, Flanagin VL, Popp P, zu Eulenburg P, Dieterich M (2020) Network property changes during visual motion stimulation in patients with phobic postural vertigo. Brain Behaviour 10(6):e01622

Huppert D, Kunihiro T, Brandt T (1995) Phobic postural vertigo (154 patients): its association with vestibular disorders. J Audiol 4:97–103

Huppert D, Strupp M, Rettinger N, Hecht J, Brandt T (2005) Phobic postural vertigo – a long-term follow-up (5 to 15 years) of 106 patients. J Neurol 252:564–569

Im JJ, Na S, Jeong H, Chung YA (2021) A review of neuroimaging studies in persistent postural-perceptual dizziness (PPPD). Nucl Med Mol Imaging 55(2):53–60

Indovina I, Ricelli R, Staab JP et al (2014) Personality traits modulate subcortical and cortical vestibular and anxiety responses to sound-evoked otolithic receptor stimulation. J Psychosom Res 77:391–400

Jacob RG, Redfern MS, Furman JM (2009) Space and motion discomfort and abnormal balance control in patients with anxiety disorders. J Neurol Neurosurg Psychiatry 80:74–78

Kapfhammer HP, Mayer C, Hock U, Huppert D, Dieterich M, Brandt T (1997) Course of illness in phobic postural vertigo. Acta Neurol Scand 95:23–28

Kim HA, Bisdorff A, Bronstein A et al (2019) Hemodynamic orthostatic dizziness/vertigo: diagnostic criteria. J Vestib Res 29:45–56

Krafczyk S, Tietze S, Swoboda W, Valkovic P, Brandt T (2006) Artificial neural network: a new diagnostic posturographic tool for disorders of stance. Clin Neurophysiol 117:1692–1698

Kristiansen L, Magnussen LH, Juul-Kristensen B, Mæland S et al (2019) Feasibility of integrating vestibular rehabilitation and cognitive behaviour therapy for people with persistent dizziness. Pilot Feasibility Stud 5(1):69

Kugler G, Huppert D, Schneider E et al (2014) Fear of heights freezes gaze to the horizon. J Vestib Res 24:433–441

Lahmann C, Henningsen P, Dinkel A (2010) Somatoforme und funktionelle Störungen. Nervenarzt 81:1383–1396

Lahmann C, Henningsen P, Brandt T et al (2015a) Psychiatric comorbidity and psychosocial impairment among patients with vertigo and dizziness. J Neurol Neurosurg Psychiatry 86:302–308

Lahmann C, Henningsen P, Dieterich M, Radziej K, Schmid G (2015b) Tailored care for somatoform vertigo/dizziness: study protocol for a randomised controlled trial evaluating integrative group psychotherapy. J Neurol 262(8):1867–1875

Lee JO, Lee ES, Kim JS, Lee YB, Jeong Y, Choi BS, Staab JP (2018) Altered brain function in persistent postural perceptual dizziness: a study on resting state functional connectivity. Hum Brain Mapp 39(8):3340–3353

Li K, Si L, Cui B et al (2020) Altered intra- and internetwork functional connectivity in patients with persistent postural-perceptual dizziness. Neuroimage Clin 26:102216

Limburg K, Radziej K, Sattel H, Henningsen P, Dieterich M, Probst T, Dale Rachel, Lahmann C (2021) A randomized controlled trial evaluating integrative psychotherapeutic group treatment compared to self-help groups in functional vertigo/dizziness. J Clin Med 10(10):2215

Mahoney AEJ, Edelman S, Cremer PD (2013) Cognitive behavior therapy for chronic subjective dizziness: longer-term gains and predictors of disability. Am J Otolaryngol 34:115–120

Marks JM (1981) Space „phobia": a pseudoagoraphobic syndrome. J Neurol Neurosurg Psychiatry 48:729–735

Mucci V, Jacquemyn Y, Van Ombergen A, Van de Heyning PH, Browne CJ (2018) A new theory on GABA and Calcitonin Gene-Related Peptide involvement in Mal de Debarquement Syndrome predisposition factors and pathophysiology. Med Hypotheses 120:128–134

Murphy TP (1993) Mal de debarquement syndrome: a forgotten entity? Otolaryngol Head Neck Surg 109:10–13

Neff BA, Staab JP, Eggers SD et al (2012) Auditory and vestibular symptoms and chronic subjective dizziness in patients with Meniere's disease, vestibular migraine, and Meniere's disease with concomitant vestibular migraine. Otol Neurotol 33:1235–1244

Penkava J, Bardins S, Brandt T, Wuehr M, Huppert D (2020) Spontaneous visual exploration during locomotion in patients with phobic postural vertigo. J Neurol 267(Suppl 1):223–230

Petzschner FH, Weber LAE, Gard T, Stephan KE (2017) Computational psychosomatics and computational psychiatry: toward a joint framework for differential diagnosis. Biol Psychiatry 82(6):421–430

Popkirov S, Staab JP, Stone J (2018) Persistent postural-perceptual dizziness (PPPD): a common, characteristic and treatable cause of chronic dizziness. Pract Neurol 18(1):5–13

Popp P, zu Eulenburg P, Stephan T, Bögle R, Habs M., Henningsen P, Feuerecker R, Dieterich M (2018) Cortical alterations in phobic postural vertigo–a multimodal imaging approach. Ann Clin Transl Neurol 5(6):717–729

Querner V, Krafczyk S, Dieterich M, Brandt T (2000) Patients with somatoform phobic postural vertigo: the more difficult the balance task, the better the balance performance. Neurosci Lett 285:21–24

Querner V, Krafczyk S, Dieterich M, Brandt T (2002) Phobic postural vertigo. Body sway during visually induced roll vection. Exp Brain Res 143(3):269–275

Radziej K, Schmid G, Dinkel A et al (2015) Psychological traumatization and adverse life events in patients with organic and functional vestibular symptoms. J Psychosom Res 79:123–129

Saha K, Cha YH (2020) Mal de Debarquement Syndrome. Semin Neurol 40(1):160–164

Schaaf H, Hesse G (2015) Patients with long-lasting dizziness: a follow-up after neurotological and psychotherapeutic in patient treatment after a period of at least 1 year. Eur Arch Otorhinolaryngol 272:1529–1535

Schlick C, Schniepp R, Loidl V et al (2016) Falls and fear of falling in vertigo and balance disorders: a controlled cross sectional study. J Vestib Res 25:241–251

Schmid G, Henningsen P, Dieterich M, Sattel H, Lahmann C (2011) Psychotherapy in vertigo – a systematic review. J Neurol Neurosurg Psychiatry 82(6):601–606

Schniepp R, Wühr M, Huth et al (2014) Gait characteristics of patients with phobic postural vertigo: effects of fear of falling, attention, and visual input. J Neurol 261(4):738–746

Staab JP (2012) Chronic subjective dizziness. Continuum (Minneap Minn) 18:1118–1141

Staab JP (2013) Behavioural neuro-otology. In: Bronstein AM (Hrsg) Oxford Textbook of Vertigo and Imbalance. Oxford University Press, Oxford, S 333–346

Staab JP (2014) The influence of anxiety on ocular motor control and gaze. Curr Opin Neurol 27:118–124

Staab JP (2020) Persistent postural-perceptual dizziness. Semin Neurol 40(1):130–137

Staab JP, Ruckenstein MJ (2003) Which comes first? Psychogenic dizziness versus otogenic anxiety. Laryngoscope 113:1714–1718

Staab JP, Ruckenstein MJ (2007) Autonomic nervous function in chronic dizziness. Otol Neurootol 28:854–859

Staab JP, Rohe DE, Eggers SD, Shepard NT (2014) Anxious, introverted personality traits in patients with chronic subjective dizziness. J Psychosom Res 76:80–83

Staab JP, Eckhardt-Henn A, Horii A et al (2017) Diagnostic criteria for persistent postural-perceptual dizziness (PPPD): consensus document of the Committee for the Classification of Vestibular Disorders of the Barany Society. J Vestib Res 27(4):191–208

Strupp M, Glaser M, Karch C, Rettinger N, Dieterich M, Brandt T (2003) The most common form of dizziness in middle age: phobic postural vertigo. Nervenarzt 74:911–914

Thompson KJ, Goetting JC, Staab JP et al (2015) Retrospective review and telephone follow-up to evaluate a physical therapy protocol for treating persistent postural-perceptual dizziness: a pilot study. J Vestib Res 25:97–104

Tschan R, Wiltink J, Best C, Bense S, Dieterich M, Beutel M, Eckhardt-Henn A (2008) Validation of the german version of the vertigo symptom scale (VSS) in patients with organic of somatoform dizziness and healthy controls. J Neurol 255(8):1168–1175

5

Tschan R, Best C, Beutel M et al (2011) Patients' psychological well-being and resilient coping protect from secondary somatoform vertigo and dizziness (SVD) one year after vestibular disease. J Neurol 258:104–112

Tschan R, Eckhardt-Henn A, Scheurich V, Best C, Dieterich M, Beutel M (2012) Steadfast-effectiveness of a cognitive behavioral self-management program of patients with somatoform vertigo and dizziness. Psychother Psychosom Med Psychol 62(3–4):111–119

Van Ombergen A, Heine L, Jillings S, Roberts RE, Jeurissen B, Van Rompaey V, Wuyts FL (2017) Altered functional brain connectivity in patients with visually induced dizziness. Neuroimage Clin 14:538–545

Von Holst E, Mittelstaedt H (1950) Das Reafferenzierungsprinzip (Wechselwirkungen zwischen Zentralnervensystem und Peripherie). Naturwissenschaften 37(20):461–476

WHO (2015) International Classification of Diseases, 11. Aufl, beta draft. Persistent postural-perceptual dizziness. Available at http://id.who.int/icd/entity/2005792829

Wühr M, Pradhan C, Novozhilov S et al (2013) Inadequate interaction between open- and closed-loop postural control in phobic postural vertigo. J Neurol 260:1314–1323

Wühr M, Brandt T, Schniepp R (2017) Distracting attention in phobic postural vertigo normalizes leg muscle activity and balance. Neurology 88(3):284–288.

Yagi C, Morita Y, Kitazawa M, Yamagishi T, Oshima S, Zumi S, Takahashi K, Horii A (2021) Subtypes of persistent postural-perceptual dizziness. Front Neurol 12:652366

Yardley L, Redfern MS (2001) Psychological factors influencing recovery from balance disorders. J Anxiety Disord 15:107–119

Zaback M, Cleworth TW, Carpenter MG, Adkin AL (2015) Personality traits and individual differences predict threat-induced changes in postural control. Hum Mov Sci 40:393–409

Verschiedene Schwindelsyndrome

Inhaltsverzeichnis

Ergänzende Information Die elektronische Version dieses Kapitels enthält Zusatzmaterial, auf das über folgenden Link zugegriffen werden kann https://doi.org/10.1007/978-3-662-61397-9_6. Die Videos lassen sich durch Anklicken des DOI Links in der Legende einer entsprechenden Abbildung abspielen, oder indem Sie diesen Link mit der SN More Media App scannen.

6.1 Schwindel im Kindesalter

Die meisten Schwindelformen und vestibulären Syndrome des Erwachsenen können sich ebenso in der Kindheit manifestieren, weshalb wir in diesem Kapitel die spezifischen Punkte der richtungsgebenden Anamnese, Befunde, Verläufe und der Therapie beim Kind hervorheben. Die Beschreibung der Beschwerden ist bei Kindern jedoch – je nach Alter – weniger präzise als bei Erwachsenen. Auch hängen die Untersuchungsbefunde der Gleichgewichtsfunktion und Okulomotorik bei Kindern (Devaraja 2018) stärker von der konzentrierten Mitarbeit ab.

- **Epidemiologische Studien**

Die weit gestreuten, zum Teil widersprüchlichen Ergebnisse epidemiologischer Studien zum Thema erklären sich durch die unterschiedlichen Fragestellungen, Methoden (Fragebögen, Interviews, Untersuchungsbefunde) sowie fachliche Spezialisierung der Studienleiter. In einer großen amerikanischen Interviewstudie zu Kindern im Alter von 3–17 Jahren (National Health Interview Survey) fanden sich Schwindel (Dizziness) bei 1,2 Millionen Kindern (2%) mit einem mittleren Alter von 12,7 Jahren und Gleichgewichtsstörungen bei 2,3 Millionen Kindern (3,7%) mit einem mittleren Alter von 10,6 Jahren ohne einen signifikanten Geschlechtsunterschied (Brodsky et al. 2019). Als Ursache des Schwindels wurden Depression oder andere kindliche psychiatrische Erkrankungen sowie medikamentöse Nebenwirkungen, Halswirbelsäulenverletzungen/Schädeltraumen und motorische Entwicklungsstörungen genannt.

In einer Übersicht von 22 publizierten Studien, in die 2726 Kinder und Jugendliche mit dem Leitsymptom Schwindel eingeschlossen wurden, fanden sich vier Hauptdiagnosen die zusammen etwa 57% der Fälle betrafen (Davitt et al. 2017):
- vestibuläre Migräne (23,8%),
- „benigner paroxysmaler Schwindel der Kindheit" (13,7%),

- idiopathische Formen oder unklare Diagnosen (11,7%) und
- Labyrinthitis/akutes vestibuläres Syndrom (8,4%).

In einer früheren Studie lag die Prävalenz (mindestens eine Schwindelattacke im vergangenen Jahr) für Schwindel im Schulalter bei etwa 15% (Russel und Abu-Arafeh 1999). Eine Fragebogenstudie von Schülern in einem mittleren Alter von 14,5 Jahren ergab, dass 72% innerhalb der letzten drei Monate eine episodische Schwindelattacke erfahren hatten, wobei hier offensichtlich orthostatische Beschwerden mit 52% führende Ursache waren; andere Diagnosen konnten aus methodischen Gründen nicht gestellt werden (Langhagen et al. 2015).

Als Risikofaktoren für das Auftreten von Schwindel bei Jugendlichen im Alter von 12–19 Jahren wurden mit Hilfe einer Fragebogenuntersuchung Muskelschmerzen (11%), Stress (4%) und Migräne (3%) beschrieben (Filippopulos et al. 2017). Bei 2528 Kindern mit dem Leitsymptom Gleichgewichts- oder Hörstörungen wurden in 36,5% pathologische Tests vestibulärer Funktionen und Gleichgewichtsstörungen sowie 54,5% für Hörstörungen berichtet (Wiener-Vacher et al. 2018). Die Prävalenz von drei klassischen peripheren vestibulären Erkrankungen betrug 15,16/100.000 Individuen mit der häufigsten Diagnose eines, BPPV (10,21/100.000), gefolgt vom akuten vestibulären Syndrom (AVS) (3,5/100.000) und Morbus Menière (1,54/100.000) (Hülse et al. 2019). Hier ist darauf hinzuweisen, dass die häufigen migräneassoziierten Schwindelformen nicht in die Studie eingingen. Wie zu erwarten, beeinträchtigt chronischer Schwindel in der Kindheit und Adoleszenz (8–18 Jahre) geschlechtsunabhängig die Lebensqualität (Deissler et al. 2017).

In einer Interviewstudie des National Health Interview Survey hatten Erwachsene mit vestibulärem Schwindel (in dieser Studie eine 1-Jahres-Prävalenz von 8,4%) eine signifikante Komorbidität mit kognitiven Einbußen (Konzentration, Gedächtnis) und psychiatrischen Erkrankungen (wie Depression und Angsterkrankungen) (Bigelow et al. 2020). Dies wurde auch in dem o.g. National Health Interview Survey für Kinder im Alter von 3–17 Jahren (1-Jahres-Prävalenz von Schwindel von 1,56%) gefunden in Form von Aufmerksamkeits-, Lern-, Entwicklungsstörungen und verminderter Intelligenz (Bigelow et al. 2020). Auch okulomotorische Erkrankungen können bei Kindern zu Schwindel führen wie z. B. eine Konvergenzschwäche, bei der orthoptisches Training erfolgreich war (Wiener-Vacher et al. 2019).

- **Episodische Schwindelsyndrome in der Kindheit**

Diese sind in etwa 50% migräneassoziiert (Jahn et al. 2009, 2011, 2015; Huppert et al. 2017) und wurden früher als „benigner paroxysmaler Schwindel der Kindheit" bezeichnet (Basser 1964), heute „rezidivierender paroxysmaler Schwindel des Kindesalters" (aktuelle Diagnosekriterien in: van de Berg et al. 2021) oder vestibuläre Migräne (des Kindesalters) (Batu et al. 2015) (▶ Abschn. 3.1). Seltener sind BPPV, Vestibularisparoxysmie, Syndrome des dritten mobilen Fensters, episodische Ataxien (◘ Abb. 6.1) oder die vestibuläre Epilepsie.

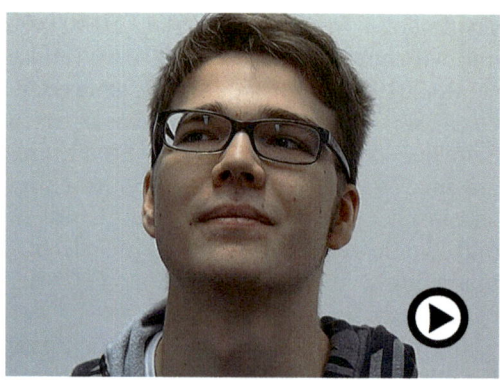

◘ **Abb. 6.1** Episodische Ataxie: Anamnese (▶ https://doi.org/10.1007/000-2mc)

Prädisponierende Faktoren für Schwindel im Kindesalter sind rezidivierende Otitiden, Schädel-Hirn-Traumen sowie eine positive Migräneanamnese in der Familie (Niemensivu et al. 2007).

- **Benigner peripherer paroxysmaler Lagerungsschwindel (BPPV)**

Der BPPV (▶ Abschn. 2.3) ist bei Kindern überwiegend traumatisch bedingt (Brodsky et al. 2018a, b, c). Hierbei ist am häufigsten der posteriore Kanal betroffen (Yao et al. 2019), bei einem Drittel der Patienten mehrere Kanäle. Die Behandlung ist mit den üblichen Lagerungsmanövern erfolgreich durchzuführen, wobei betroffene Kinder mit einer Anamnese einer vestibulären Migräne oder eines jetzt als rezidivierender paroxysmaler Schwindel des Kindesalters bezeichneten Schwindels signifikant höhere Rezidivraten aufwiesen (Brodsky et al. 2018a, b).

- **Vestibularisparoxysmie**

Selten gibt es bei Kindern auch eine Vestibularisparoxysmie durch neurovaskuläre Kompression des VIII. Hirnnervs mit typischen kurzen, mehrfach am Tag auftretenden Schwindelattacken, die ebenso wie bei Erwachsenen (▶ Abschn. 2.6) behandelbar sind (Lehnen et al. 2015). Die Indikation für eine operative Dekompression sollte sehr zurückhaltend gestellt werden, da – wahrscheinlich durch das unterschiedliche Reifungswachstum der Gefäß- und Knochenstrukturen – der Spontanverlauf nach unserer bisherigen Erfahrung mit einem Sistieren der Schwindelattacken günstig ist (Huppert et al. 2017).

- **Syndrome des dritten mobilen Fensters**

Auch in der Kindheit gibt es seltene ein- (Lee et al. 2011) oder doppelseitige (Kanaan et al. 2011) Syndrome einer knöchernen Dehiszenz des superioren Bogengangs, die sich – anders als bei Erwachsenen – vorwiegend mit auditiven Symptomen (Autophonie, Tinnitus und Hörstörung) manifestieren. Nach ersten Erfahrungen sollten diese zunächst konservativ behandelt werden (Lee et al. 2011; van Bulck et al. 2019).

■ **Akutes vestibuläre Syndrom**

Länger dauernder Drehschwindel kann Folge einer Labyrinthitis, einer akuten unilateralen Vestibulopathie/Neuritis vestibularis (► Abschn. 2.2) oder eines Schädel-Hirn-Traumas (► Abschn. 6.3) sein.

■ **Schwindel nach Schädel-Hirn-Trauma (SHT)**

Nach einem SHT finden sich bei Kindern und Jugendlichen in etwa 25% periphere vestibuläre Störungen, v. a. ein posttraumatischer BPPV (s. o.) oder ein peripher vestibuläres Defizit durch eine Fraktur des Felsenbeins (Brodsky et al. 2018c). Häufig wird nach einem SHT nur über Benommenheitsschwindel geklagt (Heyer et al. 2018) und meist bleibt die Ursache des Schwindels, z. B. bei Sportunfällen, trotz ärztlicher Untersuchungen auch des vestibulären und okulomotorischen Systems unklar (Reneker et al. 2018).

■ **Bilaterale Vestibulopathie (BVP)**

Schwankschwindel und Gangunsicherheit, die sich im Dunkeln und auf unebenem Untergrund verstärken, sowie Oszillopsien bei Kopfbewegungen sind typisch für eine BVP (► Abschn. 2.1), die bei Kindern meist durch Labyrinthfehlbildungen (❑ Tab. 6.1), virale Entzündungen, bakterielle Meningitis oder ototoxische Antibiotika verursacht sein kann.

■ **Funktioneller Schwindel**

Nicht nur bei Erwachsenen (► Kap. 4), sondern auch bei Kindern wurde wiederholt die Komorbidität von Störungen der motorischen Koordination und des Gleichgewichts mit Angsterkrankungen berichtet (Erez et al. 2004; Skirbekk et al. 2012; Pavlou et al. 2017). Der Anteil funktioneller (früher „somatoformer") Schwindelursachen bei Kindern wird mit 5–10% oder bis zu 21% angegeben (Erbek et al. 2006; Riina et al. 2005; Jahn et al. 2015; Batu et al. 2015). Er

ist nach der vestibulären Migräne (38%) die zweithäufigste Ursache (21%) von Schwindel in der Kindheit (Batu et al. 2015).

■ **Zentrale Schwindelsyndrome**

Subakut einsetzende zentrale vestibuläre Zeichen (► Kap. 3) sollten wegen der relativen Häufigkeit von Hirnstamm- und Kleinhirntumoren im Kindesalter eine MRT-Untersuchung veranlassen (Jahn et al. 2009).

■ ■ **Differenzialdiagnosen kindlicher Schwindelformen**

Die folgenden Hauptbeschwerden (mit oder ohne begleitende klinische Befunde) sind hilfreich bei der Differenzialdiagnose kindlicher Schwindelformen.

Schwindelattacken
- Episodischer Schwindel meist ohne pathologischen Befund im Intervall: rezidivierender paroxysmaler Schwindel des Kindesalters/vestibuläre Migräne des Kindesalters, Vestibularisparoxysmie, orthostatische Dysregulation, funktioneller Schwindel, vestibuläre Epilepsie;
- episodischer Schwindel mit Hörstörungen: Morbus Menière, Syndrome des dritten mobilen Fensters;
- episodischer Schwindel mit Okulomotorikstörungen im Intervall: vestibuläre Migräne, episodische Ataxie Typ 2;
- episodischer Schwindel mit anschließenden Oszillopsien bei Kopfbewegungen und Unsicherheit im Dunkeln: Entwicklung einer BVP;
- paroxysmale kurze (<1 min) Drehschwindelattacken bei Kopflageänderungen gegenüber der Schwerkraft: BPPV (häufig posttraumatisch).

Akut einsetzender Dauerschwindel (über Tage bis wenige Wochen)
- Akute unilaterale Vestibulopathie/Neuritis vestibularis;
- Labyrinthitis, Innenohrautoimmunerkrankung (meist mit Hörstörungen);

6

◼ **Tab. 6.1** Schwindel und Gleichgewichtsstörungen bei vestibulären Dysfunktionen im Kindesalter

Labyrinth/Nerv	Zentral-vestibulär
Hereditär/kongenital/infantil	

- Labyrinthmalformationen
- Syndrome des 3. mobilen Fensters
- Embryopathische Malformationen: Röteln,
  Zytomegalievirus
- Toxisch
- Hereditäre audiovestibuläre Syndrome
- Familiäre BVP
- Syphilitische Labyrinthitis
	- Episodische Ataxien, insbesondere EA 2
	- Spinozerebelläre Ataxien mit oder ohne
	  zerebelläre Okulomotorikstörungen/Downbeat-
	  Nystagmus

Familiäre Migränebelastung	

- Rezidivierender paroxysmaler Schwindel des
  Kindesalters
- Vestibuläre Migräne (häufigste Ursache für
  Schwindel im Kindesalter)	

Erworben	

- Akute unilaterale Vestibulopathie: Labyrinthitis/
  Neuritis mit Vestibulopathie (viral, bakteriell,
  tuberkulös)
- Syndrome des dritten mobilen Fensters
- Trauma (v. a. Felsenbeinquerfraktur, BPPV)
- Morbus Menière
- Zoster oticus
- Cholesteatom
- Ototoxische Pharmaka
- Cogan-Syndrom, u. a. Innenohrautoimmuner-
  krankungen
	- Infratentorielle Tumoren (Medulloblastom,
	  Astrozytom, Epidermoidzysten, Meningeom)
	- Vestibuläre Epilepsie
	- Schädel-Hirn-Trauma (Hirnstamm- oder
	  vestibulozerebelläre Kontusion)
	- Enzephalitis
	- Toxisch (z. B. Upbeat-/Downbeat-Nystagmus bei
	  Antiepileptika)

– posttraumatisch: Labyrinthkontusion, Felsenbeinquerfraktur.

Stand- und Gangunsicherheit mit oder ohne Oszillopsien

– Entwicklungsverzögerung für Stand und Gang mit oder ohne Hörstörung: BVP.
– Stand- und Gangunsicherheit mit Oszillopsien beim Gehen und bei Kopfbewegungen: BVP, Syndrome des dritten mobilen Fensters, posttraumatischer Otolithenschwindel.
– Langsam zunehmende Stand- und Gangunsicherheit sowie Oszillopsien bei Kopfbewegungen: unterschiedliche hereditäre und infantile Erkrankungen

mit fortschreitendem bilateralem audiovestibulärem Defizit.
– Fortschreitende Ataxie, Gleichgewichts- und Okulomotorikstörungen: infratentorielle Tumore mit Läsionen vestibulozerebellärer und pontomedullärer Hirnstammstrukturen, spinozerebelläre Ataxien mit oder ohne Downbeat-Nystagmus.

Die Behandlung der unterschiedlichen Schwindelformen sollte in enger Zusammenarbeit mit dem Pädiater erfolgen. Zur Therapie der meisten Schwindelformen bei Kindern liegen keine spezifischen Studien vor, sodass sich die Empfehlungen an der Behandlung Erwachsener mit Anpassung der Dosis orientieren.

Auf folgende besondere Formen der Schwindelsyndrome in der Kindheit soll näher eingegangen werden:

■■ Rezividierender paroxysmaler Schwindel und vestibuläre Migräne des Kindesalters

Der heute so bezeichnete rezidivierende paroxysmale Schwindel des Kindesalters – eine vestibuläre Migräneaura ohne Kopfschmerz – und die vestibuläre Migräne des Kindesalters sind die häufigsten Formen des spontanen episodischen Schwindels in der Kindheit, mit einer Prävalenz von 2,6% (Abu-Arafeh und Russel 1995) bis 38% (Batu et al. 2015). Die aktuellen diagnostischen Kriterien finden sich in (van de Berg et al. 2021).

Ersterer ist durch plötzliche, kurze Attacken von Schwindel und Nystagmus gekennzeichnet, mit einem Beginn im Alter von 1–4 Jahren und meist spontaner Remission innerhalb von wenigen Jahren. Die Verläufe sind inhomogen. In einer Langzeitverlaufsstudie berichteten 5 von 10 Kindern im Alter über 11 Jahre über ein Persistieren der Schwindelattacken (Krams et al. 2011). Es gibt häufig Übergänge zur Migräne mit und ohne Aura (Lanzi et al. 1994; Zhang et al. 2012). Solche Übergänge im Verlauf gibt es auch vom benignen paroxysmalen Torticollis der Kindheit (der in der frühen Kindheit spontan sistiert) zum rezidivierenden paroxysmalen Schwindel des Kindesalters. Ähnlich häufig zeigen Patienten mit letzterem Syndrom Übergänge zur vestibulären Migräne (Brodsky et al. 2018a).

Der rezidivierende paroxysmale Schwindel des Kindesalters und die vestibuläre Migräne des Kindesalters sind die häufigsten Schwindelformen in der Kindheit und Jugend, umfassen – je nach Studie – 30–60% der Diagnosen (Jahn et al. 2015; Batu et al. 2015; Devaraja 2018). Etwa 50% der Kin-

der mit Schwindel leiden auch unter Kopfschmerzen (Balatsouras et al. 2007). Die episodische Ataxie Typ 2 kann einen rezidivierenden paroxysmalen Schwindel des Kindesalters oder eine vestibuläre Migräne vortäuschen (Bertholon et al. 2010; Jen 2008; Strupp et al. 2010).

Die medikamentöse Therapie der vestibulären Migräne und des rezidivierenden paroxysmalen Schwindels des Kindesalters ist bei häufigen Attacken eine Migräneprophylaxe in Analogie zur Therapie der vestibulären Migräne beim Erwachsenen, wo sie zu einer signifikanten Besserung führt (Baier et al. 2009). Wiederholt wurde darauf hingewiesen, dass es keine belastbaren prospektiven Studien zur medikamentösen Behandlung bei Kindern gibt, sodass die nichtpharmakologische Prophylaxe der Attacken als erste Wahl empfohlen wird (Langhagen et al. 2016; Jahn et al. 2015). Dies entspricht auch den noch gültigen Leitlinien der American Academy of Neurology (Lewis et al. 2004). Zur nicht-pharmakologischen Prophylaxe wurden Verhaltensmaßnahmen, körperliche und sportliche Aktivität, Diät und das Vermeiden bestimmter Trigger und Nahrungsmittel empfohlen (Gelfand 2013; Kacperski 2015; Devaraja 2018).

■■ Episodische Ataxien

Bislang sind neun Formen episodischer Ataxien (EA) beschrieben worden (Jen et al. 2007; Jen 2008; Jen und Wan 2018; Piarroux et al. 2020). Es handelt sich um meist autosomal-dominant vererbte Ionenkanalerkrankungen. Leitsymptom sind rezidivierende Attacken mit Ataxie in Kombination mit zerebellären und/oder vestibulären Störungen auch im Intervall. Die EA 2 ist die mit Abstand häufigste Form, die EA 1 ist sehr selten und für die anderen Formen sind nur wenige Familien beschrieben worden.

6

Die EA 2 stellt den klinisch relevantesten Subtyp dar und ist eine wichtige Differenzialdiagnose zur vestibulären Migräne (Strupp et al. 2010; Jen und Wan 2018) (▶ Kap. 4). Die EA 2 manifestiert sich i.d.R. in der späten Kindheit oder im frühen Erwachsenenalter. Die Attacken dauern meist Stunden bis zu einem Tag (◘ Abb. 6.1). Sie können spontan auftreten, werden aber oft durch Sport, Kaffee, Alkohol oder Stress ausgelöst. Bei der EA 2 finden sich im Intervall Kleinhirnfunktionsstörungen. Wie bei der vestibulären Migräne zeigen Patienten mit EA 2 zentrale zerebelläre Augenbewegungsstörungen (z. B. sakkadierte Blickfolge, Blickrichtungsnystagmus, Störung der Fixationssuppression des vestibulookulären Reflexes); diese sind jedoch häufiger (>90%) und deutlich ausgeprägt, insbesondere findet sich bei EA 2 Downbeat-Nystagmus (◘ Abb. 6.2) (Strupp et al. 2007). Ursache der EA 2 sind Mutationen im sog. PQ-Kalziumkanalgen auf Chromosom 19p13; diese finden sich aber nur in 60–70% aller Patienten mit einer klinisch sicheren Diagnose (Jen et al. 2004; Jen und Wan 2018). Die Prävention von Attacken basiert sowohl auf dem Vermeiden von körperlicher Anstrengung, emotionalem Stress und Alkohol als auch einer Pharmakotherapie.

Zur Prophylaxe werden Acetazolamid (Griggs et al. 1978) und heute bevorzugt die Retardform des 4-Aminopyridin eingesetzt.

- In einer placebokontrollierten Studie konnte ein signifikanter Effekt von **Acetazolamid** und der Retardform von 4-Aminopyridin (2x10 mg/d, siehe unten) nachgewiesen werden (Dosierung bei den Erwachsenen 750 mg/d) (Muth et al. 2021). Die Wirksamkeit von Acetazolamid lässt aber in vielen Fällen nach ein bis zwei Jahren nach oder die Behandlung muss wegen unerwünschter Wirkungen, insbesondere Nierensteinen, abgebrochen werden.

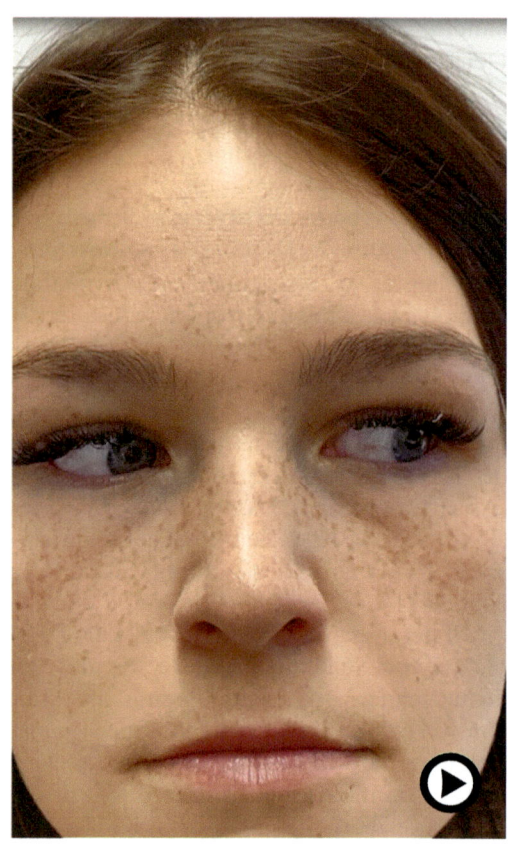

◘ **Abb. 6.2** Downbeat-Nystagmus bei Episodischer Ataxie Typ 2 (▶ https://doi.org/10.1007/000-2mb)

- Zur prophylaktischen Behandlung mit dem Kaliumkanalblocker **4-Aminopyridin** liegen mehrere Studien vor. In einer offenen Anwendungsbeobachtung konnte ein positiver Effekt bei der EA 2 gefunden werden (Strupp et al. 2004). Eine placebokontrollierte, doppelblinde Cross-over-Studie zeigte, dass 4-Aminopyridin in einer Dosierung von 3 × 5 mg/d die Zahl der Attacken signifikant reduziert und die Lebensqualität verbessert (Strupp et al. 2011). In Tiermodellen wurde auch der Wirkmechanismus untersucht: 4-Aminopyridin führt zur Normalisierung der bei den Mutanten festgestellten irregulären Entladung der Purkinje-Zellen (Alvina und Khodakhah 2010). Die Behandlung mit 4-Aminopyridin wird in dieser niedrigen Dosierung gut vertragen. Wichtig sind vor Behandlungsbeginn und nach Gabe einer Testdosis EKG-Kontrollen; dabei darf die QTc-Zeit nicht verlängert sein. Therapie der Wahl ist bei Erwachsenen 4-Aminopyridin in der Retardform Fampridin (2 × 10 mg/d) (Claassen et al. 2013; Strupp et al. 2017; dies wird durch eine placebo-kontrollierte Studie gestützt (Muth et al. 2021)).

Die EA 1 ist durch rezidivierende Attacken mit Ataxie und interiktale Neuromyokymie gekennzeichnet und beruht auf Kaliumkanalmutationen. Bei der EA 1 lassen sich die Neuromyokymie und z. T. auch die Attacken mit Natriumkanalblockern wie Phenytoin oder Carbamazepin erfolgreich therapieren. Zusätzlich kann Acetazolamid in täglichen Dosen von 250–1000 mg (beim Erwachsenen) zur Vermeidung der Attacken gegeben werden (Übersicht in: Jen und Wan 2018). Der Effekt von Acetazolamid beruht wahrscheinlich auf einer Veränderung des pH im Sinne einer Azidose, die zu einer verminderten Kaliumleitfähigkeit führt.

■■ Bewegungskrankheit

Wichtigster Auslöser der Bewegungskrankheit in Fahrzeugen ist der visuell-vestibulo-somatosensorische Konflikt, wenn die Fahrzeugbeschleunigungen nicht der simultanen visuellen Wahrnehmung der Bewegung entsprechen (z. B. Lesen oder Computerspiele bei Busfahrten) (▶ Abschn. 6.4). Beim Kleinkind entwickelt sich die visuelle Wahrnehmung von Eigenbewegungen und die visuelle Stabilisierung des Gleichgewichts langsam mit Erlernen des aufrechten Stands und Gangs innerhalb der ersten Lebensjahre (Brandt et al. 1976). Aufgrund dieser Beobachtungen – basierend auf der richtungsspezifischen Auslenkung der Körpervertikale bei Rollvektionsreizen – wurde vermutet, dass Bewegungskrankheit bei Kleinkindern unterhalb eines Jahres deshalb so selten ist, weil sie während

eines Transports in Fahrzeugen keinen visuell-vestibulären Wahrnehmungskonflikt haben. Diese Annahme passt auch zu zwei repräsentativen Befragungen der Eltern von 7569 Haushalten (Huppert et al. 2019). Die Hauptergebnisse waren, dass 9,2% der Kinder anfällig gegenüber Bewegungskrankheit waren mit einem leichten Überwiegen des weiblichen Geschlechts. In einer zweiten Befragung, die sich auf den Zeitpunkt des ersten Auftretens einer Bewegungskrankheit fokussierte, war diese im Alter bis zu einem Jahr extrem selten, zeigte dann von der Kindheit zur Adoleszenz einen inversen U-förmigen Verlauf der Häufigkeit (Huppert et al. 2019). Man könnte somit drei Phasen abgrenzen:

- eine erste Phase innerhalb des ersten Jahres mit einer hohen Resistenz,
- in der zweiten Phase einen präpubertären Peak mit erhöhter Anfälligkeit und
- eine dritte Phase mit einer Abnahme postpubertär zu den Werten von Erwachsenen.

In einer früheren Studie von Schulkindern im Alter von 9–18 Jahren wurden allerdings keine signifikanten Differenzen der Anfälligkeit gegenüber Bewegungskrankheit vom Geschlecht, Alter, unterschiedlichen Transportarten oder der körperlichen Aktivität beschrieben (Dobie et al. 2001).

■■ Höhenschwindel

Es gibt eine Reihe von epidemiologischen Studien zur Anfälligkeit von Kindern für Angsterkrankungen oder spezifische Phobien, auf die hier wegen der primär psychiatrischen Zuständigkeit nicht weiter eingegangen wird.

Zur Prävalenz, den Symptomen, dem spontanem Verlauf und Verhaltenskonsequenzen leichterer Formen des Höhenschwindels, einer sog. visuellen Höhenintoleranz, wurde eine Befragung von 455 Schulkindern im Alter von 8–10 Jahren und dann ein strukturiertes Interview bei 90 anfälligen Kindern und ihren Eltern durchgeführt (Huppert und Brandt 2015). Die Prävalenz eines Höhenschwindels betrug 34% (gegenüber 28% Erwachsener, ▶ Abschn. 6.6) ohne eine Geschlechtspräferenz. Die Anfälligkeit begann im Mittel im Alter von 5,9 Jahren mit Türmen als häufigstem Trigger und einer Tendenz der Generalisierung gegenüber anderen Höhenreizen. Die Kinder berichteten zwar ein mäßig ausgeprägtes Vermeidungsverhalten, fühlten sich jedoch nur minimal in ihrer Lebensqualität beeinträchtigt. Auffälligerweise nahmen Häufigkeit und Stärke des Höhenschwindels bei fast 50% der Kinder innerhalb von Monaten oder wenigen Jahren spontan ab. Höhenangst könnte bei Kindern als ein protektiver Mechanismus verstanden werden, der sie vor gefährlichen Stürzen schützt. Andererseits ist die wiederholte Höhenexposition aus der motorischen Entwicklungsperspektive durchaus hilfreich, Höhenangst und ein unangemessenes Vermeidungsverhalten abzubauen (Sandseter und Kennair 2011). Die vergleichende Befragung von Kindern und Erwachsenen zeigte, dass der kindliche Typ des Höhenschwindels einen meist spontan gutartigen Verlauf nimmt, während der im Erwachsenenalter erstmals auftretende Höhenschwindel eher lebensbegleitend ist (Kapfhammer et al. 2016).

6.2 Pharmakogener Schwindel

Häufig – und meist unterschätzt – wird Schwindel durch Medikamente (Übersicht) verursacht (Rascol et al. 1995; Borup Johansen et al. 2013; Chimirri et al. 2013; Hornibrook und Smith 2014; Moreno-Rius 2019). Gerade hier ist die sorgfältige Anamnese Schlüssel zur Diagnose, wobei besonders auf den zeitlichen Zusammenhang zwischen Beginn der jeweiligen medikamentösen Behandlung und Symptombeginn zu achten ist (ggf. Auslassversuch). In einem italienischen „Pharmakovigilanz-Zentrum" betrug die Häufigkeit von „Schwindel" als Nebenwirkung von Medikamenten 5%

(Chimirri et al. 2013). Da Beschwerden und klinisches Bild sehr uneinheitlich sind und darüber hinaus der Wirkmechanismus vieler Pharmaka in Bezug auf die Auslösung von Schwindel unklar ist, gibt es derzeit keine befriedigende Klassifizierung des pharmakogenen Schwindels:

— Pharmaka mit bekannten direkten ototoxischen Wirkungen wie z. B. Aminoglykoside, die zu einer direkten Schädigung der Typ-I-Haarzellen führen (▶ Abschn. 2.5),
— Pharmaka wie z. B. Antikonvulsiva (Carbamazepin, Diphenylhydantoin), die zu dosisabhängigem Schwankschwindel meist mit zentralen Okulomotorikstörungen führen. Obwohl sie – nach ihrem Wirkprinzip – auf alle Neurone des ZNS einwirken (Übersicht in: Rascol et al. 1995; Cianfrone et al. 2011), zeigen sich meist zerebelläre Störungen (Esser und Brandt 1983; Moreno-Rius 2019).

Bei Letzteren findet man in der klinisch-neurologischen Untersuchung häufig eine allseits sakkadierte Blickfolge oder einen allseitigen Blickhaltedefekt (▶ Abschn. 1.3). Augenbewegungsstörungen als pharmakologische Nebenwirkung oder Intoxikationszeichen finden sich v. a. bei Hydantoinen, Barbituraten, Carbamazepin, Benzodiazepinen, Amitriptylin und Alkohol, die zum Teil gleichartig, zum Teil unterschiedlich am Labyrinth, Hirnstamm und/oder Kleinhirn angreifen. Dies sind Augenbewegungsstörungen wie Lage-, Blickrichtungs-, Downbeat-Nystagmus sowie sakkadierte Blickfolge, Sakkadenverlangsamung, Störungen der Fixationssuppression des VOR bis hin zu Ophthalmoplegien. Als möglicher gemeinsamer Wirkmechanismus der meisten pharmakologisch induzierten Augenbewegungsstörungen wurde eine Funktionsstörung v. a. des vestibulozerebellären Flokkulusregelkreises diskutiert (Esser und Brandt 1983).

Relevant sind auch Antihypertensiva und Diuretika, da diese zu einer orthostatischen Dysregulation, die von vielen Patienten als kurz dauernder Schwankschwindel nach dem Aufrichten empfunden wird (Kim et al. 2019), und zu Stürzen führen können (Tinetti 2002). Hier lässt sich die Diagnose meist mittels Schellong-Test bzw. Kipptisch-Untersuchung stützen. In der Tabelle ist eine Auswahl von Substanzgruppen, die Schwindel als unerwünschte Wirkung zeigen, zusammengefasst.

Insbesondere bei älteren Patienten kann Schwindel als Nebenwirkung z. B. kardiovaskulär oder zentralnervös wirksamer Medikamente auftreten (Shoair et al. 2011).

> **Übersicht**
>
> **Auswahl von Pharmakagruppen mit Schwindel als möglicher unerwünschter Wirkung**
> - Nervensystem und Bewegungsapparat:
>   - Antiepileptika
>   - Analgetika
>   - Tranquillizer
>   - Muskelrelaxanzien
>   - Hypnotika
>   - Antiemetika
>   - Antidepressiva
>   - Anticholinergika
>   - Dopaminagonisten
>   - Antiphlogistika
>   - Lokalanästhetika
> - Hormone:
>   - Kortikosteroide
>   - Antidiabetika
>   - Geschlechtshormone
>   - Antikonzeptiva
> - Entzündungen:
>   - Antibiotika
>   - Tuberkulostatika
>   - Anthelminthika
>   - Antimykotika
> - Herz, Gefäße, Blut:
>   - Betarezeptorenblocker
>   - Antiarrhythmika
>   - Vasodilatoren/Vasokonstriktoren
>   - Antikoagulanzien
> - Niere und Blase:
>   - Diuretika
>   - Spasmolytika
> - Atmungsorgane:
>   - Expektoranzien
>   - Antitussiva
>   - Bronchospasmolytika
>   - Mukolytika
> - Verschiedenes:
>   - Antiallergika
>   - Prostaglandine
>   - Röntgenkontrastmittel

6.3 Traumatische Schwindelsyndrome

■■ Einteilung

Schwindel ist nach Kopf- und Nackenschmerz die häufigste, auch chronische Komplikation eines leichten Schädel-Hirn-Traumas (SHT) (Friedman 2004; Kashluba et al. 2006; Schütze et al. 2008; Akin et al. 2017; Mucha et al. 2018) oder einer HWS-Distorsion (Ernst et al. 2005). Wenn nicht radiologisch eine Felsenbeinfraktur mit Hämatotympanon oder Luft im Labyrinth (Pneumolabyrinth) oder klinisch eine Hirn- oder Hirnstammkontusion gesichert sind, ergeben sich bei Schwindel nach einem SHT als erste Fragen:

- Handelt es sich um einen organischen oder einen funktionellen Schwindel (Staab 2006)?
- Welcher Mechanismus (peripher oder zentral vestibulär, funktionell) liegt dem Schwindel zugrunde?

Anerkannte posttraumatische Schwindelformen sind:
- BPPV,
- ein- oder beidseitige periphere vestibuläre Störung bis hin zum Labyrinthausfall (z. B. durch eine Labyrinthkontusion oder Felsenbeinfraktur) (❏ Abb. 6.3 und 6.4),

6

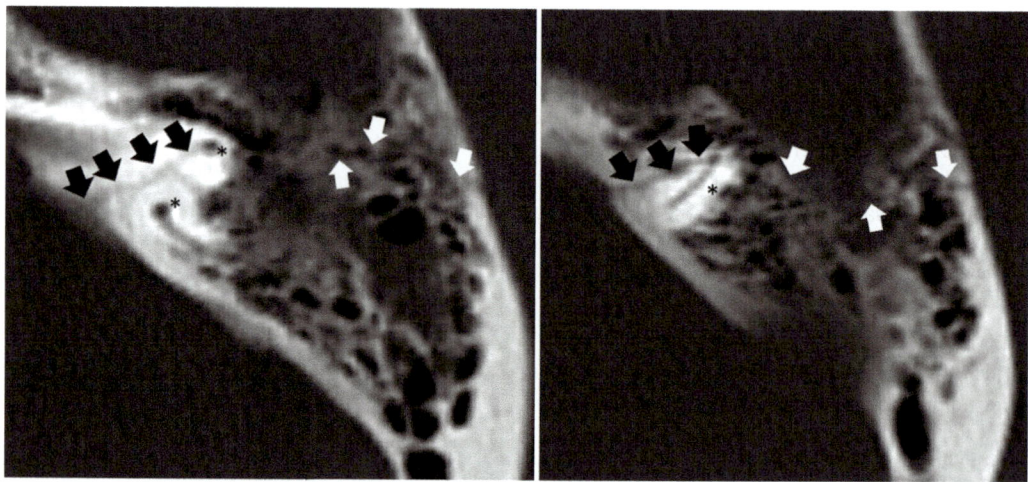

■ **Abb. 6.3** Felsenbeinlängsfraktur links (*schwarze* und *weiße Pfeile*) durch anterioren* Bogengang

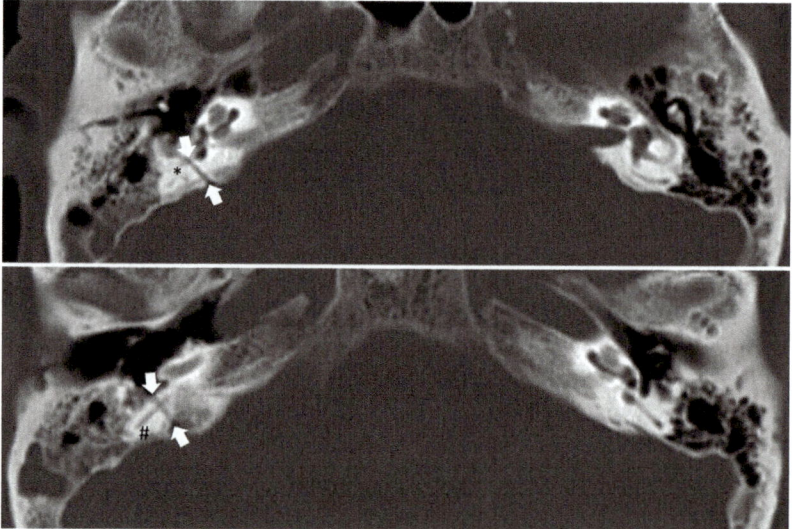

■ **Abb. 6.4** Felsenbeinquerfraktur rechts (*Pfeile*) durch horizontalen* und posterioren# Bogengang

— Syndrome des dritten mobilen Fensters (z. B. Bogengangsdehiszenzen, die zu einer pathologischen Druckübertragung führen),
— Schwindel durch Barotrauma mit unterschiedlichen Manifestationen sowie
— akutes zentrales vestibuläres Syndrom bei traumatischer Vertebralisdissektion oder Hirnstammkontusion mit Nachweis zentraler klinischer Zeichen.

Häufig wird fälschlich ein „zervikaler Schwindel" nach HWS-Distorsionstrauma als Ursache der Schwindelbeschwerden diagnostiziert. Ob es diese Schwindelform überhaupt gibt, und was der Pathomechanismus sein könnte, wird weiterhin unterschiedlich eingeschätzt. Wahrscheinlich kommt es jedoch in vielen Fällen eines Schädel- oder HWS-Distorsionstraumas als Ursache des Schwindels zu einer Absprengung von Otokonien (auch ohne BPPV) mit einem posttraumatischen Otolithenschwindel in Form von passagerer Gang- und Standunsicherheit für einige Tage (nicht über Wochen oder chronisch).

Die Therapie sollte – nach Aufklärung über Art und Ursache der Beschwerden – in den meisten Fällen Krankengymnastik mit Gleichgewichtstraining beinhalten unter Berücksichtigung spezifischer Aspekte zur Behandlung eines BPPV, Schädigung des VOR oder zentraler vestibulärer Syndrome mit Stand- und Gangstörungen (Hoffer et al. 2004; Herdman und Clendaniel 2014).

6.3.1 Traumatische periphere vestibuläre Schwindelformen

■■ Posttraumatischer BPPV

Der häufigste periphere labyrinthäre Schwindel ist der BPPV (▶ Abschn. 2.3, ▣ Abb. 2.27), mit kurzen durch Kopflagerung auf das betroffene Ohr oder Kopfbewegungen relativ zur Schwerkraft auslösbaren Drehschwindelattacken und typischem meist vertikal torsionellem, innerhalb von Sekunden erschöpflichem Crescendo-Decrescendo-Nystagmus beim posterioren Kanal BPPV (▶ Abschn. 2.3). Drehschwindel und Nystagmus treten nach Lagerung mit einer kurzen Latenz von Sekunden auf und sistieren oft vorübergehend nach wiederholten Lagemanövern.

Die Häufigkeit des traumatischen BPPV nach SHT wird in verschiedenen Studien sehr variabel mit 5–57% angegeben; im Mittel tritt er in ca. 25–28% auf (Davies und Luxon 1995; Hoffer et al. 2004; Gordon et al. 2004; Motin et al. 2005; Luryi et al. 2018). Im Vergleich zum idiopathischen BPPV ist er häufig beidseitig (und oft asymmetrisch) (32% vs. 19%), relativ häufiger bei jüngeren Patienten (mittleres Alter

40–61 Jahre), mit einem Überwiegen der Männer (40% vs. 27%) (White et al. 2005; Haripriya et al. 2018; Luryi et al. 2018). Gelegentlich sind auch Kinder betroffen. In zwei Drittel der Fälle ist der posteriore Bogengang auslösend, in einem Drittel der horizontale (Ahn et al. 2011).

Das Intervall zwischen Kopf- oder Schleudertrauma und Manifestation des BPPV kann Tage bis mehrere Wochen betragen. Möglicherweise lösen sich Otokonien vom Makulabett zweizeitig oder verbleiben zunächst noch im endolymphatischen Utrikulusraum, bis sie später in den Bogengang gelangen und den typischen Lagerungsschwindel auslösen. Dies kann auch gutachterlich von Bedeutung sein. Die Patienten klagen gelegentlich unmittelbar nach dem Trauma über Schwankschwindel und Gangunsicherheit („Gehen wie auf einer Matratze"), wahrscheinlich bedingt durch einen „posttraumatischen Otolithenschwindel", bevor dann die typischen Symptome des BPPV auftreten. Traumatischer BPPV wurde wiederholt auch nach neuro- oder kieferchirurgischen Eingriffen und HNO-Operationen (Chiarella et al. 2007) sowie Zahneingriffen (Chang et al. 2016) beschrieben.

Pathophysiologie und Therapie entsprechen denen des idiopathischen BPPV. Die Therapie mit Befreiungsmanövern muss bis zur Beschwerdefreiheit signifikant länger durchgeführt werden als beim idiopathischen BPPV (Ahn et al. 2011), z. T. wegen des häufigeren bilateralen Auftretens, ist aber gleich effizient (Suarez et al. 2011; Luryi et al. 2018). Zur Rezidivrate beim traumatischen BPPV gibt es unterschiedliche Angaben, sie ist aber offenbar nicht höher als beim idiopathischen (Ahn et al. 2011; Brandt et al. 2006, 2010; Suarez et al. 2011; Luryi et al. 2018).

Auch bei dieser Ätiologie werden die verschiedenen Typen von Befreiungsmanövern (Sèmont/SemontPlus, Epley; ▶ Abschn. 2.3) zur Behandlung einer Canalolithiasis des posterioren Bogengangs mit Erfolg eingesetzt (Übersicht in: Bhattacharyya et al. 2017). Nach einer Woche Behandlung sind mehr als 90% der Patienten mit idiopathischem BPPV asymptomatisch (von Brevern et al. 2006), während bei den traumatischen Formen nach zwei Wochen 76% befreit waren (Luryi et al. 2018). Der seltener betroffene horizontale Bogengang wird z. B. mit einem modifiziertem Roll-Manöver und anschließend durch 12-Stunden-Liegen auf dem nicht-betroffenen Ohr befreit (▶ Abschn. 2.3; Übersicht in: Bhattacharyya et al. 2017). Therapieversagen ist sehr selten (<1%).

■■ Traumatischer Labyrinthausfall

Durch eine unilaterale Felsenbeinfraktur oder Blutung (vestibulocochleäre Funktionsstörungen bei Querfrakturen häufiger als bei Längsfrakturen) kann es zu einer direkten Schädigung des vestibulären Nervs oder des Labyrinths kommen mit
- über Tage anhaltendem heftigem Drehschwindel,
- horizontal torsionellem peripherem vestibulärem Spontannystagmus zur nichtbetroffenen Seite,
- Stand- und Gangunsicherheit sowie
- Übelkeit und Erbrechen.

Die klinische Symptomatik und der Befund entsprechen dem einer akuten unilateralen Vestibulopathie (▶ Abschn. 2.2).

Bei den *Felsenbeinfrakturen* können drei Formen differenziert werden: die gemischte Fraktur sowie die Längs- und die Querfraktur (Rafferty et al. 2006; Gladwell und Viozzi 2008):
- Felsenbeinlängsfrakturen mit Schädigung des Mittelohrs und Blutung aus dem Ohr sind häufiger (◘ Abb. 6.3),
- Felsenbeinquerfrakturen (◘ Abb. 6.4) mit Labyrinthläsion und daraus resultierendem Drehschwindel und Hörverlust sowie möglicher Schädigung des N. facialis sind etwas seltener.

Bei direktem Trauma des Felsenbeins und entsprechender Symptomatik mit Drehschwindel und Hörminderung, aber ohne makroskopisch und röntgenologisch nachweisbare Schädigung, spricht man von einer *Labyrinthkontusion*.

Die erste Phase des manifesten Funktionsverlusts ist – typisch für ein akutes vestibuläres Syndrom (AVS) – durch ein schweres Krankheitsgefühl mit andauerndem Drehschwindel, Übelkeit und Erbrechen gekennzeichnet, was langsam über zwei bis drei Wochen abklingt. Bettruhe und Antivertiginosa (z. B. Dimenhydrinat, Vomex A® Supp.) sollten genau wie beim AVS nur innerhalb der ersten ein bis drei Tage bei schwerer Übelkeit und Brechreiz verordnet werden, da sie die zentrale Kompensation verzögern. Sobald wie möglich sollten vestibuläre Trainingsprogramme zum Einsatz kommen, die die zentrale vestibulospinale Kompensation beschleunigen und verbessern (Übersicht in: Sulway und Whitney 2019; Tjernstrom et al. 2016). Eine Behandlung mit Glukokortikoiden (Methylprednisolon, z. B. Urbason®) ist bei traumatischer Genese wegen der Ödembildung in den meisten Fällen für einige Tage indiziert.

Schwindel, Oszillopsien und Hörminderung sind auch häufige Komplikationen militärischer oder terroristischer Explosionstraumata (Scherer et al. 2007) und können progredient verlaufen (Hoffer et al. 2010).

Davon abzugrenzen ist das „milde oder leichte SHT": Hier fanden sich in der neurootologischen Testung des horizontalen Bogengangs in 3–21% pathologische Befunde für die kalorische Prüfung (Zhou und Brodsky 2015), für den Video-HIT des horizontalen Bogengangs in einer anderen Fallserie in keinem Fall (Alshehri et al. 2016). Otolithenfunktionsstörungen wurden in 29% (Scherer et al. 2011) bis 52% (Akin et al. 2017) beschrieben mit pathologischen cVEMP-Befunden in 25–32% (Ernst et al. 2005; Lee et al. 2011). Sportbedingte Kontusionen bei Kindern und Jugendlichen führten bei ausführlicher neurootologischer Testung der Otolithen in 18% zu Auffälligkeiten der cVEMP und in 13% der SVV-Untersuchung (Zhou und Brodsky 2015).

■■ Traumatische Syndrome des dritten mobilen Fensters: Bogengangsdehiszenzen und die sehr seltene Perilymphfistel

Die häufigsten Ursachen für traumatische Syndrome des dritten mobilen Fensters (▶ Abschn. 2.6) sind ein mittelgradiges bis schweres direktes SHT mit Fraktur des Felsenbeins oder ein Barotrama (Maitland 2001; Mucha et al. 2018). Normalerweise findet sich im Mittelohr Luft mit atmosphärischem Druck, wobei die Belüftung vom Nasopharynx über die Eustachii-Tube erfolgt. Bei Belüftungsstörungen der Eustachii-Tube kommt es zu schmerzhaften Druckgradienten an Trommelfell und Mittelohr. Im Rahmen eines SHT kann es zu extremen Druckanstiegen im Mittelohr kommen und dadurch zu einem Defekt am runden und ovalen Fenster oder seltener zu einer Luxation der Stapesfußplatte in Richtung Innenohr mit pathologischer Druckübertragung auf den Perilymphraum oder mit einem Pneumolabyrinth (Sarac et al. 2006; Hatano et al. 2009).

Die Druckänderungen können auch zur Entstehung einer Dehiszenz des anterioren Bogengangs (Superior Canal Dehiscence Syndrome, SCDS) führen (Übersicht in: Ward et al. 2017). Typische Symptome sind (▶ Kap. 2, ◘ Abb. 2.61):
– meist durch Druckänderungen (Husten, Pressen, Niesen, Heben schwerer Lasten) ausgelöste Schwindelattacken, teilweise mit Oszillopsien,
– fluktuierende Hörminderung,
– Autophonie, d. h. körpereigene Geräusche werden im betroffenen Ohr stärker wahrgenommen und zwar aufgrund einer gesteigerten Knochenleitung,
– Ohrdruck,
– Tinnitus, oft pulssynchron.

Die Beschwerden können auch kopflageoder bewegungsabhängig sein wie bei Syndromen des dritten mobilen Fensters anderer Ätiologie (Maitland 2001; Bourgeois et al. 2005; Young et al. 2019) (▶ Abschn. 2.6). Im hochauflösenden CT des Felsenbeins lässt sich die Ätiologie (z. B. knöcherner Defekt des anterioren Bogengangs) meist nachweisen. Sieht man hier nach einem Trauma Luft im Labyrinth (Pneumolabyrinth), spricht dies ebenfalls für die Diagnose (Tsubota et al. 2009).

Klinisch kann man den Schwindel entweder einem Bogengangtyp mit Drehschwindel und Nystagmus sowie Oszillopsien zuordnen oder aber einem Otolithentyp mit Schwankschwindel, Stand- und Gangstörung besonders bei linearen Kopfbeschleunigungen (Aufstehen, Gehen). Zum Schwindel vom Otolithentyp kann es auch durch eine Luxation der Stapesfußplatte ohne kontinuierliches Perilymphleck kommen, indem eine mechanische Stimulation der Otolithen durch eine luxierte Stapesfußplatte während des akustisch ausgelösten Stapediusreflexes erfolgt (otolithisches Tullio-Phänomen). Dabei werden paroxysmale Erregungen des anterioren Bogengangs bei SCDS (vertikal-torsioneller Nystagmus, Oszillopsien und Fallneigung) oder Otolithensymptome (Kopfneigung und Standunsicherheit) durch laute Töne bestimmter Frequenzen induziert (Tullio-Phänomen).

■ Wichtig für die klinische Praxis
Der Terminus Perilymphfistel (PLF) impliziert eine direkte Verbindung des Perilymphraums mit einem anderen Raum, was zum Verlust der Perilymphe führt. Diese (Fehl)Diagnose wurde früher und wird immer noch viel zu häufig gestellt. Diagnose und Therapie der PLF werden weiterhin kontrovers diskutiert (Deveze et al. 2018). Die aktuelle Klassifikation ist in ▶ Abschn. 2.6, ▶ Tab. 2.6 zusammengefasst. Neben den o. g. Tests wie bei anderen Syndromen des

dritten mobilen Fensters und der Bildgebung des Felsenbeins hat sich die Bestimmung von Cochlin-Tomoprotein als diagnostisch sehr hilfreich erwiesen, um tatsächlich den Austritt der Perilymphe nachzuweisen (Ikezono et al. 2018).

In der Mehrzahl der Fälle kommt es unter zunächst konservativer Therapie mit mehrtägiger Bettruhe bei Kopfhochlagerung und Vermeidung von Druckänderungen (evtl. Gabe von Abführmitteln) zur Heilung. Versagt die konservative Therapie, nehmen die Hörminderung oder die vestibulären Symptome zu, so ist eine explorative Tympanoskopie oder bei der Dehiszenz ein sog. Plugging oder Capping angezeigt (▶ Abschn. 2.6).

▪▪ Alternobarischer Schwindel

Durch rasche Druckänderungen im Mittelohr – vorwiegend während der Dekompression beim Tauchen (Klingmann et al. 2006) oder beim Fliegen (Subtil et al. 2007) – kann es zu einem passageren Drehschwindel, dem sog. alternobarischen Schwindel kommen. Zu Beginn des Drehschwindels und Nystagmus, der nach Sekunden bis Stunden spontan abklingt, wird ein Völlegefühl im Ohr angegeben. Der akute Drehschwindel spricht für eine inadäquate Bogengangstimulation, die durch einen akuten asymmetrischen Überdruck im Mittelohr mit Druck auf das runde und ovale Fenster ausgelöst wird (Molvaer und Albrektsen 1988), entsprechend dem Mechanismus bei den Syndromen des dritten mobilen Fensters.

Ein besonderer Risikofaktor zur Auslösung eines alternobarischen Schwindels sind Dysfunktionen der Eustachii-Tube (Uzun 2005). Frauen haben offenbar ein größeres Risiko, beim Tauchen alternobarischen Schwindel zu entwickeln (Klingmann et al. 2006). Retrospektive Studien fanden keine Hinweise dafür, dass dieser Schwindel zu lebensbedrohlichen Situationen unter Wasser führt.

▪▪ Otolithenschwindel

Der traumatische Otolithenschwindel kommt wahrscheinlich häufiger vor als allgemein an-

genommen (Brandt und Daroff 1980; Ernst et al. 2005). Patienten beschreiben oft unmittelbar nach einem SHT oder auch nach einer Latenz typische Otolithenfunktionsstörungen:

- Schwankschwindel, der bei Kopf- und Körperbewegungen sowie beim Gehen verstärkt wird,
- Oszillopsien bei Kopfbewegungen sowie
- Stand- und Gangunsicherheit (wie „auf einem Wasserkissen"),

Wahrscheinlich kommt es durch die traumatischen Beschleunigungen, wie im Tierexperiment gezeigt, zu einer Absprengung von Otokonien und infolgedessen Seitendifferenzen der Otolithenmasse. Wegen der Seitendifferenz der Otolithengewichte können vorübergehend auch Raumorientierungsstörungen auftreten.

Tests zur Otolithenfunktion, wie die c/oVEMP und die Bestimmung der SVV, wurden bislang nach SHT nur vereinzelt durchgeführt. Nach Explosionsschalltrauma wurden in 29–52% Otolithenfunktionsstörungen nachgewiesen (Scherer et al. 2011; Akin et al. 2017). Bei Schwindel infolge eines stumpfen SHT wurden in 25–32% pathologische cVEMP gesehen (Ernst et al. 2005; Lee et al. 2011).

Meist gleicht dann die zentrale Kompensation die Otolithenimbalance innerhalb von Tagen bis wenigen Wochen wieder aus, Schwankschwindel bei Kopfbewegungen und Gangataxie klingen ab. Kommt es zu chronischen Beschwerden, muss differenzialdiagnostisch an einen sekundären funktionellen Schwindel gedacht werden (Dieterich und Staab 2017) (siehe ▶ Kap. 5).

Hierbei ist zu berücksichtigen, dass ein SHT auch zu Regulationsstörungen im autonomen Nervensystem führen kann (Esterov und Greenwald 2017) mit einer Beeinträchtigung der vagalen Funktion von Herz (La Fountaine et al. 2011) und Kreislauf (Dobson et al. 2017), was ebenfalls zu einem transienten posttraumatischen Schwankschwindel beitragen kann. Erschwerend kommt hinzu, dass die neuronalen Netzwerke für Emotionen (v. a. Angst) mit denen für autonome und vestibuläre Funktionen überlappen (Balaban und Thayer 2001).

■ ■ **Posttraumatischer Endolymphhydrops**

Möglicherweise kann es nach einem SHT zu einer Fehlregulation von Endolymphe und damit zu einem Endolymphhydrops mit den typischen Meniére-ähnlichen Attacken kommen. Ernst et al. berichteten 2005 über einen verzögert aufgetretenen Endolymphhydrops bei 19% (12 von 63) der Patienten mit SHT (unklaren Schweregrads). Der Hydrops wurde mit Hilfe der Elektrochochleographie diagnostiziert, die in ihrer Bedeutung allerdings kontrovers diskutiert wird (Ciorba et al. 2017; Ziylan et al. 2016) und auch von der Bárány Gesellschaft nicht als valides Diagnosekriterium für den Morbus Menière angesehen wird (Lopez-Escamez et al. 2015).

6.3.2 **Traumatische zentrale vestibuläre Schwindelformen**

Die verschiedenen zentralen vestibulären Schwindelsyndrome werden durch Hirnstamm- oder Kleinhirnfunktionsstörungen im Rahmen einer Kontusion oder Blutung oder indirekt durch eine traumatische Vertebralisdissektion mit Ischämien im hinteren Strombahngebiet ausgelöst. Prinzipiell können, je nach Lokalisation der Läsion, alle Anteile des Hirnstamms und Zerebellums, vom Mittelhirn und Thalamus über die Brücke bis zur Medulla oblongata und zum Kleinhirn betroffen sein; relativ häufiger betroffen ist das Mesenzephalon.

Die Beschreibung der einzelnen Syndrome findet sich in ▶ Kap. 3.

Zusammen mit einer traumatischen Schädigung des peripheren vestibulären Systems werden gehäuft auch posttraumatische zentrale Okulomotorikstörungen beobachtet. In der akuten Phase nach dem Trauma (bis Tag 4) lag die Häufigkeit bei 5–45% (Tuohimaa 1978; Ernst et al. 2005), im weiteren Verlauf nach sechs Monaten und später bei 3–8% (Davies und Luxon 1995; Berman und Fredrickson 1975). Hierbei handelte es sich um Blickrichtungsnystagmus, gestörte Fixationssuppression des VOR und Blickfolgesakkadierung. Die häufigsten Beschwerden nach einem akuten SHT waren mit 58% ein Gefühl der Unsicherheit; 50% gaben Kopfschmerz und 40% Schwankschwindel an; das häufigste Defizit war eine Gangataxie bei 62%, die nur von der Hälfte der Patienten wahrgenommen wurde (Marcus et al. 2019). In den ersten 14 Tagen nach Sport-bedingtem SHT berichteten 47% über einen moderaten bis schweren Schwankschwindel, der mit stärkerer Gangunsicherheit und signifikant höheren Werten für Angst und Depression verbunden war im Vergleich zur Gruppe mit keinem bis mildem Schwindel (53%) (Hunt et al. 2021).

Auch wenn die Standard-MRT nur selten Abnormalitäten aufgrund eines SHT nachwiesen (Useche u. Bermudez 2018), konnten Darstellungen der Kortexverbindungen (mit „diffusion tensor imaging") doch mikrostrukturelle Axonschäden bei Patienten mit Bewusstseinsverlust (Hayes et al. 2015) sowie im Zusammenhang mit Sportverletzungen (Borich et al. 2013) identifizieren. Hier zeigten sich auch Marklagerläsionen bei mildem SHT mit Bewusstseinsverlust (Kraus et al. 2007; Hayes et al. 2015) sowie zerebrale Mikroblutungen und Axonschäden in Kombination mit peripheren vestibulären Funktionsstörungen (Gattu et al. 2016). Im Hinblick auf vestibuläre Symptome wiesen SHT-Patienten mit vestibulären Zeichen eine signifikant verminderte Faserdichte im Kleinhirn und Gyrus fusiforme im Vergleich zu denen ohne auf (Alhilali et al. 2014).

6

6.3.3 Traumatischer „zervikaler Schwindel"

Die Frage, ob es einen „zervikalen Schwindel" gibt, wird nach wie vor kontrovers diskutiert, wobei die Mehrzahl der Experten sich gegen diese „Entität" ausspricht (▶ Abschn. 6.7). Die Nackenafferenzen sind nicht nur bei der Koordination von Auge, Kopf und Körper beteiligt, sondern auch bei der Orientierung des Körpers im Raum und der Kontrolle der Haltung. Dies bedeutet, dass eine Reizung oder Läsion dieser Strukturen prinzipiell Schwindel auslösen könnte. Eine unilaterale lokale Anästhesie oder Durchtrennung der oberen Zervikalwurzeln führt im Tierexperiment beim Primaten (Makaken) zu einer Fallneigung durch vorübergehend ipsilateral erhöhten und kontralateral geminderten Muskeltonus der Extensoren sowie zu einem ipsilateralen Vorbeizeigen. Ein Lagenystagmus wird bei bestimmten Tieren mit unterschiedlicher Ausprägung (am stärksten beim Kaninchen, weniger bei der Katze) ausgelöst, nicht jedoch beim Rhesusaffen (de Jong et al. 1977). Dieser Lagenystagmus, der auf eine Tonusimbalance der oberen Zervikalwurzeln zurückgeführt wird, lässt sich beim Menschen ebenfalls nicht nachweisen. Bei Patienten mit C2-Wurzelblockaden (wegen zervikogener Kopfschmerzen) fand sich entsprechend der Tierversuche eine leichte Gangunsicherheit mit geringem ipsilateralen Gangabweichen und eine leichte ipsilaterale Zeigeataxie ohne Nystagmus und Okulomotorikstörung (Dieterich et al. 1993). Entsprechende Symptome wie Gangunsicherheit würde man beim zervikalen Schwindel passager erwarten, verbunden mit einem zervikovertebragenen Schmerz und einer Bewegungseinschränkung der Halswirbelsäule, nicht jedoch in Verbindung mit einem Drehschwindel, Spontan-, Lage- oder Provokationsnystagmus und nicht auf Dauer.

Passend zu diesen neurophysiologischen Befunden wurden einzelne Patienten beschrieben, die für wenige Tage im Zusammenhang mit einem akuten unilateralen schmerzhaften Zervikalsyndrom mit Bewegungseinschränkung über kopfbewegungsinduzierte, sehr kurze, sekundendauernde Attacken von Schwindel, Benommenheit und Standunsicherheit berichteten (Brandt und Huppert 2016). Ein Trauma war nicht vorausgegangen, sämtliche neurootologische Untersuchungen waren regelrecht, Hörstörungen wurden nicht angegeben.

Leider gibt es bislang keine validen Tests, um einen „zervikalen Schwindel" (Gangunsicherheit) festzustellen, da die durchgeführten Untersuchungsmethoden mit passiven Kopfdrehungen bei fixiertem Rumpf auch beim Gesunden mit gleicher Häufigkeit und Ausprägung einen Nystagmus auslösen (Holtmann et al. 1993), sodass diese auch heute noch vielerorts verwendeten Tests nicht aussagekräftig sind. Daher muss bei der Differenzialdiagnose immer eine sorgfältige otoneurologische Diagnostik erfolgen (Ernst et al. 2005), insbesondere wenn die Beschwerden nicht initial vorhanden waren, sondern erst im Verlauf auftreten. In diesem Fall ist an einen sekundären funktionellen (somatoformen) Schwindel zu denken, der je nach Komorbidität in bis zu ca. 50% der Patienten mit primär organischem Schwindelsyndrom auftreten kann (Eckhardt-Henn et al. 2008; Dieterich und Staab 2017).

6.3.4 Funktioneller Schwindel nach Trauma

Wenn Schwindel nach einem Schädel-Hirn- oder HWS-Distorsionstrauma lange Zeit persistiert, ohne dass krankhafte otoneurologische okulomotorische Befunde zu objektivieren sind oder diese die Symptome nicht ausreichend erklären, muss differenzialdiagnostisch an einen funktionellen Schwindel gedacht werden; die Diagnose kann allerdings nur dann gestellt werden, wenn sich dafür positive diagnostische Kriterien finden (▶ Kap. 5).

Der funktionelle Schwindel ist die häufigste Schwindelursache im neurologischen Krankengut. Dieser tritt oft sekundär nach organischen Schwindelformen wie nach einem SHT auf (Eckhardt-Henn et al. 2008). In Georgien z. B. wurde nach einem starken Erdbeben eine deutliche Zunahme des funktionellen Schwankschwindels be-

obachtet (Tevzadze und Shakarishvili 2007). Bei chronischen langjährigen Beschwerden muss differenzialdiagnostisch auch an ein Rentenbegehren o.ä. gedacht werden.

6.4 Bewegungskrankheit

▪▪ Klinik und Pathogenese

Die Bewegungskrankheit (◻ Abb. 6.5) entsteht akut während passiven Transports in Fahrzeugen mit spontaner Remission längstens innerhalb eines Tages nach Fortfall der

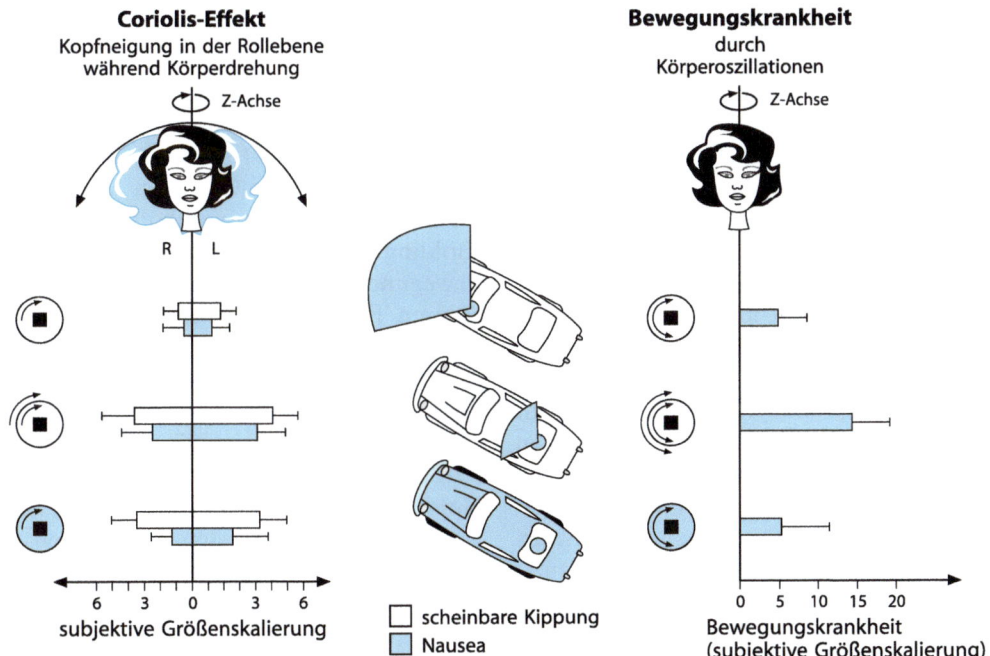

◻ **Abb. 6.5** Bewegungskrankheit durch Kopfbeschleunigungen in einem kombinierten Drehstuhl-/Drehtrommelsystem. Größenskalierung der Kippsensationen und Übelkeit durch seitliche Kopfneigungen während Körperrotation im Sitzen. Hierbei werden Coriolis-Effekte durch gekreuzt gekoppelte Beschleunigungen ausgelöst (links). Größenskalierungen der Bewegungskrankheit, ausgelöst durch 15 Minuten dauernde sinusförmige Winkeloszillationen des Körpers auf einem Drehstuhl mit einer Frequenz von 0,02 Hz und einer max. Winkelgeschwindigkeit von 100°/s (rechts). Die drei visuellen Bedingungen waren: Augen auf im Hellen (**oben**), Stuhl- und Trommelbewegungen mechanisch gekoppelt (**Mitte**), Augen auf in Dunkelheit (**unten**). Die experimentell ausgelöste Übelkeit war am größten, wenn die vestibulären und visuellen Bewegungsinformationen nicht übereinstimmten (kombinierte Stuhl-/Trommelrotation). Dies entspricht der Erfahrung in Fahrzeugen. Die Bewegungskrankheit ist am geringsten, wenn die Körperbeschleunigungen simultan visuell kontrolliert werden (Fahrersitz); die Bewegungskrankheit ist am stärksten, wenn die vestibulären Beschleunigungen der visuellen Information scheinbarer Unbewegtheit widersprechen (Rücksitz mit überwiegend stationären Kontrasten im Gesichtsfeld oder beim Lesen) (aus Brandt 1976; mit freundl. Genehmigung)

auslösenden Reizsituation. Das Vollbild der akuten, schweren Kinetose entwickelt sich über initiale Symptome wie

- Benommenheit,
- körperliches Unbehagen,
- Müdigkeit,
- periodisches Gähnen,
- Blässe,
- leichter Schwindel mit scheinbaren Umwelt- und Eigenbewegungen.

Unter Zunahme der Gesichtsblässe folgen kalter Schweiß, vermehrter Speichelfluss, Geruchsüberempfindlichkeit, Hinterkopfschmerzen, Oberbauchdruckgefühl und schließlich Nausea, Würgereiz und Erbrechen mit motorischen Koordinationsstörungen, Antriebs- und Konzentrationsminderung, Apathie und Vernichtungsangst (Money 1970; Golding 2016; Zhang et al. 2016). Die aktuellen diagnostischen Kriterien finden sich in: (Cha et al. 2021). Die Bewegungskrankheit, v. a. die Seekrankheit, ihre Auslöser, Symptome und mögliche Prävention waren in der Antike bereits gut bekannt, auch in ihrer Auswirkung auf historisch bedeutsame Seeschlachten (Huppert et al. 2017; ▶ Abschn. 6.8.1).

Bewegungskrankheiten entstehen nicht durch vestibuläre „Überreizung" bei starken Körperbeschleunigungen, sondern durch ungewohnte (d. h. unadaptierte) Bewegungsreize und v. a. durch intersensorische Wahrnehmungsinkongruenzen zwischen visuellem, vestibulärem und somatosensorischem System. Wichtigstes Konzept zum Verständnis der Pathogenese von Bewegungskrankheit ist die sog. Mismatch-Theorie (Reason 1978; Dichgans und Brandt 1978; Zhang et al. 2016), die besagt, dass der entscheidende Auslöser die Inkongruenz der Bewegungsmeldungen aus verschiedenen Sinneskanälen bzw. die Inkongruenz von erwarteter und tatsächlicher Sinnesreizung ist.

Es werden eine Reihe anderer hypothetischer Mechanismen diskutiert (Bertolini und Straumann 2016), z. B. dass die Raumorientierung des Geschwindigkeitsspeichers des VOR für die Auslösung der Be-

wegungskrankheit durch Kopfbewegungen eine Rolle spielt (Dai et al. 2007).

Bekannte Unterformen der Kinetose sind:

- Autoreisekrankheit (optisch-vestibulärer Reizkonflikt),
- Seekrankheit (ungewohnte komplexe Linear- und Winkelbeschleunigungen langsamer Frequenz <1 Hz),
- Simulatorkrankheit (optokinetische Bewegungskrankheit) und
- Raumfahrtkrankheit (Inkongruenz der Sinnesmeldungen von Otolithen, Bogengängen und visuellem System bei aktiven Kopfbewegungen in Mikrogravitation).

Epidemiologische Studien zeigen eine statistisch signifikante Assoziation von Migräne und Anfälligkeit für Bewegungskrankheit (Neuhauser und Lempert 2004; Evans et al. 2007; Cuomo-Granston und Drummond 2010) v. a. bei vestibulärer Migräne (Boldingh et al. 2011). Die Prävalenz der Bewegungskrankheit ist bei einigen vestibulären Erkrankungen höher, bei anderen wie der bilateralen Vestibulopathie geringer, möglicherweise dadurch, dass der „visuovestibuläre Mismatch" weniger ausgeprägt ist (Takahashi et al. 1997; Paillard et al. 2013; Murdin et al. 2015; Golding 2016; Golding und Patel 2017). Eine relevante Komorbidität der meisten vestibulären Erkrankungen mit erhöhter Anfälligkeiten gegenüber Bewegungskrankheit wurde auch in einer prospektiven epidemiologischen Studie bestätigt (Strupp et al. 2018). In dieser Studie, wie auch in der von Murdin et al. (2015), waren Patienten mit bilateraler Vestibulopathie nicht immun gegenüber Bewegungskrankheit, jedoch weniger anfällig. Schwangere sind besonders anfällig (Takov und Tadi 2019).

▪▪ ▶ Verlauf und Therapie

Trotz erheblicher interindividueller Resistenzunterschiede kann bei jedem Gesunden durch extreme Beschleunigungsreize (z. B. gekreuzt-gekoppelte Beschleunigungen: Coriolis-Effekte) Bewegungskrankheit ausgelöst werden (Money 1970). Die Angaben über die Häufigkeit von Kinetosen in verschiedenen Fahrzeugen schwanken zwischen 1–90%. Die Erkrankungsrate während der ersten Tage einer Atlantiküberquerung auf dem Schiff beträgt bei mäßigem Seegang 25–30%, während in kleinen Rettungsbooten oder Schwimmwesten 80% schwer seekrank werden, wodurch über einen zusätzlichen Wasser- und Elektrolytverlust die Überlebensaussichten gemindert werden. Frauen sind anfälliger als Männer, Kinder und jüngere Erwachsene anfälliger als Senioren. Säuglinge und Kleinkinder bis zu einem Jahr sind in hohem Maß resistent, offenbar, weil sie das visuelle System erst mit dem Erlernen des freien Stehens und Gehens zur dynamischen Raumorientierung benutzen und damit vorher nicht einem optisch-vestibulären Wahrnehmungskonflikt in Fahrzeugen unterliegen (Brandt et al. 1976; ▶ Abschn. 6.1). Ausfall der Labyrinthfunktion bedingt hohe Resistenz; Blindheit schützt jedoch nicht vor Bewegungskrankheit.

Die Bewegungskrankheit ist ein akutes Krankheitsbild. Übelkeit und Erbrechen entwickeln sich innerhalb von Minuten bis Stunden. Die Symptome zeigen eine spontane Remission in Stunden bis zu einem Tag nach Reizende. Dauert die Reizsituation an (Schiff, Raumfahrt), so kommt es innerhalb von 3 Tagen zu einer Erholung durch zentral vermittelte Anpassung (Habituation).

Die wirkungsvollste physikalische Prävention der Bewegungskrankheit besteht in einer Gewöhnung (Habituation) durch intermittierende Reizexposition (Koch et al. 2018), wobei diese Anpassung nur vorübergehend und beschleunigungsspezifisch ist, d. h. Resistenz gegenüber der Seekrankheit schützt nicht vor Flugkrankheit. Ist eine Resistenz durch „Vestibularistraining" nicht gegeben, so sollten während der Reizung durch Kopffixierung zusätzliche Beschleunigungen vermieden werden, die sich mit den Fahrzeugbewegungen komplex koppeln. Im Liegen ist die Anfälligkeit geringer als im Sitzen (Golding et al. 1995), auf dem Beifahrersitz vorne geringer als hinten (Takov und Tadi 2019).

In geschlossenen Fahrzeugen oder beim Lesen oder Bildschirm schauen auf dem Rücksitz eines Autos entsteht Bewegungskrankheit v. a. durch Körperbeschleunigungen, wenn das Sehen einer stationären Umwelt im Widerspruch zu den Labyrinthreizen steht. Durch adäquate visuelle Kontrolle der Fahrzeugbewegung kann die Bewegungskrankheit gegenüber der Bedingung „Augen zu" signifikant vermindert werden, während die Anfälligkeit bei vorwiegend stationären Fahrzeugkontrasten im Gesichtsfeld signifikant ansteigt (Dichgans und Brandt 1973; Probst et al. 1982).

Durch Antivertiginosa wie Dimenhydrinat oder Scopolamin können die Spontanaktivität von Vestibulariskernneuronen sowie die neuronale Frequenzmodulation unter Körperbeschleunigungen gehemmt werden, was die Anfälligkeit gegenüber Bewegungskrankheiten vermindert.

▪▪ Pragmatische Therapie

Möglichkeiten der physikalischen und medikamentösen Prävention (Bles et al. 2000; Shupak und Gordon 2006; Spinks und Wasiak 2011; Huppert et al. 2011; Murdin et al. 2011; Golding 2016; Leung und Hon 2019) sind in ◘ Tab. 6.2 und 6.3 angegeben.

Scopolamin ist als transdermales therapeutisches System (TTS) das bevorzugte Medikament zur Prophylaxe und muss als Pflaster wegen der verzögerten Wirkstofffreisetzung 4–6 Stunden vor Reiseantritt auf die Haut, z. B. hinter die Ohrmuschel, geklebt werden. Als transnasales Präparat war es in niedriger Dosis in einer RCT-Studie gut wirksam und zeigte keine sedierenden Nebenwirkungen (Simmons et al. 2010). Scopolamin ist wirksamer als Cinnarizin (Gil et al. 2012), Promethazin oder ein Antihistaminikum der ersten Generation, wie z. B. Dimenhydrinat. Die Antihistaminika der zweiten Generation (z. B. Cetirizin) sind

6

◼ **Tab. 6.2**   Physikalische Prävention von Bewegungskrankheiten

Maßnahmen	Ziele
Vorher	
Vestibularistraining durch wiederholte Reizexposition und aktive Kopfbewegungen, evtl. Simulatortraining	Bewegungsspezifische zentrale Habituation Ausnutzen des optisch-vestibulären Habituationstransfers
Akut	
Kopffixierung	Vermeidung zusätzlicher Beschleunigungen, die sich mit Fahrzeugbeschleunigungen komplex koppeln, z. B. Coriolis-Effekt
Kopfposition (zum Gravitationsvektor): - Schiff: liegend - Auto: liegend in Fahrtrichtung - Helikopter: sitzend	Ausnutzen der kopfachsenspezifischen Resistenzunterschiede gegenüber Beschleunigungen; Beschleunigungen entlang der Z-Achse sind am günstigsten
Evtl. Gegenregulation der durch Fahrzeugbeschleunigung ausgelösten Körperbewegungen (in die Kurve legen)	
Visuelle Kontrolle der Fahrzeugbewegung; falls nicht möglich: Augen zu	Vermeiden eines optisch-vestibulären Wahrnehmungskonflikts

◼ **Tab. 6.3**   Medikamentöse Prävention von Bewegungskrankheiten

Pharmaka	Nebenwirkungen
Antihistaminikum: 100 mg Dimenhydrinat (Vomex A®, Reisefit®, Superpep®)	Sedierung, vermindertes Reaktionsvermögen und verminderte Konzentrationsleistung, Mundtrockenheit, Verschwommensehen, Benommenheit
Belladonnaalkaloid: 0,5 mg Scopolamin als transdermales therapeutisches System (TTS), 4–6 h vor Reiseantritt, Wirkdauer bis zu 72 h, oder transnasale Applikation	

weniger sedierend, aber auch weniger wirksam bei Bewegungskrankheit (Leung und Hon 2019). Eine Verdoppelung der gewöhnlichen Einzeldosen (100 mg Dimenhydrinat, 0,6 mg Scopolamin) führt zu einer deutlichen Zunahme der zentralsedierenden Nebenwirkungen ohne wesentliche Verbesserung der Resistenz gegenüber Bewegungskrankheiten (Wood et al. 1966).

Eine Kombination aus Scopolamin und einem Sympathomimetikum wie Ephedrin, oder noch wirksamer Dextroamphetamin, verbessert die Wirkung und mindert die sedierenden Nebenwirkungen (Golding 2016). Wegen des bei Dextroamphetamin bestehenden Suchtpotenzials kommt diese Kombination aber nicht generell, sondern nur in seltenen Fällen in der Raumfahrt oder bei Militärflügen zum Einsatz (Leung und Hon 2019).

In schweren Fällen kann die Wirkung der Einzelsubstanzen auch durch Kombination eines Antihistaminikums mit einem Sympathikomimetikum (25 mg Atosil und

25 mg Ephedrin) erhöht werden (Wood und Graybiel 1970). Auch Phenytoin wurde gegen Bewegungskrankheit getestet (Knox et al. 1994), ist jedoch unter Abwägung der Nebenwirkungen nicht zu empfehlen (Murdin et al. 2011).

6.5 Mal-de-Débarquement-Syndrom

Als Mal-de-Débarquement-Syndrom (MdDS) wird eine meist nach längeren Schiffsreisen anschließend an Land auftretende verunsichernde Stand- und Gangunsicherheit mit scheinbar oszillierendem Wippen, Wackeln oder Schwanken des Körpers oder des Untergrundes benannt (▶ Kap. 5, ▣ Abb. 5.13) (Brown und Baloh 1987; Murphy 1993; Cha 2009); bei Gesunden auch als „Seemannsgang" bekannt. Diese Beschwerden können seltener auch durch passiven Fahrzeugtransport an Land oder durch längere Flüge ausgelöst werden. Bei manchen Menschen halten diese Beschwerden über Monate oder Jahre an, werden behandlungsbedürftig, sind häufig schwer therapierbar (van Ombergen et al. 2016; Canceri et al. 2018; Saha und Cha 2020).

Das Classification Committee der Bárány-Society hat ein Konsensusdokument mit folgenden diagnostischen Kriterien erarbeitet (Cha et al. 2020):

1. Nichtrotatorischer Schwindel mit oszillierenden, wippenden, wackelnden oder schwankenden Körpersensationen, die kontinuierlich oder die überwiegende Zeit des Tages bestehen.
2. Beginn innerhalb von 48 Stunden nach Beendigung einer längeren Exposition passiver Körperbewegungen.
3. Die Symptome können sich vorübergehend während erneuter passiver Körperbewegungen (z. B. Autofahrten) verringern.
4. Andauern der Symptome für länger als 48 Stunden.
5. Nicht besser erklärt durch andere Erkrankungen.

Ein MdDS wird als persistierend bezeichnet, wenn es über einen Monat anhält. Betroffene Individuen können Begleitsymptome wie räumliche Orientierungsstörungen, Bewegungsintoleranz, körperliche Erschöpfbarkeit, Kopfschmerzen oder Angst entwickeln. Mögliche Differenzialdiagnosen sind oszillierende Schwindelbeschwerden ohne vorhergehenden Bewegungsreiz, z. B. beim funktionellen Schwindel (▶ Kap. 5) oder im Zusammenhang mit Stress, Angsterkrankungen oder Depressionen (Mucci et al. 2018). Epidemiologisch sind eine erhöhte Anfälligkeit des weiblichen Geschlechts für das MdDS sowie eine erhöhte Komorbidität mit Migräne bekannt (Cha et al. 2018). Historische Beschreibungen des MdDS finden sich bereits in der griechischen und römischen Antike (Huppert et al. 2016) und bei Erasmus Darwin (1796) (▶ Abschn. 6.8).

▪▪ Pathophysiologie

Die pathophysiologischen Erklärungsversuche des MdDS sind vielfältig: Sie reichen von der spezifischen Erklärung einer Funktionsstörung des Geschwindigkeitsspeichers und des vestibulozerebellären Nodulus (Cohen 2019) über hypothetische „Pseudohalluzinationen" des vestibulären Gedächtnisses (Moeller und Lempert 2007), zu allgemeinen Vorstellungen abnormer Synchronisationen sensomotorischer Netzwerke (van Ombergen et al. 2016; Schepermann et al. 2019) oder (somatoformen) funktionellen Beschwerden.

Die natürlichen Bewegungsreize während eines Schifftransports zur See umfassen v. a. einen niederfrequenten Bereich von 0,1–0,4 Hz (Wawrzynski und Krata 2016), was auch der vorwiegenden Frequenz der empfundenen und der gemessenen Körperschwankungen bei Patienten mit MdDS entspricht (Dai et al. 2014; Cohen et al. 2018). In einem experimentellen Modell zur Auslösung der Symptome bei Gesunden fand sich ebenfalls ein signifikanter Gipfel in diesem niedrigfrequenten Körperschwankspektrum

6

(Schepermann et al. 2019), v. a. als Vorwärts-/Rückwärtsschwankungen. Im Vergleich der sog. Nacheffekte von Körperschwankungen nach unterschiedlichen oszillierenden Bewegungsreizen in der frontalen Roll- oder sagittalen Pitch-Ebene stellte sich heraus, dass die wirkungsvollsten Bewegungsreize zur Erzeugung von Nacheffekten nicht die sinusförmigen um eine Achse, sondern eher unvorhersehbare niedrigfrequente multidirektionale Bewegungsreize sind, z. B. generiert mit Hilfe einer Bewegungsplattform (◙ Abb. 6.6) (Schepermann et al. 2019). Dies widerspricht eher der Hypothese von Cohen et al. 2018, dass das Syndrom eine isolierte Funktionsstörung des vestibulozerebellären Systems in der Roll-Ebene durch Aktivierung des Geschwindigkeitsspeichers vestibulärer Neurone ist.

Für Veränderungen in den visuovestibulären kortikalen Netzen in Kombination mit einer deutlich vermehrten Aktivität im präfrontalen Kortex und Verminderung im Vestibulozerebellum – ähnlich wie bei Angsterkrankungen (Duval et al. 2015) und funktionellem phobischen Schwankschwindel (Popp et al. 2018; Huber et al. 2020) – sprechen aktuelle FDG-PET und funktionelle Konnektivitäts-MRT-Analysen beim transienten MdDS (Jeon et al. 2020).

Für den erfahrenen Kliniker ergeben sich in Bezug auf die Beschwerden und den Verlauf deutliche Ähnlichkeiten zu anderen chronischen Syndromen wie dem funktionellen Schwindel (► Kap. 5), Tinnitus, Spannungskopfschmerz oder neuropathischen Schmerzen, sodass ähnliche Mechanismen zugrunde liegen könnten.

▪▪ Therapie

Entsprechend der unterschiedlichen Hypothesen zur Pathophysiologie sind auch die

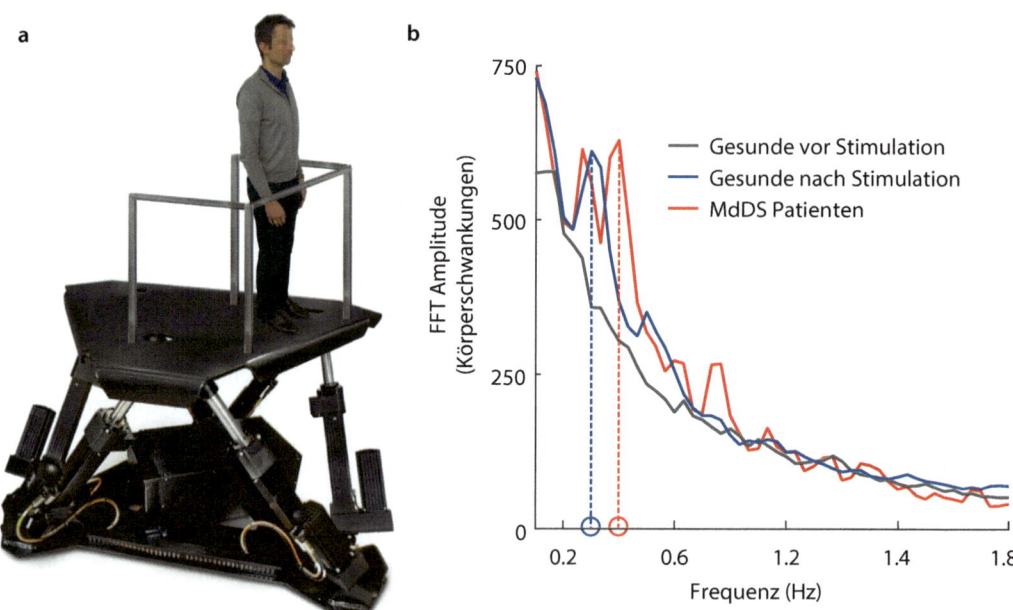

◙ **Abb. 6.6** Bewegungsplattform (Hexapot) zur simultanen Bewegungsreizung mit sechs Freiheitsgraden um jeweils drei rotatorische (yaw, pitch, roll) und translationale Achsen **a**. Vergleich der Vorwärtsrückwärts-Körperschwankungen (*FFT-Amplitude*) von Patienten mit MdDS zu gesunden Kontrollpersonen vor und 5 min nach einer 30-minütigen Reizung

b. Die Fourier-Analyse des Amplitudenspektrums der Körperschwankungen zeigt ein Maximum im niedrigen Frequenzbereich um 0,2 Hz (die Kreise auf der Abszisse geben den „peak" an), der für die Patienten und Kontrollpersonen übereinstimmt und weitgehend der vorwiegenden Frequenz der Plattformbewegung entspricht. (Mod. nach Schepermann et al. 2019)

therapeutischen Versuche und Empfehlungen vielfältig. Diese umfassen Medikamente wie Antidepressiva (v. a. SSRI) oder vorübergehend Tranquilizer, visuelle oder vestibuläre Bewegungsreizprogramme, nichtinvasive transkranielle Magnetstimulationen sowie „Neueinreichungen" des VOR (Cha et al. 2013; van Ombergen et al. 2016; Canceri et al. 2018; Cha et al. 2019; Cohen 2019). Solange überzeugende, kontrollierte, prospektive Therapiestudien fehlen, gilt auch hier die klinische Regel: „Je größer das therapeutische Angebot, desto unsicherer die Wirkung".

Die beste derzeitige Behandlung betroffener Patienten scheint uns die sorgfältige Anamnese und neurootologische Untersuchung zum Ausschluss anderer Erkrankungen zu sein, zusammen mit der Aufklärung des Patienten über den nicht bedrohlichen Charakter der Beschwerden mit dem Rat zu einer möglichst normalen Lebensführung und sportlicher Betätigung ohne Vermeidungsverhalten. Dies ist analog zum sekundären funktionellen Schwindel, zumal beide Erkrankungen sich sehr ähnlich sind.

6.6 Höhenschwindel und Akrophobie

Eine mehr oder minder unangenehme visuelle Höhenintoleranz wird im deutschsprachigen Raum als „**Höhenschwindel**" bezeichnet. Symptome sind eine visuell ausgelöste Stand- und Bewegungsunsicherheit mit interindividuell unterschiedlich starker Angst und vegetativen Begleitsymptomen beim Blick von Türmen, Leitern und Gebäuden, einer Klippe oder einem Gebirgsgrat. Die **Höhenphobie (Akrophobie)** gilt als schwerste Form dieses unterschiedlich stark ausgeprägten Spektrums. Im angloamerikanischen Sprachraum wird die Bezeichnung „height vertigo" zwar verstanden, jedoch kaum verwendet; hier spricht man

einheitlich von „fear of heights" oder „acrophobia", obwohl letztere eine psychiatrisch definierte „spezifische Phobie" ist. Diese sprachlichen Unterschiede erfordern v. a. für den wissenschaftlichen Gebrauch eine differenzierte Definition mit Graduierung von Anfälligkeit und Schweregrad.

■ ■ **Definitionen und Graduierungen der Höhenschwindelanfälligkeit**
Grundsätzlich ist der Höhenschwindel mit einer unterschiedlich starken Vermeidungsangst exponierender Höhenreize eine nützliche Reaktion zur Vermeidung von Angst- oder Panikattacken und auch lebensbedrohlichen Abstürzen. Für viele Tierspezies und den Menschen bestehen eine weitgehend genetisch bestimmte Angst und ein Vermeidungsverhalten bei visueller Annäherung an eine Klippe oder einen Abgrund („visual-cliff-phenomen", Walk et al. 1957). Eine visuelle Höhenintoleranz ist demnach physiologisch und muss von der pathologischen, irrationalen Akrophobie unterschieden werden.

Beim Blick in die Tiefe baut sich der Höhenschwindel erst mit einer Verzögerung von Sekunden auf; nach Fortfall der auslösenden Reizsituation klingt er rasch wieder ab. Es gibt eine physiologische Erklärung für Standunsicherheit und Schwindel durch die optischen Reizbedingungen beim Blick von freistehenden Gebäuden (Bles et al. 1980; Brandt et al. 1980). Die physiologische visuelle Höhenintoleranz ist eher ein „Distanzschwindel", hervorgerufen durch „visuelle Destabilisierung" der aufrechten Haltung, wenn der Abstand zwischen Auge und den nächsten Kontrasten im Gesichtsfeld eine kritische Distanz erreicht (◘ Abb. 6.7). Kopf- und Körperschwankungen können dann visuell nicht mehr korrigiert werden, da die Bewegungen wegen der unterschwellig kleinen retinalen Bildwanderung sensorisch nicht registriert werden. Die vestibulären und somatosensorischen Meldungen über eine Verschiebung des Körper-

6

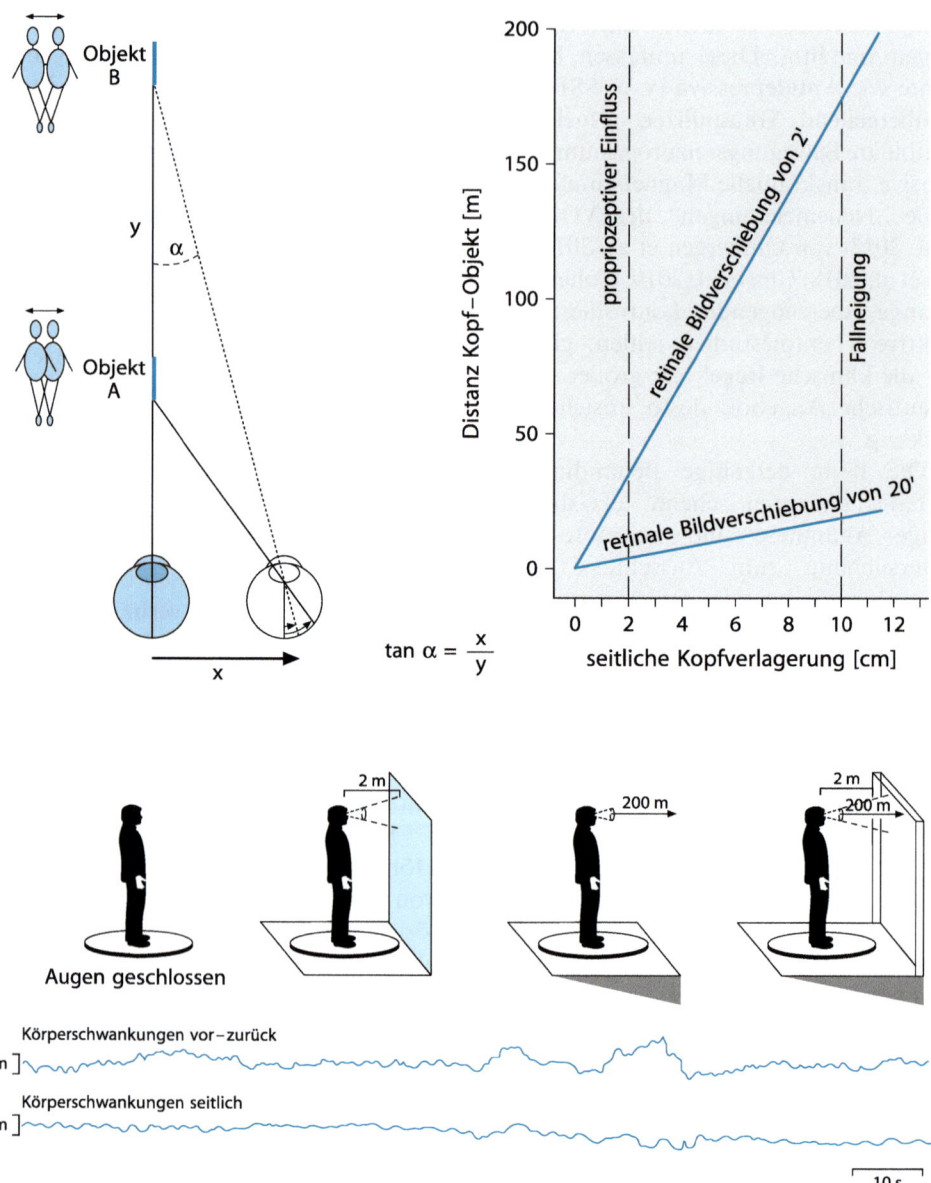

$$\tan \alpha = \frac{x}{y}$$

□ **Abb. 6.7**   Die geometrische Analyse zeigt, dass Kopfschwankungen gegenüber der Umwelt schlechter visuell detektiert werden, wenn der Abstand zwischen Augen und stationären Umweltkontrasten ansteigt. Wenn Objekte fixiert werden, gilt dieselbe geometrische Beziehung sowohl für die efferente als auch für die reafferente Wahrnehmung der durch Kopfschwankungen ausgelösten Augenbewegungen. Tatsächlich kommt es unter solchen visuellen Bedingungen zu einer Verstärkung der posturographisch messbaren Körperschwankungen (unten). Die vor-/rückwärts und seitlichen Körperschwankungen sind minimal für die Bedingung »Augen auf« vor einer strukturierten Wand im Abstand von 2 m, maximal beim Blick in die Ferne ohne nahe Kontraste. Sobald beim Blick in die Ferne in der Gesichtsfeldperipherie nahe stationäre Kontraste angeboten werden, wird dies wieder zur visuellen Standkontrolle benutzt (aus Brandt et al. 1980; mit freundl. Genehmigung)

schwerpunkts über der Standfläche stehen dann im Widerspruch zu der visuellen Information erhaltener Körperstabilität. Unter solchen Reizbedingungen sind die Körperschwankungen messbar vergrößert und v. a. die visuellen Haltungsreflexe auf Störimpulse so beeinträchtigend, dass eine reale Fall- oder Absturzgefahr besteht. Aus diesem Mechanismus lassen sich kritische Reizparameter der Auslösung und auch praktische Hinweise zur Prophylaxe ableiten (◘ Tab. 6.5).

Zur Vermeidung einer konzeptionellen Verwirrung sollte man physiologische und psychopathologische Mechanismen bei einer Höhenexposition unterscheiden; hier haben sich drei Begriffe bewährt (◘ Tab. 6.4) (Brandt et al. 2012; Brandt und Huppert 2014):

1. eine **physiologische Stand- und Gangunsicherheit bei Höhenexposition** durch eine gestörte visuelle sensomotorische Gleichgewichtskontrolle, wenn die Distanz zwischen stationären Umweltkontrasten zu groß wird, um Körperschwankungen zu entdecken;

2. eine mehr oder weniger ausgeprägte unangenehme visuelle **Höhenintoleranz** mit der Befürchtung, das Gleichgewicht zu verlieren oder zu fallen, ohne dass jedoch die Kriterien einer spezifischen Phobie erfüllt werden;

3. die **Akrophobie** als spezifische Phobie entsprechend der Klassifikationskriterien des ICD-10 (International Classification of Diseases) und des DSM-V (Diagnostic and Statistical Manual of Mental Disorders) als schwerste Reaktion im Gesamtspektrum des Höhenschwindels. Wegen der Beschwerden und Einschränkung der Lebensqualität durch ein ausgeprägtes Vermeidungsverhalten wird hier eine Psychotherapie empfohlen (World Health Organisation 1993; American Psychiatric Association 2013).

Bislang gebräuchliche Fragebögen zur Beurteilung der Anfälligkeit für Höhenschwindel beruhen entweder auf Selbsteinschätzungen und dem Verhalten während Höhenexposition (Cohen 1977) oder der Interpretation kognitiver Reaktionen (Steinman und Teachman 2011). Auf der Basis unterschiedlicher epidemiologischer und phänomenologischer Studien wurde ein kurzer Fragebogen entwickelt (visual Height Intolerance Severity Scale, vHISS), der eine kontinuierliche quantitative Abschätzung der Schwere einer visuellen Höhenintoleranz in Form einer metrischen Intervallskala von 0–13 und auch die Differenzierung einer Neigung zur Akrophobie erlaubt (Huppert et al. 2017).

◘ **Tab. 6.4** Formen physiologischer und psychopathologischer Reaktionen auf eine visuelle Höhenexposition. (Mod. nach Brandt und Huppert 2014)

Terminus	Prävalenz	Mechanismus	Klinische Relevanz
Physiologische visuelle Stand- und Gangunsicherheit	100%	Gestörte visuelle Gleichgewichtskontrolle	Keine
Visuelle Höhenintoleranz	28%	Unangenehme Unsicherheit und Angst bei Höhenexposition	etwa 50% der Betroffenen
Akrophobie	3–6%	Spezifische Phobie	100% (Psychotherapie/Verhaltenstherapie empfohlen)

6

▪ ▪ Epidemiologie und Anfälligkeiten im Altersverlauf

Erste historische Beschreibungen von Schwindel und Höhenangst finden sich in antiken chinesischen, römischen und griechischen Texten (▶ Abschn. 6.8.2) (Bauer et al. 2012; Huppert et al. 2013b; Huppert und Brandt 2018; Huppert et al. 2020). Die meisten klinischen epidemiologischen Studien konzentrieren sich auf die Symptome einer Akrophobie ähnlich den Charakteristika von Panikattacken. Die Akrophobie hat eine Lebenszeitprävalenz von 3,1–6,4% (Agras et al. 1969; Curtis et al. 1998; Becker et al. 2007; Stinson et al. 2007; Depla et al. 2008; Oosterink et al. 2009; LeBeau et al. 2010; Kapfhammer et al. 2015). In zwei repräsentativen deutschlandweiten Studien (N = 3517; N = 2012) lag diese für die breiter definierte visuelle Höhenintoleranz des Erwachsenen bei 28% (Huppert et al. 2013a; Kapfhammer et al. 2016). Die wesentlichen Ergebnisse waren:

- Die Prävalenz einer visuellen Höhenintoleranz beträgt in der Allgemeinbevölkerung 28% (Frauen: 32%; Männer: 25%).
- Höhenintoleranz entsteht am häufigsten in der zweiten Dekade (30%); die Erstmanifestation kann jedoch über die gesamte Lebensspanne auftreten.
- Die Besteigung eines Turms ist der häufigste initial auslösende Reiz, gefolgt von Leitern, Bergwanderungen oder dem Blick von hohen Gebäuden. Im Verlauf kommt es in mehr als 50% zu einer Zunahme des Spektrums der auslösenden Reize.
- Mehr als 50% der Betroffenen entwickeln ein Vermeidungsverhalten, sich bestimmten Reizen auszusetzen, d. h. es kommt zu einer Einschränkung körperlicher Aktivitäten.
- Nur 11% der Betroffenen suchen wegen ihrer Beschwerden einen Arzt auf.
- Die Prävalenz einer Migräne beträgt bei Personen mit Höhenintoleranz 21%, während diese in der Allgemeinbevölkerung mit 12–14% bestimmt wurde.

Die Mehrzahl der anfälligen Individuen zeigt einen chronischen, häufig fortschreitenden Verlauf der visuellen Höhenintoleranz mit einer Assoziation von depressiven Störungen, chronischer Müdigkeit, Panikattacken, sozialen und spezifischen Phobien (Kapfhammer et al. 2015). Die Hauptsymptome sind Angst, Schwankschwindel, Stand- und Gangunsicherheit, schwache oder zittrige Knie, innere Erregung und vegetative Symptome wie Herzrasen, Schwitzen, Tremor und Benommenheit. In etwa der Hälfte der betroffenen Individuen kommt es im Verlauf zu einer Generalisierung der auslösenden Situationen, d. h. Zunahme der Anfälligkeit (57%). Die Ausprägung des subjektiven Höhenschwindels hängt stark von der Körperhaltung ab, ist am stärksten im freien Stand, am schwächsten im Liegen, gering auch beim Knien oder Sitzen (Brandt et al. 1980). Das Vermeidungsverhalten von früher erlebten, auslösenden Reizen ist für etwa die Hälfte der Betroffenen die selbstgewählte Präventionsstrategie mit entsprechenden Einschränkungen täglicher Aktivitäten und reduzierter Lebensqualität (Huppert et al. 2013a; Schäffler et al. 2014).

Psychiatrische Analysen ergaben, dass 22,5% höhenschwindelanfälliger Individuen zumindest gelegentlich unter Höhenexposition Symptome von Panikattacken entwickelten. Außerdem zeigte sich eine hohe Komorbidität mit Angsterkrankungen (16,7%) und depressiven Syndromen (26,1%), aber nicht mit anderen somatoformen Erkrankungen (Kapfhammer et al. 2015).

Ähnliche psychiatrische Komorbiditäten fanden sich für fast die Hälfte von Patienten mit anderen Schwindelsyndromen, z. B. vestibulärer Migräne oder Morbus Menière (Lahmann et al. 2015). Eine andere Studie zu typischen Komorbiditäten von Schwindelpatienten zeigte eine erhöhte Anfälligkeit gegenüber visueller Höhenintoleranz und Akrophobie bei vestibulären Erkrankungen wie vestibulärer Migräne (61%), Vestibularisparoxysmie (56%), benignem paroxysmalem Lagerungsschwindel (54%), unilateraler Vestibulopathie (49%), Morbus Menière (48%) sowie beim funktionellen phobischen Schwankschwindel (64%) (Brandt et al. 2018). Demgegenüber hatten Patienten mit bilateraler Vestibulopathie mit 29% keine erhöhte Anfälligkeit für Höhenschwindel (Brandt et al. 2018). Assoziationen sind bekannt zwischen Angsterkrankungen und erhöhtem Alkoholkonsum (Morris et al. 2005; Blumenthal et al. 2010; Schneier et al. 2010; Buckner und Matthews 2012). Diese Art der Komorbidität zeigte sich auch für spezifische Phobien in einer großen repräsentativen, epidemiologischen Studie in den USA (Stinson et al. 2007) mit unterschiedlichen Häufigkeiten für verschiedene Subtypen spezifischer Phobien (Becker et al. 2007; Depla et al. 2008; LeBeau et al. 2010; MacDonald et al. 2011). Für die visuelle Höhenintoleranz und Akrophobie fand sich jedoch keine signifikante Korrelation zum Ausmaß des Alkoholkonsums (Huppert et al. 2013c). Eine epidemiologische Studie zum Selbstvertrauen höhenschwindelanfälliger Individuen ergab signifikant niedrigere Werte gegenüber der Normalbevölkerung (Grill et al. 2014).

Eine visuelle Höhenintoleranz findet sich auch schon bei Grundschulkindern im Alter von 8–10 Jahren in einer Häufigkeit von 34% ohne Geschlechtsunterschiede. Im Gegensatz zu Erwachsenen nimmt der Höhenschwindel der Kindheit in den meisten Fällen einen benignen Verlauf in Form einer spontanen Remission innerhalb weniger Jahre (▶ Abschn. 6.1).

■■ **Stand, Gang und visuelle Exploration unter Höhenschwindelbedingungen**

Schon leicht erschwerte Gleichgewichtsbedingungen wie der Gang auf einem erhöhten Untergrund im Labor führt zu typischen Veränderungen einzelner Gangparameter, v. a. bei älteren Personen. Diese Änderungen sind durch eine Verlangsamung der Ganggeschwindigkeit, kürzere Schritte und längere Zeiten des Bodenkontakts mit beiden Füßen charakterisiert (Brown et al. 2002; Delbaere et al. 2009; Tersteeg et al. 2012). Auch der freie Stand auf einem erhöhten Untergrund verändert sich v. a. in Form einer muskuloskelettalen Versteifung der posturalen Kontrolle unter Einbeziehung der vestibulospinalen Reflexe (Carpenter et al. 2001; Horslen et al. 2014). Die Modulation der vestibulospinalen Reflexe korreliert mit der posturalen Versteifung durch Kokontraktion der Antigravitationsmuskeln der Beine. Auch plötzliche Kippbewegungen einer Standplattform zeigen ähnliche Haltungsreaktionen (Lim et al. 2017). Zusammengenommen sprechen die beschriebenen Veränderungen der sensomotorischen Gleichgewichtskontrolle durch moderate Höhenreize bereits für eine besondere pathophysiologische Rolle einer irrationalen Angst zu fallen. Dazu passt auch, dass die Persönlichkeitsprofile in Bezug auf Angst und Bereitschaft, physikalische Risiken einzugehen, mit den posturalen Veränderungen beim Stand auf erhöhten Plattformen korrelierten (Zaback et al. 2015). Patienten mit Neigung zur Akrophobie fallen durch schwächere Leistungen bei statischen und dynamischen Gleichgewichtstests auf (Boffino et al. 2009).

Die oben beschriebenen Studien wurden bevorzugt im Labor mit gesunden Versuchspersonen ohne besondere Anfälligkeit gegenüber Höhenschwindel durchgeführt, während die jetzt diskutierten neurophysiologischen Studien sensomotorischer Stand- und Gangkontrolle bei „Patienten" mit mehr oder weniger schwer ausgeprägter visueller Höhenintoleranz einschließlich Akrophobie unter realer Höhenexposition erfolgten (Huppert et al. 2020; ◘ Abb. 6.8). Diese Experimente fanden auf einem Fluchtbalkon in 20 m Höhe statt, wobei der Fokus entweder auf dem Verhalten der

6

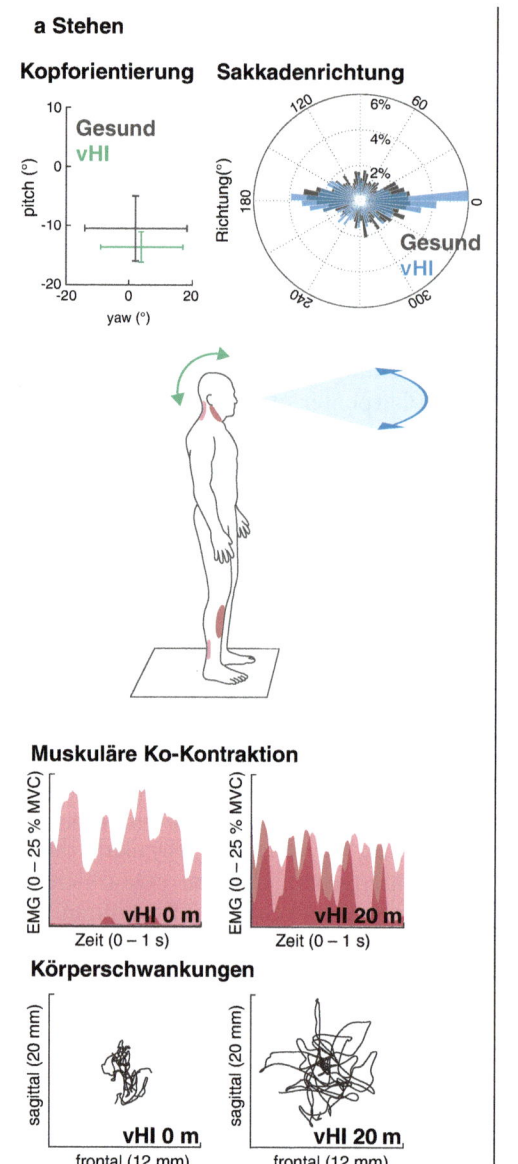

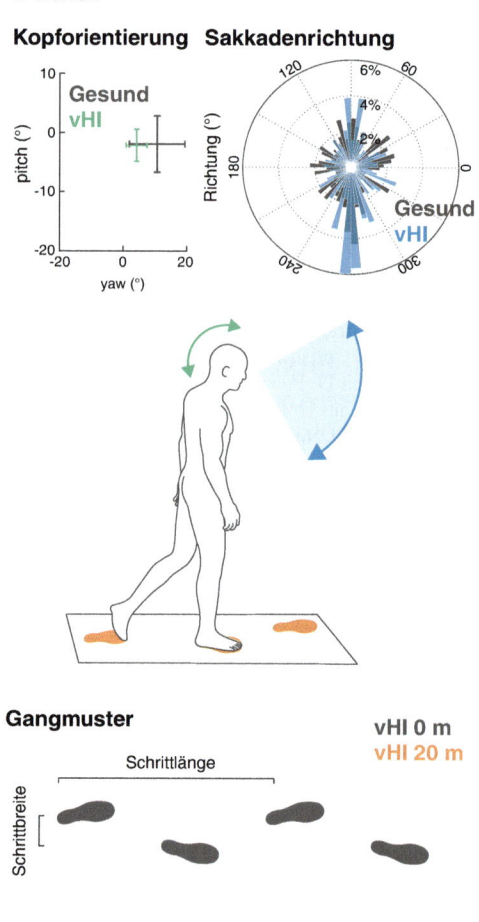

■ **Abb. 6.8** Überblick der bei anfälligen Individuen unter realer Höhenexposition (Fluchtbalkon in 20 m Höhe) ausgelösten Veränderungen der visuellen Exploration, Stand- und Gangkontrolle (nicht-anfällige Versuchspersonen *gesund*; Individuen mit visueller Höhenintoleranz *vHI*). **a** Verhaltensänderungen während des aufrechten Stands; **b** Verhaltensänderungen während des Gehens auf dem Fluchtbalkon. *Oben*: Gruppenmittelwerte (means) und (interquartile) Bereiche der Kopforientierung und Histogramme der Richtung korrespondierender sakkadischer Augenbewegungen. Während des Standes und beim Gehen zeigen Individuen mit visueller Höhenintoleranz deutlich reduzierte Kopfbewegungen. Die sakkadischen Augenbewegungen gruppieren sich beim Stand vorwiegend entlang der Horizontalebene (Horizont). Während des Gehens sind dagegen die Sakkaden vorwiegend vertikal ausgerichtet. *Unten*: Während der Höhenexposition ist die Standkontrolle der anfälligen Individuen durch eine erhöhte Kokontraktion der Antigravitationsmuskeln (M. tibialis anterior und M. gastrocnemius) und einen Anstieg der Amplituden der Körperschwankungen charakterisiert. Das Gangmuster ist langsam und vorsichtig mit reduzierter Schrittlänge und vergrößerter Schrittbreite (Huppert et al. 2020)

visuellen Exploration lag (mobiles Infrarotaugenbewegungsmesssystem mit integrierten Initialsensoren zur Registrierung von Kopfbewegungen) (Kugler et al. 2014a, 2014b) oder der Kinematik und Muskelaktivitätsmuster beim Stand und Gang (Wühr et al. 2014; Schniepp et al. 2014). Anfällige Individuen führten beim freien Stand auf dem Balkon weniger und kleinamplitudigere sakkadische Augenbewegungen mit längerer Fixationsdauer durch. Auch die explorativen Kopfbewegungen waren in allen drei Bewegungsebenen (Yaw-, Pitch- und Roll-Ebene) reduziert (◘ Abb. 6.8). Die explorierte Fläche des Blicks im Raum war bei anfälligen Individuen deutlich kleiner gegenüber den nicht anfälligen Kontrollpersonen, welche das gesamte Gesichtsfeld einschließlich des Abgrundes erkundeten (Kugler et al. 2014a). Die visuelle Exploration anfälliger Individuen beschränkte sich auffällig entlang des Horizonts oder nur auf ein kleines Zentrum am Horizont, d. h. der Höhenschwindel schien den Blick auf den Horizont „einzufrieren". Das Blickverhalten bei Höhenschwindel war jedoch auch deutlich aufgabenabhängig anisotrop, z. B. während des Gehens bevorzugt in vertikaler Richtung, was die visuelle Kontrolle des Gangs und das Vermeiden von Hindernissen verbessert (Kugler et al. 2014b). Die Veränderungen der Körperschwankungen einschließlich der Muskelkokontraktion der Bein- und Nackenmuskeln war umso ausgeprägter, je mehr Angst angegeben wurde (Wühr et al. 2014).

In Übereinstimmung mit den oben beschriebenen Laborbefunden bei Normalpersonen kann diese Beobachtung als angstinduzierte Schwellenerniedrigung sensomotorischer Haltungsreflexe erklärt werden mit Versteifung des kompletten Haltungsapparats. Entsprechend sind die Gangveränderungen anfälliger Individuen während realer Höhenexposition ähnlich denen gesunder Kontrollen während des Gehens auf erhöhten Plattformen in Bezug auf die Verminderung der Ganggeschwindigkeit, Schritt-

länge und Zunahme des gleichzeitigen Bodenkontakts beider Füße. Dies sind die typischen Charakteristika eines vorsichtigen Gangs, d. h. einer Strategie, die wir bei Rutschgefahr anwenden. Beim Höhenschwindel kann diese Strategie durch bewusst schnelles Gehen verbessert werden (Schniepp et al. 2014).

Zusammengefasst passen die Stand- und Gangveränderungen unter Höhenschwindelbedingungen zu den umgangssprachlichen Beschreibungen wie „starr vor Angst" („scarred stiff"), zu einer tonischen Immobilität. Das motorische Verhalten erinnert an ein atavistisches Muster des Totstellreflexes, eines Primitivreflexes, den man fast im gesamten Tierreich findet (Brandt et al. 2015). Die Angst scheint der kritische psychopathologische Faktor zu sein, der das typische, aber nicht spezifische Muster der reduzierten, versteiften Körper- und Augenmotorik auslöst.

Die irrationale Angst zu stürzen als Trigger Weniger die aktuelle visuelle Wahrnehmung des Abgrunds als die irrationale Angst, die Stand- und Gangkontrolle zu verlieren und in die Tiefe zu stürzen, ist der Hauptauslöser des Höhenschwindels. Tersteeg et al. 2012 untersuchten diese Frage gezielt mit Hilfe von Versuchspersonen, die im Labor über einen schmalen Steg in 3,5 m Höhe unter zwei Bedingungen gehen mussten: 1. uneingeschränkte Sicht des erhöhten Steges, 2. eingeschränkte Sicht auf den Steg unter Abdeckung der Umgebung, d. h. keine aktuelle Wahrnehmung der Höhe, die den Versuchspersonen jedoch durch die Vergleichsbedingung 1 bekannt war. Es stellte sich heraus, dass allein das Wissen um die Höhe (ohne gleichzeitige visuelle Wahrnehmung) das typische vorsichtige Gangmuster auslöste. Ähnliche Beobachtungen betrafen die Veränderungen vestibulospinaler Reflexe, die auch vorwiegend durch die Fallangst, nicht durch die aktuelle visuelle Höhenwahrnehmung bestimmt wurden (Horslen et al. 2014; Lim et al. 2017).

Typische Veränderungen der Stand- und Gangkontrolle von Höhenschwindel anfälligen Individuen fanden sich unter realen Reizbedingungen auf einem Fluchtbalkon in 20 m Höhe, wobei das Ausmaß der neurophysiologischen Messdaten mit der empfundenen Stärke der Angst korrelierte (Wühr et al. 2014; Schniepp et al. 2014). Die Unterdrückung der visuellen Wahrnehmung des Abgrunds durch Augenschluss oder Blick nach oben führte nur zu einer geringen Verbesserung der Stand- und Gangkontrolle. Die systematische Untersuchung einer umfassenden Kohorte von Versuchspersonen unterschiedlicher Höhenschwindelanfälligkeit (nicht anfällig oder anfällig bis zur Akrophobie) ergab unter virtueller visueller Simulation unterschiedlicher Höhen eine gute Übereinstimmung der Selbsteinschätzung der Anfälligkeit einerseits mit der Angst und andererseits der Veränderung der Körperschwankungen/ Muskelkontraktion während der Reizexposition (Wühr et al. 2019). Diese Daten passen am besten zu dem Konzept folgender Kaskade von Symptomen und sensomotorischen Reaktionen:

- Am Anfang steht die Angst zu fallen oder zu stürzen als Trigger eines Circulus vitiosus.
- Die Kokontraktion der Antigravitationsmuskulatur verändert die Standstrategie.
- Es kommt zu einer Sensibilisierung sensomotorischer Gleichgewichtsreflexe mit Übergang von einer Open-loop- zu einer Closed-loop-Kontrolle mit Versteifung der Körperhaltung und Verminderung der Amplitude der Körperschwankungen.
- Dies führt zu einer verstärkten subjektiven Standunsicherheit, die ihrerseits die initiale Angst verstärkt (Brandt et al. 2015) (▶ Kap. 5; ◘ Abb. 5.11).

Die hier beschriebene Kaskade passt zu der Beobachtung, dass die Änderungen der Standregulation unter Höhenschwindelbedingungen mit einer „Selbstwahrnehmung" der eigenen Körperschwankungen einhergehen (Cleworth et al. 2019).

Es gibt zunehmende Evidenz, dass das vestibuläre System – über reziproke Verbindungen mit dem ausgedehnten zentralen Angstsystem – wesentliche Einflüsse auf kognitive Funktionen und emotionale Regulationen sowohl in Tiermodellen als auch beim Menschen hat (Hilber et al. 2019). Daraus ergibt sich die Frage, ob die intakte vestibuläre Funktion eine relevante Voraussetzung von Angstmechanismen ist und ob der Verlust der vestibulären Funktion die generelle Anfälligkeit gegenüber Angstverhaltensweisen reduzieren könnte (Brandt und Dieterich 2020). Tatsächlich haben Patienten mit bilaterer Vestibulopathie – im Gegensatz zu Patienten mit anderen vestibulären Erkrankungen – keine erhöhte Anfälligkeit gegenüber visueller Höhenintoleranz im Vergleich zur Normalbevölkerung (Brandt et al. 2018). Dazu passt auch die Beobachtung, dass Patienten mit bilateraler Vestibulopathie nicht spontan über eine Angst zu stürzen berichten, obwohl sie gegenüber der Normalbevölkerung und anderen Schwindelpatienten ein real erhöhtes Fallrisiko aufweisen (Schlick et al. 2015; Decker et al. 2019).

Zusammengefasst stützen diese Untersuchungen die Bedeutung der Angst als hauptsächlichen Auslöser und pathophysiologischen Faktor der visuellen Höhenintoleranz und Akrophobie. Die Schwere der aktuellen Angst in der Höhenschwindelsituation korreliert jedoch nur zu einem gewissen Grad mit der Schwere der neurophysiologischen Stand- und Gangparameter entsprechend der von Wühr et al. 2019 durchgeführten Untersuchungen unter virtueller Reizung.

Einfluss der absoluten Höhe auf die Stärke des Höhenschwindels Erste psychophysische Größenskalierungen des Einflusses der absoluten Höhe auf die Stärke des Höhenschwindels wurden in einem im Bau befindlichen Hochhaus an offenen Fensteraussparungen getestet (Brandt et al. 1980).

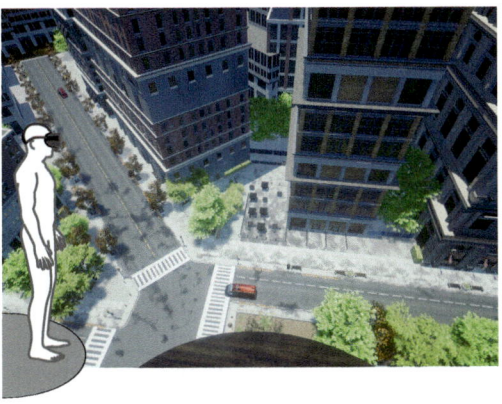

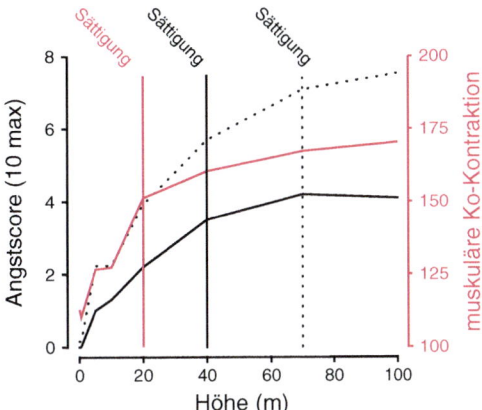

■ **Abb. 6.9** Abhängigkeit von Angst und Haltungsreaktionen von der absoluten Höhe einer virtuellen
Reizung (*links*) von 0 bis 100 m. Die Angstskalierungen
(*durchgezogene schwarze Kurve* = nicht anfällige
Kontrollpersonen; *gepunktete schwarze Kurve* = akrophobische Patienten) steigen mit zunehmender Höhe
mit einer Sättigung oberhalb von 40 m für nicht-
anfällige und oberhalb 70 m für akrophobische Individuen. Im Gegensatz dazu sind die Standparameter
in Form einer Muskelkokontraktion (*rote durchgezogene Linie*) schon für virtuelle Höhen oberhalb
von 20 m gesättigt in beiden Gruppen akrophobischer
und nichtakrophobischer Individuen. (Mod. nach
Wühr et al. 2019)

Die meisten Versuchspersonen gaben bereits ab einer Höhe des 4. Stockwerks (etwa
20 m) eine maximale Reaktion an, die sich
in Höhen von 50 oder 100 m nur bei Einzel-
personen verstärkte. Diese Beobachtung
wurde später genauer mit Hilfe der virtuellen Technologie an einer umfassenden Kohorte von Individuen mit unterschiedlicher
Anfälligkeit (entsprechend der Differenzierung mit dem Visual Height Intolerance
Severity Scale, vHISS; Huppert et al. 2017)
untersucht (Wühr et al. 2019). Körperschwankungen und elektromyographisch
gemessene muskuloskelettale Versteifungen
nahmen mit zunehmender Höhe bis etwa
20 m zu mit einer Sättigung oberhalb dieser Höhe (■ Abb. 6.9). Auch die Angst stieg
mit zunehmender Höhe, war jedoch erst bei
etwa 40 m gesättigt, bei Patienten mit Akrophobie erst bei etwa 70 m. Es fand sich also
eine höhenabhängige Dissoziation zwischen
sensomotorischen und emotionalen Reaktionen unter virtueller Exposition von
0,5 bis 100 m. Die Simulation durch virtuelle Höhenreize entspricht in Bezug auf die
typischen neurophysiologischen Haltungs-
parameter und autonomen Reaktionen der
realen Reizung, eignet sich demnach zur Abschätzung individueller Anfälligkeiten und
zur Behandlung/Rehabilitation Betroffener
(Cleworth et al. 2012).

■■ Prävention und Therapie

Die visuelle Höhenintoleranz und Akrophobie sind durch eine Dissoziation zwischen
subjektiver und objektiver Angst zu stürzen
charakterisiert. Obwohl betroffene Individuen sehr wohl diese Diskrepanz einsehen,
können sie typischerweise das irrationale
Vermeidungsverhalten nur schwer über-
winden. Auf der Grundlage der oben beschriebenen Experimente können Verhaltens-
anweisungen als Strategie zur Verminderung
der individuellen visuellen Höhenintoleranz
und Akrophobie unter natürlichen Reizbedingungen dienen (■ Tab. 6.5). Die Empfehlungen für das Verhalten der visuellen Exploration, der Körperhaltung und des Gangs
leiten sich aus den Gesetzmäßigkeiten der
optimalen visuellen und somatosensorischen
Gleichgewichtsregulation ab (Brandt et al.
1980). Zudem konnte die Wirksamkeit kognitiver Doppelaufgaben (dual tasking)
überzeugend bei anfälligen Individuen unter

■ Tab. 6.5 Empfehlungen zur Prävention des Höhenschwindels durch visuelle motorische und kognitive Strategien. (Mod. nach Brandt et al. 1980; Brandt et al. 2015; Huppert et al. 2020)

Visuell	Fixieren des Horizonts, Vermeiden der Exploration des Abgrunds
	Ansehen naher stationärer Kontraste
	Beim Blick in die Tiefe sollten gleichzeitig im peripheren Gesichtsfeld nahe stationäre Sehobjekte zur visuellen Standregulation bleiben
	Vermeiden großflächiger Bewegungsreize (z. B. Wolken), die zu visuell induzierten Scheinbewegungen (Vektionen) führen können
	Bei Absturzgefahr nicht ohne Sicherung durch ein Fernglas sehen, da dies zu irreführenden visuellen Informationen eigener Körperschwankungen und damit zu gefährlichen Gleichgewichtsreaktionen führen kann
	Beim gesicherten Stand evtl. für eine Weile die Augen schließen, um die Angst zu vermindern
Körperhaltung	Verbesserung der Haltungsstabilisation durch Anlehnen, Festhalten, Hinsetzen, Hinknien oder Hinlegen, da die Höhenschwindelsymptome beim Stehen am stärksten, beim Liegen am geringsten sind
	Anlehnen und Vermeiden von extremen Kopfneigungen
Bewegung	Beim Gehen an schwierigen Stellen kurz anhalten oder pausieren zur Vermeidung von Panikattacken und Stürzen durch Unaufmerksamkeit
Kognition	Durchführung bewusster kognitiver Aufgaben (z. B. Namen suchen für eine bestimmte Kategorie, Rechnen) zur Angstreduzierung und damit Gleichgewichtsverbesserung
	Versuche mit Hilfe von Begleitpersonen, ein irrationales Vermeidungsverhalten (z. B. Überquerung einer Brücke) zu überwinden

Höhenschwindelexposition nachgewiesen werden (Wühr et al. 2014; Schniepp et al. 2014). Kognitive Ablenkung zeigte auch bei nicht-anfälligen Individuen im Labor Verbesserungen der Gleichgewichtskontrolle (Johnson et al. 2020).

Die Psychotherapie des Höhenschwindels wird v. a. durch verhaltenstherapeutische und kognitiv-verhaltenstherapeutische Therapiekonzepte insbesondere für die Akrophobie dominiert (Brandt und Huppert 2014). Im Mittelpunkt steht häufig die vorgestellte, virtuelle oder reale Annäherung an Höhenangst auslösende Reize mit dem Ziel der Habituation durch wiederholte Exposition (Abelson und Curtis 1989; Pull 2005). Die Methode der systematischen Desensibilisierung (Wolpe 1958) basiert auf der Konstruktion einer graduierten Hierarchie angstauslösender visueller Szenen, die den Patienten „im Anschluss an eine Trainingsphase zur Muskelentspannung" während körperlicher Entspannung der Reihe nach dargeboten werden.

Wirkungsvoller sind jedoch In-vivo-Desensibilisierungsverfahren, bei denen die Angst nicht durch Reizvorstellung, sondern durch lebensnahen Reizkontakt vermindert werden soll. Die schrittweise Annäherung („successive approximation") an die Angst auslösende Situation wird durch Instruktion und Bekräftigung unterstützt. Die sog. Kontaktdesensibilisierung (Ritter 1969) stellt die Vorteile der Teilnahme und der körperlichen Kontaktnähe des Therapeuten als Verhaltensmodell („participant modelling") während der graduierten Annäherung an die Höhenschwindelsituation besonders heraus. Eine alternative Methode ist die möglichst lang dauernde In-vivo-Konfrontierung des Patienten mit der stärksten Reizsituation, dem sog. „flooding". Es gibt Hinweise darauf, dass Glukokortikoide eine Psychotherapie der „Angstauslöschung" bei Akrophobie verbessern können (De Quervain et al. 2011). Langzeitkatamnesen von Angststörungen mit Phobien zeigen, dass auch ohne Psychotherapie nach einem fünf- bis sechsjährigen Intervall die meisten kindlichen Phobien, in geringerem Ausmaß auch die Erwachsenenphobien spontan gebessert oder abgeklungen sind (Agras et al. 1972; Noyes et al. 1980).

Ein verhaltenstherapeutisches Vorgehen beschrieb bereits Johann Wolfgang von Goethe (1771) in seinen biographischen Schriften (Dichtung und Wahrheit. 9. Buch der Straßburger Tischgesellschaft, Selbsterziehung), in dem er die erfolgreiche Behandlung seiner eigenen Akrophobie durch tägliches Besteigen des Straßburger Münsters beschrieb. Seine Technik würde man heute als eine Art selbstkontrollierte In-vivo-Desensibilisation zwischen „kontinuierlicher Annäherung" oder „flooding" bezeichnen. In der Literatur findet man überzeugende Evidenz, dass die wiederholte Konfrontation mit realen oder virtuellen Höhenreizen ein erfolgreiches Therapiekonzept darstellt, allerdings häufig nur mit kurzfristiger Dauer (Arroll et al. 2017).

6.7 Zervikaler Schwindel

Das klinische Bild eines nur durch Störung der Halsafferenzen ausgelösten „zervikalen Schwindels" ist begründeterweise weiterhin sehr umstritten, obwohl der funktionell wichtige Beitrag dieser Rezeptoren für Raumorientierung, Haltungsregulation und Kopf-Rumpf-Koordination unbestritten ist.

Die Schwierigkeit der klinischen Beurteilung ergibt sich aus
- den bislang mangelhaften pathophysiologischen Kenntnissen über Funktion und multimodale Interaktion der Sinnesmeldungen von Halsafferenzen sowie
- der bestehenden Begriffskonfusion bezüglich des „zervikalen Schwindels" (Brandt 1996; Brandt und Bronstein 2001; Hain 2015).

Die neuronalen Verbindungen der Halsrezeptoren mit dem zentralen vestibulären System – der zervikookuläre Reflex und die Halsreflexe auf die Körperhaltung – sind tierexperimentell untersucht (de Jong et al. 1977), jedoch klinisch bislang ohne Relevanz (Peng 2018). Lokale Anästhesie der oberen Nackenafferenzen löste im Tierexperiment einen Lagenystagmus aus, mäßig ausgeprägt beim Kaninchen, gering bei der Katze und minimal beim Rhesusaffen (Cohen 1961). Durch Anästhesie oder Durchtrennung der oberen zervikalen Afferenzen C1–C2 wurde beim Affen *kein* Spontannystagmus ausgelöst (Igarashi et al. 1972).

Beim Menschen ruft eine Anästhesie des tiefen posterolateralen Nackengewebes einheitlich in verschiedenen Studien ein Gangabweichen, Gangunsicherheit und Vorbeizeigen zur ipsilateralen Seite sowie bei einzelnen Probanden einen passageren geringen horizontalen Nystagmus zur Gegenseite hervor (Barre 1926; Hinoki und Kurosawa 1964) oder nur ein ipsilaterales Abweichen im Unterberger-Tretversuch (De Jong et al. 1977). C2-Blockaden bei zervikogenem Kopfschmerz führten ebenfalls zu einem vorübergehenden ipsiversiven Gangabweichen und Vorbeizeigen ohne Spontan- und Lagenystagmus, ohne Drehschwindel und ohne Vertikalenauslenkung (Dieterich et al. 1993). Die nur geringen und passageren Störungen können damit erklärt werden, dass die Bedeutung des zervikookulären Reflexes bei intaktem peripherem vestibulärem System untergeordnet ist (mit niedrigem Verstärkungsfaktor von 0,1–0,2 gegenüber 1,0 des vestibulären Systems). Erst bei Ausfall des vestibulären Systems (wie der bilateralen Vestibulopathie) gewinnt der zervikookuläre Reflex an Bedeutung.

Es ist schwierig, diese Befunde auf den Patienten mit Nacken-Hinterkopf-Schmerz, Schwankschwindel und Gangunsicherheit zu übertragen, weil die Diagnose bislang

6

nicht gesichert werden kann (Reiley et al. 2017; Knapstad et al. 2019). Der früher durchgeführte Halsdrehtest mit Untersuchung des statischen zervikookulären Reflexes oder der Romberg-Stand unter Kopfreklination sind unspezifisch und unzureichend standardisiert (De Jong und Bles 1986). So konnte ein Nystagmus während Rumpfdrehung bei fixiertem Kopf genauso häufig bei Gesunden wie bei Patienten mit Zervikalsyndrom ausgelöst werden (Norre und Stevens 1987; Holtmann et al. 1993). Entsprechend vorsichtig müssen positive und nach der vorliegenden Literatur unkontrollierbare Berichte über die Häufigkeit des zervikalen Schwindels und die „phantastischen" Erfolge durch chiropraktische Manualtherapie bewertet werden. Hier dürfte es sich u. a. um einen benignen peripheren paroysmalen Lagerungsschwindel gehandelt haben.

Auch Somatosensoren aus Muskeln, Gelenken und Haut können Eigenbewegungsempfindungen und Nystagmus auslösen. Sensibilitätsstörungen durch Polyneuropathie oder Hinterstrangerkrankungen werden für die Raumorientierung und Haltungsregulation bei guten Sichtbedingungen visuell ausreichend substituiert, führen aber typischerweise zu Schwankschwindel in Dunkelheit oder unter schlechten Sehbedingungen. Es gibt also auch einen somatosensorischen Schwindel mit Schwanken und Gangunsicherheit.

Die meist kontrovers geführte Debatte über Realität und Fiktion eines zervikalen Schwindels (Brandt und Bronstein 2001; Li und Peng 2015; Reiley et al. 2017; Peng 2018; Knapstad et al. 2019) ist ein „Glaubenskrieg" ohne die entsprechende praktische Bedeutung. Da das Zervikalsyndrom der Patienten ohnehin medikamentös und physikalisch behandelt wird (Li und Peng 2015), ist die hypothetische neurophysiologische Erklärung – nach Ausschluss anderer Schwindelursachen – eher von theoretischer Bedeutung (Brandt und Bronstein 2001).

6.7.1 „Zervikaler Sekundenschwindel"

Der einleitend geführte Diskurs betrifft die klinisch nicht nachgewiesene Relevanz eines das Zervikalsyndrom begleitenden Dauerdrehschwindels mit Gleichgewichtsstörungen. In der Anfangsphase eines akuten Zervikalsyndroms mit deutlich eingeschränkter Kopfbeweglichkeit gibt es dagegen eine klinisch wenig relevante Form eines „zervikalen Sekundenschwindels", der durch rasche willkürliche Kopfbewegungen ausgelöst wird, Bruchteile einer Sekunde bis wenige Sekunden anhält und sich spontan innerhalb von Tagen zurückbildet (Brandt und Huppert 2016). Dieser wird gelegentlich von Patienten spontan berichtet und auf gezielte Nachfrage häufiger angegeben. Die Beschwerden werden als kopfbewegungsinduzierte Schwindel- oder Gleichgewichtsstörungen geschildert, auch als Scheinbewegungen der Umwelt oder als kurze ungewollte Körperkippungen/-drehungen. Auslöser sind nur rasche, nicht langsame, Kopfbewegungen.

Als hypothetischen Mechanismus dieses Typs eines zervikalen Schwindels kann man die von Von Holst und Mittelstaedt (1950) beschriebene Efferenzkopie und das Reafferenzprinzip für die Wahrnehmung der Raumkonstanz bei aktiven Körperbewegungen zugrunde legen. Dieses bahnbrechende Konzept gilt für unterschiedliche sensomotorische Regelvorgänge und inspirierte andere Wissenschaftler zu weiterführenden theoretischen und experimentellen Publikationen der sog. "internal model theory" (Wolpert et al. 1995; Blakemore et al. 2002). Wendet man dieses Prinzip auf die Patienten mit akutem Zervikalsyndrom an, kann man den kopfbewegungsassoziierten Sekundenschwindel dadurch erklären, dass die erwartete Reafferenz einer intendierten Kopfbewegung nicht mit dem Muster der aktuellen sensorischen Rückmeldung – wie sie durch frühere Bewegungserfahrungen ge-

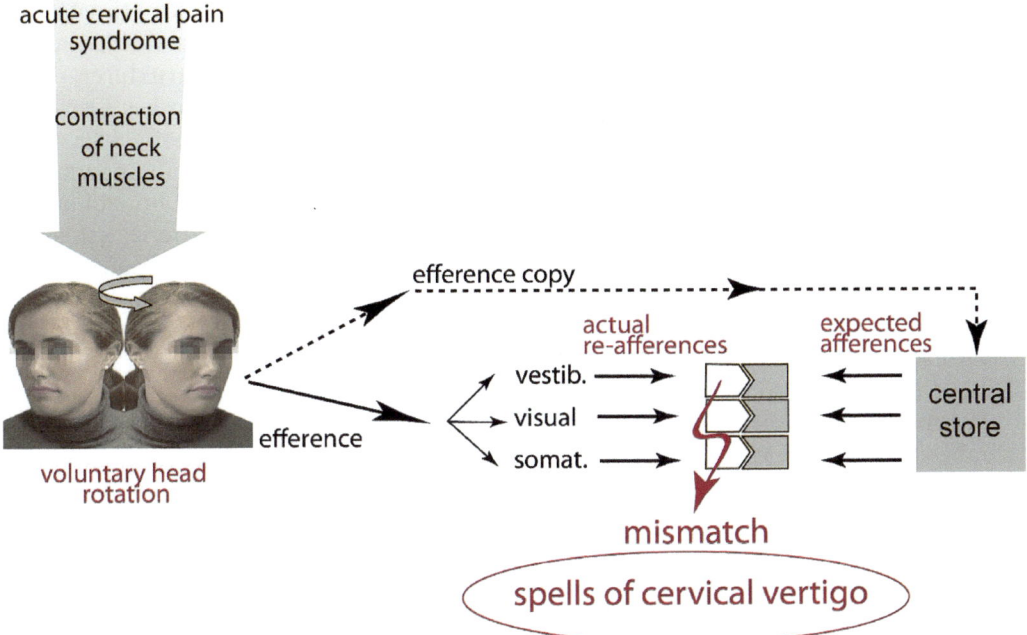

acute cervical pain syndrome

contraction of neck muscles

efference copy

voluntary head rotation

efference

actual re-afferences

expected afferences

vestib.

visual

somat.

central store

mismatch

spells of cervical vertigo

■ Abb. 6.10 Schematische Darstellung des Mechanismus, wie willkürliche Kopfbewegungen bei einer schmerzhaften Muskelverkrampfung beim akuten Zervikalsyndrom zu einer sensomotorische Störung mit Sekundenschwindel und scheinbarer Körperbewegung führen können. In diesem „neuronalen Mismatch-Konzept" entsteht der zervikale Sekundenschwindel durch eine Diskrepanz zwischen dem Signal der Efferenzkopie einer intendierten Kopfdrehung (erwartete Reafferenz) und der wegen der akuten Kopfblockierung nicht passenden aktuellen Reafferenz. Die aktive Kopfdrehung führt zu einer Reizung muskulotendinöser Nackenrezeptoren, deren Signale beim Gesunden mit dem Muster der erwarteten somato-sensorischen, visuellen und vestibulären Signale übereinstimmen. Diese Übereinstimmung wird durch die sensomotorischen Erfahrungen unzähliger willkürlicher Kopfbewegungen justiert und in einem „internen Modell" zentral gespeichert. Das Efferenzkopiesignal einer Willkürbewegung aktiviert das erwartete Muster der Reafferenz. Fällt die Kopfbewegung wegen der schmerzhaften Blockierung der HWS durch die Nackenmuskeln kürzer aus, entsteht eine sensorische Diskrepanz, der sog. „Mismatch". Dadurch werden die Kopfbewegungen irrtümlicherweise als unangenehme, passive Kopfbewegungen wahrgenommen, d. h. sie manifestieren sich als ein Sekundenschwindel mit Störung des Gleichgewichts (Brandt und Huppert 2016)

eicht wurde – übereinstimmt (■ Abb. 6.10). Diese „Diskrepanz" oder „Mismatch" entsteht, wenn intendierte, willkürliche rasche Kopfbewegungen wegen der schmerzhaften Blockade der Kopfrotation kürzer als erwartet ausfallen (Brandt und Huppert 2016). Zu einer Remission der Attacken kommt es spontan, wenn der Nackenschmerz und die HWS-Blockierung abklingen oder – bei chronischem Verlauf – durch langsame zentrale Neujustierung der kopfbewegungs-induzierten, erwarteten reafferenten sensorischen Signale.

6.7.2 Vertebral artery compression/occlusion syndrome

Es gibt eine seltene vaskuläre Form eines „zervikalen Schwindels" durch symptomatische Kompression oder gar Verschluss einer dominanten Vertebralarterie bei Kopfdrehung, das „vertebral artery compression/occlusion syndrome" bei Kopfdrehung, im Angloamerikanischen auch "Bow Hunter's syndrome" (Bogenschützensyndrom) genannt (Kuether et al. 1997; Vilela et al. 2005; Brandt und Baloh 2005). Trotz der Seltenheit soll es hier aus drei Gründen kurz beschrieben werden:

1. Die initiale Manifestation bei Kopfrotation sind Drehschwindel und Nystagmus.
2. Es besteht die Gefahr lebensbedrohlicher vertebrobasilärer Infarkte.
3. Eine chirurgische Dekompression der Vertebralarterie ermöglicht in der Mehrzahl der Fälle eine Heilung (Rastogi et al. 2015; Duan et al. 2016; Strickland et al. 2017).

Die meisten betroffenen Patienten zeigen eine Stenose oder blind-endende Gefäßmalformation der Vertebralarterie (z. B. Hypoplasie oder eine in der PICA endende Vertebralarterie), sodass die Hauptversorgung der vertebrobasilären Strombahn vom Zufluss der „dominanten" kontralateralen Vertebralarterie abhängt. Bei Kopfdrehung zur Seite der nicht-dominanten Arterie kann die kontralaterale dominante Vertebralarterie schon physiologischer Weise komprimiert werden, meist in Höhe des Atlantoaxialgelenks C1/C2 (Rastogi et al. 2015; Duan et al. 2016). Häufigste Ursachen für eine klinisch relevante Kompression oder Okklusion sind muskulotendinöse Stränge, Osteophyten und degenerative knöcherne Veränderungen bei zervikaler Spondylose v. a. in Höhe C1/C2, aber auch in anderen Höhen der HWS (Duan et al. 2016) sowie auch durch andere Ursachen wie Aneurysmen oder Dissektionen (Rastogi et al. 2015; Xue et al. 2020).

Klinisches Leitsymptom ist der durch eine anhaltende horizontale Kopfdrehung ausgelöste Drehschwindel, der durch Rückdrehung des Kopfes in Normalposition rasch abklingt. Während des Drehschwindels wurde häufig ein Downbeat-Nystagmus beobachtet, weshalb ursächlich ischämische Funktionsstörungen des Hirnstamms (Rosengart et al. 1993) oder kaudaler mittelliniennaher zerebellärer Strukturen (Iida et al. 2018) angenommen wurden. Genauere Nystagmusanalysen in der Attacke zeigten jedoch einen gemischten, torsionellen und nach unten sowie initial horizontal zur komprimierten Vertebralarterie schlagenden Nystagmus, der bei anhaltender Kopfrotation spontan seine Richtung wechselte (Strupp et al. 2000). Dies wurde bei weiteren Patienten bestätigt (Choi et al. 2005). Die Richtung des initialen Nystagmus mit Richtungsumkehr lässt sich am besten durch eine transiente Ischämie des Labyrinths auf der Kompressionsseite erklären, v. a. des anterioren und horizontalen Bogengangs und der Kochlea mit begleitendem Tinnitus. Der Nystagmus ist Ausdruck einer initialen ischämischen, durch Depolarisierung ausgelösten Übererregung mit ektopischen Entladungen, während der Richtungswechsel der Augenbewegungen bei länger dauernder Ischämie den Übergang mit länger dauernder Depolarisierung in einen Leitungsblock reflektiert (Strupp et al. 2000). Die oben beschriebene Pathophysiologie des Syndroms, d. h. einer transienten Labyrinthischämie durch symptomatische Einklemmung der Vertebralarterie bei Kopfdrehung, ist offenbar typisch für dieses Syndrom (Strupp et al. 2000; Choi et al. 2005; Brandt und Baloh 2005), wobei eine stärker ausgeprägte oder längere Ischämie sicher zu zusätzlichen, zentralen Funktionsstörungen mit der Gefahr von Infarkten führt.

Obwohl die Verdachtsdiagnose eines Vertebraliskompressionssyndroms schon durch die Dopplersonographie wahrscheinlich gemacht werden kann, ist die digitale Subtraktionsangiographie weiterhin der diagnostische Goldstandard zur Sicherung der Diagnose (Rastogi et al. 2015; Duan et al. 2016). Die Therapie umfasst je nach Befund konservative, chirurgische und endovaskuläre Maßnahmen (Duan et al. 2016), wobei die chirurgische Dekompression v. a. bei knöchernen Einengungen meist die Therapie der Wahl ist (Rastogi et al. 2015). Methodisch kamen hierbei unterschiedliche Zugänge mit anteriorer oder posteriorer Dekompression mit oder ohne Wirbelkörperfusion zum Einsatz (Strickland et al. 2017). Eine abschließende Bevorzugung einer Methode steht aus; möglicherweise ist das Risiko einer Verletzung der Vertebralarterie durch den anterioren Zugang etwas geringer (Schunemann et al. 2018).

6.8 Historische Quellen zum Thema Schwindel und Gleichgewichtsstörungen

▪▪ **Überblick**

In diesem Kapitel werden die Etymologie der verschiedenen Begriffe zum Thema „Schwindel" und die wahrscheinlichen Erstbeschreibungen verschiedener Symptome, Syndrome und Schwindelerkrankungen aufgeführt. Dies ist nicht nur linguistisch, historisch und kulturell, sondern auch medizinisch spannend, denn die Erkrankungen gab es ja schon immer und auf allen Kontinenten.

Seekrankheit, Höhenschwindel und alkoholischer Schwindel sind die drei zentralen Syndrome und Gleichgewichtsstörungen in römischen, griechischen und chinesischen Texten aus der Zeit von 700 v.Chr. bis 600 n. Chr. (Huppert und Brandt 2018). Es finden sich jedoch auch detaillierte Berichte, aus denen wir Erstbeschreibungen spezifischer vestibulärer Erkrankungen wie die von Menière-Attacken (Huangdi Neijing, The Yellow Thearch's Classic of Internal Medicine, geschrieben und verändert von 200 v.Chr. bis 200 n.Chr.) oder einer vestibulären Migräne (Aretaeus von Kappadokien) ableiten können (Huppert und Brandt 2017b).

Bezüglich der etymologischen und metaphorischen Bedeutung der Terminologie von Schwindel finden sich faszinierende historische Hinweise. Im 18. Jh. war Erasmus Darwin, der Großvater von Charles Darwin, in „Zoonomia or The Laws of Organic Life" seiner Zeit voraus mit der Beschreibung unterschiedlicher Schwindelformen und von Konzepten sensomotorischer Gleichgewichtsstörungen einschließlich des Höhenschwindels und des alkoholischen Lageschwindels (Darwin 1794). Letzterer findet sich auch in komödiantisch-poetischer, ja cartoonistischer Darstellung bei Wilhelm Busch (1832–1908) (Busch 1950). Im ersten Textbuch der Neurologie (Lehrbuch der Nervenkrankheiten des Menschen) von Moritz Romberg gibt es allgemeine Beschreibungen der Zeichen und Symptome von Schwindel (Romberg 1840), aber noch ohne Bezug zum vestibulären System, dessen Funktion und Erkrankungen erst spät im 19. Jh. durch Wissenschaftler wie Jan Evangelista Purkinje, Ernst Mach, Josef Breuer, Hermann Helmholtz oder Alexander Crum-Brown entdeckt wurden (Henn und Young 1975; Cohen 1984; Brandt 1991; Wade und Tatler 2005).

▪▪ **Etymologie**

Im Lateinischen gibt es zumindest zwei Wortursprünge, den Schwindel zu beschreiben: Einmal „Vertigo", zurückzuführen auf „drehen" oder „rotieren" und abgeleitet vom Verb „vertere". Das andere Wort „Caligo" bedeutet Verdunkelung der Augen, „Begräbnis Krepp" = Begräbnisbekleidung oder Benommenheitsschwindel. Caligo und nicht das Wort Vertigo wurden in den antiken Textpassagen in Bezug auf Höhenreize („Altitudo") und Symptomen des Höhenschwindels verwendet (Georges 2010; Huppert et al. 2013). Das Wort „Caligo" wurde außerdem metaphorisch benutzt, um den Schwindel als einen überwältigenden Realitätsverlust zu beschreiben. Dies findet sich bei Tacitus (58–120 n.Chr.) in seinem Werk „Historiae", in dem Vespasian nach Neros Suizid selbst anstrebte, Kaiser zu werden: Als die Soldaten ihn Kaiser nannten oder mit anderen hochrangigen Titeln ansprachen, befiel ihn ein Caligo (Huppert et al. 2013; Brandt u. Huppert 2014).

Auch im deutschen und englischen Sprachraum finden sich interessante etymologische Wortentwicklungen zur Beschreibung von Schwindelsymptomen. So glaubt man, dass „giddy" sich vom altenglischen Wort „gidig", mit der Bedeutung wahnsinnig oder von Gott besessen, ableitet. Das Oxford Dictionary of English (Stevenson 2010) definiert die Bezeichnung „dizzy" als Wahrnehmung einer Drehempfindung oder Gleichgewichtsstörung. Man glaubt, dass es sich aus dem altenglischen Wort „dysig", einer Bezeichnung für dumm und verwandt mit dem niederdeutschen „dusig" (gebraucht für schwindelig) sowie dem althochdeutschen „tusic" mit der Bedeutung dumm oder schwach entwickelt hat (Stapleton 2007). Aus der protogermanischen Sprachwurzel „swimen" (hin- und herbewegen) entwickelten sich in den unterschiedlichen indogermanischen Sprachen z. B. folgende Bezeichnungen: Im Plattdeutschen „swajen", etwa hin- und herbewegen wie im Wind; im Mittelhochdeutschen „swimen", etwa schwanken; im Altnordischen „svimi", etwa Ohnmacht; im Norwegischen „svime", „svima", etwa taumeln; oder im Holländischen „zwaaien" als schwanken.

Im Englischen nahm eine Wortbedeutung eine unerwartete Wende: Vom altenglischen „swima" (Schwindel) oder vom altenglischen „swäman" (durchstreifen) zum mittelenglischen „sweigh, sweye" als Bezeichnung für schwungvolle, schwingende Bewegung. Im modernen Englisch wurde hieraus offenbar „sway" abgeleitet. Zwei indoeuropäische Wurzeln führten gar zur Entwicklung einer deutschsprachigen Doppelbedeutung der Wörter „to sway" und „to swindle". Im Deutschen mündete die Originalbedeutung einerseits im medizinischen Terminus „Schwindel", während sich andererseits die zweite bildliche deutsche Bedeutung von Schwindel als „Betrug" langsam einbürgerte. Letztere leitet sich vom englischen „swindler" ab, als deutschstämmige Juden in England im 18. Jh. den Begriff „schwindel" (deutsche Aussprache für das englische „swindle") benutzten, um den Tatbestand eines finanziellen Betrugs auszudrücken. Im 19. Jh. setzte sich so im deutschen Sprachraum die Doppelbedeutung „Betrug" für „Schwindel" durch (Grimm und Grimm 1854; Kluge und Seebold 2002; Janz et al. 2003; Duden 2017; Huppert und Brandt 2018).

Die aktuell gültigen medizinischen Definitionen von Schwindel, Benommenheit und Gleichgewichtsstörungen beruhen auf den Empfehlungen des Klassifikationskomitees der International Bárány Society for Neuro-Otology. Schwindel (Vertigo) ist die Fehlwahrnehmung einer Eigenbewegung, ohne dass eine aktuelle Bewegung stattfindet; Benommenheitsschwindel (Dizziness) beschreibt eine gestörte Raumwahrnehmung oder Bewegungswahrnehmung; Gleichgewichtsstörungen (Imbalance) bedeuten eine Stand- und Gangunsicherheit ohne eine bestimmte Richtungsabweichung (Bisdorff et al. 2009). Alle drei Schwindel- und Gleichgewichtssymptome können bei peripheren, zentralen oder „höheren kognitiven" vestibulären Erkrankungen auftreten (Brandt und Dieterich 2017).

6.8.1 Seekrankheit und Bewegungskrankheit

Die Römer, Griechen und Chinesen des Altertums waren mit der Seekrankheit sehr vertraut – ihre Auslöser, Symptome und Möglichkeiten der Prävention – so belegt in zahlreichen antiken Beschreibungen. Die Körperbewegungen durch die Wellen, v. a. bei rauer See, und die zusätzliche Bedeutung unangenehmer Gerüche waren als Auslöser bekannt, ebenso wie die Symptome Übelkeit, Erbrechen, Schwindel, Anorexie, Schwäche, Apathie, Kopfschmerz und ein schweres Krankheitsgefühl bis zur Vernichtungsangst. Auch die Bedeutung anderer Erkrankungen für die Anfälligkeit war bekannt, ebenso die Rolle der psychischen Stabilität und Erwartungsangst. Es gab wiederholt Berichte, dass erfahrene Seefahrer eine hohe Resistenz gegenüber Seekrankheit aufwiesen (Huppert et al. 2016, 2017; Huppert und Brandt 2017a). In chinesischen Texten finden sich Angaben über eine besondere Anfälligkeit von Kindern (Brandt et al. 2016). Die Chinesen beschrieben auch andere Formen der Bewegungskrankheit, z. B. bei längerem Transport in Ochsen- oder Pferdekarren zu Lande oder gar in einer von Menschen getragenen Sänfte (Brandt et al. 2016).

Einige antike griechisch-römische und chinesische Quellen beschreiben die Bedeutung der Seekrankheit für den Verlauf militärischer Aktionen, z. B. die berühmte Seeschlacht an der Roten Klippe (Battle of the Red Cliff, 208/209 n.Chr.), die das Ende der Han-Dynastie in China einleitete. Auch im Mittelalter spielte die Seekrankheit eine militärische Rolle, so bei der Vernichtung der Spanischen Armada durch die Engländer bei Trafalgar 1588 (Huppert et al. 2017). Eine kuriose kriegsbezogene Form dieser Bewegungskrankheit befiel Napoleons Kamel-Corps während der ägyptischen Kampagne von 1798/1799 bei längeren Kamelritten (◘ Abb. 6.11), deshalb die Bezeichnung des Kamels als „Wüstenschiff" (Huppert et al. 2017).

Die Behandlung der Bewegungskrankheit im Altertum unterschied sich in Europa und China erheblich wegen der unterschiedlichen Kulturen und medizinischen Konzepte (Karenberg 2009). Zur Prophylaxe wurden im Westen bestimmte Verhaltensweisen empfohlen, z. B. den Blick auf die Küste zu richten, zu fasten, spezifische Diäten einzuhalten oder angenehme Düfte zu benutzen. Als pflanzliches Medikament wurde die weiße Nieswurz verwendet, die verschiedene Alkaloide enthält (aber nicht Skopolamin) oder eine Mischung von Wein und Wermut. In Asien wurden eher ungewöhnliche Maßnahmen befürwortet wie das Trinken von Urin eines jungen Knaben, das Schlucken von Sandsirup oder von Wassertropfen, die

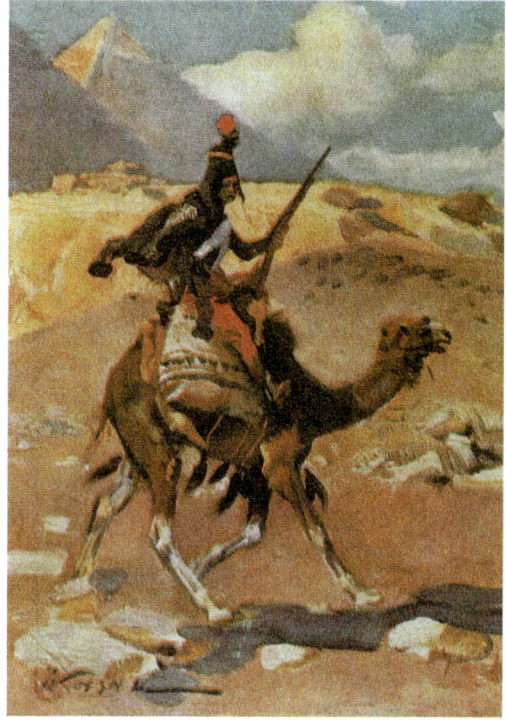

◘ **Abb. 6.11** Napoleon und die „Kamel-Seekrankheit". Ein Soldat des von Napoleon 1799 aufgestellten Kamel-Regiments, eigentlich ein Dromedar-Regiment. Interessanterweise galten die Soldaten als Infanterie, da sie zum Kampf von den Tieren abstiegen. Es wird berichtet, dass viele Soldaten, die sich nicht an die langsamen Schaukelbewegungen des Kamels gewöhnt hatten, eine Bewegungskrankheit entwickelten und damit nur eingeschränkt einsetzbar waren. Kamele und Dromedare wurden deshalb auch als „Wüstenschiffe" bezeichnet (Un soldat du regiment drometaries, par Wojciech Kossak, 1912; ► https:/fr.wikipedia.org/wiki/Régiment_des_dromedaires#/media/File:WKossak028.jpg)

mit einem Bambusrohr gesammelt wurden, sowie das Verstecken von Erde aus der Küche im Haar (Huppert et al. 2016; Brandt et al. 2016). Diese therapeutischen Empfehlungen spiegeln die unterschiedlichen antiken pathophysiologischen Konzepte in West und Ost wider. Das griechische Verständnis beruhte auf der humoralen Theorie von Empedokles und Aristoteles, bei der die Imbalance der vier Körperflüssigkeiten entscheidend war (Schöner 1964), während in China die sog. Medizin der Korrespondenz Krankheiten be-

6

stimmten Körpersubstanzen wie der Lebens-kraft „Qi" zuordneten (Wang 1997).

6.8.2 Höhenschwindel

Beschreibungen des Höhenschwindels fin-den sich in vielen Schriften der römischen, griechischen und chinesischen Antike. Europäische Quellen beschreiben die Symp-tome als Verschlechterung des Sehens, Gleichgewichtsstörung beim Gang über eine Brücke, Schwindel beim Besteigen einer Leiter oder Blick von hohen Felsen mit vegetativen (Angst und Blässe) und motorischen (Zittern der Knie) Störungen (Huppert et al. 2013). In chinesischen Tex-ten finden sich auch Sehstörungen, Schwin-del und Verwirrung als Hauptsymptome. Der Gelbe Kaiser beobachtete, dass er seine ausgeprägte Höhenangst beim Besteigen von Wachtürmen durch Hinknien auf den Boden vermindern konnte (◘ Abb. 6.12). Dies entspricht späteren psychophysischen Experimenten, die zeigten, dass die Aus-prägung des Höhenschwindels signifikant von der Körperhaltung abhängt: am stärks-ten im Stehen, schwächer beim Sitzen oder Knien, am geringsten, wenn man im Liegen in den Abgrund schaut (Brandt et al. 1980; Bauer et al. 2012). Während die Römer als auslösenden Faktor des Höhenschwindels die visuelle Exposition der Höhe erkannten, erklärten die Chinesen den Höhenschwindel hauptsächlich durch den Temperaturabfall in der Höhe, der die Lebensessenz Qi ab-kühlt, die dann über den Nacken in den Kopf eindringen kann (Brandt und Hup-pert 2014).

6.8.3 Alkoholischer Schwindel

Wein war ein gesellschaftlich gebräuch-liches Getränk der römischen und griechi-schen Antike, häufig gemischt mit Wasser oder Honig. So ist es nicht erstaunlich, dass

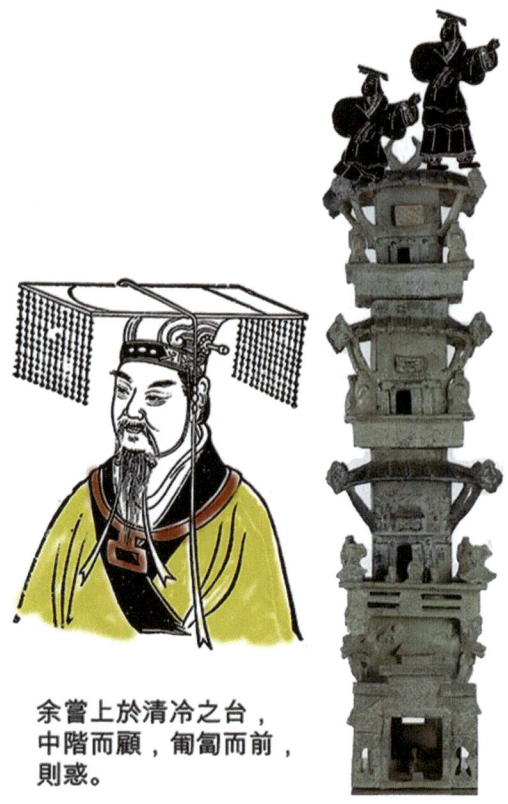

余嘗上於清冷之台，
中階而顧，匍匐而前，
則惑。

◘ **Abb. 6.12** Bild des Gelben Kaisers mit einem Zitat aus dem Buch Huangdi Neijing. *Rechts* ein typi-scher chinesischer Wachturm aus der Han-Dynastie, Henan-Provinz 1.–2. Jh. n.Chr. (Art Gallery of New South Wales). Der Gelbe Kaiser litt regelmäßig an schweren Symptomen des Höhenschwindels, wenn er Wachtürme bestieg. Er fand heraus, dass Niederknien auf den Boden die Symptome deutlich verminderte. In „neuzeitlichen" psychophysischen Experimenten wurde bestätigt, dass die Stärke des Höhenschwindels entscheidend von der Körperhaltung abhängt, beim Knien oder Liegen deutlich geringer ist als im Stehen (Brandt et al. 1980; Bauer et al. 2012)

die Nebenwirkungen des Alkohols auf die Raumorientierung und das Gleichgewicht gut bekannt waren und sich in vielen anti-ken Texten finden. Homer beschreibt etwa 730 v.Chr. in seiner Ilias die körperlichen und mentalen Alkoholeffekte im sechs-ten Buch, wenn Hektor nach mehreren Schlachtniederlagen nach Troja zurück-kehrt. Als ihm seine Mutter zur Stärkung Honigwein anbietet, antwortet er (Homer

2018; Schadewaldt 2016): „Reiche mir nicht den Wein, den honigsinnigen, hehre Mutter. Daß du mir nicht die Glieder lähmst, und ich Mut und Kraft vergesse."

Juvenal (etwa 60–127 n.Chr.) beschreibt besonders die körperlichen Effekte des alkoholischen Drehschwindels in der Saturae (Stocker 1835; Juvenal und Persius 1918): „quum bibitur concha, quum jam vertigine tectum ambulat et geminis exsurgit mensa lucernis" (und trinkt er aus einer Schale, scheint sich das Haus zu drehen, der Tisch richtet sich auf mit doppelten Lichtern).

6.8.4 Mögliche antike Erstbeschreibungen der vestibulären Migräne und des Morbus Menière

Im 2. Jh. n.Chr. schreibt Aretaeus von Kappadokien in „De causis it signis acutorum et chronicorum morborum" ein Syndrom, bei dem ein halbseitiger Kopfschmerz mit Schwindel, Übelkeit und nystagmusartigen Augenbewegungen kombiniert ist (Huppert und Brandt 2017b; Hude 1958). Diese Merkmale erinnern an die Symptome der vestibulären Migräne, deren Begriff erstmals 1999 eingeführt wurde (Dieterich und Brandt 1999) und inzwischen als klinische Entität der Klassifikation vestibulärer Erkrankungen der Bárány Society und des Migraine Classification Subcommittee der International Headache Society anerkannt ist (Lempert et al. 2012).

Der Gelbe Kaiser berichtet in dem sog. Chinese Medical Classic Huangdi Neijing (2. Jh. v.Chr. bis 2. Jh. n.Chr.) eine episodische Schwindelerkrankung durch eine Verbindung zwischen Augen und Hirn, assoziiert mit einem klingelnden Ohrgeräusch, ähnlich einer Menière-Attacke (Huppert und Brandt 2017b). Er erwähnt auch, dass die charakteristischen Schwindelattacken über Stunden nicht nur mit Tinnitus, sondern auch mit einer unilateralen Hörstörung und einem Völlegefühl in einem Ohr kombiniert sind.

6.8.5 Historische Aspekte zu Schwindel und Gleichgewichtsstörungen vom 18. bis ins 20. Jh.

Das bahnbrechende Werk „Zoonomia, or The Laws of Organic Life" von Erasmus Darwin (1794) enthält eine Fülle vor allem physiologischer Schwindelsyndrome, ausgelöst durch den Blick auf sich bewegende Objekte, unserer eigenen Körperbewegungen auf Schnee oder Wasser, den Blick aus der Höhe, aber auch Krankheiten wie die Seekrankheit oder Störungen, die an das Mal-de-Débarquement-Syndrom oder den Morbus Menière erinnern. Über den visuellen Schwindel schrieb er z. B.: „Many people, when they arrive at 50 or 60 years of age, are affected with slight vertigo; which is generally but wrongly ascribed to indigestion, but in reality arises from a beginning defect of their sight [….] these people do not see objects so distinctly as formerly, and by exerting their eyes more than usual they perceive the apparent motions of objects, and confound them with real motions of them; and therefore cannot accurately balance themselves so as easily to preserve their perpendicularity by them."

Ein anderes Beispiel betrifft seine Analyse des Höhenschwindels: „Anyone, who stands alone on the top of a high tower, if he has not been accustumed to balance himself by objects placed at such distances and with such inclinations, begins to stagger, and endeavors to recover himself by this muscular feelings. During this time the apparent motion of objects at a distance below him is very great and the impressions of this apparent motion continue a little time after he has experienced them; and he is persuaded

6

to incline the contrary way to counteract their effects; and either immediately falls, or applying his hands to the building, uses his muscular feeling to preserve his perpendicular attitude, contrary to the erroneous persuasions of the eyes."

Erasmus Darwin beschrieb auch den Drehschwindel nach exzessivem Alkoholkonsum: „[....] such is the vertigo of drunken people, which continues, when their eyes are closed, and themselves in a recumbent posture, as well as when they are in an erect posture, and have their eyes open."

Damit beobachtete Darwin die typischen Zeichen des alkoholischen Lagenystagmus beim Liegen. Erst viel später definierte Robert Bárány (1911) die richtungswechselnden Charakteristika des alkoholischen Lagenystagmus des Menschen in unterschiedlichen Kopfpositionen. Der Mechanismus des alkoholischen Lage-

schwindels und Nystagmus wurde später von Money und Myles (1974) entdeckt durch Experimente zum Nystagmus nach Einnahme von sog. schwerem Wasser. Der Mechanismus beruht auf dem Unterschied des spezifischen Gewichts von Endolymphe und Alkohol (leichter als Endolymphe oder Blut), was die Bogengänge zu gravitationsabhängigen Rezeptoren umfunktioniert. Der auch Nichtmedizinern häufig bekannte „morning after drink" kann zu einem Ausgleich der spezifischen Gewichte zwischen Endolymphe und Cupula führen und so den Lageschwindel verbessern (Brandt und Daroff 1980). Obwohl der Humorist und Cartoonist Wilhelm Busch (1832–1908) die Pathophysiologie natürlich noch nicht kannte, beschrieb er in erheiternden Bildern und Texten (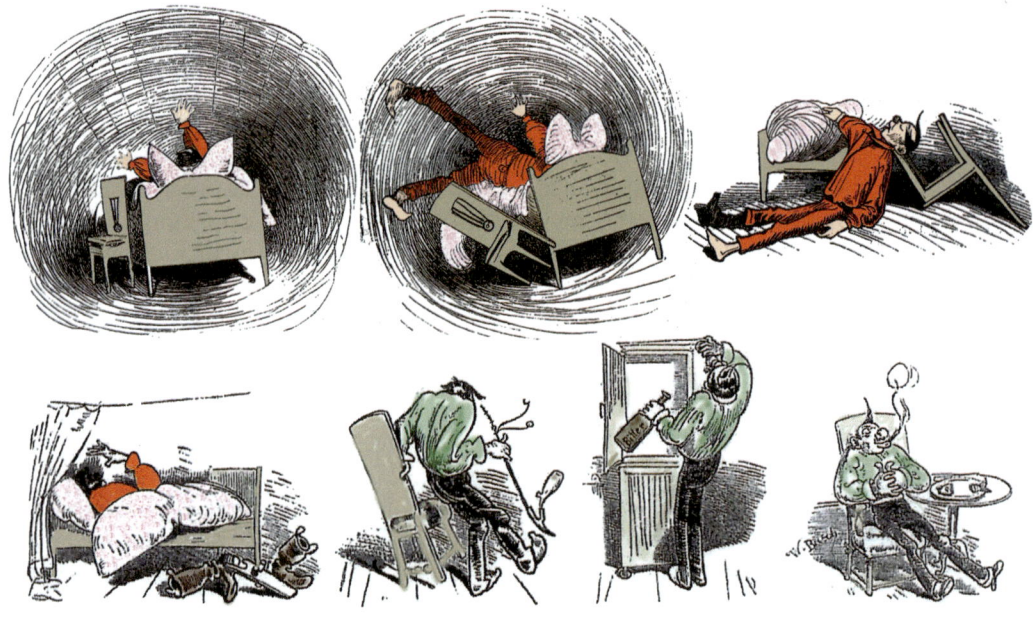 Abb. 6.13) in „Ein Abenteuer in der Neujahrsnacht" sowohl den Lage-

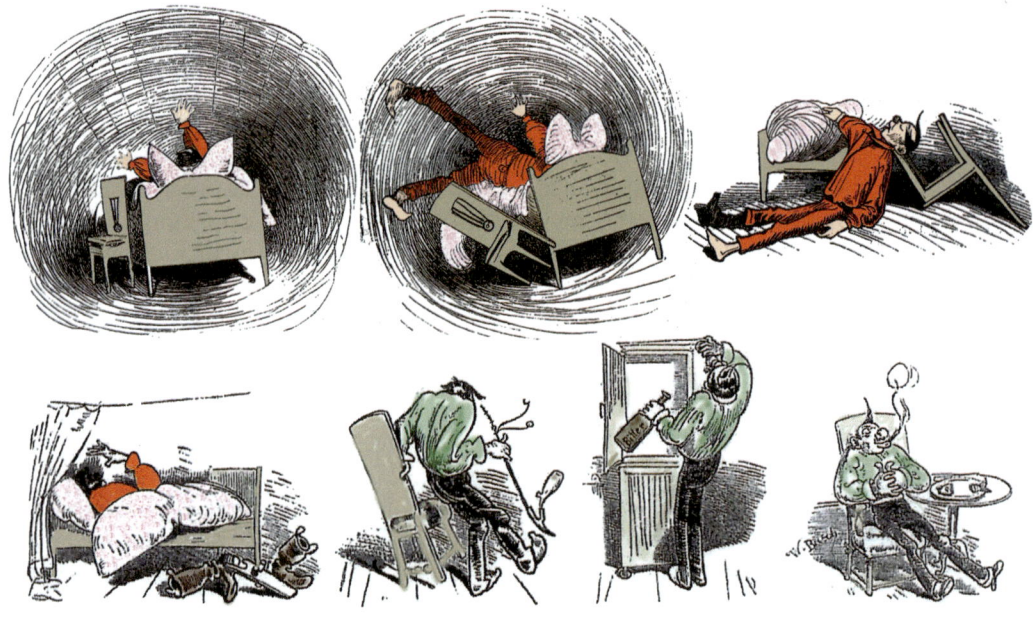

„Gesteigerte Sensibilität der Haarspitzen, vulgo Haarweh"   „Oha – Noch immer wackelig?!"   „Ein Magenbitter"   „Nach dieser heilsamen Erschütterung geht's ja soweit wieder ganz gut"

⬛ Abb. 6.13 Cartoonistische Darstellung des alkoholischen Lageschwindels von Wilhelm Busch in „Ein Abenteuer in der Neujahrsnacht" (*oben*). In „Der Katzenjammer am Neujahrsmorgen" persifliert Busch den „alkoholischen Kater" mit Schwindel und Gleichgewichtsstörungen am Morgen nach einem Alkoholexzess und die „wohltuende Besserung" durch einen morgendlichen Schluck Alkohol (*unten*) (Busch 1950)

schwindel als auch in „Der Katzenjammer am Neujahrsmorgen" seine Besserung durch einen morgendlichen Schluck Alkohol (Busch 1950).

Moritz Heinrich Romberg (1795–1873) gilt als erster klinischer Neurologe, der auch das erste systematische Handbuch der Neurologie verfasste (Romberg 1840). Obwohl dieses Buch ein Kapitel zu „Vertigo, Schwindel" enthält – mit detaillierten Beschreibungen von Symptomen und Ursachen – fehlen verständlicherweise die heute bekannten vestibulären Syndrome. Dies erklärt sich daraus, dass die vestibulären Funktionen und Erkrankungen erst Ende des 19. Jh. von nichtklinischen Grundlagenforschern wie Purkinje, Mach, Breuer, Helmholtz und Crum-Brown erarbeitet wurden (Übersichten in: Henn und Young 1975; Cohen 1984; Brandt 1991; Wade und Tatler 2005).

Ihre wegweisenden Experimente entschlüsselten die Mechanismen der Bewegungswahrnehmung als Grundlage der anschließenden vestibulären und okulomotorischen Forschung (Cohen 1984). Das Buch „The Moving Tablet of the Eye" (Wade und Tatler 2005) enthält zahlreiche historische Fakten zu optischen, ophthalmologischen und okulomotorischen Phänomenen und Entdeckungen. Einer der wichtigsten zeitgenössischen klinischen Forscher der Labyrintherkrankungen war der Otolaryngologe Harold Schuknecht (1917–1992) (Schuknecht 1993). Er veröffentlichte originelle, gelegentlich kontrovers diskutierte Hypothesen und experimentelle Evidenz zur Pathophysiologie der meisten häufigen Labyrintherkrankungen wie dem benignen paroxysmalen Lagerungsschwindel (erstmals von Bárány 1920 beschrieben), der Neuritis vestibularis (von Ruttin 1909 beschrieben) und des Morbus Menière (von Menière 1861 beschrieben) (Brandt 1991; Schuknecht 1993; Huppert und Brandt 2018).

Literatur

Literatur zu Abschn. 6.1

Abu-Arafeh I, Russel G (1995) Paroxysmal vertigo as a migraine equlivalent in children: a population-based study. Cephalalgia 15:22–25

Alvina K, Khodakhah K (2010) The therapeutic mode of action of 4-aminopyridine in cerebellar ataxia. J Neurosci 30:7258–7268

Baier B, Winkenwerder E, Dieterich M (2009) Vestibular migraine effects of prophylactic therapy with various drugs: a retrospective study. J Neurol 256:426–442

Balatsouras DG, Kaberos A, Assimakopoulos D, Katotomichelakis M, Economou NC, Korres SG (2007) Etiology of vertigo in children. Int J Pediatr Otorhinolaryngol 71:487–494

Basser LS (1964) Benign paroxysmal vertigo of childhood. A variety of vestibular neuronitis. Brain 87:141–152

Batu ED, Anlar B, Topcu M, Turanli G (2015) Vertigo in childhood: a retrospective series of 100 children. Eur J Paed Neurol 19:226–232

van de Berg R, Widdershoven J, Bisdorff A, Evers S, Wiener-Vacher S, Cushing SL, Mack KJ, Kim JS, Jahn K, Strupp M, Lempert T (2021) Vestibular migraine of childhood and recurrent vertigo of childhood: diagnostic criteria. Consensus document of the Committee for the Classification of Vestibular Disorders of the Barany Society and the International Headache Society. J Vestib Res 31:1–9

Bertholon P, Chabrier S, Riant F, Tournier-Lasserve E, Peyron R (2010) Episodic ataxia type 2: unusual aspects in clinical and genetic presentation. Special emphasis in childhood. J Neurol Neurosurg Psychiatry 80:1289–1292

Bigelow RT, Semenov YR, Hoffman HJ, Agrawal Y (2020) Association between vertigo, cognitive and psychiatric conditions in US children: 2012 National Health Interview Survey. Int J Pediatr Otorhinolaryngol 130:109802

Brandt T, Strupp M (1997) Episodic ataxia type 1 and 2 (familial periodic ataxia/vertigo). Audiol Neurootol 2:373–383

Brandt T, Wenzel D, Dichgans J (1976) Die Entwicklung der visuellen Stabilisation des aufrechten Standes beim Kind: Ein Reifezeichen in der Kinderneurologie. Arch Psychiat Nervenkr 223:1–13

Brodsky J, Kaur K, Shoshany T, Lipson S, Zhou G (2018a) Benign paroxysmal migraine variants of infancy and childhood: transitions and clinical features. Eur J Paediatr Neurol 22:667–673

6

Brodsky JR, Lipson S, Wilber J, Zhou G (2018b) Benign paroxysmal positional vertigo (BPPV) in children and adolescents: clinical features and response to therapy in 110 pediatric patients. Otol Neurotol 39:344–350

Brodsky JR, Shoshany TN, Lipson S, Zhou G (2018c) Peripheral vestibular disorders in children and adolescents with concussion. Otolaryngol Head Neck Surg 159:365–370

Brodsky JR, Lipson S, Bhattacharyya N (2019) Prevalence of pediatric dizziness and imbalance in the United States. Otolaryngol Head Neck Surg 162(2):241–247

Claassen J, Teufel J, Kalla R, Spiegel R, Strupp M (2013) Effects of dalfampridine on attacks of patients with episodic ataxia type 2: an observation study. J Neurol 260:668–669

Davitt M, Delvecchio MT, Aronoff SC (2017) The differential diagnosis of vertigo in children: a systematic review of 2726 cases. Pediatr Emerg Care 36(8):368–371

Deissler A, Albers L, von Kries R, Weinberger R, Langhagen T, Gerstl L, Heinen F, Jahn K, Schröder AS (2017) Health-related quality of life of children/adolescents with vertigo: retrospective study from the German Center of Vertigo and Balance Disorders. Neuropediatrics 48:91–97

Devaraja K (2018) Vertigo in children; a narrative review of the various causes and their management. Int J Pediatr Otorhinolaryngol 111:32–38

Dobie T, McBride D, Dopie T Jr, May J (2001) The effects of age and sex on susceptibility to motion sickness. Aviat Space Environ Med 72:13–20

Erbek SH, Erbek SS, Yilmaz I, Topal O, Ozgirgin N, Ozluoglu LN et al (2006) Vertigo in childhood: a clinical experience. Int J Pediatr Otorhinolaryngol 70:1547–1554

Erez O, Gordon CR, Sever J, Sadeh A, Mintz M (2004) Balance dysfunction in childhood anxiety: findings and theoretical approach. J Anxiety Disord 18:341–356

Filippopulos FM, Albers L, Straube A, Gerstl L, Blum B, Langhagen T, Jahn K, Heinen F, von Kries R, Landgraf MN (2017) Vertigo and dizziness in adolescents: risk factors and their population attributable risk. PLoS One 12:e0187819

Gelfand AA (2013) Migraine and childhood periodic syndromes in children and adolescents. Curr Opin Neurol 26:262–268

Griggs RC, Nutt JG (1995) Episodic ataxias as channelopathies. Ann Neurol 37:285–287

Griggs RC, Moxley RT, Lafrance RA, McQuillen J (1978) Hereditary paroxysmal ataxia: response to acetazolamide. Neurology 28:1259–1264

Heyer GL, Young JA, Fischer AN (2018) Lightheadedness after concussion: not all dizziness is vertigo. Clin J Sport Med 28:272–277

Hülse R, Warken C, Biesdorf A, Erhart M, Rotter N, Hörmann K, Wenzel A (2019) Prevalance of pheripheral vestibular diseases in children in Germany. HNO 68(5):360–366

Huppert D, Langhagen T, Brandt T (2017) Benign course of episodic dizziness disorders in childhood. J Neurol 264(Suppl 1):4–6

Huppert D, Grill E, Brandt T (2019) Survey of motion sickness susceptibility in children and adolescents aged 3 months to 18 years. J Neurol 266(Suppl 1):65–73

Jahn K, Zwergal A, Strupp M, Brandt T (2009) Schwindel im Kindesalter. Nervenheilkunde 28:47–52

Jahn K, Langhagen T, Schroeder AS, Heinen F (2011) Vertigo and dizziness in childhood – update on diagnosis and treatment. Neuropediatrics 42:129–134

Jahn K, Langhagen T, Heinen F (2015) Vertigo and dizziness in children. Curr Opin Neurol 28:78–82

Jen JC, Kim GW, Baloh RW (2004) Clinical spectrum of episodic ataxia type 2. Neurology 62:17–22

Jen JC (2008) Hereditary episodic ataxias. Ann NY Acad Sci 1142:250–253

Jen JC, Wan J (2018) Episodic ataxias. Handb Clin Neurol 155:205–215

Jen JC, Graves TD, Hess EJ, Hanna MG, Griggs RC, Baloh RW (2007) Primary episodic ataxias: diagnosis, pathogenesis and treatment. Brain 130:2484–2493

Kacperski J (2015) Prophylaxis of migraine in children and adolescents. Paediatr Drugs 17:217–226

Kanaan AA, Raad RA, Hourani RG, Zaytoun GM (2011) Bilateral superior semicircular canal dehiscence in a child with sensorineural hearing loss and without vestibular symptoms. Int J Pediatr Otorhinolaryngol 75:877–879

Kapfhammer HP, Fitz W, Huppert D, Grill E, Brandt T (2016) Visual height intolerance and acrophobia: distressing partners for life. J Neurol 263:1946–1953

Krams B, Echenne B, Leydet J, Rivier F, Roubertie A (2011) Benign paroxysmal vertigo of childhood: long-term outcome. Cephalalgia 31:439–443

Langhagen T, Albers L, Heinen F, Straube A, Filippopulos F, Landgraf MN, Gerstl L, Jahn K, von Kries R (2015) Period prevalence of dizziness and vertigo in adolescents. PLoS One 10(9):e0136512

Langhagen T, Landgraf MN, Huppert D, Heinen F, Jahn K (2016) Vestibular migraine in children and adolescents. Curr Pain Headache Rep 20(12):67

Lanzi G, Balottin U, Fazzi E, Tagliasacchi M, Manfrin M, Mira E (1994) Benign paroxysmal vertigo of childhood: a long-term follow-up. Cephalalgia 14:458–460

Lee GS, Zhou G, Poe D, Kenna M, Amin M, Ohlms L, Gopen Q (2011) Clinical experience in diagnosis and management of superior semicircular canal dehiscence in children. Laryngoscope 121:2256–2261

Lehnen N, Langhagen T, Heinen F, Huppert D, Brandt T, Jahn K (2015) Vestibular paroxysmia in children: a treatable cause of short vertigo attacks. Dev Med Child Neurol 57:393–396

Lewis D, Ashwal S, Hershey A, Hirtz D, Yonker M, Silberstein S et al (2004) Practice parameter: pharmacological treatment of migraine headache in children and adolescents: report of the American Acadamy of Neurology quality standards subcommittee and the practice committee of the Child Neurology Society. Neurology 63:2215–2224

Muth C, Teufel J, Schols L, Synofzik M, Franke C, Timmann D, Mansmann U, Strupp M (2021) Fampridine and acetazolamide in EA2 and related familial EA: a prospective randomized placebo-controlled trial. Neurol Clin Pract 11(4):e438–e446

Niemensivu R, Kentala E, Wiener-Vacher S, Pyykko I (2007) Evaluation of vertiginous children. Eur Arch Otorhinolaryngol 264:1129–1135

Pavlou M, Whitney SL, Alkathiry AA, Huett M, Luxon LM, Raglan E, Godfrey EL, Bamiou DE (2017) Visually induced dizziness in children and validation of the pediatric visually induced dizziness questionnaire. Front Neurol 8:656

Piarroux J, Riant F, Humbertclaude V, Remerand G, Hadjadj J, Rejou F, Coubes C, Pinson L, Meyer P, Roubertie A (2020) FG14-related episodic ataxia: delineating the phenotype of Episodic Ataxia type 9. Ann Clin Transl Neurol (4):565–572

Reneker JC, Cheruvu VK, Yang J, James MA, Cook CE (2018) Physical examination of dizziness in athletes after a concussion: a descriptive study. Musculoskelet Sci Pract 34:8–13

Riina N, Ilmari P, Kentala E (2005) Vertigo and imbalance in children: a retrospective study in a Helsinki University otorhinolaryngology clinic. Arch Otolaryngol Head Neck Surg 131:996–1000

Russel G, Abu-Arafeh I (1999) Paroxysmal vertigo in children- an epidemiological study. Int J Pediatr Otorhinolaryngol 49(1):105–107

Sandseter EB, Kennair LE (2011) Children's risky play from an evolutionary perspective: the antiphobic effects of thrilling experiences. Evol Psychol 9:257–284

Skirbekk B, Hansen BH, Overbeck B, Wentzel-Larsen T, Kristensen H (2012) Motor impairment in children with anxiety disorders. Psychiatry Research 198:135–139

Strupp M, Kalla R, Dichgans M, Freilinger T, Glasauer S, Brandt T (2004) Treatment of episodic ataxia type 2 with the potassium channel blocker 4-aminopyridine. Neurology 62:1623–1625

Strupp M, Zwergal A, Brandt T (2007) Episodic Ataxia type 2. Neurotherapeutics 4:267–273

Strupp M, Versino M, Brandt T (2010) Vestibular migraine. Handb Clin Neurol 97:755–771

Strupp M, Kalla R, Claassen J, Adrion C, Mansmann U, Klopstock T, Freilinger T, Neugebauer H, Spiegel R, Dichgans M, Lehmann-Horn F, Jurkat-Rott K, Brandt T, Jen JC, Jahn K (2011) A randomized trial of 4-aminopyridine in EA2 and related familial episodic ataxias. Neurology 77:269–275

Strupp M, Teufel J, Zwergal A, Schniepp R, Khodakhah K, Feil K (2017) Aminopyridines for the treatment of neurologic disorders. Neurol Clin Pract 7:65–76

Van Bulck P, Leupe PJ, Forton GEJ (2019) Children with posterior semicircular canal dehiscence: a case series. Int J Pediatr Otorhinolaryngol 123:51–56

Von Holst E, Mittelstaedt H (1950) Das Reafferenzierungsprinzip (Wechselwirkungen zwischen Zentralnervensystem und Peripherie). Naturwissenschaften 37(20):461–476

Wiener-Vacher SR, Quarez J, Priol AL (2018) Epidemiology of vestibular impairments in a pediatric population. Semin Hear 39:229–242

Wiener-Vacher SR, Wiener SI, Ajrezo L et al (2019) Dizziness and convergence insufficiency in children: screening and management. Front Integr Neurosci 13:25

Yao Q, Song Q, Wang H, Shi H, Yu D (2019) Benign paroxysmal positional vertigo in children. Clin Otolaryngol 44:21–25

Zhang D, Fan Z, Han Y, Wang M, Xu L, LUO J, Ai Y, Wang H (2012) Benign paroxysmal vertigo of childhood: diagnostic value of vestibular test and high stimulus rate auditory brainstem response test. Int J Pediatr Otorhinolaryngol 76:107–110

Literatur zu Abschn. 6.2

Borup Johansen N, Ayadipanah M, Sonnenschein ES, Christensen HR, Jürgens G (2013) Dizziness as a side effect of pharmacological therapy. Ugeskr Laeger 175:2720–2725

Chimirri S, Aiello R, Mazzitello C, Mumoli L, Palleria C, Altomonte M, Citraro R, De Sarro G (2013) Vertigo/dizziness as a drug's adverse reaction. J Pharmacol Pharmacother 4(Suppl1):104–109

Cianfrone G, Pentangelo D, Cianfrone E, Mazzei F, Turchetta R, Orlando MP, Altissimi G (2011) Pharmacological drugs inducing ototoxicity, vestibular symptoms and tinnitus: a reasoned and update guide. Eur Rev Med Pharmacol Sci 15:601–636

Esser J, Brandt T (1983) Pharmakologisch verursachte Augenbewegungsstörungen – Differentialdiagnose und Wirkungsmechanismen. Fortschr Neurol Psychiat 51:41–56

6

Hornibrook J, Smith PF (2014) Dizziness caused by medications. N Z Med J 127:84–85

Kim HA, Bisdorff A, Bronstein AM, Lempert T, Rossi-Izquierdo M, Staab JP, Strupp M, Kim JS (2019) Hemodynamic orthostatic dizziness/vertigo: diagnostic criteria. J Vestib Res 29:45–56

Moreno-Rius J (2019) Opiod addiction and the cerebellum. Neurosci Behav Rev 107:238–251

Rascol O, Hain TC, Brefel C, Benazet M, Clanet M, Montastruc JL (1995) Antivertigo medications and drug-induced vertigo. A pharmacological review. Drugs 50:777–791

Shoair OA, Nyandege AN, Slattum PW (2011) Medication-related dizziness in the older adult. Otolaryngol Clin North Am 44:455–471

Tinetti ME (2002) Preventing falls in elderly persons. New Engl J Med 348:42–49

Literatur zu Abschn. 6.3

Ahn SK, Jeon SY, Kim JP, Park JJ, Hur DG, Kim DW, Woo SH, Kwon OJ, Kim JY (2011) Clinical characteristics and treatment of benign paroxysmal positional vertigo after traumatic brain injury. J Trauma 70:442–446

Akin FW, Murnane OD, Hall CD et al (2017) Vestibular consequences of mild traumatic brain injury and blast exposure: a review. Brain Inj 31:1188–1194

Alhilali LM, Yaeger K, Collins M, Fakhran S (2014) Detection of central white matter injury underlying vestibulopathy after mild traumatic brain injury. Radiology 272(1):224–232

Alshehri MM, Sparto PJ, Furman JM, Fedor S, Mucha A, Henry LC, Whitney SL (2016) The usefulness of the video head impulse test in children and adults post-concussion. J Vestib Res 26(5–6):439–446

Balaban CD, Thayer JF (2001) Neurological bases for balance-anxiety links. J Anxiety Disord 15:53–79

Balaban CD, Hoffer ME, Szczupak M et al (2016) Oculomotor, vestibular, and reaction time tests in mild traumatic brain injury. PLoS One 11:e0162168

Berman JM, Fredrickson JM (1975) Vertigo after head injury: a five-year follow-up. J Otolaryngol 7(3):237–245

Bhattacharyya N, Gubbels SP, Schwartz SR et al (2017) Clinical practice guideline: benign paroxysmal positional vertigo (update). Otolaryngol Head Neck Surg Mar 156:S1–S47

Borich M, Makan N, Boyd L et al (2013) Combining whole-brain voxel-wise analysis with in vivo tractography of diffusion behaviour after sports-related concussion in adolescents: a preliminary report. J Neurotrauma 30:1243–1249

Bourgeois B, Ferron C, Bordure P, Beauvillain de Montreuil C, Legent F (2005) Exploratory tympanotomy for suspected traumatic perilympha-

tic fistula. Ann Otolaryngol Chir Cervicofac 122:181–186

Brandt T, Daroff RB (1980) The multisensory physiological and pathological vertigo syndromes. Ann Neurol 7:195–203

Brandt T, Huppert D (2016) A new type of cervical vertigo: head motion-induced spells in acute neck pain. Neurology 86:974–975

Brandt T, Huppert D, Hecht J, Karch C, Strupp M (2006) Benign paroxysmal positioning vertigo: a long-term follow up (6:17 years) of 125 patients. Acta Otolaryngol 126:160–163

Brandt T, Huppert D, Hüfner K, Zingler VC, Dieterich M, Strupp M (2010) Long-term course and relapses of vestibular and balance disorders. Rest Neurol and Neurosc 28:69–82

Chang T-P, Lin Y-W, Sung P-Y, Chuang H-Y, Chung H-Y, Liao W-L (2016) Benign paroxysmal positional vertigo after dental procederes: a polulation-based case-control study. PLOS ONE 11(4):e0153092

Chiarella G, Leopardi G, De Fazio L, Chiarella R, Cassandro C, Cassandro E (2007) Iatrogenic benign paroxysmal positional vertigo: review and personal experience in dental and maxillo-facial surgery. Acta Otorhinolaryngol Ital 27:126–128

Ciorba A, Skarzynski PH, Corazzi V et al (2017) Assessment tools for use in patients with Menière disease: an update. Med SciMonit 23: 6144–6149

Davies RA, Luxon LM (1995) Dizziness following head injury: a neurological study. J Neurol 242:222–230

De Jong PTVM, de Jong JMBV, Cohen D, Jongkees LDW (1977) Ataxia and nystagmus induced by injection of local anaesthetics in the neck. Ann Neurol 1:240–246

Deveze A, Matsuda H, Elziere M, Ikezono T (2018) Diagnosis and treatment of perilymphatic fistula. Adv Otorhinolaryngol 81:133–145

Dieterich M, Staab JP (2017) Functional dizziness: from phobic postural vertigo and chronic subjective dizziness to persistent postural-perceptual dizziness. Curr Opin Neurol 30:107–113

Dieterich M, Pöllmann W, Pfaffenrath V (1993) Cervicogenic headache: electronystagmography, perception of verticality, and posturography in patients before and after C2-blockade. Cephalalgia 13:285–288

Dobson JL, Yarbrough MB, Perez J et al (2017) Sport-related concussion induces transient cardiovascular autonomic dysfunction. Am J Physiol Regul Integr Comp Physiol 312:R575–R584

Eckhardt-Henn A, Best C, Bense S, Breuer P, Diener G, Tschan R et al (2008) Psychiatric comorbidity in different organic vertigo syndromes. J Neurol 255:420–428

Ernst A, Basta D, Seidl RO, Todt I, Scherer H, Clarke A (2005) Management of posttraumatic vertigo. Otolaryngol Head Neck Surg 132:554–558

Esterov D, Greenwald BD (2017) Autonomic dysfunction after mild traumatic brain injury. Brain Sci 7(8): 100

Friedman JM (2004) Post-traumatic vertigo. Med Health 87:296–300

Gattu R, Akin FW, Cacace AT, Hall CD, Murnane OD, Haacke EM (2016) Vestibular, balance, microvascular, and white matter neuroimaging characterisrics of blast injuries and mild traumatic brain injury: four case reports. Brain Inj 30(12):1501–1514

Gladwell M, Viozzi C (2008) Temporal bone fractures: a review for the oral and maxillofacial surgeon. J Oral Maxillofac Surg 66:513–522

Gordon CR, Levite R, Joffe V, Gadoth N (2004) Is posttraumatic benign paroxysmal positional vertigo different from the idiopathic form? Arch Neurol 61:1590–1593

Haripriya GR, Mary P, Dominic M, Goyal R, Sahadevan A (2018) Incidence and treatment outcomes of post traumatic BPPV in traumatic brain injury patients. Indian J Otolaryngol Head Neck Surg 70(3):337–341

Hatano A, Rikitake M, Komori M, Irie T, Moriyama H (2009) Traumatic perilymph fistula with the luxation of the stapes into the vestibule. Auris Nasus Larynx 36:474–478

Hayes JP, Miller DR, Lafleche G, Salat DH, Verfaellie M (2015) The nature of white matter abnormalities in blast-related mild traumatic brain injury. NeuroImage Clin 9:148–156

Herdman S, Clendaniel RA (2014) Vestibular rehabilitation. FA Davis, Philadelphia

Hoffer ME, Gottshal KR, Moore R, Balough BJ, Wester E (2004) Characterizing and treating dizziness after mild head trauma. Otol Neurotol 25:135–138l

Hoffer ME, Balaban C, Gottshall K, Balough BJ, Maddox MR, Penta JR (2010) Blast exposure: vestibular consequences and associated characteristics. Otol Neurotol 31:232–236

Holtmann S, Reiman V, Schöps P (1993) Clinical significance of cervico-ocular reactions. Laryngo-Rhino-Otologie 72:306–310

Hunt D, Oldham J, Aaron SE, Tan CO, Meehan III WP, Howell DR (2021) Dizziness, psychosocial function, and gait assessment following sport-related concussion. Orthopaedic Journal of Sports and Medicine 9(7)(Suppl 3)

Ikezono T, Matsumura T, Matsuda, et al. (2018) The diagnostic performance of a novel ELISA for human CTP (Cochlin-tomoprotein) to detect perilymph leakage. PLoS 13(1):e0191498

Jäger L, Strupp M, Brandt T, Reiser M (1997) Bildgebung von Labyrinth und Nervus vestibularis. Nervenarzt 68:443–458

Kashluba S, Casey JE, Paniak C (2006) Evaluating the utility of ICD-10 diagnostic criteria for postconcussion syndrome following mild traumatic brain injury. J Int Neuropsychol Soc 12:111–118

Klingmann C, Knauth M, Praetorius M, Plinkert PK (2006) Alternobaric vertigo – really a hazard? Otol Neurotol 27:1120–1125

Kraus MF, Susmaras T, Caughlin BP, Walker CJ, Sweeney JA, Little DM (2007) White matter integrity and cognition in chronic traumatic brain injury: a diffusion tensor imaging study. Brain 130:2508–2519

La Fountaine MF, Gossett JD, De Meersman RE et al (2011) Increased QT interval variability in 3 recently concussed athletes: an exploratory observation. J Athl train 46:230–233

Lee JD, Park MK, Lee BD, et al. (2011) Otolith function in patients with head trauma. Eur Arch Otorhinolaryngol 268:1427–1430

Lopez-Escamez JA, Carey J, Chung WH et al (2015) Diagnostic criteria for Ménière's disaease. J Vest Res 25:1–7

Luryi AL, LaRouere M, Babu S, Bojrab DI, Zappia J, Sargent EW, Schutt CA (2018) Traumatic versus idiopathic benign positional vertigo: analysis of disease, treatment, and outcome characteristics. Otolaryngol Head Neck Surg 160(19):131–136

Maitland CG (2001) Perilymphatic fistula. Curr Neurol Neurosci Rep 1:486–491

Marcus HJ, Paine H, Sargeant M, Wolstenholme S et al (2019) Vestibular dysfunction in acute traumatic brain injury. J Neurol 266:2430–2433

Molvaer OI, Albrektsen G (1988) Alternobaric vertigo in professional divers. Undersea Biomed Res 15:271–282

Motin M, Keren O, Groswasser Z, Gordon CR (2005) Benign paroxysmal positional vertigo as the cause of dizziness in patients after severe traumatic brain injury: diagnosis and treatment. Brain Inj 19:693–697

Mucha A, Fedor S, Demarco D (2018) Vestibular dysfunction and concussion. Handb Clin Neurol 158:135–144

Rafferty MA, McConn Walsh R, Walsh MA (2006) A comparison of temporal bone fracture classification systems. Clin Otolaryngol 31:287–291

Sarac S, Cengel S, Sennaroglu L (2006) Pneumolabyrinth following traumatic luxation of the stapes into the vestibule. Int J Pediatr Otorhinolaryngol 70:159–161

Scherer MR, Burrows H, Pinto R, Somrack E (2007) Characterizing self-reported dizziness and otovestibular impairment among blast-injured

6

traumatic amputees: a pilot study. Mil Med 172:731–737

Scherer MR, Burrows H, Pinto R et al (2011) Evidence of central and peripheral vestibular pathology in blast-related traumatic brain injury. Otol Neurotol 32:571–580

Schütze M, Kundt G, Buchholz K, Piek J (2008) Which factors are predictive for long-term complaints after mild traumatic brain injuries? Versicherungsmedizin 60:78–83

Staab JP (2006) Chronic dizziness: the interface between psychiatry and neuro-otology. Curr Opin Neurol 19:41–48

Suarez H, Alonso R, Arocena M, Suarez A, Geisinger D (2011) Clinical characteristics of positional vertigo after mild head trauma. Acta Oto-Laryngol 131:377–381

Subtil J, Varandas J, Galrão F, Dos Santos A (2007) Alternobaric vertigo: prevalence in Portuguese Air Force pilots. Acta Otolaryngol 127:843–846

Sulway S, Whitney SL (2019) Advances in Vestibular Rehabilitation. Adv Otorhinolaryngol 82:164–169

Tevzadze N, Shakarishvili R (2007) Vertigo syndromes associated with earthquake in Georgia. Georgian Med News 148–149:36–39

Tjernstrom F, Zur O, Jahn K (2016) Current concepts and future approaches to vestibular rehabilitation. J Neurol 263(Suppl 1):S65–S70

Tsubota M, Shojaku H, Watanabe Y (2009) Prognosis of inner ear function in pneumolabyrinth: case report and literature review. Am J Otolaryngol 30:423–426

Useche JN, Bermudez S (2018) Conventional computed tomography and magnetic resonance in barin concussion. Neuroimaging Clin N Am 28(1):15–29

Uzun C (2005) Evaluation of predive parameters related to eustachian tube dysfunction for symptomatic middle ear barotrauma in divers. Otol Neurotol 26:59–64

Von Brevern M, Seelig T, Radtke A, Tiel-Wilck K, Neuhauser H (2006) Long-term efficacy of Epley's manoeuvre: a double-blind randomized trial. J Neurol Neurosurg Psychiatr 77:980–982

Ward BK, Carey JP, Minor LB (2017) Superior canal dehiscence syndrome: lessons from the first 20 years. Front Neurol 8:177

Young AS, McMonagle B, Pohl DV, Magnussen J, Welgampola MS (2019) Superior semicircular canal dehiscence presenting with recurrent positional vertigo. Neurology 93:1070–1072

Zhou G, Brodsky JR (2015) Objective vestibular testing of children with dizziness and balance complaints following sports-related concussions. Otolaryngol Head Neck Surg 152:1133–1139

Ziylan F, Smeeing DP, Stegeman I et al (2016) Click stimulus eceltrocochleography versus MRI with intratympanic contrast in Menière's disese: a systematic review. Otol Neurotol 37:421–427

Literatur zu Abschn. 6.4

Bertolini G, Straumann D (2016) Moving in a moving world: a review on vestibular motion sickness. Front Neurol 7:14

Bles W, Bos JE, Kruit H (2000) Motion sickness. Curr Opin Neurol 13:19–25

Boldingh MI, Ljostad U, Mygland A, Monstad P (2011) Vestibular sensitivity in vestibular migraine: VEMP's and motion sickness susceptibility. Cephalalgia 31:1211–1219

Brandt T (1976) Optisch-vestibuläre Bewegungskrankheit, Höhenschwindel und klinische Schwindelformen. Fortschr Med 94:177–1188

Cha YH, Golding J, Keshavarz B, Furman J, Kim JS, Lopez-Escamez JA, Magnusson M, Yates BJ, Lawson BD, Staab J, Bisdorff A (2021) Motion sickness diagnostic criteria: Consensus document of the Classification Committee of the Barany Society. J Vestib Res

Cuomo-Granston A, Drummond PD (2010) Migraine and motion sickness: what is the link? Prog Neurobiol 91:300–312

Dai M, Raphan T, Cohen B (2007) Labyrinthine lesions and motion sickness susceptibility. Exp Brain Res 1748:477–487

Dichgans J, Brandt T (1973) Optokinetic motion-sickness and pseudo-Coriolis effects induced by moving visual stimuli. Acta Otolaryngol 76:339–348

Dichgans J, Brandt T (1978) Visual-vestibular interaction: effects of self-motion perception and postural control. In: Held R, Leibowitz HW, Teuber HL (Hrsg) Handbook of sensory physiology, vol VIII Perception. Springer, Berlin/Heidelberg/New York, S 755–804

Evans RW, Marcus D, Furman JM (2007) Motion sickness and migraine. Headache 47:607–610

Gil A, Nachum Z, Tal D, Shupak A (2012) A comparison of cinnarizine and transdermal scopolamine for the prevention of seasickness in a naval crew: a double-blind, randomized, crossover study. Clin Neuropharmacol 35(1):37–39

Golding JF (2016) Motion sickness. Handb Clin Neurol 137:371–390

Golding JF, Patel M (2017) Menières, migraine, and motion sickness. Acta Otolaryngol 137:495–502

Golding JF, Markey HM, Stott IR (1995) The effects of motion direction, body axis, and posture on motion sickness induced by low frequency linear oscillation. Aviat Space Environm Med 66:1046–1051

Huppert D, Strupp M, Mückter H, Brandt T (2011) Which medication do I need to manage dizzy patients? Acta Otolaryngol 131:228–241

Huppert D, Benson J, Brandt T. (2017) A historical view of motion sickness – a plague at sea and on land, also with military impact. Front Neurol 8:114

Knox GW, Woodard D, Chelen W, Ferguson R, Johnson L (1994) Phenytoin for motion sickness: clinical evaluation. Laryngoscope 104:935–939

Koch A, Cascorbi I, Westhofen M, Dafotakis M, Klapa S, Kuhtz-Buschbeck JP (2018) The neurophysiology and treatment of motion sickness. Dtsch Arztebl Int 115:687–696

Leung AKC, Hon KL (2019) Motion sickness: an overview. Drugs Context 8:2019-9-4

Money KE (1970) Motion sickness. Physiol Rev 50: 1–39

Murdin L, Golding J, Bronstein A (2011) Managing motion sickness. BMJ 343:d7430

Murdin L, Chamberlain F, Cheema S, Ashad Q, Gresty MA, Golding JF, Bronstein A (2015) Motion sickness in migraine and vestibular disorders. J Neurol Neurosurg Psychiatry 86:585–587

Neuhauser H, Lempert T (2004) Vertigo and dizziness related to migraine: a diagnostic challenge. Cephalalgia 24:83–91

Paillard AC, Quarck G, Paolino F, Denise P, Paolino M, Golding JF, Ghulyan-Bedikian V (2013) Motion sickness susceptibility in healthy subjects and vestibular patients: effects of gender, age, and trait-anxiety. J Vestib Res 23:203–209

Probst T, Krafczyk S, Büchele W, Brandt T (1982) Visuelle Prävention der Bewegungskrankheit im Auto. Arch Psychiat Nervenkr 231:409–421

Reason JT (1978) Motion sickness adaptation: a neural mismatch model. J Roy Soc Med 71:819–829

Shupak A, Gordon CR (2006) Motion sickness: advances in pathogenesis, prediction, prevention, and treatment. Aviat Space Environ Med 77: 1213–1223

Simmons RG, Phillips JB, Lojewski RA et al (2010) The efficiency of low-dose transnasal scoloamine for motion sickness. Aviat Space Environ Med 81(4):405–412

Spinks AB, Wasiak J (2011) Scopolamine (hyoscine) for preventing and treating motion sickness. Cochrane Database Syst Rev (6):CD002851

Strupp M, Brandt T, Huppert D, Grill E (2018) Prevalence of motion sickness in various vestibular disorders: a study on 749 patients. J Neurol 265(Suppl 1):S95–S97

Takahashi M, Ogata M, Miura M (1997) The significance of motion sickness in the vestibular system. J Vestib Res 7:179–187

Takov V, Tadi P (2019) Motion sickness. In: StatPearls [Internet]. StatPearls Publishing, Trasure Island. PMID: 30969528

Wood CD, Graybiel A (1970) Evaluation of anti-motion sickness drugs: a new effective remedy revealed. Aerospace Med 41:932–933

Wood CD, Graybiel A, Kennedy RS (1966) Comparison of effectiveness of some antimotion sickness drugs using recommended and larger than recommended doses as tested in the slow rotation room. Aerospace Med 37:259–262

Zhang LL, Wang JQ, Qi RR, Pan LL, Li M, Cai YL (2016) Motion sickness: current knowledge and recent advantage. CNS Neurosci Ther 22:15–24

Literatur zu Abschn. 6.5

Brown JJ, Baloh RW (1987) Persistent mal de debarquement syndrome: a motion-induced subjective disorder of balance. Am J Otolaryngol 8:219–222

Canceri JM, Brown R, Watson SR, Browne CJ (2018) Examination of current treatments and symptom management strategies used by patients with mal de debarquement syndrome. Front Neurol 9:943

Cha YH (2009) Mal de debarquement. Semin Neurol 29:520–527

Cha YH, Cui YY, Baloh R (2013) Repetitive transcranial magnetic stimulation for mal de debarquement-syndrome. Otol Neurootol 34:175–179

Cha YH, Cui YY, Baloh RW (2018) Comprehensive clinical profile of mal de debarquement syndrome. Front Neurol 9:261

Cha YH, Gleghorn D, Doudican B (2019) Occipital and cerebellar theta burst stimulation for mal de debarquement syndrome. Otol Neurotol 40:e928–e937

Cha YH, Baloh R, Cho C, Magnusson M, Song JJ, Strupp M, Wuyts F, Staab JP (2020) Mal de debarquement syndrome: diagnostic criteria consensus document of the classification committee of the Bárány Society. J Vestib Res 30(5):285–293

Clark BC, LePorte A, Clark S, Hoffman RL, Quick A, Wilson TE, Thomas JS (2013) Effects of persistent mal de debarquement syndrome on balance, psychological traits, and motor cortex exetiability. J Clin Neurosci 20:446–450

Cohen B (2019) Dedication to Mingjia Dai, Ph.D. for discovery of the first successful treatment of the mal de debarquement syndrome. Front Neurol 10:1196

Cohen B, Yakushin SB, Cho C (2018) Hypothesis: the vestibular and cerebellar basis of the mal de debarquement syndrome. Front Neurol 9:28

Dai M, Cohen B, Smouha E, Cho C (2014) Readaptation of the mal de debarquement syndrome: a 1-year follow-up. Front Neurol 5:124

Darwin E (1796) Why after voyage ideas of vibratory motions are perceived on shore. In: Zoono-

6

mia or the laws of organic life, Bd 1. J. Johnson, London

Duval ER, Javanbakht A, Liberzon I (2015) Neural circuits in anxiety and stress disorders: a focused reveiw. Ther Clin Risk Manag 11:115–126

Hain TC, Cherchi M (2016) Mal de debarquement-syndrome. Handb Clin Neurol 137:391–395

Huber J, Flanagin VL, Popp P, zu Eulenburg P, Dieterich M (2020) Network changes in phobic postural vertigo. Brain Behav 10(6):e01622

Huppert D, Oldelehr H, Krammling B, Benson J, Brandt T (2016) What the ancient Greeks and Romans knew (and did not know) about seasickness. Neurology 86:560–565

Jeon SH, Park YH, Oh SY, Kang JJ, Han YH, Jeong HJ, Lee JM, Park M, Kim JS, Dieterich M (2020) Neural correlates of transient Mal de Debarquement syndrome: Activation of prefrontal and deactivation of cerebellar networks correlate with neuropsychological assessment. Front Neurol 11:585

Moeller L, Lempert T (2007) Mal de debarquement: pseudo-hallucinations from vestibular memory? J Neurol 254:813–815

Mucci V, Canceri JM, Brown R, Dai M, Yakushin S, Watson S, Van Ombergen A, Topsakal V, Van de Heyning PH, Wuyts FL, Browne CJ (2018) Mal de debarquement syndrome: a survey on subtypes, misdiagnoses, onset and associated psychological features. J Neurol 265:486–499

Murphy TP (1993) Mal de debarquement syndrome: a forgotten entity? Otolaryngol Head Neck Surg 109:10–13

Nachum Z, Shupak A, Letichevsky V, Ben-David J, Tal D, Tamir A, Talmon Y, Gordon CR, Luntz M (2004) Mal de debarquement and posture: reduced reliance on vestibular and visual cues. Laryngoscope 114:581–586

Popp P, zu Eulenburg P, Stephan T, Bögle R, Habs M, Henningsen P, Feuerecker R, Dieterich M (2018) Cortical alterations in phobic postural vertigo–a multimodal imaging approach. Ann Clin Translat Neurol 5:717–729

Saha K, Cha YH (2020) Mal de debarquement-syndrome. Semin Neurol 40(1):160–164

Schepermann A, Bardins S, Penkava J, Brandt T, Huppert D, Wuehr M (2019) Approach to an experimental model of mal de debarquement syndrome. J Neurol 266(Suppl 1):74–79

Van Ombergen A, Van Rompaey V, Maes LK, Van de Heyning PH, Wuyts FL (2016) Mal de debarquement syndrome: a systematic review. J Neurol 263:843–854

Wawrzynski W, Krata P (2016) On ship roll resonance frequency. Ocean Eng 126:92–114

Literatur zu Abschn. 6.6

Abelson JL, Curtis GC (1989) Cardiac and neuroendocrine responses to exposure therapy in height phobics: desynchrony within the „physiological response system". Behav Res Ther 27:561–567

Agras WS, Sylvester D, Oliveau DC (1969) The epidemiology of common fears and phobia. Compr Psychiat 10:151–156

Agras WS, Chapin HN, Oliveau DC (1972) The natural history of phobia. Arch Gen Psychiat 26:315–317

American Psychiatric Association (2013) Diagnostic and Statiscial Manual of Mental Disorders: DSM-5, 5th Ed. American Psychiatric Publishing, Washington, DC

Arroll B, Wallace HB, Mount V, Humm SP, Kingsford D (2017) A systematic review and meta-analysis of treatment for acrophobia. Med J Aust 206:263–267

Bauer M, Huppert D, Brandt T (2012) Fear of heights in ancient China. J Neurol 259:2223–2225

Becker ES, Rinck M, Türke V, Kause P, Goodwin R, Neumer S, Markgraf J (2007) Epidemiology of specific phobia subtypes: findings from the Dresden Mental Health Study. Eur Psychiatry 22:69–74

Bles W, Kapteyn TS, Brandt T, Arnold F (1980) The mechanism of physiological height vertigo: II. Posturography. Acta Otolaryngol (Stockh) 89:534–540

Blumenthal H, Leen-Feldner EW, Frala JL, Badour CL, Ham LS (2010) Social anxiety and motives for alcohol use among adolescents. Psychol Addict Behav 24:529–534

Boffino CC, Cardoso de Sá CS, Gorenstein C, Brown RG, Basile LFH, Ramos RT (2009) Fear of heights: cognitive performance and postural control. Eur Arch Psychiatry Clin Neurosci 259:114–119

Brandt T, Dieterich M (2020) „Excess anxiety" and „less anxiety": both depend on vestibular function. Curr Opin Neurol 33:136–141

Brandt T, Huppert D (2014) Fear of heights and visual height intolerance. Curr Opin Neurol 27:111–117

Brandt T, Arnold F, Bles W, Kapteyn TS (1980) The mechanism of physiological height vertigo: I Theoretial approach and psychophysics. Acta Otolaryngol (Stockh) 89:513–523

Brandt T, Strupp M, Huppert D (2012) Height intolerance – an underrated threat. J Neuro 259:759–760

Brandt T, Kugler G, Schniepp R, Wuehr M, Huppert D (2015) Acrophobia impairs visual exploration and balance during standing and walking. Ann NY Acad Sci 1343:37–48

Brandt T, Grill E, Strupp M, Huppert D (2018) Susceptibility of fear of heights in bilateral vestibulopathy and other disorders of vertigo and balance. Front Neurol 9:406

Brandt T, Benson J, Huppert D. (2012) What to call „non-phobic" fear of heights? Br J Psychiatry 190:81

Brown LA, Gage WH, Ploych MA, Sleik RJ, Winder TR (2002) Central set influences on gait. Exp Brain Res 145:286–296

Buckner JD, Matthews RA (2012) Social impressions while drinking account for the relationship between alcohol-related problems and social anxiety. Addict Behav 37:533–536

Carpenter MG, Frank JS, Silcher CP, Peysar GW (2001) The influence of postural threat on the control of upright stance. Exp Brain Res 138:210–218

Cleworth TW, Horslen BC, Carpenter MG (2012) Influence of real and virtual heights on standing balance. Gait and Posture 36:172–176

Cleworth TW, Adkin AL, Allum JHJ, Inglis JT, Chua R, Carpenter MG (2019) Postural threat modulates perceptions of balance-related movement during support surface rotations. Neuroscience 404:413–422

Cohen DC (1977) Comparison of self-report and overt-behavioral procedures for assessing acrophobia. Behavior Therapy 8:17–23

Curtis GC, Magee WJ, Eaton WW, Wittchen HU (1998) Specific fears and phobias. Epidemiology and classification. Br J Psychiatry 173:212–217

De Quervain DJ, Bentz D, Michael T, Bolt OC, Wiederhold BK, Margraf J, Wilhelm FH (2011) Glucocorticoids enhance extinction-based psychotherapy. Proc Natl Acad Sci 108:6621–6625

Decker J, Limburg K, Henningsen P, Lahmann C, Brandt T, Dieterich M (2019) Intact vestibular function is relevant for anxiety related vertigo. J Neurol 266:S89–S92

Delbaere K, Sturnieks DL, Crombez G, Lord SR (2009) Concern about falls elicits changes in gait parameters in conditions of postural threat in older people. J Gerontol A Biol Sci Med Sci 64:237–242

Depla MF, ten Have ML, van Balkom AJ, de Graaf R (2008) Specific fears and phobias in the general population: results from the Netherlands Mental Health Survey and Incidence Study (NEMESIS). Soc Psychiatry Psychiatr Epidemiol 43:200–208

Grill E, Schäffler F, Huppert D, Müller M, Kapfhammer HP, Brandt T (2014) Self-efficacy beliefs are associated with visual height intolerance: a cross-sectional survey. PLOS ONE 9(12):e116220

Hilber P, Cendelin J, Le Gall L, Machado ML, Tuma J, Besnard S (2019) Cooperation of the vestibular and cerebellar networks in anxiety disorders and depression. Prog Neuropscholpharmacol Biol Psychiatry 89:310–321

Horslen BC, Dakin CJ, Inglis JT, Blouin JS, Carpenter MG (2014) Modulation of human vestibular reflexes with increased postural threat. J Physiol 592:3671–3685

Huppert D, Brandt T (2015) Fear of heights and visual height intolerance in children 8 to 10 years. J Child Adolesc Behav 3:219

Huppert D, Brandt T (2018) Dizziness and vertigo syndromes viewed with a historical eye. J Neurol 265:127–133

Huppert D, Grill E, Brandt T (2013a) Down on heights? One in three has visual height intolerance. J Neurol 260:597–604

Huppert D, Benson J, Krammling B, Brandt T (2013b) Fear of heights in Roman antiquity and mythology. J Neurol 260:2430–2432

Huppert D, Grill E, Kapfhammer HP, Brandt T (2013c) Fear of heights and mild visual height intolerance independent of alcohol consumption. Brain Behav 3:596-601

Huppert D, Grill E, Brandt T (2017) A new questionnaire for estimating the severity of visual height intolerance and acrophobia by a metric interval scale. Front Neurol 8:211

Huppert D, Wuehr M, Brandt T (2020) Acrophobia and visual height intolerance: advances in epidemiology and mechanisms. J Neurol 267(Suppl.1):231–240

Johnson KJ, Watson AM, Tokuno CD, Carpenter MG, Adkin AL (2020) The effects of distraction on threat-related changes in standing balance control. Neurosci Lett 716:134635

Kapfhammer HP, Fitz W, Huppert D, Grille E, Brandt T (2016) Visual height intolerance and acrophobia: distressing partners for life. J Neurol 263:1946–1953

Kapfhammer HP, Huppert D, Grill E, Fitz W, Brandt T (2015) Visual height intolerance and acrophobia: clinical characteristics and comorbidity patterns. Eur Arch Psychiatry Clin Neurosci 265:375–385

Kilpatrick JW (1983) Feigned death in snakes. Science 22:208–209

Kugler G, Huppert D, Schneider E, Brandt T (2014a) Fear of heights freezes gaze to the horizon. J Vest Res 24:433–441

Kugler G, Huppert D, Eckl M, Schneider E, Brandt T (2014b) Visual exploration during locomotion limited by fear of heights. PLOS ONE 9(8):e105906

Lahmann C, Henningsen P, Brandt T, Strupp M, Jahn K, Dieterich M, Eckhardt-Henn A, Feuerecker R, Dinkel A, Schmid G (2015) Psychiatric comorbidity and psychosocial impairment among patients with vertigo and dizziness. J Neurol Neurosurg Psychiatry 86:302–308

LeBeau RT, Glenn D, Liao B, Wittchen HU, Beesdo-Baum K, Ollendick T, Craske MG (2010) Specific phobia: erA review of DSM-IV specific

6

phobia and preliminary recommendations for DSM-V. Depress Anxiety 27:148–167

Lim SB, Cleworth TW, Horslen BC, Blouin JS, Inglis JT, Carpenter MG (2017) Postural threat influences vestibular-evoked muscular responses. J Neurophysiol 117:604–611

MacDonald R, Crum RM, Storr CL, Schuster A, Bienvenu OJ (2011) Sub-clinical anxiety and the onset of alcohol use disorders: longitudinal associations from the Baltimore ECA follow-up, 1981–2004. J Addict Dis 30:45–53

Marks I (1987) The development of normal fear: a review. J Child Psychol Psychiatry 28:667–697

Morris EP, Stewart SH, Ham LS (2005) The relationship between social anxiety disorder and alcohol use disorders: a critical review. Clin Psychol Rev 25:734–760

Noyes R, Clancy J, Hoenk PR, Slymen DJ (1980) The prognosis of anxiety neurosis of anxiety neurosis. Arch Gen Psychiat 37:173–178

Oosterink F, de Jongh A, Hoogstraten J (2009) Prevalence of dental fear and phobia relative to other fear and phobia types. Eur J Oral Sci 117:135–143

Pull CB (2005) Current status of virtual reality exposure therapy in anxiety disorders: editorial review. Curr Opin Psychiatry 18:7–14

Ritter B (1969) Treatment of acrophobia with contact desensibilisation. Behav Res Ther 7:41–45

Robinson J, Sareen J, Cox BJ, Bolton J (2009) Self-medication of anxiety disorders with alcohol and drugs: results from a nationally representative sample. J Anx Disorders 23:38–45

Salassa JR, Zapala DA (2009) Love and fear of heights: the pathophysiology and psychology of height imbalance. Wilderness Environ Med 20:378–382

Schäffler F, Müller M, Huppert D, Brandt T, Tiffe T, Grill E (2014) Consequences of visual height intolerance for quality of life: a qualitative study. Qual Life Res 23:697–705

Schlick C, Schniepp R, Loidl V, Wuehr M, Hesselbarth K, Jahn K (2015) Falls and fear of falling in vertigo and balance disorders: a controlled cross-sectional study. J Ves Res 25:241–251

Schneier FR, Foose TE, Hasin DS, Heimberg RG, Liu SM, Grant BF, Blanco C (2010) Social anxiety disorder and alcohol use disorder co-morbidity in the National Epidemiologic Survey on Alcohol and Related Conditions. Psychol Med 40:977–988

Schniepp R, Kugler G, Wuehr M, Eckl M, Huppert D, Pradhan C, Huth S, Jahn K, Brandt T (2014) Quantification of gait changes in subjects with visual height intolerance when exposed to heights. Front Hum Neurosci 8:963

Silverman WK, Moreno JM (2005) Specific phobia. Child Adolesc Psychiatric Clin N Am 14:819–843

Simon E, Bögels SM (2009) Screening for anxiety disorders in children. Eur Child Adolesc Psychiatry 18:625–634

Steinman SA, Teachman BA (2011) Cognitive processing and acrophobia: validating the heights interpretation questionnaire. J Anxiety Disord 25:896–902

Stinson FS, Dawson DA, Patricia Chou S, Smith S, Goldstein RB, June Ruan W, Grant BF (2007) The epidemiology of DSM-IV specific phobia in the USA: result from the National Epidemiology Survey on Alcohol and Related Conditions. Psychol Med 37:1047–1059

Stransky E (1957) Über das Geschehen an seelischen Nahtstellen. Beobachtungen und Gedanken in Anlehnung an die Problematik der Phobien und besonders des Höhenschwindels. Wien Med Wochenschr 107:912–917

Teggi R, Comacchio F, Fornasari F, Mira E (2019) Height intolerance between physiological mechanismas and psychological distress: a review of literature and our experience. Acta Otorhinolaryngol 39:263–268

Tersteeg MC, Marple-Horvat DE, Loram ID (2012) Cautious gait in relation to knowledge and vision of height: is altered visual information the dominant influence? J Neurophysiol 107:2686–2691

Von Goethe JW (1771) In: Selbstbiographische Schriften, Dichtung und Wahrheit. 9. Buch der Straßburger Tischgesellschaft, Selbsterziehung

Walk RD, Gibson EJ, Tighe TJ (1957) Behaviour of light- and dark-raised rats on a visual cliff. Science 126:80–81

Wang H (Hrsg) (1997) Huangdi neijing yanjiu dacheng (The great compendium of the research on the Huangdi Neijing). Beijing chubanshe, Beijing

Wolpe J (1958) Psychotherapy by reciprocal inhibition. Stanford University Press, Stanford

World Health Organisation (1993) The ICD-10 Classification of Mental and Behavioral Disorders, clinical description and diagnostic guidelines. WHO, Geneva

Wühr M, Kugler G, Schniepp R, Eckl M, Pradhan C, Jahn K, Huppert D, Brandt T (2014) Balance control and anti-gravity muscle activity during the experience of fear at heights. Physiol Rep 2(2):e00232

Wühr M, Breitkopf K, Decker J, Ibarra G, Huppert D, Brandt T (2019) Fear of heights in virtual reality saturates 20 to 40 m above ground. J Neurol 266:80–87

Zaback M, Cleworth TW, Carpenter MG, Adkin AL (2015) Personality traits and individual differences predict threat-induced changes in postural control. Hum Mov Sci 40:393–409

Literatur zu Abschn. 6.7

Barre JA (1926) Sur une syndrome sympathique cervical posterieur et sa cause frequente: l'arthrte cervicale. Rev Neurol 45:1246–1253

Blakemore SJ, Wolpert DM, Frith CD (2002) Abnormalities in the awareness of action. Trends Cogn Sci 6:237–242

Brandt T (1996) Cervical vertigo – reality or fiction? Audiol Neurootol 1:187–196

Brandt T, Baloh RW (2005) Rotational vertebral artery occlusion. A clinical entity or various syndromes? Neurology 65:1156–1157

Brandt T, Bronstein AM (2001) Cervical vertigo. J Neurol Neurosurg Psychiatry 71:8–12

Brandt T, Huppert D (2016) A new type of cervical vertigo: head motion-induced spells in acute neck pain. Neurology 86:974-975

Choi KD, Shin HY, Kim JS et al (2005) Rotational vertebral artery syndrome: occulograpöhic analysis of nystagmus. Neurology 65:1287–1290

Cohen LA (1961) Role of eye and neck proprioceptive mechanisms in body orientation and motor coordination. J Neurophysiol 24:1–11

De Jong JMBV, Bles W (1986) Cervical dizziness and ataxia. In: Bles W, Brandt T (Hrsg) Disorders of posture and gait. Elsevier, Amsterdam/New York/Oxford, S 185–206

De Jong PTVM, de Jong JMBV, Cohen B, Jongkees LBW. (1977) Ataxia and nystagmus induced by injection of local anesthetics in the neck. Ann Neurol 1:240–246

Dieterich M, Pöllmann W, Pfaffenrath V (1993) Cervicogenic headache: electronystagmography, perception of verticality, and posturography in patients before and after C2-blockade. Cephalalgia 13:285–288

Duan G, Xu J, Shi J, Cao Y (2016) Advances in the pathogenesis, diagnosis and treatment of Bow Hunter's syndrome: a comprehensive review of the literature. Intervent Neurol 5:29–38

Hain TC (2015) Cervicogenic causes of vertigo. Curr Opin Neurol 28:69–73

Hinoki M, Kurosawa R (1964) Studies on vertigo provoked by neck and nape muscles. Notes on vertigo of cervical origin. Some observations on vertiginous attacks caused by injection of procaine solution into neck and nape muscles in man. Oto Rhino Laryngol Clin (Kyoto) 57:10–20

Holtmann S, Reiman V, Schöps P (1993) Clinical significance of cervico-ocular reactions. Laryngo-Rhino-Otology 72:306–310

Igarashi M, Miyata H, Alford BR, Wright WK (1972) Nystagmus after experimental cervical lesions. Laryngoscope 82(9):1609–1621

Iida Y, Murata H, Johkura K, Higashida T, Tanaka T, Tateishi K (2018) Bow Hunter's syndrome by nondominant vertebral artery compression: a case report, literature review, and significance of downbeat nystagmus as the diagnostic clue. World Neurosurg 111:367–372

Knapstad MK, Nordahl SHG, Goplen FK (2019) Clinical characteristics in patients with cervicogenic dizziness: a systematic review. Health Sci Rep 2(9):e134

Kuether T, Nesbit GM, Clark WM, Barnwell SL (1997) Rotational vertebral artery occlusion:

a mechanism of vertebrobasilar insufficiency. Neurosurgery 41:427–432

Li Y, Peng B (2015) Pathogenesis, diagnosis, and treatment of cervical vertigo. Pain Physician 18:E583–E595

Norre ME, Stevens A (1987) Cervical vertigo. Acta Oto Rhino Laryngol Belg 41:436–452

Peng B (2018) Cervical vertigo: historical reviews and advances. World Neurosurg 109:347–350

Rastogi V, Rawls A, Moore O, Victoria B, Khan S, Saravanapavan P, Midivelli S, Raviraj P, Khanna A, Bidari S, Hedna VS (2015) Rare etiology of Bow Hunter's syndrome and systematic review of literature. J Vasc Interv Neurol 8:7–16

Reiley AS, Vickory FM, Funderburg SE, Cesario RA, Clendanial RA (2017) How to diagnose cervicogenic dizziness. Arch Physiother 7:12

Rosengart A, Hedges TR, Teal PA et al (1993) Intermittent downbeat nystagmus due to vertebral artery compression. Neurology 43:216–218

Schunemann V, Kim J, Dornbos D 3rd, Nimjee SM (2018) C2-C3 anterior cervical arthrodesis in the treatment of Bow Hunter's syndrome: case report and review of the literature. World Neurosurg 118:284–289

Strickland BA, Pham MH, Bakhsheshian J, Russin JJ, Mack WJ, Acosta FL (2017) Bow Hunter's syndrome: surgical management (video) and review of the literature. World Neurosurg 103:953. e7–953.e12

Strupp M, Planck JH, Arbusow V, Steiger H-J, Brückmann H, Brandt T (2000) Rotational vertebral artery occlusion syndrome with vertigo due to "labyrinthine excitation". Neurology 54:1376–1379

Vilela MD, Goodkin R, Lundin DA, Newll DW (2005) Rotational vertebrobasilar ischemia: hemodynamic assessment and surgical treatment. Neurosurgery 56:36–45

Von Holst E, Mittelstaedt H (1950) Das Reafferenzierungsprinzip (Wechselwirkungen zwischen Zentralnervensystem und Peripherie). Naturwissenschaften 37(20):461–476

Wolpert DM, Ghahramani Z, Jordan MI (1995) An internal model for sensorimotor integration. Sience 269:1880–1882

Xue S, Shi H, Du X, Ma X (2020) Bow Hunter's syndrome combined with ipsilateral vertebral artery dissection/pseudoaneurysm: case study and literature review. Br J Neurosurg 3:1–5

Literatur zu Abschn. 6.8

Bárány R (1911) Experimentelle Alkoholintoxikation. Monatsschr Ohrenheilkd 45:959–962

Bauer M, Huppert D, Brandt T (2012) Fear of heights in ancient China. J Neurol 259:2223–2225

6

Bisdorff A, von Brevern M, Lempert T, Newman-Toker DE (2009) Classification of vestibular symptoms: towards an international classification of vestibular disorders. J Vest Res 19:1–13

Brandt T. Man in motion (1991) Historical and clinical aspects of vestibular function. A review. Brain 114:2159-2174

Brandt T, Daroff RB. (1980) The multisensory physiological and pathological vertigo syndromes. Ann Neurol 7:195–203

Brandt T, Dieterich M (2017) The dizzy patient: don't forget disorders of the central vestibular system. Nat Rev Neurol 13:352–362

Brandt T, Huppert D (2014) Fear of heights and visual height intolerance. Curr Opin Neurol 27:11–117

Brandt T, Bauer M, Benson J, Huppert D (2016) Motion sickness in ancient China: seasickness and cart-sickness. Neurology 87:331–335

Brandt T, Arnold F, Bles W, Kapteyn TS. (1980) The mechanism of physiological height vertigo. I. Theoretical approach and psychophysics. Acta Otolaryngol 89(5–6):513–523

Busch W (1950) Neues Wilhelm Busch Album. Sammlung lustiger Bildergeschichten mit 1500 Bildern. Verlagsanstalt Hermann Klemm, Braunschweig, Vertrieb C. Bertelsmann, Gütersloh

Cohen B (1984) The roots of vestibular and oculomotor research. Introduction. Hum Neurobiol 3:121

Darwin E (1794) Zoonomia, or the laws of organic life. vol 1, of Vertigo, J Johnson, London, S 227–239

Dieterich M, Brandt T (1999) Episodic vertigo related to migraine (90 cases): vestibular migraine? J Neurol 246:883–892

Duden – Die deutsche Rechtschreibung (2017) 27. Aufl. Dudenverlag, Mannheim

Georges KE (2010) Ausführliches Lateinisch-Deutsches Handwörterbuch. Hahnsche Buchhandlung, Hannover, reprint

Grimm J, Grimm W (1854) Deutsches Wörterbuch. S. Hirzel, Leipzig. Neudruck und Neubearbeitung abgeschlossen 2016, S. Hirzel, Leipzig

Henn V, Young LR (1975) Ernst Mach on the vestibular organ 100 years ago. ORL J Otorhinolaryngol Relat Spec 37:138–148

Homer I. 6. Gesang, 264–265. http://www.gottwein.de/Grie/hom/il106.php. Zugegriffen am 15.01.2018

Hude C (1958) Areteaus. Corpus Medicorum Graecorum II. Akademie, Berlin

Huppert D, Brandt T (2017a) A historical view of motion sickness - a plague at sea and on land also with military impact. Front Neurol 8:114

Huppert D, Brandt T (2017b) Descriptions of vestibular migraine and Menière's disease in Greek and Chinese antiquity. Cephalalgia 37:385–390

Huppert D, Brandt T. (2018) Dizziness and vertigo syndromes viewed with a historical eye. J Neurol 265(Suppl1):127–133

Huppert D, Benson J, Krammling B, Brandt T (2013) Fear of Heights in Roman Antiquity and Mythology. J Neurol 260:2430–2432

Huppert D, Oldelehr H, Krammling B, Benson J, Brandt T (2016) What the ancient Greeks and Romans knew (and did not know) about sea sickness. Neurology 86:560–565

Janz RP, Stoermer F, Hiepko A (Hrsg) (2003) Schwindelerfahrungen: Zur kulturhistorischen Diagnose eines vieldeutigen Symptoms. Editions Rodopi, Amsterdam/New York

Juvenal und Persius (1918) Satire 6. Ramsay GG (transl). Heinemann, London, Putnam's Son, New York. http://www.tertullian.org/fathers/juvenal_satires_06.htm. Zugegriffen am 15.01.2018

Karenberg A (2009) Retrospective diagnosis: use and abuse in medical historiography. Prague Med Rep 110:140–145

Kluge F, Seebold E (2002) Kluge. Etymologisches Wörterbuch der deutschen Sprache. 24. Aufl. Walter de Gruyter, Berlin/New York

Lempert T, Olesen J, Furman J, Waterston J, Seemungal B, Carey J, Bisdorff A, Versino M, Evers, Newman-Toker D (2012) Vestibular migraine: diagnostic criteria. J Vest Res 22:167–172

Lopez-Escamez JA, Carey J, Chung WH, Magnusson M, Mandalà M, Newman-Toker DE, Strupp M, Suzuki M, Trabalzini F, Bisdorff A. (2015) Diagnostic criteria for Menière's disease. J Vest Res 25:1–7

Menière P. Mémoire sur les lesions de l'oreille interne donnant lieu à des symptômes de congestion cérébrale apoplectiforme (1861) Gaz Méd Paris, Sér 3 16:597–601

Money KE, Myles WS (1974) Heavy water nystagmus and the effects of alcohol. Nature 247:404–405

Romberg MH (1840) Lehrbuch der Nervenkrankheiten. Duncker, Berlin, S 88–100

Schadewaldt W (trans) 18. Aulf. (2016) Homer, Ilias. 6. Gesang, 264–265. Insel, Berlin

Schöner E (1964) Das Viererschema in der antiken Humoralpathologie. Steiner, Wiesbaden

Schuknecht H (1993) Pathology of the Ear, 2. Aufl. Lea and Febiger, Phladelphia

Stapleton E (2007) The dizzy clinic and the dictionary (etymology and otology). BMJ 334:361

Stevenson A (2010) The new Oxford Dictionary of English, 3rd Ed. Oxford University Press, Oxford

Stocker CW (1835) The satires of Juvenal and Persius, from the texts of Ruperti and Orellius. Juvenal, Sat. VI, 304–305. Longman & Co, London

Wade NJ, Tatler BW (2005) The Moving Tablet of the Eye. The origins of modern eye movement research. Oxford University Press, Oxford

Wang H (Hrsg) (1997) Huangdi neijing yanjiu dacheng (The great compendium of the research on the Huangdi Neijing). Beijing chubanshe, Beijing

Serviceteil

Stichwortverzeichnis

A

Abdeck-/Aufdecktest 18. *Siehe auch* Cover-Test
Acetazolamid 72
– kindliche episodische Ataxie 278
Acetyl-DL-Leucin 72, 111
Acetyl-L-Leucin 72
AICA-Infarkt 104
– Morbus Menière 141
Akrophobie 295, 303
– Psychotherapie 304
– Therapie 303
Akustisch evozierte Potenziale 59
Akutes vestibuläres Syndrom
– Anamnese 9
Alkoholischer Schwindel
– Historie 309, 312
Alternobarischer Schwindel 286
Alzheimer-Demenz 224
Aminoglykoside
– Ototoxizität 280
4-Aminopyridin 72
– kindliche episodische Ataxie 278
Amiodaron 93
Anamnese
– AUVP 98
Angst 8
Angsterkrankung 254
– kindliche 279
Anticholinergikum 71, 109
Antidepressivum
– vestibuläre Migräne 245
Antiemetikum 68
– vestibuläre Migräne 245
Antihistaminikum 71
Antikonvulsivum
– Schwankschwindel 280
Antivertiginosum 68
– AUVP 109
– Bewegungskrankheit 291
– Morbus Menière 144
Audiogramm 100
Audiometrie 59, 135, 136
Augenbewegungsausmaß
– Untersuchung 36
Aura
– vestibuläre Migräne 236
Autophonie
– SCDS 157
– Syndrom des dritten mobilen Fensters 155
Autoreisekrankheit 290

AUVP 82, 97
– Ätiologie 107
– diagostische Kriterien 97
– Differenzialdiagnose 102, 105
– Morbus Menière 140
– Pathophysiologie 105
– Physiotherapie 110, 112
– Therapie 108
– wahrscheinliche 97
AVS 196
– Anamnese 196
Azathioprin
– BVP 95
AZVS 100, 102

B

Barbecue-Manöver 128, 130, 284
Barotrauma 282
– Syndrom des dritten mobilen Fensters 285
Befreiungsmanöver
– BPPV 112, 119, 283
– unerwünschte Wirkung 126
Befreiungsmanöver bei BPPV 70
Benigner peripherer paroxysmaler Lagerungs-
   schwindel 6. *Siehe auch* BPPV
Benommenheitsschwindel 10, 223
Benzodiazepine 71, 110
– Morbus Menière 144
Betahistin 71, 109, 111
– Morbus Menière 142, 145
Betarezeptorenblocker
– vestibuläre Migräne 245
Bewegungskrankheit 289
– Historie 310
– kindliche 279
– Prävention 291
– Therapie 291
Bilaterale Vestibulopathie 7
Bildgebung 64
– BVP 86
Blickfolgebewegung
– Untersuchung 39
Blickhaltefunktion
– Untersuchung 37
Blickrichtungsnystagmus
– AVS 199
Bogengangdehiszenzsydrom
– anteriorer Bogengang 155 (*Siehe auch* SCDS)
Bow and lean test 128, 129